Andreas S. Lübbe

Fortschrittsfalle Medizin
Wie wir hineingeraten und wieder herauskommen

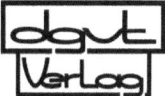

Andreas S. Lübbe

Fortschrittsfalle Medizin

Wie wir hineingeraten und wieder herauskommen

Mit einem Geleitwort von
Giovanni Maio

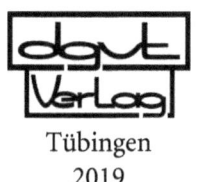

Tübingen
2019

Kontakt:

Prof. Dr. Dr. Andreas S. Lübbe
Cecilien-Klinik, MZG-Westfalen
Lindenstr. 26
33175 Bad Lippspringe

E-Mail: CEC-Luebbe@medizinisches-zentrum.de

In memoriam Christian Bergemann und Harald Buch

Bibliografische Information der Deutschen Nationalbibliothek
Die Deutsche Nationalbibliothek verzeichnet diese Publikation in der
Deutschen Nationalbibliografie; detaillierte bibliografische Daten sind im
Internet über http://dnb.d-nb.de abrufbar.

© 2019 dgvt-Verlag
Im Sudhaus
Hechinger Straße 203
72072 Tübingen

E-Mail: dgvt-Verlag@dgvt.de
Internet: www.dgvt-Verlag.de

Umschlaggestaltung: Vogelsang Design, Jens Vogelsang, Aachen
Umschlagsbilder: fotolia.com © peterschreiber.media; shutterstock.com © SThom
Layout: VMR, Monika Rohde, Leipzig
Druck: CPI buch bücher GmbH, Birkach

Auch als E-Book erhältlich: ISBN 978-3-87159-445-8

ISBN 978-3-87159-245-4

INHALT

ZUM GELEIT

Mit dem vorliegenden Buch *Fortschrittsfalle Medizin* hat der renommierte Arzt und Publizist Andreas S. Lübbe ein wegweisendes Werk vorgelegt, das den Finger auf die Wunde der gegenwärtigen Medizin legt, indem er überzeugend aufzeigt, dass die Ausgestaltung der modernen Medizin in vielen Feldern das gesunde Maß verloren hat. Die maßlose moderne Medizin ist das Thema dieses Buches und deckt damit exemplarisch ein Thema auf, das die gesamte moderne Gesellschaft interessieren muss. Der Autor benennt eine Vielzahl von Gründen für die gegenwärtige Maßlosigkeit. Es sei im Folgenden ein einziger herausgegriffen, um damit die Bedeutsamkeit des Buches zu veranschaulichen.

Wie der Autor im fünften Kapitel einleuchtend darlegt, liegt ein zentraler Grund für die Maßlosigkeit in der Transformierung des medizinischen Denkens nach ökonomischen Denkmodellen. Mit der Durchökonomisierung gehen eine Überbürokratisierung, eine Überregulierung und eine tayloristische Fraktionierung aller Prozesse einher, verbunden mit einer unheilvollen Zeitverknappung, durch die die Arbeitsbedingungen der Heilberufe auf bedrohliche Weise verschlechtert werden. Genau diese bewusst verordnete Zeitknappheit hat eine Folgewirkung, die für das Thema des Buches von so essentieller Bedeutung ist. Sie bewirkt nämlich eine zunehmende Verformung der medizinischen Rationalität. So werden die Ärzte unter dem verhängten Zeitdruck implizit dazu angeleitet, ihre Prioritäten umzustellen. Die erste Priorität, auf die in einer durchökonomisierten Fließbandmedizin alle Aufmerksamkeit zuerst gelenkt wird, ist das schnelle Durchschleusen, wohingegen die patientengerechte Betreuung geradezu als sekundär erscheint. Das heißt, dass unter dem Beschleunigungsdiktat die Ärzte Zug um Zug lernen, die eigentliche medizinische Logik für sekundär anzusehen und nur noch das für relevant zu halten, was ein schnelles Durchschleusen garantiert. Das ist nichts anderes als eine strukturell verhängte sukzessive Umerziehung der Ärzte, die gerade zu einer unvernünftigen Maßlosigkeit führt.

So war es bislang eine Selbstverständlichkeit in der Medizin, dass man sich bei der Diagnosefindung zuerst dem Nächstliegenden zuwendet und versucht, mit einer begrenzten Zahl an Diagnostik eine Verdachtsdiagnose zu sichern; wenn diese sich nicht bestätigt, geht man dazu über, eine sehr umfangreiche Differentialdiagnostik vorzunehmen und den Patienten einer Vielzahl von Untersuchungen zu unterziehen, um die Diagnose zu stellen. Es handelte sich hier also um ein konsekutives Vorgehen. In der Studie von Werner Vogd wurde deutlich, dass durch den verhängten Zeitdruck sich diese aus ärztlicher Sicht vernünftige Logik umkehrt (Vogd, 2007). Nun geht es nicht mehr um die Frage, wie man dem Patienten so viel wie möglich an unnötiger Diagnostik ersparen kann, sondern primär um die Frage, wie man es schaffen kann, dass man auf keinen Fall Zeit verliert, weil jede Zeit Geld kostet und weil das Überschreiten der Zeit sofort mit drohenden Sanktionen bestraft wird. Unter den neuen Anreizen und Vorgaben lernen die Ärzte jetzt um: Sie fragen dann nicht mehr nach dem tatsächlich Sinnvollen, sondern sie fragen danach, wie das allererste Ziel – ein Überschreiten der Grenzverweildauern – auf jeden Fall vermieden werden kann.

Diese Anreize führen aber zu einer Irrationalität, die die Patienten ausbaden müssen; denn unter dem Zeitdruck wird der Patient einfach schon am Anfang einer Kaskade an Untersuchungen zugeführt, aus der Sorge heraus, dass man sonst zu viel Zeit verlöre, wenn man die Untersuchungen sequentiell ansetzen würde (Vogd, 2007). Auf diese Weise entsteht am Anfang ein Aktionismus, der im Grunde vom System her vorgegeben, zumindest nahegelegt wird und dabei jeder medizinischen Logik widerspricht. Es sind also Zeitersparnisanreize, die zu einer Diagnostikkultur führen, und diese folgt nicht mehr medizinischer Rationalität, sondern rein betriebswirtschaftlicher. Klar wird also, dass sich die Gefahr der Überdiagnostik aus dem System ergibt. Sie ergibt sich dort, wo den Ärzten nicht mehr erlaubt wird, nach ärztlich-medizinischen Gesichtspunkten zu entscheiden, sondern wo ihnen durch entsprechende Anreize suggeriert wird, dass die medizinische Logik korrigiert werden muss. Aber das ist grundlegend falsch. Zur ärztlichen Logik gehört nicht primär Effizienz, Output und Beschleunigung, sondern zur ärztlichen Logik gehört Sorgfalt, Ruhe, Weitblick, Geduld und Reflexivität. Zur ärztlichen Logik gehört ein ganzheitliches Denken, ein Wille, zunächst den ganzen Menschen sehen zu wollen, bevor man als Arzt eine Diagnostik ansetzt. Aber durch die tayloristische Aufteilung der Abläufe in den Kliniken wird den Ärzten immer mehr verunmöglicht, wirklich ärztlich zu denken. Wie soll ein Arzt heute in großen Zusammenhängen denken, wenn die Organisationsabläufe in den Klinken so sind, dass für das reflexi-

ve Vorgehen weder ein Ort noch eine Zeit noch eine Abrechnungsziffer vorhanden ist? Hauptsache schnell und am besten so wenig wie möglich denken, einfach nur das vorgegebene Programm abspulen – das ist das Diktat der modernen Medizin, das Lübbe in diesem lesenswerten Buch zu Recht aufgreift, infrage stellt und mit eigenen Verbesserungsvorschlägen versieht.

Die strukturell verhängte Zeitverknappung und die dem zugrunde liegende
Durchökonomisierung der Medizin hat eine noch weiterreichende Folge, die
für das Verständnis einer maßlosen Medizin von besonderer Bedeutung ist:
Ärzte werden nach Interventionszahlen gemessen und bewertet, aber die eigentliche Leistung des Arztes besteht ja nicht darin, so viele Eingriffe wie möglich zu machen, sondern sich so umfassend und gründlich wie möglich dem
Problem des Patienten zu widmen. Ob das Problem des Patienten mit einem
Eingriff oder mit Zuwarten oder konservativ zu lösen ist, das gilt es eben erst
durch die Untersuchung in Verbindung mit dem Gespräch herauszufinden.
Dieser aufwendige Prozess des Herausfindens auf dem Boden von Faktenwissen, Erfahrung und Zuhörbereitschaft, das ist die eigentliche Leistung der Ärzte. Wenn die Ärzte aber rein nach Interventionszahlen bewertet werden, weil es
nur dafür Geld gibt, dann werden sie automatisch zu Aktionismus angetrieben
und ihr Engagement, sich auf den Einzelfall ganz einzulassen, unterminiert, ja
strukturell sogar bestraft, denn wer sich Zeit nimmt, um dem Einzelfall gerecht
zu werden, wird in den modernen Kliniken als derjenige wahrgenommen, der
den ganzen Betrieb nur aufhält. Die betriebliche Logik eines durchökonomisierten Systems steht im Spannungsfeld zur Sorgerationalität der Ärzte. Ohne
dass der Arzt Gelegenheit bekommt, sich persönlich auf den kranken Menschen einzulassen, kann er keinen guten Rat geben. Und wenn der Arzt den Patienten dahingehend berät, dass das Zuwarten besser ist als der Eingriff, dann
leistet er Enormes, handelt aber gegen seine Interventionszahlen und wird vom
System bestraft. Die Durchökonomisierung und Industrialisierung der Medizin setzt auf Expansionswerte, die für die Industrie gut sein mögen, aber für die
Behandlung von Patienten ist die Expansionslogik einfach die falsche. In dem
vorliegenden Buch wird in überzeugender Weise auf dieses eine Beispiel einer
Fehlentwicklung und auf eine Vielzahl anderer besorgniserregender Fehlentwicklungen hingewiesen und neue Wege aufgezeigt, die unbedingt zur Diskussion gestellt werden müssen.

Wir leben in einer Zeit der Krise, und die Krise hat immer auch etwas Heil-
sames, weil sie dazu zwingt, sich auf das Wesentliche neu zu besinnen. Das vor-

liegende Buch stellt einen wichtigen und lesenswerten Beitrag dazu dar, den
Blick auf das Wesentliche zu richten. Es enthält viele theoretisch und empirisch
fundierte Anregungen und besticht durch eine gelungene Verbindung aus Re-
flektiertheit und erfahrungsgesättigter Exemplifizierung. Diese Mischung aus
Theorie und konkreter Praxis macht es zu einem herausragenden unter den gegenwärtigen Büchern zur Krise der modernen Medizin. Möge es eine breite Le-
serschaft finden, im Interesse einer Rückgewinnung einer Ethik der Besonnenheit, ohne die keine Medizin vernünftig handeln kann.

Giovanni Maio, Freiburg

Literatur

Vogd, W. (2007). Von der Organisation Krankenhaus zum Behandlungsnetz-
werk? Untersuchungen zum Einfluss von Medizincontrolling am Beispiel einer internistischen Abteilung. *Berliner Journal für Soziologie, 17,* 97–119.

Vorwort

Die enormen Fortschritte in der Medizin haben in vielen Bereichen weder die Gesundheit einzelner Patienten noch die der Bevölkerung insgesamt verbessert. Ich bin seit 1985 Arzt und sehe täglich die guten Seiten der Medizin – die Früchte des Fortschritts. Doch ich sehe auch ihre Schattenseiten. In vielen Fällen führt der Fortschritt zu unrealistischen Erwartungen – bei Ärzten und Patienten. Der Fortschritt selbst ist maßlos. Er führt in einer reichen Gesellschaft auch zu Fehlverteilungen, Ungerechtigkeiten und einem Übermaß an Medizin – mit all seinen negativen Folgen. Grenzen kann man nur ethisch oder politisch setzen. Patienten leiden unter den Nebenwirkungen von Medikamenten oder unter den Komplikationen bei nicht indizierten Eingriffen. Ressourcen werden falsch verteilt. Die Hintergründe und Zusammenhänge sind alles andere als einleuchtend, Lösungen sind nicht in Sicht. Deswegen habe ich mich entschlossen, sowohl mit einer individuell geprägten als auch mit einer allgemeinen Sichtweise auf die heutige Medizin heranzugehen. Ich möchte Sie teilhaben lassen an typischen Patientenfällen und Ihnen konkret zeigen, was man anders machen könnte. Beides gehört für mich zusammen, das Einzelschicksal wie auch das System. Acht Fortschrittsfallen, die ich in diesem Buch eingehend erläutere, lassen sich erkennen:

Fortschrittsfalle 1: Überdiagnostik und in der Folge Übertherapie durch falsche Indikationsstellungen.

Fortschrittsfalle 2: Verzerrte Wettbewerbsbedingungen und in der Folge Verschiebung von Begriffen wie „gesund" und „krank" oder „normal" und „pathologisch" durch fragwürdige politische Vorgaben.

Fortschrittsfalle 3: Gesundheit als Geschäftsmodell und in der Folge nicht einzuhaltende Heilsversprechen und Täuschung der Patienten.

Fortschrittsfalle 4: Medizinische und soziale Einrichtungen als Profitunternehmen mit der Folge von Gewinnmaximierung.

Fortschrittsfalle 5: Normale Alterung als Krankheit zu betrachten mit der Folge unangepasster Maßnahmen bei Betagten.

Fortschrittsfalle 6: Unbedingter Fortschrittswille mit der Folge von Unterversorgung bestimmter Bevölkerungsgruppen (Kinder, Pflegebedürftige, psychisch Kranke).

Fortschrittsfalle 7: Fokussierung auf Fortschritt mit der Folge von zu wenig Aufmerksamkeit auf die Prävention.

Fortschrittsfalle 8: Ein grundlegend falsches Verständnis, Fortschritt vor allem naturwissenschaftlich-technisch anzusehen mit der Folge, dass sozial- und geisteswissenschaftliche Erkenntnisse vernachlässigt werden.

Das Buch erscheint in einer Zeit, in der lapidaren Meinungen oder Behauptungen Fakten und Tatsachen oft gleichberechtigt gegenüberstehen. Leider haben sich auch in der Medizin Therapien, die keinem helfen oder sogar schaden, und Ratgeber, die Unfug verbreiten, auf dem Markt fest etabliert. Es wimmelt von Geschäftemachern und falschen Versprechen. Es wird von Fortschritten gesprochen, die gar keine sind. Dieses Buch möchte aufklären, beraten und helfen. Die Quellenangaben sind nachprüfbar und die Daten wurden wissenschaftlich erhoben.

Immer häufiger fehlt eine persönliche, eine vernünftige und menschenwürdige Medizin, eine Medizin, die dem einzelnen Menschen mit seiner Biografie, seinen Einstellungen und Werten gerecht wird, eine, die mehr im Auge hat als die Diagnose. Dafür bin ich vor über 30 Jahren als Arzt angetreten und ich zweifle zunehmend an dem System und an der Richtung, in die sich die Medizin entwickelt. Kann es sein, dass wir verlernt haben, unsere eigene existentielle Machtlosigkeit zu ertragen? Muss man alles diagnostizieren und therapieren? Würde man auf jede dritte Untersuchung und Behandlung verzichten, kein einziger Patient käme zu Schaden, kleine und schlecht ausgestattete Krankenhäuser könnten schließen und das Personal in gut funktionierenden Einrichtungen beschäftigt werden. Es gäbe zwar weiterhin wissenschaftlichen Fortschritt, doch es gäbe keinen Pflegenotstand und keinen Ärztemangel.

Ich wünsche Ihnen beim Lesen dieses Buches offene und geöffnete Augen, Freude und Erschütterung, Erkenntnis und persönlichen Gewinn.

Einführung

Muss wirklich jedes zweite Kind in Deutschland eine Zahnspange tragen? Der Bundesrechnungshof stellte Mitte des Jahres 2018 diese provokante Frage. Sinn und Zweckmäßigkeit seien in dieser Häufigkeit angeblich gar nicht erwiesen. Das bildet sicher nur einen Bruchteil der Defizite und Probleme in unserem Gesundheitswesen ab und weist wahrlich nichts Dramatisches auf. Gegen Ende des Jahres 2018 dann die bittere Pille: Innerhalb Westeuropas haben die Deutschen die kürzeste Lebenserwartung (*The Lancet,* 2018, Vol. 392, pp. 1684–1735). Wie kann das sein? Ist unser Gesundheitssystem nicht eines der besten? Geben wir nicht besonders viel für Gesundheitsleistungen aus? Irgendetwas stimmt doch nicht! Die ungenügende pflegerische Versorgung von Menschen in Krankenhäusern und in Heimen findet zwar regelmäßig den Weg in die Presse und die Übertherapie am Lebensende haben bereits etliche Buchautoren unter die Lupe genommen, doch es wird zu wenig über den Tellerrand hinaus gedacht.

Aufgaben und Ansprüche an die Medizin haben sich gewandelt. Junge und Gesunde streben die Perfektion ihres Körpers an und die wunscherfüllende Medizin bietet lauter Möglichkeiten, die es früher nicht gab. Körper und Verstand haben heute auf Abruf möglichst immer und zu jeder Zeit einwandfrei zu funktionieren und Zähne perfekt in Reih und Glied zu stehen, auch wenn sie eigentlich gesund sind. Mit diesem Streben nach Perfektion geht große Unsicherheit einher: Wissenschaftler sprechen bereits von einem „Zeitalter der Angst", Angst, krank zu werden oder krank zu sein, was in keinem Verhältnis zu den realen Bedrohungen steht, sondern nur von der eigenen Phantasie oder den Werbekampagnen geschürt wird – mit dem Ergebnis, dass „Gesundheit" teuer erkauft wird. Bei den Alten und Gebrechlichen dagegen, die einsam und chronisch krank sind, die Pflegekräfte und Leistungen zur Teilhabe (Rehabilitation) dringend benötigen, oder bei sozial benachteiligten Kindern und Menschen mit körperlichen oder geistigen Beeinträchtigungen, dort fehlen Geld und Personal (siehe auch A. Lübbe, *Wenn Rehabilitation und Inklusion gelingen, ist niemand behindert.* dgvt-Verlag, 2018). Trotz hoher Ausgaben für die Bildung werden viel zu viele Kinder und Jugendliche nicht erreicht und um Lebenschancen gebracht. In vielen Fällen fehlt es aber auch am Willen und an der Durchsetzungskraft der Verantwortlichen, an der Misere im Gesundheits- (oder Bildungs-)wesen etwas zu ändern. Um dem Mangel an Pflegekräften etwas entgegenzusetzen, will man jetzt Pflegekräfte einstellen – möglichst schnell, möglichst viele – und man tut so, als sei das Problem vom Himmel gefallen. Doch es gibt diese Pflegekräfte gar nicht. Über Jahrzehnte hatte man ihre Stellen gekürzt, um Kosten im System zu senken.

Man muss sich die Frage gefallen lassen, warum die Aufgaben und Zuständigkeiten der Medizin gewachsen sind und wo die Gründe für die Missstände und Missverständnisse liegen. Es ist ein brisantes Thema, denn das Gesundheitswesen bildet einen entscheidenden Wirtschaftsfaktor für Deutschland. Die Verstellung kleiner Stellschrauben führt unter Umständen zu großen Veränderungen. Über sieben Millionen Menschen arbeiten in diesem Bereich und erwirtschaften rund 12 Prozent des Bruttoinlandproduktes. Mit Anlauf der 19. Legislaturperiode 2017 will man nun digitale Prozesse im Gesundheitswesen zur Norm erklären, um die medizinische Versorgung unabhängiger von Ort und Zeit bereitzustellen, Fehler zu vermeiden und Doppeluntersuchungen zu reduzieren. Doch 14 Jahre lang trat man bei der „Gesundheitsakte" auf der Stelle und kam gar nicht voran, wobei die hohen, allzu hohen Vorgaben des Datenschutzes in Deutschland oft als Feigenblatt dienten. In Wirklichkeit gab es viele weitere Bedenkenträger, auch bei den Ärzten, die verhindern wollten, dass ihre Leistungen transparenter dargestellt werden.

Seit ein paar Jahren glaubt man einen Mangel an Haus- und Landärzten[1] festzustellen. In Wirklichkeit kann man auch diesen Trend schon seit 20 Jahren beobachten. In der Öffentlichkeit sind diese Details oft nicht bekannt, sie offenbaren sich vielleicht, wenn Wahlen vor der Tür stehen und Pflegekräfte plötzlich einmal etwas lauter protestieren. Hohe Priorität dagegen nimmt die Wartezeit bei Fachärzten ein, die angeblich unzumutbar lang sei, so wird kolportiert. Dabei stehen wir hier im internationalen Vergleich glänzend dar. Und so schlimm kann es wohl auch nicht sein, wenn nur weniger als 0,2 Promille aller Arzttermine über die vom Minister verfügte Terminservicestelle vermittelt werden. Das nenne ich heiße Luft. Jetzt sollen Ärzte auch noch ihre Sprechstunden

---

1 Wenn hier im Buch vorwiegend in der männlichen Form gesprochen wird, so geschieht dies aus Gründen der Lesbarkeit, selbstverständlich sind immer beide Geschlechter gemeint.
Die hier aufgeführten Namen der Patientinnen und Patienten sind alle geändert.

erweitern. Das führt zu noch mehr Medizin. Wenn das deutsche Gesundheitswesen Schwachstellen hat, dort sicher nicht. Aber die Notaufnahmen ächzen
und können sich nicht mehr um die am Leben Bedrohten kümmern, weil sich
dort nicht die „richtigen" Patienten einfinden, sondern viele Menschen mit
chronischen Allerweltswehwehchen. Es läuft manches schief im System.

Deutschland befindet sich im Vergleich der medizinischen Versorgung trotz
sehr hoher Ausgaben lediglich im Mittelfeld. Ich behaupte, das hat vor allem
damit zu tun, dass Krankenkassen, Kliniken, Pflegedienste und Ärzte miteinander im Wettbewerb stehen und konkurrieren, ohne Rahmenbedingungen vor-
zufinden, die einen fairen Wettbewerb ermöglichen. Zugleich bemüht man sich
verzweifelt, die der unsichtbaren Hand des Marktes verdankte Kostenexplosion
durch exzessive bürokratische Fremdkontrollen einzudämmen. Auf diese
Zwänge versuchen die Ärzte durch defensivmedizinische Absicherung oder
durch Verschiebung ihrer Verantwortung auf das Selbstbestimmungsrecht des
Patienten und seine Kundenwünsche zu reagieren. Diese Doppelzange aus
Markt und Bürokratie treibt Ärzten die Lust und Verantwortung ihrer Tätigkeit
aus. Es hat vielleicht seinen guten Grund, dass Berufsfeuerwehr und Polizeiap-
parat ohne Konkurrenz und marktwirtschaftliche Zwänge ihrer sozialen Aufgabe nachgehen können. Trotzdem rechtfertigten die Gesundheitsminister ab
Horst Seehofers Amtszeit in den 90er-Jahren den Wettbewerb, weil sie meinten,
nur dadurch sei die Solidarität im Gesundheitssystem zu finanzieren. Ich bin da
ganz anderer Meinung. Die Folge der wettbewerblichen Ausrichtung ist, dass
besonders viele überflüssige Untersuchungen und Behandlungen durchgeführt
werden. Die könnte man sich sparen.

Und es widerspricht den Tatsachen, der ordnungspolitische Rahmen würde
den Wettbewerb sichern. Der amtierende Gesundheitsminister Spahn meint,
die Beitragsentwicklung würde mit dem Fortschritt nicht mehr mithalten können und deswegen müsse es durch Wettbewerb gelingen, die Kosten zu senken.
Was er nicht sagt, ist, dass es durch marktwirtschaftliche Prinzipien zu einer be-
ständigen Ausweitung der Menge kommt, weil die Nachfrage steigen wird. Damit befinden wir uns in einer Fortschrittsfalle.

Im Umkreis von München gibt es wohl mehr Computertomografen als in
ganz Italien. In Nordrhein-Westfalen befinden sich dreimal mehr Krankenhäuser als in den gleich großen Niederlanden (*Deutsches Ärzteblatt*, 2015, Nr. 46: S.
C 1539, Nr. 49: S. C 1659; *Health at a Glance*, 2015 der OECD). Dabei leben Italiener und Holländer sogar länger als wir Deutschen. Der Journalist Harro Al-

brecht meinte dazu in der *ZEIT* (2017, Nr. 36): „Essen wie in der Kantine, Rechnung wie im Fünf-Sterne-Restaurant." Andersherum formuliert: Geld wird im System an der falschen Stelle ausgegeben. Es fehlt dort, wo es benötigt wird. Und das Personal in den Praxen und Kliniken ist schon jetzt so entnervt wie die Kranken. Noch sind die meisten der Meinung, unser Gesundheitswesen sei gar nicht so schlecht, die Heilungs- und Überlebenschancen stiegen immer weiter an und das qualitative Versorgungsergebnis würde in vielen Bereichen immer besser. Doch das bedeutet ja noch lange nicht, dass es stimmt. Es sollte uns wütend machen, dass wir Bürger die Versäumnisse an anderer Stelle ausbaden müssen. Wir zahlen unsere Beiträge und erhalten nicht die beste Therapie, wenn wir krank werden. Deswegen habe ich dieses Buch geschrieben. Es soll aufrütteln und Sie davor bewahren, sich zum Opfer in einem auf falschen Wettbewerb ausgelegten System zu machen.

Jeder von uns kennt das: Bei einem gesundheitlichen Problem neigen wir dazu, lieber eine Untersuchung zu viel als zu wenig zu bekommen. Sicher ist sicher, und besser irgendeine Therapie als gar keine. Beides ist ein Trugschluss. Abzuwarten entspricht aber nicht dem Zeitgeist. Dabei verschwindet vieles an Beschwerden nach ein, zwei Tagen wieder von allein. Wir haben es verlernt, geduldig zu sein und unserem Körper die Chance zu geben, sich selbst wieder ins Lot zu bringen. Die Menschen sind im Allgemeinen verängstigt, werden durch die Medien weiter verunsichert und wittern hinter jeder leichten Störung etwas Ernstes. In einer Zeit der allgemeinen Verunsicherung in nahezu allen Bereichen des Lebens haben diejenigen ein leichtes Spiel, die den Gesunden einreden, man könne ja krank werden, und den Kranken, durch immer mehr Untersuchungen könne man ganz bestimmt die besten Behandlungen herausfinden. Doch viele Untersuchungen entdecken auch viele Abnormitäten, die man dann weiter abklären will (ohne es zu müssen), und Behandlungen schaden uns konkret, wenn sie in keinem angemessenen Verhältnis zum Nutzen stehen.

Überflüssige Untersuchungen und Behandlungen kosten die Beitragszahler über 100 Milliarden Euro im Jahr. Das Geld fehlt an anderer Stelle für gut ausgebildete und angemessen vorhandene Pflegekräfte und Hausärzte, für Investitionen in ein modernes öffentliches Gesundheitswesen sowie eine moderne digitale Infrastruktur und, natürlich, für die wahren Innovationen in der Medizin.

Durch mehr Wissen aufseiten der Patienten ließen sich Kosten in Milliardenhöhe senken, hieß es bei der Vorstellung des Nationalen Aktionsplans Gesundheitskompetenz 2018. Dazu könnte zum Beispiel ein Patientenbrief gehö-

ren, durch den der Patient in verständlicher Sprache nach einem Krankenhausaufenthalt verdeutlicht bekommt, was er hatte, was man bei ihm gefunden hat
und worauf er in Zukunft selber achten kann. Aber Vorsicht, es soll nicht darum gehen, die Patienten mit einer Art von Wissen oder Kompetenz auszustatten, damit sie mehr Medizin beziehen oder im System Kosten reduziert werden.
Es geht schlichtweg darum, dass in jedem einzelnen Fall der Patient die richtige
Medizin erhält. Jedem das Seine, könnte man sagen. Dazu bedarf es sehr viel
mehr Zeitaufwand für diejenigen, die der Hilfe wirklich bedürfen.

Man spricht heute viel von Patientenkompetenz. Menschen sollen in gesundheitlichen Fragen kompetent sein, über viel Wissen verfügen und gleichberechtigt mit den Ärzten, auf Augenhöhe, wie es heißt, mitreden. So könnte man
Krankheiten verhindern. „Kompetenz" ist aber ein „vieldeutiger Begriff und von
hoher manipulativer Macht" (Margit Jandrisovits: „Kompetenz". In R. Grone-
meyer & Ch. Jurk [Hrsg.], *Entprofessionalisieren wir uns! Ein kritisches Wörterbuch
über die Sprache in Pflege und sozialer Arbeit.* Transcript, 2017, S. 125–129). Im
Gegensatz zu „Lernen", das auch mit Zutrauen, Beobachten, Ausprobieren und
Sammeln von Erfahrung zu tun habe, sei der Erwerb von Kompetenzen zumeist
außengesteuert, zweckgebunden, reibungs- und überraschungslos. Es gibt erhebliche Nebenwirkungen, wenn vom Kindergarten bis zur Pflegebedürftigkeit
unhinterfragt und ständig von „Kompetenzerwerb" die Rede ist. Zunächst
müsste man ja von anderen als „bedürftig" erklärt werden, um dann mithilfe
von „Experten" möglicherweise gleichgeschaltete, verwaltete, messbare, institu-
tionsgerechte „Kompetenzen" zu erwerben. Und möglicherweise droht das Vertrauen in die eigenen Fähigkeiten, das „Helfen-Können" aus Verantwortung, aus
Mitgefühl oder aus Notwendigkeit dabei ganz auf der Strecke zu bleiben. „Kompetenz" ist also mehr als „nur gut" und hat seine Tücken. Wichtiger wäre vielleicht zu sagen, dass man sich durch mehr Wissen Sorgen und Ängste, Verletzungen und Krankheiten ersparen kann. Gut informierte Patienten sind für die
Arzt-Patienten-Beziehung ein Gewinn. Sie können Befunde oder Handlungsanweisungen besser verstehen, sind eher fähig zur Mitarbeit und können gemeinsam mit den Ärzten Entscheidungen über diagnostische und therapeutische
Optionen treffen. Sind die Patienten aber falsch, schlecht oder gar überinfor-
miert, kann daraus eine menschlich-ethische Katastrophe resultieren.

In einer Welt, in der jedem jederzeit und aus vielen Quellen Informationen
zu Gesundheitsthemen verfügbar sind, stellt sich nicht allein das Problem, wie
man sich zurechtfindet, sondern auch, wie man sich gegenüber falschen Infor-

mationen zur Wehr setzt. Solange aber Ärzte die Indikation für die Durchführung einer Untersuchung oder Behandlung nicht sorgfältiger und unter Berücksichtigung der Wünsche und Lebensumstände des Patienten treffen und solange die Medizin mehr oder weniger bedingungslos auf Wettbewerb ausgerichtet ist, bleibt uns als Bürger gar nichts anderes übrig, als uns besser zu informieren. Nur durch gutes Allgemeinwissen über den eigenen Körper und dessen Funktionen, durch Lebenserfahrung und durch gute Aufklärung im speziellen Krankheitsfall kann man von seinem Recht auf Selbstbestimmung Gebrauch machen. Wenn man weiß, was mit welcher Wahrscheinlichkeit im Rahmen einer Untersuchung oder Behandlung passieren kann, welche Maßnahme wahrscheinlich erfolgreich ist, ob es Alternativen zu der vorgeschlagenen und der vom Arzt präferierten Vorgehensweise gibt, nur dann ist man als Patient in der Lage, unter Umständen auch Nein zu sagen und sich Vorschlägen zu widersetzen.

In diesem Buch erfahren Sie von Menschen, bei denen etwas schiefgelaufen ist. Ich schildere Ihnen Hintergründe und biete Lösungsansätze, die Sie persönlich für sich nutzen können, um nicht in die Gesundheitsfalle zu geraten. Die allgemeinen Stellungnahmen zu Brennpunkten und Missständen im Gesamtgebiet der Medizin mögen sich Entscheidungsträger zu Herzen nehmen.

1. Übermedizin zu unseren Lasten – Hintergründe

Über ein Jahrhundert konnten sich die Deutschen auf dem Gebiet der Medizin zu den führenden Nationen der Welt zählen. Heute nehmen die Vereinigten Staaten und skandinavischen Länder die vorderen Plätze ein. Deutschland verliert immer mehr an Boden. Hierzulande ist man zwar bereit, sehr viel Geld für die Gesundheit auszugegeben, dennoch leben die Menschen in etlichen anderen Ländern länger als wir. Auch die Behandlungsergebnisse bei Krankheiten wie Brustkrebs liegen nur im europäischen Mittelfeld, weltweit stehen wir auf Platz 18 (*The Lancet*, 2018, Vol. 391, pp. 2236–2271). Viel hat mit mangelhafter Qualität zu tun und die hängt von der Erfahrung der Akteure ab. Ein Beispiel: Frauen mit Brustkrebs werden in Deutschland in 817 Krankenhäusern behandelt, aber nur 198 davon haben maximal acht Fälle im Jahr. Geht eine Patientin dorthin und verlässt sich lediglich auf ihre Ärzte, spielt sie unter Umständen mit ihrem Leben. Würde sie nur 50 Kilometer weiter in eine Spezialklinik fahren, hätte sie wahrscheinlich bessere Heilungschancen (*ZEIT*, 2018, Nr. 46).

Trotzdem sind alle Praxen voll und die Kliniken ächzen unter den vielen Patienten. Personalknappheit herrscht allerorten. Dabei gibt es heute dreimal so viele Ärzte wie vor 60 Jahren. Die vorhandenen Strukturen und Abläufe werden den Anforderungen nicht mehr gerecht. Daraus ergibt sich ein erheblicher Kostendruck und es erklärt, warum in Deutschland mehr operiert und untersucht wird als anderswo. Ungefähr jede zehnte Knieoperation wird in Deutschland mehrfach vollzogen. Ärzte und Krankenkassen könnten analysieren, woran das liegt, und Schlüsse daraus ziehen, um Operationen in Krankenhäusern mit geringerer Fehlerquote durchführen zu lassen. Es geschieht aber nicht. Wenig leistungsaufwendige und gut bezahlte Fälle werden gegenüber aufwendigen und schlechter bezahlten in einem System, in dem Gewinne erwirtschaftet werden sollen, bevorzugt. Das bedeutet: Es leiden die Kranken. Zwei Beispiele verdeutlichen das Problem:

Claudia Scholz ist 60 Jahre alt und hat einen kleinen, langsam wachsenden Tumor in ihrer rechten Brust. Davon weiß sie aber nichts. Sie stirbt schließlich mit 78 Jahren an einem Herzinfarkt.

Was wäre gewesen, wenn Frau Scholz sich mit 60 Jahren dem Mammografie-Screening unterzogen hätte? Vermutlich wäre Brustkrebs diagnostiziert worden und sie hätte sich einer belastenden Therapie unterzogen. Zu Ende gedacht: Sie und ihre Ärzte wären der Meinung gewesen, ihr Tumor sei aufgrund der Früherkennung „rechtzeitig" entdeckt und „geheilt" worden. In Wahrheit hätte sich ihre Lebenserwartung durch die Früherkennung aber nicht verändert. Man spricht von einer Überdiagnose, wenn sich eine Erkrankung ohne Untersuchung niemals bemerkbar gemacht und Beschwerden hervorgerufen hätte.

Oder der Fall Nadin: Die junge Dame hat 39 Grad Fieber. Aus der Nase läuft farbloses, flüssiges Sekret. Alles spricht für einen Virusinfekt, doch der Hausarzt verschreibt ihr ein Antibiotikum. Es ist bei einem Virusinfekt nicht angezeigt und schlägt Nadin auf den Magen.

Übertherapie steht für medizinische Behandlungen, die für den Patienten keinen Nutzen erbringen oder die bei Befunden ohne Krankheitswert zum Einsatz kommen. Übertherapie klingt harmlos, aber sie schadet und sie kostet. Übertherapie kommt bei uns in Deutschland viel häufiger vor als Untertherapie.

Erahnen Sie jetzt, warum die Wartezeiten manchmal länger sind als erforderlich und warum es in München (und andernorts) so viele Computertomografen (und andere medizinische Gerätschaften) gibt? Das Ergebnis: Die Münchner (und andere) werden zu häufig untersucht. Daraus folgen unnötig hohe Strahlenbelastungen, ausufernde Kosten und Angestellte, die besser woanders arbeiten sollten. Überdiagnostik hat mannigfaltige Ursachen. Mal hat der Patient das drängende Bedürfnis, „Gründe" oder „Erklärungen" für sein Leiden zu erhalten, mal ist es die ungerichtete Wissensbegierde der Ärzte, auch wenn die angeforderten Informationen für die weitere Versorgung nicht weiter relevant sind. Nicht zuletzt bestimmt das ungehemmte Gewinnstreben der An-

bieter die vielen Diagnostikleistungen. Und was passiert in den vielen Krankenhäusern Nordrhein-Westfalens? Die meisten Patienten, die ins Krankenhaus
müssen, sind der festen Auffassung, es sei erforderlich, ihr Leiden sei so
schlimm, dass es nicht ambulant behandelt werden könnte. Ihnen ist nicht bewusst, dass eine ambulante Behandlung genau mit dem gleichen Problem in
anderen Ländern geschieht. Schon die Anmeldung eines Patienten in Deutschland zeigt beispielsweise die Unterschiede gegenüber den Niederlanden. Die der
Operation vorgelagerten Untersuchungen werden dort an einem halben Tag
ambulant (bald digital) durchgeführt. Bei uns nimmt man die Patienten dafür
ein paar Tage stationär auf. Für viele ist es bequem, denn man wird umsorgt
und fühlt sich sicher. Abgesehen von den Kosten und anderen Folgen (Personal
arbeitet am falschen Platz), übersieht man als Betroffener zu häufig, dass im
Krankenhaus gefährliche Keime lauern, unliebsame Mitbürger stören und es
sich im eigenen Bett schlichtweg besser schläft.

Der Wohnort bestimmt die Diagnose

Im Zuge der Vorbereitungen zu diesem Buch bin ich auf unglaubliche Mängel,
Defizite und Besonderheiten im deutschen Gesundheitswesen gestoßen. Sie haben unmittelbare Auswirkungen auf die Versorgung, also auch auf Sie und
mich. Dazu gehören große regionale Unterschiede in der Versorgung. Man
müsste aufgrund standardisierter Prozesse, geltender Leitlinien und einer anerkannten Lehre eigentlich weitgehend ähnliche Häufigkeiten bestimmter Eingriffe oder Prozeduren über Deutschland verteilt feststellen können. Stattdessen hängt es bei etlichen Diagnosen vom Wohnort ab, ob man einer Operation
(oder einer anderen Prozedur) unterzogen wird oder nicht. Sollten Sie in Bre-
merhaven, Delmenhorst oder in Bad Kreuznach wohnen, müssen Sie zum Beispiel damit rechnen, wesentlich häufiger an den Mandeln operiert zu werden.
Das bedeutet im Schnitt mehr Nachblutungen und mehr Schmerzen. 22.000
solcher Operationen gab es in Deutschland im Jahr 2016. Hier noch weitere
Beispiele: Obwohl nur jeder zehnte Kaiserschnitt für die Entbindung medizinisch notwendig ist, kommt in Deutschland fast jedes dritte Kind auf diese
Weise zur Welt. Die Häufigkeit der Eingriffe schwankt je nach Wohnort zwischen 17 und 51 Prozent. In Bayern werden fast doppelt so viele künstliche
Kniegelenke implantiert wie in Berlin. Medizinisch erklären lassen sich die Ab-

weichungen nicht. Man muss den Eindruck gewinnen, die Vergütung diktiert die Häufigkeit der Eingriffe. Seit 2013 gibt es mehr Geld für Kniegelenkersatzoperationen. Seit dieser Zeit steigt die Zahl der Fälle in diesem Bereich deutlich an (gut 18 Prozent zu 2016). 2018 wurden die Pauschalen noch einmal angehoben. Immer jüngere Menschen werden jetzt eine Prothese erhalten. Die Wahrscheinlichkeit, dass diese nach ein paar Jahren ausgetauscht werden muss, erhöht sich damit automatisch. Weniger als die Hälfte (43 Prozent) der operierten Patienten ist allerdings mit dem Ergebnis zufrieden, jeder Dritte auch sechs Jahre nach dem Eingriff noch auf Schmerzmittel angewiesen. Das sollte zu denken geben. Auch die Anzahl der Blutwäschen und Beatmungsstunden erweist sich als besonders lukrativ und ist in den letzten Jahren dramatisch gestiegen. Eine der Ursachen: Man hält sich nicht an die Leitlinien.

Der „Versorgungsatlas" des Zentralinstituts für die Kassenärztliche Versorgung bietet eine öffentlich zugängliche Informationsquelle zu einer stetig wachsenden Anzahl ausgewählter Themen aus der medizinischen Versorgung in Deutschland. Schwerpunkt sind die regionalen Unterschiede (www.versorgungsatlas.de). Im „Faktencheck Gesundheit" der Bertelsmann Stiftung finden Sie über interaktives Kartenmaterial für Ihre Region ganz konkret Hinweise darüber, wie häufig welche Eingriffe im Vergleich zu anderen Regionen durchgeführt werden (www.faktencheck-gesundheit.de). Die „Weisse Liste", deren Schirmherr der Beauftragte der Bundesregierung für Patienten ist, gibt bei der Arztsuche oder Krankenhaussuche Orientierung und dient Ihnen als Wegweiser. Sie hat den Anspruch, Unterschiede zwischen Ärzten und Krankenhäusern transparent zu machen, sodass sich Patienten den für sie passenden Gesundheitsanbieter wählen können (www.weisse-liste.de).

Obwohl man zum Beispiel weiß, dass die Qualität der Medizin eine Frage der Routine ist, gibt es überall schwarze Schafe, die machen, was sie wollen. Beispiel Adipositas-Chirurgie: Manche Klinikbetreiber haben sie als etwas Lukratives entdeckt und operieren die Falschen. Spezialeingriffe gehören in die Hand von akkreditierten Spezialeinrichtungen. Allerdings gibt es heutzutage auch bei diesen Zentren keine Gewähr; beispielsweise finden sich die dazu benötigten Ärzte und Therapeuten der verschiedenen Fachrichtungen nur dann zusammen, wenn die Kontrolleure der begutachtenden Fachgesellschaften angekündigt eintreffen, die dann aber wieder das Weite suchen, sobald die Kontrolleure verschwunden sind (*ZEIT DOCTOR*, 2018, Nr. 3). Diese vollzertifizierten Zentren gibt es folglich nur auf dem Papier.

Ein anderes Beispiel aus dieser Beilage der *ZEIT DOCTOR*: Eigentlich sollte eine Klinik, die Herzinfarkt-Patienten versorgt, ein Herzkatheter-Labor haben, was schnell ein Metallgeflecht implantieren kann, um die Herzkranzgefäße offen zu halten. In der Leitlinie, die sich die Herzspezialisten selbst gegeben haben, sollte das innerhalb von 60 Minuten geschehen, vom Zeitpunkt der Diagnose an gerechnet. Doch von den 912 Kliniken, die Infarktpatienten in Deutschland behandeln und an einer Studie teilgenommen haben, in der es um die Versorgung der Bevölkerung ging, besitzt nur die Hälfte ein solches Labor. In Berlin sind es nur 19 von 34 befragten Kliniken.

Übermedizin und ihre Ursachen

Zu viele und unnütze Untersuchungen und Behandlungen (auch „Übermedizin" genannt) sind unzulässige Eingriffe in die körperliche Unversehrtheit eines Menschen. Übermedizin ist Körperverletzung. Sie ist nicht einfach zu viel Medizin, die einem vielleicht nicht schadet, sondern sie raubt dem Menschen wertvolle Zeit und Energie und verhindert die Umsetzung anderer Lebensziele. Falsch eingesetzte Medizin berührt unsere Verfasstheit und führt darüber hinaus zu Verunsicherungen und Ängsten, was sich am folgenreichsten auswirkt. Gedanken drehen sich um den Körper und seine Schäden, man ist automatisch ein anderer Mensch. Dass natürlich Kosten entstehen, die man vermeiden könnte, ist im Einzelfall irrelevant, hat aber unter Umständen konkrete Auswirkungen, wenn wir als Kranke auf ausreichend vorhandenes und gut qualifiziertes Personal angewiesen sind und es einfach nicht vorhanden ist. Für die stationäre Versorgung wurden 2017 über 91 Milliarden Euro ausgegeben (vier Prozent mehr als 2016). Wer beurteilt überhaupt, wie gut ein Krankenhaus ist?

Seit 2015 gibt es das Institut für Qualitätssicherung und Transparenz im Gesundheitswesen (IQTIG) unter der Leitung von Christof Veit. Es prüft Mindeststandards und die Gefährdung von Patienten. 2017 haben seine Mitarbeiter elf

Qualitäts-Indikatoren definiert, nach denen sie Krankenhäuser überprüfen. Sie sollen den Bundesländern bei der Entscheidung helfen, ob Abteilungen in einem Krankenhaus – oder sogar die gesamte Klinik – weiterfinanziert werden sollen.

Einer der Indikatoren besteht darin zu prüfen, ob bei einer Frühgeburt ein Kinderarzt anwesend ist, damit das Frühchen sofort die notwendige medizinische Versorgung erhält. Das soll in 90 Prozent der Fälle so sein. Bei der Untersuchung des IQTIG kam heraus, dass es Krankenhäuser gibt, bei denen nur in einem Drittel der Fälle ein Pädiater da ist. Der Skandal: 2018 wurden durch das IQTIG bei 73 von 1.083 untersuchten Krankenhäusern erhebliche Mängel festgestellt, die eigentlich dafür sprechen, diese Häuser zu schließen. Doch die Bundesländer arbeiten nicht mit und weigern sich, Konsequenzen zu ziehen. Eine Ursache der Übermedizin ist also auch, dass sich ihr niemand wirksam entgegenstellt, obwohl es klare Empfehlungen gibt. So werden auch weiterhin zu viele Häuser in Deutschland betrieben, in die zu viele Patienten eingewiesen werden (anderthalbmal so viele wie in anderen EU-Ländern) und in denen Personal beschäftigt wird, das an anderer Stelle fehlt.

Eine Übersichtsarbeit, veröffentlicht im *Journal of the American Medical Association* (JAMA), thematisiert die Übermedizin und benennt Ross und Reiter (Untersuchungen und Behandlungen). Die Autoren stellen fest, dass Übermedizin zunimmt, und sie empfehlen Klinik-Audits und Feedback für den Einsatz von Medikamenten sowie einen Algorithmus zur Entscheidungsfindung zum Beispiel bei Brustschmerzen (*Journal of the American Medical Association, Intern. Med.*, 2018, Vol. 178 [1], pp. 110–115).

Die inneren Ursachen für die Übermedizin sind vielfältig. Häufig verstehen Arzt und Patient einander nicht, sie sprechen nicht dieselbe Sprache oder es fehlt an der Zeit und dem Willen, einander zu verstehen. Nicht selten ist es Unwissen über den Nutzen einer Maßnahme auf beiden Seiten. Wissen hilft immer, Wissen um die realistischen Ziele einer Behandlung erspart Ärger. Unter Umständen ist es besser, sich einer empfohlenen Maßnahme zu widersetzen oder sich wenigstens eine zweite Meinung einzuholen. Der Druck, viele Leistungen erbringen zu müssen, um im Wettbewerb bestehen zu können, spielt eine große Rolle bei den Ursachen der Übermedizin, auch die (oft unbegründete) Angst der Ärzte vor juristischen Konsequenzen bei Unterlassen einer Maßnahme. Mitunter wollen Ärzte auch nur die hohen Ansprüche von Patienten erfüllen. Hinzu kommt, dass immer weniger Menschen bereit sind, Alter, Krankheit, Schmerz, Behinderung, Demenz und den Tod als Teil des Lebens zu akzeptieren, sodass die Erwartungshaltung an das System steigt.

> Die Grenzen behandelbarer Erkrankungen werden – auch unter Missbrauch der wissenschaftlichen Publikationsprozesse – ausgeweitet, um neue Märkte zu schaffen. Es gilt nicht nur „a pill for every ill", sondern auch „an ill for every pill". Pharmazeutische Unternehmen sind in der Planung von Zulassungsstudien von Anfang an mit beteiligt (*Arzneimittelbrief*, 2018, Nr. 52: 88DB01).

Es gibt noch weitere Gründe für die Übermedizin, die sich hinter dem Begriff der Fortschrittsfalle verbergen. Auch sie haben mit ökonomischen Aspekten zu tun. Wettbewerb zwingt zur Erschließung neuer Märkte. Das Ziel muss die Umwandlung aller Gesunden in Kranke sein, also Menschen, die sich möglichst lebenslang sowohl physikalisch-chemisch als auch psychisch für von „Experten" therapeutisch, rehabilitativ und präventiv manipulierungsbedürftig halten, um „gesund" leben zu können. Medizin ist in jedem Land der Welt ein gut geeigneter Wachstumsmarkt.

> „Ergreifen Sie Maßnahmen, damit die Gesundheitsversorgung stärker den Patientinnen und Patienten und weniger den ökonomischen Interessen dient." Unter 29 Forderungen, die Verbände für das Jahr 2019 an die Bundesregierung richten, listete der *Berliner Tagesspiegel* am 20. November 2018 unter der Rubrik Gesundheit und Pflege diesen Punkt als Erstes auf.

Die Ausrichtungen von Therapieentscheidungen geschieht nach Ansicht des Bundesverbandes der Deutschen Rheuma-Liga nicht am Patientenwohl, sondern an den wirtschaftlichen Interessen von Kliniken und Ärzten und sei ein wachsendes Phänomen im deutschen Gesundheitswesen. Immer häufiger entscheide die Vergütung der Leistung auch darüber, ob Patientinnen und Patienten einen Zugang zu erforderlichen Leistungen erhalten. Die Rheumatologie sei für Kliniker und medizinische Versorgungszentren weniger interessant, daher würden Arztsitze umgewandelt, obwohl dringender Versorgungsbedarf bestehe.

> Die Gründe dafür sind vielfältig und wurden kürzlich in einem Artikel im *Deutschen Ärzteblatt* von Christian Thielscher beleuchtet. Er nennt sie die Ätiologie der unterschiedlichen Facetten der Ökonomisierung in der Medizin und führt aus: „Die Pathogenese ist nicht schwer zu verstehen: hoch regulierte Systeme wie das deutsche Gesundheitswesen werden neoliberal dereguliert, öffentliche Anbieter werden durch profitorientierte Unternehmen ersetzt (...), Ziele dieser Unternehmen werden weniger aus der Medizin und mehr aus der Ökonomie bestimmt (*Deutsches Ärzteblatt*, 2018, Nr. 115 [43]: S. C 1610–1611).

Per Federstrich werden durch „Fachleute" – nicht selten mit Interessenkonflikten gegenüber der pharmazeutischen Industrie – Gesunde zu Patienten deklariert. Wie letzthin, als über Nacht weltweit Millionen gesunde Menschen zu Patienten mit Bluthochdruck gemacht wurden. Die amerikanische Fachgesellschaft hatte die Normwerte für den arteriellen Druck gesenkt. Abermillionen mehr verkaufte Tabletten sind die Folge, auch wenn Betroffene unter Umständen davon gar nicht profitieren oder durch zu tief eingestellte Blutdruckwerte schwindelig werden, stürzen und ins Krankenhaus müssen.

Die klassische Fortschrittsfalle

Nun ist es eigentlich eine Gnade, durch den medizinischen Fortschritt immer mehr zu wissen und dieses Wissen auch in praktische Handlungsanleitungen umsetzen zu können, zumal wenn dadurch zum allseits gewünschten Wachstum der Wirtschaft und Erhalt von Arbeitsplätzen beigetragen wird. Doch zum Fortschritt scheint die Unzufriedenheit der Menschen mit dazuzugehören. Eigentlich sollte ja die Zufriedenheit mit dem Fortschritt steigen, indes hat eine Gruppe um den Psychologen Daniel Gilbert jüngst herausgefunden, dass Menschen nach Innovationen oder Verbesserungen Umstände sogar umso kritischer sehen, die ihnen vorher gar nicht aufgefallen sind – eine klassische Fortschrittsfalle (*Science*, 2018, Vol. 360 [6396], pp. 1465–1467, DOI). Auch der

Glaube, die Gesundheit sei durch mehr Medizin zu sichern oder leichter wiederherzustellen, ist mehr ein Irrglaube als etwas anderes. Gesundheit entzieht sich nicht nur der Definition, sie ist per se nicht machbar oder herstellbar. Gesundheit gibt es nur als Zustand, in dem der Mensch vergisst, dass er gesund ist. Denkt man nicht an sie und fühlt sich der Mensch unbewusst als gesund (hätte er Schmerzen, wäre es mit dem Zustand dahin), dann ist sie da. Und hier eröffnet sich nach Ansicht des Psychiaters Klaus Dörner der Weg zur eigentlichen Vitalität, denn die gesamte Lebensenergie könne dann auf andere Bereiche des Lebens (als Gesundheit und Krankheit, Untersuchungen und Behandlungen) eingesetzt werden. Er schreibt:

> Selbst bei einem „Sieg über eine Krankheit oder ein Präventionsprogramm, das objektiv und messbar die Gesundheit fördert, kann eine Gesundheitsverschlechterung dabei herauskommen: wenn eine hypochondrische Überaufmerksamkeit auf das Selbst das Ergebnis ist; wenn wir Gesundheit für einen Stoff halten, den man nicht als Gabe zu empfangen hat, sondern sich aneignen und immer mehr davon haben wollen kann; wenn wir denken, wir könnten Gesundheit rational planen, herstellen, machen; wenn wir Gesundheit aus einem Mittel zum Leben zu einem Lebenszweck erheben und sie so missbrauchen; wenn wir sie zum höchsten gesellschaftlichen Wert erklären, wodurch sie, die eigentlich auf Verborgenheit angewiesen ist, vollends verhindert wird; und wenn wir somit die leidensfreie Gesundheitsgesellschaft zum Ziel setzen, in der jeder Bürger das Gesundheitssystem mit der Erwartung verknüpft, ihm gegenüber ein einklagbares Recht auf Gesundheit zu haben" (*Deutsches Ärzteblatt*, 2002, Nr. 99 [38]: S. B 2104–2108).

Mangelndes Wissen und fehlende Gesundheitskompetenz führen nicht nur dazu, dass man sich unter Umständen für viele Angebote der Medizin empfänglich macht, sondern ganz konkret auch dazu, dass junge Männer (und Frauen) auf Nahrungsergänzungsmittel unbekannter Herkunft und Qualität zurückgreifen und dadurch ihre Gesundheit aufs Spiel setzen. Immer wieder werden illegale Produkte aufgespürt, denen stark wirksame chemische Wirkstoffe beigemischt wurden (www.gutepillen-schlechtepillen.de/heft-archiv/gepant sches). Gutgläubige Frauen und Männer lassen sich von Heilpraktikern und selbst ernannten Experten einen Bären aufbinden (siehe Kapitel 9 mit Patientenbeispielen Gerold Delius und Sandra Sawatzki).

Für eine Qualitätsoffensive

Der amerikanische Medizinethiker Howard Brody hatte bereits 2010 darauf hingewiesen, dass wahrscheinlich auf ein Drittel der gesamten Medizin in den USA verzichtet werden könnte, ohne dass ein einzelner Patient schlechter versorgt würde (*The New England Journal of Medicine*, 2010, Vol. 362, pp. 283–285). Auf Deutschland übertragen wären Kostenreduktionen von über 100 Milliarden Euro die Folge. Das Geld könnte man für eine optimale moderne (auch teure), wissenschaftlich fundierte und im Einzelfall angezeigte Medizin einsetzen oder für die Verhütung und Vorbeugung von Krankheiten sowie für eine bessere Versorgung der Menschen an ihrem Lebensende. Mehr noch: Man könnte durch das auf diese Weise befreite und ja tatsächlich vorhandene Personal die wirklich wichtigen Dinge erledigen lassen. 12-Stunden-Tage und 28 Arbeitstage im Monat würden für viele Ärzte der Vergangenheit angehören und mit ihnen nicht nur die ständige Inanspruchnahme, sondern auch die Verantwortung. Ressourcenverknappung und der Grundsatz, immer schneller und immer besser sein zu müssen bei gleichzeitigem Kürzen von Personal, wären weniger zermürbend.

Bei einem Blick auf andere Länder fällt auf, dass 80 Prozent der Arbeit eines deutschen Oberarztes von seinem amerikanischen Kollegen gar nicht ausgeführt werden. Letzterer teilt seinen Schreibtisch mit einer akademisch ausgebildeten Pflegekraft. Das weist den Weg in die richtige Richtung. Wir benötigen in unserem Land ein anderes Denken, mehr Zeit für die wichtigen Dinge, andere Strukturen und Prozesse, eine andere Art der Qualitätssicherung und besser ausgebildetes, vor allem weiterqualifiziertes Pflegepersonal sowie einen Richtungswechsel, wie wir Medizin betreiben und was wir erreichen wollen. Im Nationalen Krebsplan dominieren Begriffe wie „Qualität, Qualitätssicherung, Qualitätsmanagement". Man fragt sich, wer eigentlich welche Qualitätskriterien wie festlegt. Als ob man menschliche Begegnungen und soziale Dienstleistungen auf diese Weise verbessern könnte. Nicht selten wird Qualität lediglich auf das möglichst effiziente Erreichen bestimmter Standards reduziert. Diese Standards lassen sich aber beliebig festlegen. Dann dominieren Kennzahlen und Standards und alles, was sich nicht in Zahlen ausdrücken lässt, fällt unter den Tisch. Dokumentationen und Kontrollen nehmen unaufhörlich zu.

Im Handlungsfeld 2 des Nationalen Krebsplans heißt es: „Ziel sollte es sein, die Daten der klinischen Krebsregister routinemäßig, im Sinne eines umfassenden Qualitätszyklus, für die Auswertungen der Qualität der onkologischen Versorgung und des Anstoßes von Qualitätsverbesserungsprozessen, einschließlich der Effekte der Zertifizierung zu nutzen."

Behandlungen, die das Leben nicht verlängern oder die Lebensqualität nicht steigern, basieren immer auf dem schlechten Urteil des Arztes. Zu sehr ist unser Gesundheitswesen darauf ausgelegt, viel zu machen, „Fälle" zu generieren und teure Prozeduren heranzuziehen. Darunter leidet die Qualität. Die Erkenntnis, dass „weniger" sehr oft „mehr" sein kann, ist längst auch Gegenstand kritischer wissenschaftlicher Betrachtungen. Drei führende Fachzeitschriften haben in den vergangenen Jahren ausführliche Artikelserien zu diesem Thema publiziert: „Less is More" (*Journal of the American Medical Association, Intern. Med.*, 2014, Vol. 174, p. 1076), „Too Much Medicine" (www.bmj.com/too-much-medicine) sowie „Right Care" (www.thelancet.com/series/right-care). Die 2013 vom American Board of Internal Medicine in den USA ins Leben gerufene Qualitätsoffensive „choosing wisely" (klug entscheiden), veröffentlichte Listen mit überflüssigen diagnostischen und therapeutischen Maßnahmen (www.choosing wisely.org). Man will komplexe und teure Prozeduren verringern und propagiert die Umkehr von einer „*Kultur der Menge*" hin zu einer „*Kultur des Nutzens*" (www.choosingwisely.org; *Journal of the American Medical Association*, 2016, Vol. 315 [13], pp. 1339–1340). Mittlerweile haben einige deutsche Fachgesellschaften solche Listen übernommen. Im Zusammenhang mit diesen Initiativen wurden eine Reihe von Begriffen und Vorschlägen geprägt, auf die ich im Laufe dieses Buches direkt oder indirekt zurückkommen werde: Priorisierung, Deeskalation, rationale Verschreibung, „Shared Decision Making".

Ivan Illich, der renommierte Philosoph, Schriftsteller und Medizinkritiker, meinte: "The medical establishment has become a major threat to health." (Das medizinische Establishment ist zu einer großen Bedrohung für die Gesundheit geworden.) Mit ihm startete das *British Medical Journal* schon 2002 eine Serie zum Thema: *Too much medicine* (zu viel Medizin). Der Untertitel lautete: *Almost certainly* (mit ziemlicher Sicherheit) (*British Medical Journal*, 2002, Vol. 324, p. 859). Fragen Sie bei Gelegenheit Ihren Arzt, ob er von diesen Initiativen oder der Bewegung „*Smart medicine*" (kluge Medizin) oder „*Too much medici-*

ne" (zu viel Medizin) (www.samw.ch/de/Publikationen/; www.bmj.com/too-much-medicine) gehört hat.

> Hier eine Liste von den häufigsten Erkrankungen, bei denen Überdiagnostik und Übertherapie besonders oft zu beobachten sind: chronische Bronchitis (COPD), Neigung zu Knochenbrüchen, Rückenschmerzen, Brustschmerzen, Aussackung der Hauptschlagader (Aortenaneurysma), milder erhöhter Blutdruck, leicht erhöhter Blutzucker, depressive Verstimmung, ADHS (Aufmerksamkeitsdefizit-Hyperaktivitäts-Syndrom), Vorstufe der Demenz, Schilddrüsen- und Prostatakrebs, chronische Nierenschwäche sowie Lungenembolie. Die Zahl betroffener diagnostischer Prozeduren und therapeutischer Maßnahmen ist unüberschaubar (*Arzneimittelbrief*, 2018, Nr. 52: 88DB01).

Was bedeutet das für Sie konkret? Anstatt den Grund und Charakter Ihrer Krankheit oder Störung durch genaues Hinterfragen aufzudecken und vielleicht ganz individuelle Ursachen für das Leiden auszumachen, werden nach kurzer Zeit (in der Sie vielleicht kaum zu Wort kommen – der nächste Patient wartet schon) falsche Diagnosen gestellt, Hypothesen aufgeworfen oder Entscheidungen getroffen. Diese werden dann unter Umständen durch verzichtbare Untersuchungen unterstützt oder verworfen, um am Ende zu falschen Therapieentscheidungen zu gelangen. Es lohnt sich für den Arzt nicht, längere Gespräche zu führen oder „nur" zuzuhören. Er unterliegt in seinem Tun und Handeln vielerlei Handlungszwängen: Das Wartezimmer ist stets voll, er hat professionelle Kommunikation in der Regel nicht gelernt und es lohnt sich vielleicht für ihn finanziell nicht oder ist zu mühsam, etwas, das gemacht werden könnte, einfach wegzulassen und stattdessen abzuwarten oder klugerweise darauf zu verzichten. Keine Instanz in Deutschland kontrolliert das erschreckende Übermaß an Behandlungen. Über Behandlungsstandards mit Blick auf den einzelnen Patienten ist man sich sogar in Fachkreisen oft uneinig und Statistiken, die darüber Auskunft geben, was in einem Krankenhaus wie viel kostet und was eine Untersuchung im Einzelfall bringt, werden nicht zusammengeführt. Vieles liegt also im Argen, wogegen ein Patient kaum etwas unternehmen kann. Aber ich will die Missstände wenigstens benennen und Ihnen mitteilen, um Veränderungen anzustoßen. Man berücksichtigt zu wenig, dass der Mensch in verschiedener Weise leidet, er nicht immer die gleichen Erwartungen hat wie sein Arzt und oft psycho-soziale Probleme vorliegen, denen eine nur auf biologische Veränderungen ausgerichtete Medizin nicht gerecht werden kann.

So können Sie sich in diesem Buch einen Eindruck davon verschaffen, wodurch sich eine moderne und den Menschen mit seinen wirklichen Bedürfnissen in den Vordergrund stellende Medizin auszeichnen könnte und warum nur eine solche Medizin eine Zukunft hat. Weniger Behandlungen und die Aufstockung von Personal, wo es wirklich etwas bringt, würden zu längeren Arztkontakten und genaueren Diagnosen sowie zu zielgerichteten, auf die Person abgestimmte Behandlungen führen und die Qualität der Versorgung insgesamt erhöhen. Das Personal wäre weniger belastet, weniger krank und motivierter. Der Pflegeberuf sähe goldenen Zeiten entgegen.

Besonnenheit besteht in der Fähigkeit, vom Augenblick aus Distanz zu gewinnen und, nach Arthur Schopenhauer, *„das Ganze des Lebens zu übersehen".* Es setzt Klugheit und Realitätssinn voraus, aber auch eine innere Ruhe, die eine reflektierte Haltung ermöglicht. Schließlich bedingt Besonnenheit ein Handeln-Wollen. Man wird dem Maßlosen in der Medizin nur dann etwas entgegensetzen können, wenn sie eine Ethik der Besonnenheit durchzieht. Daran können Sie als Leser, als Patient, als Angehöriger und als gesunder Bürger teilhaben.

2. ÜBERFLÜSSIGE ZAHNSPANGEN UND ANDERE ABSURDITÄTEN

Leonie Krause – Hänseleien und erste Liebe. Wäre ein Verzicht auf ihre Zahnspange sinnvoll?
Leonie Krause ist eine junge Dame von 16 Jahren und trägt eine Zahnspange. Vor dem Anblick auf das dunkle Metall, wenn sie lacht oder spricht, schrecken manche zurück, einige Jungs hänseln sie. Leonie schämt sich dafür. Ihre beste Freundin hat keine Spange und ist bei den Jungs sehr beliebt. Jetzt erfährt sie aus der Presse, dass man auf Zahnspangen auch verzichten könne. Zuvor hatte man ihr gesagt, sie sei wichtig für die Entwicklung des Kiefers. Mit den Gegebenheiten einer Spange müsse man eben zurechtkommen.

Fangen wir mit einer gewissen Petitesse an. Petitesse, weil es nicht um Leben und Tod geht, auch weil es eine vorübergehende Sache ist und ja oft tatsächlich die Zähne am Ende der Behandlung schnurgerade stehen. Und was macht es schon aus, dass die Kassen pro Jahr mehr als eine Milliarde Euro für kieferorthopädische Behandlungen aufwenden, Deutschland ist ja ein reiches Land! Dass der Bundesrechnungshof 2018 festgestellt hatte, es lägen kaum fundierte wissenschaftliche Erkenntnisse vor, die den Nutzen von Zahnspangen darlegen würden, mag für Millionen andere Kinder und Jugendliche belanglos sein. Leonie aber ist mittlerweile anderer Meinung. Sie hat sich verliebt und befürchtet nun, die Zahnspange würde ihren Liebsten abstoßen. Einige Zähne standen bei ihr nur ganz leicht versetzt. Zuzuwarten, dass sich das von alleine gibt, oder in Kauf zu nehmen, im Erscheinungsbild nicht perfekt zu sein, hatten ihr Eltern und Zahnärzte ausgeredet. Seit Jahren, so der Rechnungshof, würde es versäumt, Versorgungslage, Notwendigkeit der Behandlung und Ziele der Therapie durch Qualitätskontrollen wissenschaftlich untersuchen zu lassen. Zwischen 2008 und

2016 hätten sich die Kosten fast um 100 Prozent erhöht, ohne dass doppelt so viele Kinder zur Welt gekommen wären. Mittlerweile bekäme fast jeder zweite Junge und jedes zweite Mädchen in Deutschland eine Zahnspange oder eine Kieferkorrektur. Der Sinn erschließe sich häufig nicht. Trotzdem liefen die Kieferorthopäden Sturm und rechtfertigten sich. Eine Behandlung sei dringend erforderlich, wenn das Abbeißen, Sprechen, Schlucken oder Atmen in erheblichem Maße beeinträchtigt sei. Bei jedem zweiten Jugendlichen? Eine bestimmte Einstufung (das KIG-System, KIG = Kieferorthopädische Indikationsgruppen) sei extra entwickelt worden, um die Indikationen klar zu definieren. Die Krankenkasse müsse vorher informiert und bei Zweifelsfällen ein Gutachter eingeschaltet werden. Chronische Schmerzen in Rücken und Schultern, Kiefer und Kopf seien häufig Folge einer mangelhaften kieferorthopädischen Versorgung. Schwindel und Tinnitus kämen durch Zahnfehlstellungen zustande. Alles ist richtig und doch fragt man sich mit gesundem Menschenverstand, ob jedes zweite Kind wirklich so schlecht schlucken, sprechen oder atmen kann, dass es einer Zahnspange bedarf. Ende 2018 folgte dann die Bestätigung durch das Berliner IGES-Institut (Gutachten für das Bundesgesundheitsministerium vom 09.11.2018): Man könne nicht beurteilen, ob die Ausgaben „den Kriterien der Wirtschaftlichkeit" genügten. Es gebe keine Belege dafür, dass Zahnspangen die Häufigkeit von Erkrankungen verringerten (www.bundesgesundheitsministerium.de/.../studie-das-bringen-zahnspangen).

Auch Implantate sind in die Schusslinie geraten. Eine Million Zähne ersetzt man in Deutschland Jahr für Jahr durch 2.000 Euro teure (Sofort-)Implantate und viele davon sind verzichtbar, vor allem bei Kindern und Jugendlichen, sagen Experten (*ZEIT DOCTOR*, 08.11.2018, Nr. 4). Stiftung Warentest hatte 2015 drei Versuchspersonen mit Zahnproblemen zu 15 Zahnärzten geschickt, um die Empfehlungen zu Implantaten zu testen. Nur zwei Behandlungspläne waren einigermaßen in Ordnung. Zahnärzte verdienen mit Implantaten dreimal so viel wie bei alternativen Leistungen. Der Patient weiß von alledem nichts. Er hat zwar die Wahl, ob er eine Brücke oder ein Implantat haben will, doch er wird sich kaum gegen die Beratung seines Zahnarztes stellen. Und ein Arzt kann mit absurden Argumenten den Patienten von der teuren Lösung überzeugen, etwa dem Scheinargument, Brückenlösungen seien eine Art Steinzeitmedizin. Die Werbung für derartige Prozeduren unterstützt ihn dabei. Man nutzt die Panik der Menschen aus, die sich vor einem aufwendigen Knochenaufbau in mehreren Sitzungen fürchten, wenn man für Sofortimplantate die

Werbetrommel rührt, die in einer Sitzung eingesetzt werden, aber nicht lange halten und unter seriösen Implantologen eigentlich obsolet sind.

Nach dem Sozialgesetzbuch müssen Kassenleistungen dem „*WANZ-Prinzip*" Folge leisten. Die Buchstaben stehen für „wirtschaftlich, ausreichend, nutzbringend und zweckmäßig". Das Prinzip wird nicht nur bei Zahnkorrekturen häufig ignoriert. Was wäre die Konsequenz einer sich lediglich nach dem Nutzen orientierenden Medizin? Weniger Patienten kämen in die Praxen, in den Kliniken gäbe es weniger Betten, die Anzahl der Krankenhäuser wäre geringer und das Personal in den verbleibenden Praxen, Häusern und Heimen würde deutlich aufgestockt. Man hätte als Krankenschwester, Altenpfleger oder Arzt mehr Zeit für seine Patienten und das würden diese sicher wertschätzen. Die Qualität der Versorgung wäre höher und die Überlastung beim Personal geringer (siehe auch Thesenpapier, Nationale Akademie der Wissenschaften Leopoldina, 2016, www.leopoldina.org). Zugleich könnte man Gelder freisetzen, um die systemimmanenten Probleme an der Wurzel zu packen. Ansonsten wird uns bereits in wenigen Jahren der dramatische Mangel an qualifizierten Pflegekräften und Hausärzten die Versäumnisse drastisch vor Augen führen. Eigentlich tut er das jetzt schon. Vielleicht wissen Sie oder Ihre Liebsten von den Folgen eines Mangels an Pflegekräften oder Hausärzten bereits heute ein Lied zu singen. Es wäre wahrscheinlich eine Unzahl an traurigen Liedern, denn nur wenige Abteilungen oder Landstriche sind gut ausgestattet.

Der 100-Milliarden-Euro-Deal (die Vereinbarung zur Kostenverschiebung von der Übermedizin hin zu vernachlässigten Gebieten in der Gesundheitsversorgung) wird nur dann funktionieren, wenn eine Ethik der Besonnenheit die Medizin durchzieht. Wenn jetzt nichts passiert, ist es für eine Weichenstellung zu spät. Kleine Stellschrauben an der falschen Stelle zu betätigen, hat zu der Misere beigetragen, vor der wir jetzt stehen, dem Getrieben-Sein im System, der Unterjochung des Menschlichen unter das Wirtschaftliche, den Fehlern infolge der Übermedizin sowie dem eklatanten Mangel an Pflegekräften und Hausärzten.

„Wenn du ein Schiff bauen willst, dann trommle nicht Männer zusammen, um Holz zu beschaffen, Aufgaben zu vergeben und die Arbeit einzuteilen, sondern lehre die Männer die Sehnsucht nach dem weiten, endlosen Meer", schrieb der französische Schriftsteller Antoine de Saint-Exupéry.

So ähnlich ist es auch mit dem Gesundheitssystem: Zur Medizin gehört eine natürliche Haltung des Gesundsein-Wollens mit einfachen Mitteln. Der erste Schritt ist zu wissen, in welchen Bereichen etwas schiefläuft.

Beispiel: Blutdruck

In einem Leitartikel des *Berliner Tagesspiegel* heißt es (16.11.2017): *„Zu hoher Blutdruck – Krankheit, die neue Norm".* Ich erwähnte hier das Thema bereits: Werte von über 130/80 mm Hg bedürfen jetzt der medikamentösen Behandlung, wenn eine Herz-Kreislauf-Erkrankung vorliegt, ein hohes Risiko für eine solche Erkrankung besteht oder der Patient älter ist als 65 Jahre. Europäische Experten geben hingegen zu bedenken, dass der Blutdruck nicht selten falsch oder ungenau bestimmt wird (*ZEIT*, 2018, Nr. 15) und dass die Arzneimittel häufig nicht richtig ausgewählt, dosiert und kombiniert würden. Die willkürlich gesetzte Grenze sei ein Beispiel für eine Überdefinition. Die Krankheit wird damit zur Norm (www.onlinejacc.org/content/early/2017/11/04/j.jacc.2017 .11.006; www.ncbi.nim.nih.gov/pubmed/29133599). Wenn viele Menschen krank sind, hat die Medizin natürlich gut zu tun. Erwirtschaftet man als Anteilseigner durch medizinische Maßnahmen Renditen, ist eine kranke Gesellschaft ein gefundenes Investitionsmodell. Die Kunst des Unterlassens fällt umso schwerer.

> Ärzte, „welche die Definitionsmacht über die Gemüter, über das Vorliegen oder das Nichtvorliegen von Krankheiten" besitzen und „die Macht des Befundes haben, ein Publikum in Klienten umzuwandeln" (so der Philosoph Peter Sloterdijk), sollten ihren Einfluss dazu nutzen, einen Diskussions- und Reflexionsprozess auszulösen, um sich auf die wesentlichen Aufgaben und deren Umsetzung unter veränderten Lebensbedingungen zu besinnen.

Hier zeigt sich besonders deutlich, dass es von Belang ist, als Arzt in Erfahrung zu bringen, was der einzelne Patient unter Gesundheit und Krankheit versteht. Hohen Blutdruck etwa merken viele gar nicht. Vor allem seine Folgen rufen die Mediziner aber auf den Plan - Schlaganfall und Herzinfarkt. Die Behandlung des unbemerkten hohen Blutdrucks ist also mehr Vorbeugung als Linderung eines Leidens. Mangelhafte Einnahmetreue würde dem Patienten also erst langfristig schaden. Es mag sinnvoll sein, Definitionen zu haben und Normwerte zu erstellen. Doch meine Erfahrung ist, sie sollten für den Arzt immer auch nur Orientierungsgrößen sein. Im Einzelfall mag die Berücksichtigung einer Definition sogar hinderlich sein. Orientierungsgrößen betreffen ebenso den Blutzucker- oder Cholesterinwert. Die Abwägung von Nutzen und Schaden (etwa unerwünschte Wirkungen der Medikamente) bleibt Aufgabe des Arztes. Er sollte überprüfen, ob sich die Medikamente mit anderen vertragen, entscheiden, ob der Patient die Tabletten wohl einnehmen wird oder nicht, und noch manche andere Begleitumstände berücksichtigen.

> **Fazit:** Von Statistiken, die aus der Gesamtpopulation gewonnen werden und zu neuen Kennzahlen und Normwerten führen, bis zur Behandlung des einzelnen Patienten ist es oft ein langer Weg. Begründungen für den Einsatz von Diagnostik und Therapie sind stets mehrdimensional. Sie unterliegen dem Wandel der Zeit und dem Fortschritt in der Medizin. Die Indikation hat als Werturteil eine ethische Dimension (A. Dörries & V. Lipp [Hrsg.], *Medizinische Indikation. Ärztliche, ethische und rechtliche Perspektiven.* Kohlhammer, 2015).

Beispiel: Gentest

Durch die moderne Medizin werden unzählige Menschen geheilt oder ihr Leben mit unheilbarer Krankheit verlängert. Gelingt das nicht, so kann man durch moderne Palliativmedizin bei jedem Sterbenden Leiden lindern. Moderne und auf den Menschen abgepasste Medizin bedeutet der Sache nach, auf immer mehr Feldern molekulare Daten und Zusammenhänge zwischen Erbgut (Genom), den daraus gebildeten Struktur- und Funktionseiweißen (Proteonom) sowie den Stoffwechselprodukten (Metabolom) zu verstehen und im Kontext von Persönlichkeit, Stimmung, Schlaf und Ernährung, geistiger und körperlicher Beweglichkeit und Immunsystem zu berücksichtigen und einzuordnen. Niemand fühlt sich an jedem Tag gleich pudelwohl. Hindernisse des

Lebens, also das phasenweise Unwohlsein, das Zwicken hier, die Unpässlichkeit da, machen uns noch lange nicht krank. Mitunter lässt uns die vorübergehende Schwäche sogar etwas besser zu uns selbst finden. Man muss in solchen Fällen nicht sofort zum Arzt. Mit Blick auf die Zukunft müsste es vor allem darum gehen, systematisch realistische Ziele in unserem System zu definieren, mit der Absicht, eine menschlichere, besonnenere, also bessere Medizin betreiben zu können. Die bio-psycho-soziale Lebenswelt des Patienten sollte bei der Indikationsstellung medizinischer Untersuchungen und Behandlungen wesentlich besser berücksichtigt werden bis hin dazu, dass man akzeptiert, dass es Menschen gibt, die sich unter Umständen auch gar nicht gegen ihre Krankheit behandeln lassen wollen. Und als Rehabilitationsmediziner füge ich hinzu, dass Menschen mit Behinderungen einer noch viel besseren Versorgung bedürfen und einer möglichst vollständigen Teilhabe in der Gesellschaft.

Die gefährlichen, weil devitalisierenden Verschiebungen vom Gesunden zum Kranken werden durch das System begünstigt. Eine wissenschaftliche oder pharma-industrielle Revolution bei schwerer Ausprägung einer schlimmer Krankheit ist segensreich; sie wird aber, bedingt durch das System und die in ihm wirkenden Menschen, sehr schnell des größeren Marktes und des vermuteten besseren Erfolges wegen bei geringerer Ausprägung dieser Krankheit auch großzügig angewandt, obwohl dies eigentlich nicht indiziert wäre (Antibiotika etwa bei leichter Grippe). Heute entscheidet die Zahl der vorgenommenen Untersuchungen über die Wahrscheinlichkeit, ob ein Mensch eine Diagnose haben wird, also zu den Gesunden oder Kranken zählt, oder nicht. Gerade im Bereich der Vorsorgeuntersuchungen eröffnen prädiktive Gentests sogar eine neue Dimension. Sie bescheren dem System Gesundheitswirtschaft neue Bevölkerungsgruppen, nämlich die der „Noch-nicht-Kranken", die das selbstvergessene „Weggegebensein" vitaler Gesundheit kaum noch leben können. Neue Zahlen amerikanischer Genomfachleute lassen erahnen, was geschähe, würden wir jetzt sogenannte „polygene Scores" bei Neugeborenen, also Risikofaktoren aus dem Erbgut, ermitteln wie Vorhofflimmern mit Schlaganfallgefahr, Herzinfarkt, Diabetes, chronische Darmentzündung oder Brustkrebs. Untersuchte man nur diese häufigen Krankheiten, käme jedes fünfte Kind als Risikopatient zur Welt. Was, wenn man zusätzlich noch die Vorhersage für Darm- und Prostatakrebs, Fettsucht und Bluthochdruck erhöhen würde? Kaum ein Baby könnte sein Leben unbelastet und unbeschwert beginnen. Will man das? Macht es das Leben nicht in Wahrheit schlechter, wenn alle Risiken offengelegt sind?

Wenn man sein Leben in beständiger Sorge verbringt? Ist Unwissen letztlich nicht doch der gnädigere Zustand? Erst recht, wenn es um Risiken von Krankheiten geht, gegen die man ohnehin nichts machen kann? Bei aller Euphorie über die Möglichkeiten der Vorhersage darf man nicht vergessen: Die Urteile aus dem Erbgut sind niemals eine glasklare Diagnose, sie bleiben Prophetie. Keine Eigenschaft des Menschen und keine Veranlagung sind vollkommen vom Erbgut bestimmt, d. h., nicht wirklich alles ist im Voraus festgelegt.

Nach dem Philosophen Hans-Georg Gadamer ist die selbst empfundene Gesundheit der Zustand „*selbstvergessenen ... Weggegebenseins*" an „*den Anderen*" oder „*das Andere*" der privaten, beruflichen und gesellschaftlichen Lebensvollzüge. Wenn jedoch unter dem Deckmantel des Fortschritts Veranlagungen oder Risikofaktoren immer häufiger in den Blickpunkt rücken, dann kann man nicht mehr selbstvergessen unterwegs sein, was man gerade noch war, und fühlt sich plötzlich bedroht. Mit anderen Worten: Sollten die heute fassbaren Werte bei einem Menschen tatsächlich einmal im Normalbereich liegen, droht Ungemach aus dem Erbgut. Im Genom ist das Menetekel künftigen Leidens nämlich unter Umständen programmiert und damit vorgezeichnet. Gesunde wären dann Kranke auf Abruf. Vorbei die Zeiten, in denen sich Krankheit vor allem durch Schmerz, Fieber und Schwäche zeigte. Diagnosen werden durch neue Definitionen unangreifbar und immer abstrakter. Was aber als Krankheit und was als Risikofaktor angesehen wird, unterliegt Wandlungen im historischen Verlauf und entgeht einer gewissen Willkür nicht (*Deutsches Ärzteblatt*, 2013, Nr. 110 [48]: S. C 1966–1968). So gibt es unzählige Diagnosen, die ohne konkrete Auswirkungen sind. Das hat auch damit zu tun, dass durch immer mehr Untersuchungen immer mehr Abweichungen von der Norm gefunden werden – mit dem Ergebnis, dass kein Mensch mehr „normal" ist. Durch zunehmende Untersuchungen erhöht sich die Morbidität (Krankheitslast in der Bevölkerung). Eigentlich müsste es umgekehrt sein. Mehr ärztliche Tätigkeit bzw. mehr medizinischer Sachverstand sollten zu weniger Morbidität führen, also auch zu weniger individuellem Leid. Das Ergebnis in der realen Welt ist allerdings mehr Leid im Einzelfall und für alle vermeidbare Kostensteigerungen.

Gesundheit, physiologische Alterungsprozesse, Risiken und die eigentliche Krankheit verschwimmen zunehmend in Kontinuen.

Beispiel: Depression

Auch der australische Professor für evidenzbasierte Medizin Paul Glasziou beklagt, dass zu viele irrelevante Diagnosen gestellt werden, dass Interventionsschwellen immer weiter in Richtung Krankheit verschoben (Überdiagnostik durch Übererkennung) sowie immer mehr Menschen therapiebedürftig werden (Überdefinition) und dass Normvarianten (etwa verminderte sexuelle Appetenz) oder altersbedingte Funktionsstörungen (Verlust an Knochenmasse, erniedrigte Testosteron-Spiegel, reduzierte geistige Funktion) zu Krankheiten gemacht würden. Er nennt es Übermedikalisierung (*Zeitschrift für Allgemeinmedizin* [ZfA], 2017, Nr. 93, S. 245). In Zeiten des Wachstums und des Wettbewerbs werden heute allzu schnell Alltagsprobleme zu psychischen Krankheiten hochstilisiert. Jene, die im Winter morgens kaum aus dem Bett kommen und schlecht gelaunt sind, leiden unter einer „Saisonal Affektiven Störung", und wer nach Monaten immer noch traurig ist, weil ein naher Verwandter gestorben ist, läuft Gefahr, das Etikett „depressiv" angehängt zu bekommen. Mindestens jeder Siebte war hierzulande schon wegen psychischer Probleme in Behandlung, jede fünfte Frau wird bis Mitte 50 einmal als „depressiv" diagnostiziert. Früher war man überarbeitet, heute wird man mit einem „Burn-out-Syndrom" diagnostiziert. Aus Jähzorn wird die „Intermittierende Erregungsstörung". Und aus unartigen Kindern wurden solche mit „Oppositioneller Aufsässigkeitsstörung".

Noch gravierender ist ein anderer Trend: Bei verbreiteten Problemen wie Depression oder Angst sinkt die Schwelle, jenseits derer jemand als krank und behandlungsbedürftig gilt. Eine Art Rasterfahndung nach unentdeckten Depressionen, wovon immer einige Menschen real profitieren, die meisten jedoch durch zusätzliche Etikettierung in ihren normalen Lebensvollzügen gehemmt werden, hat zum Beispiel in den USA dazu geführt, dass sich von 1987 bis 1997 die Zahl der wegen Depression Behandelten von 1,7 auf 6,3 Millionen fast vervierfacht hat; entscheidend dafür waren die suggestive Aufklärungskampagne und aggressive Werbung für Antidepressiva. Sind wir wirklich gestörter, als wir ahnen? Oder lassen wir es uns nur von jenen einreden, die davon profitieren könnten? Man hat es offenbar geschafft, die Definitionen von gesundem Verhalten so weit zu verengen, dass eigentümliches oder exzentrisches Benehmen zu etwas geworden ist, vor dem wir uns fürchten und das wir behandeln sollten. So wird Schüchternheit eben zur „Sozialen Phobie" oder gar zu einer „Vermeidenden Persönlichkeitsstörung". In den USA geht es sogar so weit, dass die

„Koffeininduzierte Schlafstörung", also der Kaffee vor dem Zubettgehen, zur anerkannten psychischen Störung geworden ist. Über Medienberichte, Drittmittel für Forscher, gesponserte Selbsthilfegruppen, Pharmareferenten oder Ärzte kann die Industrie Einfluss nehmen, ob und wie Krankheiten oder Befindlichkeitsstörungen wahrgenommen werden. Selbst für frei erfundene Krankheiten und Medikamente lassen sich ernstzunehmende Interessenten finden. So weit reicht die Gutgläubigkeit an die Medizin.

Die australische Künstlerin Justine Cooper stellte 2007 eine bis ins Detail genehmigte Werbekampagne für ein fiktives Medikament ins Netz. Sie nannte es „Havidol" (klingt wie das englische „have it all", also: bekomme alles). Es versprach Abhilfe für eine ebenso ausgedachte Krankheit namens „Dysphorik Social Attention Consumption Deficit" (etwa: Dysphorische soziale Aufmerksamkeits-Konsum-Defizit-Angststörung). Symptome dieser Störung: Trotz aller Erfolge habe man immer noch das Gefühl, irgendetwas fehle im Leben. Das Ganze sollte als Parodie auf die Kampagnen für Psychopharmaka und die Sehnsucht der Menschen nach dem perfekten Leben durch Pillen sein. Etliche Besucher der Ausstellung in New York haben die Sache bitterernst genommen und tatsächlich nach den Tabletten gefragt.

2.1 Gesundheitsversorgung im europäischen Vergleich

Nun könnte man meinen, viele Ausgaben für die Medizin seien eine Art Luxusversorgung. Und wer hat schon etwas gegen Luxusversorgung? Möge man doch durch die moderne Medizin den lästigen Erscheinungen des Alters etwas entgegensetzen! So einfach ist es allerdings nicht. Zum einen kann man dem Alter oft nicht so viel entgegensetzen, wie man meint, und zum anderen birgt jede Intervention auch in sich Gefahren.

Beispiel Vitaminpillen

Obwohl diverse Studien zeigen konnten, dass ihr Nutzen zur Vorbeugung von Krankheiten (etwa Herzleiden oder Krebs) nicht belegt werden kann und bei regelmäßiger Einnahme sogar Risiken bestehen (ein erhöhtes Krebsrisiko bei Einnahme höherer Konzentrationen von Vitamin E oder Beta-Carotin) machen Millionen Deutsche von ihnen Gebrauch. Oft stammen die Multivitaminbrausetabletten und Mineralstoffpräparate von der Firma Abtei. Sie wurde 2017 von Konsumenten in einer großen Verbraucherumfrage, der Reader's-Digest-Studie, zu einer der vertrauenswürdigsten Marken Deutschlands gewählt. Fake News machen sich offenbar auch in unserem Land mit Erfolg breit. Obwohl Nahrungsergänzungsmittel nach Einschätzung des Bundesinstituts für Risikobewertung für gesunde Personen, die sich normal ernähren, in der Regel überflüssig sind, geben die Deutschen im Jahr 1,2 Milliarden Euro dafür aus. Und die Deutsche Gesellschaft für Ernährung fügt an: „Grundsätzlich kann ein unausgewogenes Ernährungsverhalten durch den Konsum von angereicherten Lebensmitteln und/oder Nährstoffpräparaten nicht ausgeglichen werden." Dies ergibt Sinn, denn erst im Konzert mit vielen anderen Stoffen können die Inhaltsstoffe von Äpfeln, Karotten und tierischen Produkten ihre volle Wirkung entfalten. In Pillen oder Pulver gepresste Stoffe ersetzen nicht die Mittelmeerkost mit Olivenöl, Gemüse, Obst und fettem Fisch. Sie machen das Leben nur scheinbar bequemer.

Trotz sehr vieler Untersuchungen und Behandlungen (und hoher Ausgaben) lebt der Deutsche im Durchschnitt nur 80,7 Jahre, der Spanier hingegen 83,0 der Italiener 82,7 und der Franzose 82,4 Jahre. Auch befindet sich der Deutsche nicht in einem gesundheitlich besseren Zustand als die Bürger anderer EU-Staaten (Report der EU-Kommission und OECD-Gesundheitsdaten, 2017). Investment in die Gesundheit und Ertrag hängen bis zu einem gewissen Grad womöglich sogar umgekehrt proportional zusammen. Auch die Mütter- oder Säuglingssterblichkeit ist bei uns doppelt so hoch wie in den skandinavischen Ländern. Das gute Angebot bei der Gesundheitsversorgung in Deutschland führe dazu, dass sie ausgiebig genutzt werde, so der Report. Und tatsächlich, mit zunehmender Wirksamkeit etwa schmerztherapeutischer Verfahren wird die Zahl der Schmerzpatienten nicht etwa kleiner, sondern sie vergrößert sich:

1. weil die Therapieerfolge die Erwartung und den Rechtsanspruch auf die Herstellbarkeit von Schmerzfreiheit auslösen
2. weil Schmerzen dann schon bei immer geringerer Intensität unerträglich zu werden drohen und nicht mehr als normale Befindlichkeitsstörung angesehen werden
3. weil Schmerzempfindung immer weniger als positives Signal einer zugrunde liegenden Störung und als Alarmsignal gedeutet wird, sondern Schmerzen beseitigt werden müssen
4. weil nach der ideologischen „Ethik des Heilens" das als Krankhaftes bewertet wird, was aus dem eigenen Kompetenzbereich ausgelagert wird
5. weil Diagnostik und Therapie des Schmerzes eigenständig institutionalisiert werden und
6. weil daraus Eigeninteressen erwachsen (Schmerzstationen in einem Krankenhaus).

Allein dieses eine Beispiel zeigt, wie wir als Bürger sehr leicht in die „Gesundheitsfalle" tappen, vor der Klaus Dörner und andere uns schon vor Jahren gewarnt haben. Weitere erschütternde Daten, wie zum Beispiel die hohen Ausgaben für Arzneimittel und Diagnostika, sind folgender Quelle zu entnehmen: https://jamanetwork.com/journals/jama/article-abstract/2674650.

> **Fazit:** Hierzulande werden mehr Diagnosen gestellt und die Menschen kränker gemacht als anderswo. Man führt zu viele Behandlungen durch und die Menschen profitieren nicht davon. Stellt sich niemand dem Phänomen von Grund auf entgegen, wird es immer so weitergehen. Dann heißt es, Deutschland habe zu wenige Ärzte und in den Krankenhäusern gebe es zu wenige Betten, man beklagt den Investitionsstau. Der „Pflegenotstand" würde sich nicht auflösen. Besonnenheit (griechisch: Sophrosyne), also die überlegte und gelassene Haltung und Handlung, insbesondere in schwierigen Situationen, scheint eine wichtige Bedingung für eine bedarfsgerechte Medizin zu sein. Treffen kluge Ärzte auf Patienten mit guter Gesundheitskompetenz werden Indikationen zielgenau gestellt und Behandlungskonzepte individuell abgepasst.

2.2 Beziehung Patient – Arzt

Man darf nicht vergessen: Im Zentrum der 374-milliardenschweren „Gesundheitsindustrie" stehen weiterhin der Patient und sein Arzt. Letzterer entscheidet, was getan werden könnte oder sollte; der Patient erteilt seine Einwilligung (oder auch nicht). Das gesamte Gesundheitswesen dreht sich um diese besondere Beziehung des Kranken zu seinem Doktor. Weil genau diese Besonderheit allen anderen Akteuren ein Dorn im Auge ist, haben sie es in den vergangenen Jahrzehnten geschafft, Ärzten (auch den Patienten) immer mehr Freiheiten zu nehmen, indem sie ihnen unzählige bürokratische Vorgaben auferlegten und sie wirtschaftlichen Zwängen aussetzten. Vorgaben der „Mesoebene" konterkarieren das der klassischen Medizinethik zugrunde liegende Modell des Arztes, der allein Entscheidungen mit und für seinen Patienten trifft („Mikroebene"). Auch deswegen kommt es zur Übermedizin. Ärzte sichern sich durch noch mehr Untersuchungen lieber doppelt ab, halten sich schadlos, sehen zu, dass sie durch den Alltag kommen, fertigen Patienten manchmal schneller ab, als es gut wäre, und sehen sich zusätzlich der Konkurrenz ausgesetzt. Ohne Ergänzung durch eine „organisatorische Ebene", bei der diejenigen, die durch Ressourcenentscheidungen Einfluss auf die realen Behandlungsprozesse nehmen, sich dafür auch der Verantwortung stellen, droht die Medizinethik zur Ideologie zu werden. Konflikte zwischen heilkundlichem Ethos, rechtlichen Vorgaben und wirtschaftlichen Imperativen müssten wesentlich besser wahrgenommen und aufgehoben werden.

Unbestreitbar ist, dass jede Verletzung und jede Erkrankung den Menschen aus seiner Routine holt und ihn daran erinnert, dass der Organismus mit seiner Seele auch etwas höchst Zerbrechliches darstellt. Jederzeit kann uns etwas passieren, niemand ist davor gefeit. Umso mehr wünscht sich ein Patient in dieser Situation von seinem Arzt, dass er sich seiner mit gebotenem Zeitaufwand annimmt, ihm versichert, dass es wieder gut wird, und ihm den Eindruck vermittelt, er wisse, was er tue. Dann baut der Kranke Vertrauen auf und lässt sich helfen. Er muss sich darauf verlassen können, dass er die Hilfe vollkommen unabhängig davon erhält, wer er ist, woher er kommt, woran er glaubt und wie er versichert ist. Leider ist viel von diesem Vertrauen verloren gegangen. Bei der Suche nach Medizinern fürchtet jeder vierte Bürger an den falschen zu geraten. Und mehr als jeder Zweite wünscht sich mehr werbefreie Angaben über Leistungen und Ausstattung von Praxen (siehe *Weisse Liste*, Bertelsmann Stiftung,

2018). Es sind die persönlichen und menschlichen Faktoren, die der Medizin ihren besonderen Stellenwert in der Gesellschaft erbracht haben. Der Hausarzt sollte daher für seinen Patienten auch in Zukunft ein wichtiger Lotse durch das System sein. Er entscheidet, ob der Patient sich selber helfen kann (dieser Aspekt wird oft vergessen), ob er selbst etwas tun muss, ob Fachärzte eingeschaltet werden sollten oder ob sogar eine Einweisung ins Krankenhaus erforderlich ist. Er koordiniert die medizinischen Leistungen und bewahrt seine Patienten vor unnötigen Untersuchungen und Interventionen. Hausärzte könnten für mehr Gerechtigkeit im System sorgen und medizinische Leistungen priorisieren, besäßen sie mehr Freiheiten. Die Gängelung durch Fachfremde hat den Beruf des Hausarztes unattraktiv gemacht. Zu viele von ihnen stehen kurz vor der Berentung. Weil nicht genügend Ärzte nachrücken, haben sie noch mehr zu tun. Die Kontaktzeit zum Patienten sinkt und dieser reagiert sauer, weil ihm zu wenig Aufmerksamkeit geschenkt wird. Seit 2009 ist die Zahl der Hausbesuche in Deutschland um gut fünf Millionen zurückgegangen, obwohl die Zahl der immobilen und älteren Menschen zugenommen hat. Es fehlt schlichtweg die Zeit. Der kassenärztliche Notfalldienst fängt das kaum auf, dient jedoch vor allem als Alternative zur Notaufnahme in einem Krankenhaus. Für die Inanspruchnahme privatärztlicher Notdienste, die auch Kassenpatienten offensteht, muss man 180 Euro auf den Tisch legen. So suchen sich Patienten unter dem Schutzmantel der ärztlichen Wahlfreiheit unter Umständen so lange einen Arzt oder Nichtarzt aus, bis sie jemanden gefunden haben, der ihre Ansprüche erfüllt. Das führt zu erheblicher Frustration und die Spirale dreht sich weiter. Kaum jemand schützt die Hausärzte. Niemand gebietet den Patienten Einhalt. Hausärzte benötigen mehr Kompetenz durch die Entscheidungsträger. Das würde die Attraktivität dieses aussterbenden Berufes erhöhen.

Nach dieser Schilderung der Lage bedarf es meines Erachtens der Neuausrichtung auf drei Ebenen:

1. Mit mehr Selbstgewissheit und Gelassenheit muss jeder gesunde Bürger für sich selbst zu klären versuchen, wann er sich medizinisch untersuchen und behandeln lässt. Durch die Gestaltung unseres Systems ist nicht gesichert, dass immer im besten Interesse des Patienten gehandelt wird. Weniger ist manchmal mehr. Abzuwarten kann in vielen Fällen gesundheitliche Probleme relativieren, eigene Verhaltensanpassungen helfen oft. Patienten sollten den Nutzen einer Maßnahme hinterfragen. Sie haben das Recht auf alle relevanten Informationen. Nur so können sie mitentscheiden.

2. Ärzte sollten die Indikation für die Durchführung von Untersuchungen und Behandlungen kritisch und unabhängig von ihren Einkünften oder den Vorgaben fachfremder Dritter stellen. Die Initiative „Choosing wisely" ist sinnvoll, um die Qualität der Indikation zu verbessern. Gesprächsintensive Tätigkeitsbereiche sollten zugunsten der apparatebasierten Medizin bevorzugt werden. Die Ärztefunktionäre haben zu verantworten, dass das höchste Einkommen Radiologen und Labormedizinern zuteilwird. Hausärzte und Kinderärzte sind die Dummen.

3. Der Gesetzgeber sollte konsequenter sein. Die Qualität der Leistungen in Praxen und Krankenhäusern muss besser unter die Lupe genommen und die Vergütung daran ausgerichtet werden. Krankenhäuser und Praxen in überversorgten Gebieten müssen geschlossen werden und den Wettbewerb in bestimmten Branchen muss man zurückfahren.

3. FÜR EINE AUF PATIENTEN AUSGERICHTETE MEDIZIN

Die meisten Menschen betrachten die Gesundheit als hohes Gut. Im *Werte-Index* 2016 steht sie an erster Stelle (TNS-Infratest, 2015). Dabei ist gar nicht gewiss, was die Menschen im Einzelnen unter der „Gesundheit" verstehen. Sieht man einmal von der platten Floskel der Weltgesundheitsorganisation vom Zustand vollkommenen Wohlbefindens ab, entzieht sich der Begriff eigentlich einer Definition. Schon die Frage nach ihr (siehe oben) kann sie beeinträchtigen, wie dies für ähnlich sensible Gebilde wie Liebe, Vertrauen, aber auch für den Schlaf oder die Sättigung gilt. Man kann unendlich viel für seine Gesundheit tun; das hat aber nicht viel, oft rein gar nichts damit zu tun, ob und in welchem Maße man sich als gesund empfindet – und Letzteres zählt (*Deutsches Ärzteblatt*, 2002, Nr. 99 [38]: S. B 2104–2108). Nimmt man Klaus Dörner ernst, ist Gesundheit – wie in Kapitel 1 bereits erwähnt – gar nicht herstellbar, sondern sie gibt es nur als Zustand, in dem der Mensch vergisst, dass er gesund ist.

> Friedrich Nietzsche beschrieb Gesundheit einst als: „dasjenige Maß an Krankheit, das es mir noch erlaubt, meinen wesentlichen Beschäftigungen nachzugehen."

Fünf Millionen Menschen arbeiten im Gesundheitswesen. In den knapp 2.000 Kliniken und 13.000 Heimen sind eine Million Pflegekräfte beschäftigt. Über 300.000 arbeiten in den 13.000 ambulanten Pflegediensten. Weil jeder Patient auf den sozialen und humanen Charakter der Medizin angewiesen ist, müssten die Ziele der Ökonomie eigentlich in den Dienst der Medizin gestellt werden und niemals umgekehrt. Letzteres ist mittlerweile aber leider zur Regel geworden. Die Begründung dafür, wie es dazu gekommen ist, ist komplex. Giovanni Maio weist in seinem Buch *Medizin ohne Maß? Vom Diktat des Machbaren zu einer Ethik der Besonnenheit* (TRIAS, 2014) darauf hin, wie sehr der ehemals fürsorgende Staat sich schrittweise immer weiter aus seiner Verantwortung zieht und stattdessen den mündigen Bürger und Konsumenten fordert. Empowerment lautet das Konzept. Doch Gefahren lauern.

Wir rühmen uns für unser System und vergleichen ausgewählte Kriterien mit denen anderer Länder. Diese Sichtweise lässt uns manchmal im Wettbewerb mit anderen Systemen blendend dastehen. Patienten erhalten im internationalen Vergleich schnellen Zugang zu medizinischen Leistungen und innovative Medikamente werden früh und umfassend zur Verfügung gestellt. Betroffene können im Krankheitsfall oder bei einer Schwangerschaft bzw. als Mutter und Vater auf einen umfangreichen Leistungskatalog vertrauen. In der Notfallrettung und bei Hochleistungseingriffen liegen wir weltweit mit an der Spitze. Politiker und ausländische Promis buchen sich deutsche Ärzte. Das alles trifft zu und ist auch gut so. Die Gesundheitswirtschaft ist nicht zuletzt aus diesen Gründen neben der Automobilbranche wirtschaftliches Zugpferd und Aushängeschild. Zugleich fragen sich aber immer mehr Experten, ob wir uns auch in Zukunft ein solches Rundum-sorglos-Paket leisten können. Die Briten haben erkannt, dass ihr System bei Fortführung des Status quo auf Dauer nicht länger finanzierbar wäre. Dabei geben sie für ihr System sogar deutlich weniger aus als wir (*The Lancet*, 2017, Vol. 389, p. 1491). Für unser Land prognostiziert man Versicherungsbeiträge in Höhe von 43 Prozent, sollte sich nichts ändern. Es muss sich aber etwas ändern.

Zieht man wichtige Kernkriterien wie Lebenslänge und Lebensqualität heran, sogenannte Outcome-Parameter, liegt das deutsche Gesundheitswesen – wie bereits erwähnt – lediglich im Mittelfeld. Überspitzt formuliert: Der Bürger hat nur in wenigen Bereichen etwas von der großartigen Infrastruktur (die Sache mit dem Kantinenessen und der Fünf-Sterne-Restaurant-Rechnung). Insofern kann es nicht viel Sinn ergeben, im Gesundheitswesen lediglich nur kleine Stellschrauben der Infrastruktur an den falschen Stellen zu verbessern. Bei der Zahl der Ärzte (pro 1.000 Einwohner) findet man Deutschland im OECD-Vergleich auf Rang 5 von 34. Bei den Pflegekräften stehen wir auf dem 8. Platz. (www.oecd.org/health/healthdata). Die Preise für Arzneimittel sind wiederum besonders hoch (*Arzneimittelbrief*, 2016, Nr. 50, S. 1–4). Es muss bei einer kritischen Bewertung des Systems mit dem Ziel, Übermedizin zu vermeiden und Ressourcen zu optimieren, demnach auch um qualitative Aspekte gehen. Für die Vorbeugung und die Gesunderhaltung gibt man in Deutschland kaum etwas aus. Dabei wünschen sich die meisten Bürger ein möglichst langes Leben bei guter Gesundheit, was ohne Vorbeugung kaum zu erreichen ist. Neun von zehn benennen eine gute Gesundheitsversorgung quasi als passiver Empfänger als wichtigstes Kriterium zur Beurteilung der Lebensqualität ihres Landes. Zugleich ist die allgemeine Gesundheitskompetenz der Deutschen, also die aktive Komponente (laut WHO und EU die *„Fähigkeit des Einzelnen, im täglichen Leben Entscheidungen zu treffen, die sich positiv auf die Gesundheit auswirken"*), im internationalen Vergleich gering. Wäre sie höher, würden sich mehr Menschen impfen lassen, gesünder leben und sich vermutlich nicht so schnell Medikamente und Verfahren unbewiesener Wirksamkeit aufdrängen lassen.

Die Art und Weise, wie Gesunde beschützt und Kranke versorgt werden und wie die Betroffenen damit umgehen, reflektiert die Gesellschaft, das politische System, ja nicht zuletzt die Einstellung der Menschen zueinander. Was ist die eigene Gesundheit wert und wie erlebt man seine Krankheit, Verletzung oder Behinderung? Was wird von „der Gesellschaft", vom „System" erwartet und welches Maß an Verantwortung ist man selber bereit zu übernehmen? Beim Begriff der kompetenten Eigenverantwortung wird leicht übersehen, dass gerade die Bevölkerungsgruppen, die statistisch gesehen das größte Risiko tragen zu erkranken, diejenigen sind, die im Durchschnitt die wenigsten Möglichkeiten haben, die Gesundheitsförderung bei sich zu berücksichtigen. Sie haben, bedingt durch ihren sozialen Status, oft keine Wahl, verfügen nicht über die finanziellen Mittel oder sind aufgrund ihres Alters in den Sinnes- und kognitiven Funktionen eingeschränkt.

> „Die Gesundheit überwiegt alle äußeren Güter so sehr, dass wahrscheinlich ein gesunder Bettler glücklicher ist als ein kranker König."
> (Arthur Schopenhauer, 1788-1860)

3.1 Schwächen unseres Gesundheitssystems

Hohe Gesundheitsausgaben und besonders viele Arztkontakte haben wie bereits erwähnt nicht per se eine hohe Lebenserwartung zur Folge. In zwei wichtigen Lebensphasen zeigt unser System deutliche Schwächen. Innerhalb der ersten drei Lebensjahre werden die wichtigen Grundlagen für einen gesunden Lebensstil nur mangelhaft gelegt. Diese Zeit bestimmt, ob eine spätere Lebensführung gesunde oder kranke Züge trägt. Dort hapert es in Deutschland ganz besonders. Ungesunder Lebensstil, voran das schlechte Essen, ist die Ursache für die besonders niedrige Lebenserwartung Deutschlands im Vergleich zu anderen westeuropäischen Ländern. Die Deutschen sind dicker, trinken mehr und sind trotz hohen Wohlstands insgesamt unzufriedener sowie stressanfälliger. In anderen Ländern wird mehr Prävention betrieben. Die Kluft zwischen Arm und Reich ist in allen Ländern der Eurozone kleiner, mit Ausnahme von Litauen.

Und am Lebensende, wenn Menschen krank und gebrechlich werden, fehlen gut ausgebildete Gesundheitsprofis. Single-Generation, Kinderlosigkeit, Wunsch nach Mobilität und Selbstverwirklichung zeigen ihre Zähne besonders dann, wenn Menschen aufeinander angewiesen sind. In den kommenden Jahrzehnten werden die meisten von uns ihr Lebensende in anderer Leute Obhut verbringen müssen, in Einrichtungen, die nicht unser Zuhause sind – in Heimen und Krankenhäusern. Dort ist man auf Personal angewiesen, das sich menschenwürdig und liebevoll um alte und kranke Menschen kümmert.

Und damit kommen wir zu dem Kernanliegen dieses Buches. Es zeigt die immer größer werdende Schere auf zwischen dem, was in der Medizin möglich ist, und dem, was im Einzelfall, also da, wo es darauf ankommt, tatsächlich vernünftig ist. Dabei sollte es neben der Verhütung von Krankheiten doch zuvorderst um die individuellen Bedürfnisse des Kranken gehen. Diagnosen sind zwar Abweichungen von der Norm, wie wir gesehen haben, doch Normabweichungen führen nicht automatisch zur Krankheit. Zur Krankheit gehört normalerweise Leidensdruck. Leidensdruck ist ein Gefühl und wie bei jedem Gefühl ist es von Person zu Person unterschiedlich ausgeprägt und kommt auf verschiedene Weise zum Vorschein. Erscheinungen des Alters sind nicht automatisch krankhaft, auch wenn das Herz des 80-Jährigen nicht mehr so funktioniert wie das des 30-Jährigen. Das noch Normale vom Krankhaften (Pathologischen) und das Krankhafte von dem zu trennen, was Leiden verursacht oder was zum verfrühten Tode führt, ist eine Kunst, bei deren Ausübung Ärzte nicht selten versagen. Krankheiten sind mitnichten lediglich reparable Defekte. Ohne die Kenntnis psycho-sozialer Hintergründe sind sie kaum behandelbar. Moderne Medizin darf sich nicht darauf beschränken, lediglich theoretisch zu funktionieren. Ihre Umsetzung in die reale Lebenswelt des Patienten ist nach meiner festen Überzeugung die eigentliche Herausforderung, weniger die immer feiner austarierte hochspezialisierte Spitzenmedizin.

So sprach ein Priesterarzt des Gottes Zamolxis zu Sokrates: „Siehst Du – eben deshalb sind die griechischen Ärzte ohnmächtig über vielerlei Krankheit, weil sie als Erstes trennen: Wenn krank ist das Auge, das Auge vom Kopf und den Kopf vom Rumpf und den Rumpf von den Gliedern und die Glieder von der Seele, aus welcher dem Menschen überhaupt doch erst Krankheit oder Gesundheit entstehen."

Selbst wenn Arzneimittel leitliniengerecht verordnet worden sein sollten, was leider zu selten vorkommt, bedeutet das ja noch lange nicht, dass diese Medikamente auch vom Patienten bestimmungsgemäß eingenommen werden (siehe auch Kapitel 12). Unter den Folgen einer solchen Nichtadhärenz leiden die Betroffenen, denn sie bleiben krank oder werden noch kränker. Mit wenigen Korrekturen in diesem Ablaufschema (von der Aufklärung über die Verordnung bis hin zur Einnahme nach Ignoranz des Beipackzettels) könnte man viel Leid und Kosten senken.

3.2 Wettbewerb bei Gesundheitsleistungen

Objektiv betrachtet kann die Medizin heute zwar viel mehr als noch vor 50 Jahren. Doch der Nutzen des Fortschritts für die essenziellen Bedürfnisse der Menschen nimmt ab und verschlingt dabei immer mehr Ressourcen. Zugleich muss man sich eingestehen, dass der medizinische Fortschritt in vielen Bereichen ohnehin industriegesteuert ist. Vier Millionen Menschen in Deutschland mit einer seltenen Erkrankung erhalten häufig deswegen keine Diagnose und damit auch keine geeignete Therapie, weil die Pharmaindustrie nicht auf diesen Gebieten forscht und Ärzte in diesen Bereichen nicht mehr ausgebildet werden oder Erfahrung besitzen. Es wird kein Umsatz generiert, es ist nicht lukrativ (*Deutsches Ärzteblatt*, 2018, Nr. 115 [13]: S. C 501–501). Kann also die moderne Medizin ihr von allen unterstelltes Versprechen einlösen, im Prinzip alles zu heilen oder sich wenigstens darum zu bemühen? Nein, kann sie nicht! Was Lebensqualität im Einzelfall bedeutet und was für eine Art Wohlbefinden normal ist, darf aber keine Frage finanzieller oder anderer Ressourcen sein.

„Wettbewerb entsteht, wenn Waren oder Dienstleistungen Ansprüche befriedigen. Dieser wird bei einer ausreichenden Zahl von Anbietern umso intensiver, je größer die Zahlungsbereitschaft der Kunden ist. Und er gewinnt an Fahrt, wenn der Kunde unter den Angeboten frei wählen darf. ... Versicherte wechseln bedenkenlos die Kasse, wenn irgendwo ein niedrigeres Beitragsangebot auf den Tisch des Hauses flattert. Kliniken selektieren ohne Skrupel ihr Leistungsangebot nach Ertragslage und Profit. Und Ärzte suchen ihre Kundschaft, wo immer es möglich ist ...", so Gudrun Schaich-Walch, Staatssekretärin a. D. (http://frankfurterforum-diskurse.de/wp-content/uploads/2015/11/Heft _12_Editorial.pdf).

Wenn Anbieter von Gesundheitsleistungen miteinander im Wettbewerb stehen und nur durch die Ausweitung von Leistungen ihre Konkurrenten in Schach halten können, dann kommt es zur beklagenswerten Tendenz, zu viel und zu schnell zu machen, wobei eine abwartende Grundhaltung oder die kluge Unterlassung bestimmter Maßnahmen besser wäre.

„Kommt ein Scheich zur Hüft-OP? Das Stuttgarter Klinikum wollte mit Patienten aus dem Morgenland einen Reibach machen. Dafür war jedes Mittel recht. Es ist eine Geschichte über Dummheit, Gier und Betrug", geschildert von Sebastian Balzter, *Frankfurter Allgemeine Sonntagszeitung*, Nr. 29 vom 22. Juli 2018.

Es ist politisch gewollt, dass deutsche Krankenhäuser miteinander konkurrieren. Fatal wäre es auch, wenn die zumeist schlecht gesundheitlich informierten Bürger als Konsumenten die Gesundheitsversorgung maßgeblich mitbestimmten, wie es der Leadership Summit der American Hospital Association 2018 auf den Punkt gebracht hat, der jährliche Treffpunkt von Führungskräften aus amerikanischen Krankenhäusern. Dabei wird so getan, als ob es sich bei einem Krankenhaus um eine Fabrik handelt, in der Produkte hergestellt werden, die um die Gunst der frei entscheidungsfähigen Konsumenten buhlen. In der idealen freien Marktwirtschaft – so der banale und irreführende Gedanke – würden sich Angebot und Nachfrage aufeinander einpendeln. Man verspricht sich von der Konkurrenz, dass sich das Geschäft belebt, der Preis regelt oder die Qualität des Produktes. Medizinische Leistungen als Produkt und Patienten als freie Konsumenten wie auch der Markt als solches sind mit den Faktoren einer ohnehin idealisierten freien Wirtschaft aber gar nicht zu vergleichen. Das gesamte Umfeld und die Bedingungen im Gesundheitswesen sind hochgradig reguliert. Politische Vorgaben setzen ökonomische Gesetzmäßigkeiten auf mehreren Ebenen außer Kraft. Der Grundsatz der Beitragssatzstabilität begrenzt lediglich die Ausgaben, was bei steigendem Bedarf durch Innovationen und einer alternden Bevölkerung zu erheblichem Kostendruck führt. Während sich die Preise bei den Löhnen, Großgeräten und Arzneimittel teilweise frei entwickeln, sind die Abgabepreise der Krankenhäuser durch den Basisfallwert reguliert und restriktive Mengenvorgaben schränken die Erlösmöglichkeiten weiter ein. Die Länder haben bei der Finanzierung von Investitionen in den letzten Jahren versagt und sind ihren Verpflichtungen nicht nachgekommen. Trotz steigender Patientenzahlen sind die Investitionsmittel sogar gesunken, sodass die Krankenhäuser notwendige Investitionen systemwidrig aus den Erlösen aus Fallpauschalen finanzieren mussten, die ausschließlich dafür gedacht waren, die Leistungen am Patienten zu finanzieren. Zugleich traut sich keine Landesregierung die Überversorgung durch Schließung von Krankenhäusern zu reduzieren.

Auch im Bereich der niedergelassenen Ärzte hat man es nicht mit typischen marktkonformen Bedingungen zu tun. Deren Einnahmeseite ist ebenfalls gedeckelt und wird lediglich an die Entwicklung der Beiträge angepasst. Innerhalb des Budgets versucht die Kassenärztliche Vereinigung dann auch noch jede Facharztgruppe zufriedenzustellen. Sie will regionale Bedürfnisse berücksichtigen und soll Begehrlichkeiten befrieden. Gewinner in dem komplexen und sich selbst immer wieder befruchtenden System sind die Labor- und Röntgenärzte, Verlierer, wie angesprochen, die Haus- und Kinderärzte. Die Ärzteschaft ist in sich zerstritten und beklagt sich bei den Kassen oder der Politik zu Unrecht über eine zu geringe Vergütung (*Deutsches Ärzteblatt*, 2015, Nr. 46: S. C 1544).

Die Folge: Durch eine Ausweitung der Leistungen versucht jede Facharztgruppe, ja bisweilen jeder Arzt in seinem Bereich, im Verhältnis zu den anderen mehr zu erhalten oder, wie es mitunter heißt, irgendwie „über die Runden zu kommen". Es ist geradezu heuchlerisch in Leitlinien vorzuschreiben, bei akuten Kreuzschmerzen in den ersten sechs Wochen (in den meisten Fällen) kein Bild anzufertigen, wenn die vielen Röntgenärzte mit ihren unausgelasteten Geräten auf Aufträge lauern. Überweist ein Arzt seine Patienten selten zu Röntgenuntersuchungen oder fordert er kaum Laborwerte an, spricht sich das herum und der Eindruck entsteht, dieser Hausarzt würde sein Geschäft nicht verstehen. Eine Röntgenaufnahme zu viel kann aber schon der Beginn einer Übertherapie sein. Die AOK hat die Ergebnisse von mehreren Studien zu Rückenschmerzen zusammengefasst: Gleich viele Rückengeplagte haben nach neun Monaten noch Schmerzen (oder keine), unabhängig davon, ob ein Bild von der Wirbelsäule gemacht worden ist oder nicht. Bei Eingriffen in das Kniegelenk hatte man bereits 2002 in den USA herausgefunden, dass es keinerlei Unterschiede zwischen den Operierten und den Schein-Operierten gab. Schmerz- und Gehfähigkeit in beiden Gruppen waren gleich. Erst seit Ende 2015, 13 Jahre später, dürfen deutsche Krankenkassen diesen Eingriff bei einfachem Gelenkverschleiß nicht mehr erstatten.

Die angesprochene Choosing-wisely-Kampagne rät zu besonnenem Verhalten. Zwischen 2016 und 2018 sind allein von der Deutschen Gesellschaft für Innere Medizin über 100 Empfehlungen erschienen (*Deutsches Ärzteblatt,* 2018, Nr. 115 [15]: S. C 608–612). Empfehlungen sind jedoch auf der Skala hinter den Leitlinien und den Richtlinien sowie den gesetzlichen Vorgaben die niedrigste Stufe. Man kann sie anwenden oder auch nicht. Niemand kümmert es. Und so scheitert die Umsetzung diverser Leitlinien an einem Mangel an Adhärenz (*Deutsche Medizinische Wochenschrift,* 2018, Nr. 143, S. 766–770).

> **Fazit:** Falscher Wettbewerb im Gesundheitswesen wird immer auf dem Rücken der Patienten ausgetragen. Guter Wettbewerb darf sein in Forschung und Ausbildung, um Missständen und Schlendrian vorzubeugen. Wettbewerb, der bestimmte Gruppen von Kranken bevorzugt oder benachteiligt oder der faktisch selektiert, bleibt inakzeptabel.

Ansprüche über Ansprüche

Die Möglichkeit, alles auszuschöpfen, was die Medizin verspricht, wird in Deutschland von Patienten besonders gerne angenommen und ein Ende ist nicht in Sicht. Grenzenlose Verfügbarkeit schafft auch im Gesundheitssystem Nachfrage – es scheint ein menschliches Grundphänomen zu sein. Immer mehr Verantwortliche fragen sich nun, wie man den Bürgern Grenzen setzen kann, ohne sie zugleich zu bevormunden. Jeder zweite (bis dritte) Patient, der eine Notfallambulanz aufsucht (über fünf Millionen Menschen in Deutschland im Jahr), gehört laut Krankenhausgesellschaft dort gar nicht hin. Jeder Zweite, der eine Notfallambulanz in einer Klinik besucht, stuft die Behandlung sogar selbst nicht als dringlich ein. Mehr als jeder Dritte hat die Beschwerden schon länger als drei Tage (*ZEIT*, 2018, Nr. 28). Man versucht zwar neuerdings die Krankenhäuser an der Notfallversorgung zu beteiligen, doch die Frage bleibt, wie man mit Menschen umgehen soll, die wegen einer Bagatelle (Hautrötung, Fußpilz, leichter Husten) nachts die Notaufnahme als Anlaufstation missbrauchen oder einen Arzt wegen chronisch bestehender Rückenschmerzen am Wochenende zu sich rufen. Der Reflex zu sagen, diese Behandlung müsse in einem System möglich sein, schließlich könne sich eine ernste Krankheit hinter einer Bagatelle verbergen, zeigt die Einbahnstraße auf, in die man sich begeben hat. Die Ansprüche in der Gesellschaft an das Leben, an das System, haben sich in den vergangenen Jahrzehnten sehr verändert und die Frage blieb bisher ungelöst, wie man wieder zurückrudern kann, wie man zu mehr Besonnenheit und mehr Bescheidenheit in den verschiedenen gesellschaftlichen Bereichen gelangen kann.

3.3 Zwischen Therapiefreiheit und Kontrolle

Wettbewerb führt dazu, dass Krankheiten zum Geschäftsmodell werden. Wer traurig ist, läuft Gefahr, vorschnell eine Depression diagnostiziert zu bekommen, wer schüchtern ist, hat unter Umständen eine soziale Phobie, und wer Angst hat, bekommt eventuell eine generalisierte Angststörung angehängt, wie schon erwähnt wurde. Für fast jedes Gefühl gibt es den passenden Titel. Wenn ein alter, allein lebender Mann einsam ist, hat er aber noch lange keine Altersdepression, genauso wenig leidet eine Geschäftsfrau, die keinen Partner findet, an Bindungsängsten oder ein Kind, das ein Geschwisterchen bekommt, an einem Geschwistertrauma. Durch derlei Pseudodiagnosen werden aber die Praxen und Kliniken mit Menschen vollgestopft, die da nicht hingehören. Und die schlechten Diagnostiker und Therapeuten, die möglichst viel untersuchen und lange behandeln, können so weitermachen, weil sie keiner kontrolliert. Damit ich nicht missverstanden werde: Ich bin ein Verfechter der Therapiefreiheit und im Prinzip gegen rigide Kontrollmechanismen. Zugleich habe ich auch als Pilot gelernt, dass standardisierte Checklisten und routinemäßige Check-ups aus ganz bestimmten Gründen unverzichtbar sind und einem in Fleisch und Blut übergehen können. Man darf nicht vergessen, dass im Gesundheitswesen und versteckt hinter dem Begriff der Therapiefreiheit eine Reihe dubioser Gestalten unbehelligt ihr Unwesen treiben. In Branchen außerhalb des Gesundheitswesens sind Kontrollen üblich und sie haben nichts mit Misstrauen zu tun. Es geht darum, die Qualität zu sichern, Schwächen aufzudecken, aber auch jenen das Handwerk zu legen, die es sich in ihrer Freiheit bequem gemacht haben.

In den USA werden die Ärzte nach ihrer Approbation anderen, strikteren Nachprüfungen unterzogen als in Deutschland. Die Tatsache, dass es einem Apotheker aus Bottrop gelungen ist, zehntausende Patienten mit wirkstofflosen Präparaten auszustatten, hat bei den Onkologen nicht zu Konsequenzen geführt. Sie hätten erkennen müssen, dass typische Wirkungen wie die Verkleinerung des Tumors oder der Abfall von Blutzellen zu einem bestimmten Zeitpunkt gar nicht eingesetzt haben. Ein anderes Beispiel: Wie konnte es passieren, dass eine zuvor unauffällige Person über Jahre in Oldenburg und Delmenhorst zum Serienmörder bei der Pflege an Patienten werden konnte, ohne dass das jemandem aufgefallen ist, und als doch Misstrauen aufkam, diese Person mit besten Zeugnissen versetzt worden ist? Auch das mag man als Einzelfall abheften. Dennoch frage ich mich, wie es geschehen konnte und ob nicht auch die dünne Personaldecke, der verdichtete Arbeitsablauf und die mangelnden Kontrollen ihren Teil dazu beigetragen haben. Man wird die Vorgesetzten des Täters dazu befragen und sich damit beschäftigen müssen, wo tatsächlich Mängel im System einer entseelten Apparatemedizin unter Bedingungen eines durchökonomisierten Gesundheitssystems offenkundig geworden sind und wo ein Mörder nur von seiner Schuld abzulenken sucht. Weiteres Beispiel: Bis heute finden keine Alkoholkontrollen bei Chirurgen statt, wie sie bei Piloten und Zugführern stichprobenartig üblich sind. Immerhin konzentriert man sich vor allem in den operativen Fächern immer mehr auf den Umgang mit Fehlern (*Deutsches Ärzteblatt*, 2018, Nr. 115 [7]: S. C 224–245). Qualitätsbeauftragte, Case Manager, unzählige Steuerungsinstrumente der über hundert Krankenkassen, Rentenversicherungsträger, Unfall- und Lebensversicherungen sowie andere Institutionen mit Richtgrößenprüfungen, kassenspezifischen Zielquoten, Selektivverträgen oder Richtlinien bei Arzneimitteln (um nur ausgewählte Beispiele zu benennen) und die entsprechenden Controller im System dienen vor allem dazu, Kosten zu senken oder die Erlöse durch optimierte Prozesse zu erhöhen. Sie dienen in wenigsten Fällen der verbesserten Qualität in der Medizin am Patienten.

Im Zweifel heuert man als Klinikbetreiber auch noch Unternehmensberatungen an. Wenn unpopuläre Entscheidungen getroffen werden müssen, zieht man sich auf diese Weise aus der Verantwortung. Zumeist handelt es sich hierin um kurzfristige Erfolge der Kostensenkung, weniger um nachhaltige Überlegungen. Es geht rein um Rentabilität und Auslastung der vorhandenen Struktur. Die von den Geschäftsführungen geforderten Resultate sollen dann die vorab feststehenden Entscheidungen mit exakten Daten hinterlegen. Bereiche in anderen Branchen werden von solcherlei Vorgaben vornherein ausgenommen, weil sie zu offensichtlich unsinnig oder unpopulär sind. So würde niemand auf den Gedanken kommen, von fünf Löschfahrzeugen einer Berufsfeuerwehr vier abzuschaffen, weil jedes Einzelne nur zu 20 Prozent ausgelastet ist. In der Medizin aber wurde dieses Tabu schon lange gebrochen. Es werden Mittelwerte zugrunde gelegt, anhand derer Infrastruktur, Personal und Geräte bemessen werden. Für die Berechnung von Fluggästen mag eine Überbuchung toleriert sein, schlimmstenfalls müssen, wenn doch alle Passagiere erscheinen, eben einige einen Flug später nehmen. In der Gesundheitsbranche kann jedoch eine zu knapp berechnete Kapazität (oder gar eine bewusste Überbuchung) gravierende Folgen haben, solche Überlegungen oder vollzogenen Schritte erweisen sich hier als gefährlich. Besonders perfide: In der Gesamtstatistik gehen tolerierte Engpässe vermutlich unter, weil es vielleicht nur relativ wenige Fälle in Zeiten der Spitzenauslastung betrifft. Was das für das unterbesetzte Personal bedeutet, steht auf einem anderen Blatt, von den Patientenschicksalen ganz zu schweigen. Zugleich muss für diese Berater umso mehr Geld aufgebracht werden. Medizinische Qualität kann aber nur durch die Ärzte untereinander geregelt werden.

4. Aufklärung, Kommunikation, Information, Haltung – in Theorie und Praxis

Von vielen meiner Patienten höre ich den Satz: „Wenn ich das gewusst hätte!" Daraus spricht Ärger, Wut, nicht selten Verzweiflung. Zuvor sind sie medizinischen Untersuchungen oder Behandlungen unterzogen worden, die sich im Nachhinein tatsächlich als unnötig herausgestellt haben. Die Patienten hätten sich anders entschieden, wenn man sie vorher aufgeklärt und mit den individuellen Tatsachen, der Wahrheit etwa, den Behandlungsalternativen, den Wahrscheinlichkeiten einer Heilung, der Prognose, den unerwünschten Folgen der Therapie, dem natürlichen Verlauf und anderen Dingen vertraut gemacht hätte. Patienten beklagen sich darüber, dass man ihnen keinen reinen Wein einschenkt oder dass man sich nicht genügend um sie kümmert. Ihnen fällt durchaus auf, welch hohe Hürden heute in Einrichtungen des Gesundheitssystems überwunden werden müssen, sei es in der Hygiene, der Arbeitssicherheit, dem Brandschutz oder der Servicequalität und der Verpflegung. Doch sie sehen auch, dass die Theorie das eine, die Umsetzung das andere ist.

Beispielhaft sei hier die Beschreibung des Zustandes in einem größeren Krankenhaus durch eine erkrankte 90-Jährige, die bis 1990 als Redakteurin der *Frankfurter Allgemeinen Zeitung* angestellt war, aufgeführt. Sie berichtet von Bananenschalen, die zwei Wochen lang unter ihrem Bett liegen geblieben sind und von der ausgefallenen Körperpflege am Wochenende aufgrund von Personalengpässen. Sie berichtet von einem Chefarzt am Krankenbett, der mit seinem Computer kämpft und sich nicht unterbrechen lassen will, und von dem fehlenden Blickkontakt der Stationsärztin. Ihr Leidensbericht ist in der *Frankfurter Allgemeinen Sonntagszeitung* vom 19. März 2017 nachzulesen.

Aufklärung

Was heißt Aufklärung, noch dazu medizinische Aufklärung?

Immanuel Kant meinte: „Faulheit und Feigheit sind die Ursachen, warum ein so großer Teil der Menschen, nachdem sie die Natur längst von fremder Leitung freigesprochen (naturaliter maiorennes), dennoch gerne zeitlebens unmündig bleiben; und warum es anderen so leicht wird, sich zu deren Vormündern aufzuwerfen. Es ist so bequem, unmündig zu sein. Habe ich ein Buch, das für mich Verstand hat, einen Seelsorger, der für mich Gewissen hat, einen Arzt, der für mich die Diät beurteilt und so weiter, so brauche ich mich ja selbst nicht zu bemühen. Ich habe nicht nötig zu denken, wenn ich nur bezahlen kann; andere werden das verdrießliche Geschäft schon für mich übernehmen. Dass der bei Weitem größte Teil der Menschen (darunter das schöne Geschlecht) den Schritt zur Mündigkeit außer dem dass er beschwerlich ist, auch für sehr gefährlich halte: dafür sorgen schon jene Vormünder, die die Oberaufsicht über sie gütigst auf sich genommen haben.“

Zunächst sollte die Aufklärung für den Arzt damit beginnen herauszufinden, was und wie viel der Patient zu seiner Erkrankung wissen möchte. Dabei versteht sich von selbst, dass ein Patient nach deutschem Recht einsichts- und urteilsfähig sein muss und dass er ein Mindestmaß an Informationen über Art, Umfang und Risiken der Behandlung erhält. Dazu bedarf es nicht unbedingt eines „vertrauensvollen Gesprächs“, zumindest nicht bei Routineeingriffen. Aufklärung zielt auf die Mündigkeit des Aufzuklärenden, denn sie dient der Vergewisserung unserer selbst und der Antwort auf die Frage, wer wir sind und wer wir sein wollen; sie muss an dem vorhandenen Wissen und an den herrschenden Anschauungen des Aufzuklärenden ansetzen. Bei vielen Diagnosen erledigt sich das beinahe von selbst, ein Beinbruch ist ein Beinbruch und ein Schnupfen ein Schnupfen. Ist die Diagnose aber ernst, drohen langwierige, komplizierte oder riskante Behandlungen, kommt es bei einem Krebsleiden zu einem Rückfall, dann ist die Fähigkeit zu professioneller Kommunikation erst recht gefragt.

Kommunikation

Sie muss nicht nur berücksichtigen, was der Patient wissen möchte, sondern auch, was er verkraften kann, wie es um seinen Intellekt, seinen Bildungsstand, seine Sprachkompetenz, seinen kulturellen Hintergrund und seine religiöse Bindung bestellt ist. Manche Patienten aus anderen Kulturkreisen wie dem Vorderen Orient wollen beispielsweise ihre Diagnose gar nicht immer wissen, schon gar nicht, wenn es um eine unheilbare Krankheit geht. In sehr vielen Fällen erfahren aber auch Patienten aus unserem westlichen Kulturkreis nicht das, was sie wissen möchten, weil es ihnen aus unterschiedlichen Gründen verheimlicht oder verschwiegen wird. Man nimmt ihnen damit die Möglichkeit, sich gegen eine medizinische Maßnahme auszusprechen. Tatsachen auf den Tisch zu legen, auch begleitenden Unsicherheiten ins Auge zu blicken, sind nicht jedermanns Sache. Doch nur wenn man die Fakten kennt, wird man dazu in die Lage versetzt, sich eine Meinung zu bilden, mitzureden und für sich eine Entscheidung zu treffen. In einer „postfaktischen Zeit" erscheint das umso wichtiger.

Information und Informationsflut

Nicht jeder verträgt die Wahrheit. Jeder Mensch hat das Recht, Informationen nicht zu erhalten, was vom Behandelnden herauszufinden ist. In kaum einer anderen Beziehung wie der zwischen Arzt und Patienten sind Ehrlichkeit und Authentizität so wichtig. Die Bedürfnisse sind häufig intim und die Entscheidungen rühren an Leib und Leben. Nach seinen Fähigkeiten und Wünschen mitgeteilt zu bekommen, was man hat und was man dagegen tun könnte, ist jedermanns legitimer Anspruch. Gesundheitskompetenz als Voraussetzung darf aber keine Bedingung für eine gute medizinische Versorgung sein. Der Spielball liegt immer auch bei den Ärzten. Er kann und sollte zur Kompetenz des Patienten beitragen. In vielen Fällen lassen sie die Kranken jedoch im Unklaren und suggerieren ihnen auf die eine oder andere paternalistische Art: „Fragen Sie erst gar nicht, es ist ohnehin alles sehr kompliziert, ich weiß aber Bescheid und entscheide das am besten für Sie." Was die Ärzte damit zum Ausdruck bringen, ist nichts anderes, als dass sie den Patienten für unfähig halten, sich an der Entscheidung oder dem Gespräch zu beteiligen. Diese Art Kommunikation ist das Einfallstor zur Übermedizin; wenn der Patient nicht um die Hintergründe weiß, ist die Abhängigkeit von dem Behandelnden umso größer. Dann wird unter Umständen eine Chemotherapie länger eingesetzt als nötig, denn der Patient wird sich kaum noch trauen, den Mund aufzumachen.

Fazit: Ich bin davon überzeugt, würde jeder Patient über genügend Gesundheitskompetenz verfügen und über die Möglichkeiten des natürlichen Heilungsverlaufs oder die Grenzen des Machbaren in der Medizin gut genug Bescheid wissen, gäbe es weniger Übermedizin. Der Arzt trägt also zusammengefasst nicht nur die Verantwortung für eine geeignete Diagnose und Therapie, sondern auch dafür, dass der Patient in die Lage versetzt wird, mitzuentscheiden. Manchmal muss man ihm dabei helfen, die richtigen Fragen zu stellen. Ohne Einwilligung des Patienten darf eine medizinische Maßnahme nicht umgesetzt werden. Ohne aufgeklärt worden zu sein, sollte kein Patient seine Einwilligung erteilen.

Der Anspruch auf Aufklärung ist eine zivilisatorische Errungenschaft. Durch sie finden die Freiheit der Selbstbestimmung und der naturwissenschaftlich-medizinische Fortschritt zueinander. Ehrlichkeit und Authentizität im Miteinander und Wahrheit über Daten und Fakten gehören zusammen. Diesen Weg zu finden erweist sich in *„postfaktischen"* Zeiten (Wort des Jahres 2016) von *„Big Data"* und *„Fake News"* sowie *„alternativen Fakten"* (Unwort des Jahres 2017) als Herkulesaufgabe. Wenn die Wahrheit einer Aussage hinter dem emotionalen Effekt für die Durchsetzung eigener Interessen zurücktritt, wenn anstatt wissenschaftlicher Diskurse auf der Basis empirischer Evidenzen unverantwortliche populistische Vereinfachungen oder gar Fehlbehauptungen verbreitet werden, ist es nur eine Frage der Zeit, bis auch die Medizin von diesen Strömungen durchzogen sein wird, wenn sie es nicht schon ist. Denn auch dort tummeln sich selbsternannte Heiler und Ärzte, die machen, was sie wollen. So deckten Journalisten 2018 auf, dass 5.000 deutsche Forscher ihre Studien in Fake-Verlagen publiziert haben. Weltweit sollen Forscher sogar mehr als 400.000 sogenannte wissenschaftliche Untersuchungen in „Predatory Journals" veröffentlicht haben. Autoren zahlen selbst für die Veröffentlichung ihrer Artikel und oft geschieht dies, ohne dass – wie traditionell üblich – andere Wissenschaftler die Daten und die Qualität der Untersuchung unter die Lupe genommen haben. Da jeder Artikel dem Pseudo- oder besser gesagt Räuberjournal Geld bringt, besteht auch gar kein Interesse daran, die Qualität hochzuhalten. In Deutschland gab es ein kurzes Echo mit breitem Spektrum auf diese Offenlegung, in dem das Herunterspielen und Verharmlosen nach Ansicht von Gerd Antes von der Cochrane Deutschland Stiftung (einer Organisation, die sich für die evidenzbasierte Medizin einsetzt) auffällig dominierten (*Deutsches Ärzteblatt*, 2018, Nr. 115 [40]: S. C 1455).

Unabhängig davon trieben schon immer unseriöse Anbieter von Gesundheitsleistungen ihr Unwesen. So wird in der ZEIT Nr. 37 (September 2018, *DOCTOR* Nr. 3) ein Vortragsabend mit Roland Liebscher-Bracht geschildert, der eine Methode entwickelt haben soll, die angeblich – manchmal nur durch eine einzige Behandlung – Knie- und Rückenschmerzen verschwinden lässt. 200 Leute erreicht dieser Bestsellerautor offenbar an einem Vortragsabend. Die Menschen scheinen besonders leicht verführbar zu sein, wenn es um ihre Gesundheit geht. Sehr viele lassen sich das etwas kosten. Jeder, so scheint es, kann im Gesundheitswesen machen, was er will, man findet Anzeigen und Werbeflächen für ungeschützte Berufsbezeichnungen und stößt auf Praxen für biologische Medizin, in denen Nichtärzte ihrer Tätigkeit nachgehen. Ungestraft wird der größte Unfug verbreitet. Auch Ärzte dürfen das übrigens. Man rechtfertigt dieses Vorgehen mit der sogenannten Therapiefreiheit. Sie muss es geben, doch sie wird missbraucht und ich wundere mich darüber, wie selten die Ärztekammer einschreitet. Nicht bewiesene, aber scheinbar attraktive Verfahren verbreiten sich in Windeseile, Colon-Hydro-Therapie etwa, Hirnleistungschecks, Magnetfeldtherapie oder pulsierende Signaltherapie. Nutzen haben die Verfahren zumeist nicht, sieht man von zufälligen Wirkungen einmal ab.

Auch das Beispiel Methadon hat 2017 deutlich gemacht, wie schnell es eine falsche Behauptung (Methadon hilft gegen Krebs oder unterstützt die Chemotherapie) sogar in die seriöseren Medien schafft. Die Bevölkerung wurde verunsichert und die Fachgesellschaften dazu gezwungen, Gegendarstellungen zu verfassen. Gleichzeitig gibt es leider auch Ärzte, die das Präparat wider alle Empfehlungen überaus großzügig verschreiben – ohne Sanktionen befürchten zu müssen. Es ist an der Zeit, sich zur international anerkannten, wissenschaftlich fundierten und weltweit angewandten Medizin neu und eindeutig zu positionieren. Man muss sich energisch gegen das Aufkommen von Skepsis bis hin zur Feindlichkeit gegenüber der Wissenschaft einsetzen und die Redlichkeit, Selbstdistanz und gute wissenschaftliche Praxis hochhalten.

Es ist gewiss schwierig, sich heute im Dschungel der Angebote zurechtzufinden. Die Flut an Informationen scheint vielen über den Kopf zu wachsen. Besonders schlimm ist es festzustellen, dass Menschen mit geringer Gesundheitskompetenz häufiger unter chronischen Erkrankungen leiden und sich objektiv in einem schlechteren Gesundheitszustand befinden (*Deutsches Ärzteblatt*, 2017, Nr. 114, S. 53–60). Menschen sterben, weil sie nicht wissen, warum oder auf welche Weise sie Medikamente einnehmen sollen oder sich behandeln lassen (oder nicht behandeln lassen) sollen.

Zugleich müssen Umfragen zu gesundheitlichen Fragen oder dem Gesundheitswesen politische Entscheidungsträger verunsichern und verwirren. Je nachdem, wie man, wem man und wer die Frage stellt, erhält man die gewünschte Antwort. Wie das tatsächliche Verhalten der Befragten dann allerdings in der Realität aussieht, ist unter Umständen eine ganz andere Angelegenheit. So wird behauptet, die meisten Bürger seien mit der Ausgestaltung des Gesundheitswesens zufrieden und hätten wenig zu kritisieren. Würde man das für bare Münze nehmen, müsste man ja wenig verändern. Umfragen fördern aber auch zutage, dass die überwiegende Mehrheit der Befragten mit den Informationen, die ihnen der Arzt unterbreitet, unzufrieden ist. Dabei haben Mediziner unter Umständen sogar Gespräche mit ihren Patienten geführt. Aber das besagt für sich genommen noch nichts, denn: „Gesagt heißt noch nicht gehört, gehört heißt noch nicht verstanden und verstanden bedeutet noch lange nicht einverstanden", wie der Verhaltensforscher Konrad Lorenz es auf den Punkt brachte. 2017 forderte der damalige Gesundheitsminister Hermann Gröhe einen „Nationalen Aktionsplan" und deklarierte ein „Recht auf Verständlichkeit". Gesundheitsinformationen müssten verständlicher werden und die Forschung auf dem Gebiet der Gesundheitskompetenz gehöre intensiviert. Gesundheitskompetenz sagt sich am besten von einer bevormundenden Gesundheitserziehung los. Es ersetzt das Konzept der Risikovermeidung (man darf nicht rauchen, um Krebs zu verhindern) durch die Betonung der Fähigkeiten des Einzelnen („Mobilisiere die eigenen Kräfte"). Neue Konzeptionen knüpfen bei der Motivation der Menschen an, ihr Verhalten selbst zu steuern (Empowerment).

Die Bedeutung der Lebenswelt des Patienten

Neben der Vermittlung von Informationen sind die Einbeziehung der Lebenswelt des Patienten sowie seiner individuellen Fähigkeiten zur Problembewältigung zu stärken. Nach der Politikwissenschaftlerin Ilona Kickbusch erstreckt sich die Patientenkompetenz auf fünf Handlungsbereiche:
1. Persönliche Gesundheit
2. Orientierung im Gesundheitswesen
3. Konsumverhalten
4. Gesundheitspolitik und
5. Arbeitswelt.

Die Kompetenz selbst hingegen umfasst die Ebene der Funktionalität, etwa Texte lesen, verstehen und interpretieren zu können, der Interaktion (Austausch mit anderen) sowie die Kritikfähigkeit als die Fähigkeit, Informationen zu hinterfragen (www.nap-gesundheitskompetenz.de/.../961-...ilona-Kickbusch).

Ältere Menschen leiden häufig unter mehreren Krankheiten und die Entscheidung, wie vorzugehen ist, kann für einen Arzt außerordentlich komplex sein. Wie geht man zum Beispiel vor, wenn ein Patient wegen einer chronischen Lungenentzündung ein Cortison-Präparat erhalten müsste, doch zugleich seine Blutzuckerwerte dadurch erheblich ansteigen würden? Was macht man bei unregelmäßigem Herzschlag, der einen Blutgerinnungs-Hemmer erfordert, wenn zugleich das Sturzrisiko des Patienten erhöht ist und damit sein Blutungsrisiko? Je komplizierter ein Fall, desto mehr muss der Arzt berücksichtigen und den Patienten in seine Entscheidungen einbeziehen. Es gibt dann kein eindeutiges Richtig oder Falsch. Die medizinischen Leitlinien, die auf wissenschaftlichen Studien basieren und die zumeist einfachen Fragestellungen nachgehen, geben hierzu weder dem Arzt noch dem Patienten eine Antwort. So bleibt es bei der ursprünglichen dualen Beziehung zwischen dem Arzt und seinem Patienten, die Situation sich einander widersprechender Vorgehensweisen bestmöglich zu klären. Die Aufklärung über den jeweiligen Sachverhalt gleicht mitunter einer Kunst, denn sie muss zugleich verschiedene Dimensionen beider Personen berücksichtigen: den Intellekt, den Charakter, die Bildung, den Lebensweg, den kulturellen Hintergrund, die religiöse Bindung und anderes (mehr dazu in: A. Lübbe, *Für ein gutes Ende*. Bonifatius Verlag, 2019, 2. und überarbeitete Neuauflage). Im Laufe seiner Karriere führt ein Arzt über 200.000 Gespräche mit

Patienten. Es ist seine häufigste Tätigkeit. In nichts wird er schlechter ausgebildet.

2017 wurde die „Allianz für Gesundheitskompetenz" gegründet. Fünfzehn Verbände, Körperschaften und politische Einrichtungen des Gesundheitswesens haben sich dazu verpflichtet, die Gesundheitskompetenz in Deutschland zu stärken. Die ärztliche Sprache soll frei sein von medizinischem Jargon und der Patient soll da abgeholt werden, wo er steht. Bereits seit Jahren informiert die Unabhängige Patientenberatung Deutschland (UPD) Menschen schnell, verlässlich, umfassend, unabhängig und verständlich über medizinische Fragestellungen sowie Strukturen des Gesundheitssystems und vermittelt Adressen und Telefonnummern örtlicher Beratungsstellen. Die UPD informiert mit Internet, Telefon und Vor-Ort-Beratungen und führt wissenschaftlich belegte Gesundheitsinformationen zusammen. Jahrelang wurde es durch die Wohlfahrtsverbände getragen, jetzt soll sich der Spitzenverband der gesetzlichen Krankenkassen daran beteiligen. Im „Nationalen Aktionsplan" wurden die Angebote zusammengeführt. Eine andere Institution, die Firma Sanvartis GmbH, erhielt von den Kassen den Zuschlag für jährlich neun Millionen Euro und eine Laufzeit von sieben Jahren, um Kommunikationsstrukturen zu verbessern. Ausschreibungsmodalitäten und die Verantwortung für Kontrolle und Leistungen waren allerdings von Anfang an umstritten (*Deutsches Ärzteblatt*, 2018, Nr. 115 [42]: S. C 1529). Die ersten fünf von 15 Empfehlungen zielen auf die verschiedenen Lebenswelten der Menschen. Dabei werden vor allem die Kindergärten und Schulen unter die Lupe genommen.

Angesichts der wachsenden Lebenserwartung steht außer Frage, dass die Menschen auch selbst dazu beitragen sollen, gesund zu bleiben und die Folgen chronischer Krankheiten zu mildern.

Unter **www.gesundheitsinformation.de** finden Sie qualitätsgesicherte Informationen des Instituts für Qualität und Wirtschaftlichkeit im Gesundheitswesen, **www.krebsinformationsdienst.de** liefert ein Informationsangebot des Deutschen Krebsinformationsdienstes,

unter **www.patientenbeauftragter.de** schreibt der Beauftragte der Bundesregierung für die Belange der Patienten,

www.bzga.de ist ein Informationsangebot der Bundeszentrale für gesundheitliche Aufklärung,

www.patienten-information.de lautet die Adresse des gemeinsamen Service von Bundesärztekammer und Kassenärztlicher Vereinigung,
www.patientenberatung.de bietet eine gute Anlaufstelle von der Unabhängigen Patientenberatung Deutschland,
www.awmf.de steht für das Netzwerk der Wissenschaftlichen Medizinischen Fachgesellschaften mit den aktuell gültigen Behandlungsleitlinien für Ärzte.

Der Arzt als zentraler Faktor

Der Arzt hat Macht. Er definiert, was noch gesund und was schon krank ist (siehe P. Sloterdijk, Kapitel 2). Er definiert die Inhalte der Medizin gegenüber seinen Patienten und er veranlasst die Leistungen, die notwendig sind. Grundlage dafür sind die medizinischen Wissenschaften, die im Idealfall objektive Ergebnisse und Handlungsanweisungen bereithalten, die sich in der Praxis bestätigen. Mit dieser Definitions- und Delegationsmacht stellt der Arzt den zentralen Faktor für die Qualität der erbrachten Leistungen sowie die Kosten dar. „Gute Medizin" im Einzelfall entsteht somit auf der Basis von Wissen und Können, die Erfahrung des Arztes ist dabei unverzichtbar. Es bedarf der Zeit und der Rückkopplung über die Ergebnisse sowie der Zufriedenheit seiner Patienten. Dazu werden neben einem angemessenen Einkommen auch bestimmte Freiräume im ärztlichen Schaffen benötigt, angepasste Arbeitsbedingungen und zugleich die durch Ärztefunktionäre zu gestaltende Sicherheit der beruflichen Perspektive, etwa der des Hausarztes. Immer wieder fordern daher Ärztevertreter Budgets abzuschaffen und den niedergelassenen Haus- und Fachärzten mehr Spielräume zu geben. Stattdessen stelle man immer mehr Personal ein, um die Ärzte zu überwachen (*Deutsches Ärzteblatt*, 2018, Nr. 115 [46]: S. C 1722).

Beispiel: Individuelle Gesundheitsleistungen (IGeL)

Unkenntnis und Kommunikationsversagen aufseiten von Ärzten und Patienten tragen ihre Blüten. Ärzte bieten ihren Patienten schon seit vielen Jahren fragwürdige und nicht erstattungsfähige „individuelle Gesundheitsleistungen"

(IGeL) an und machen sich auf gewisse Weise unglaubwürdig. Damit erhöhen sie ihr Einkommen um eine Milliarde Euro. Jeder zweite Patient lässt sich darauf ein, obwohl sich drei von vier Patienten noch nicht einmal ausreichend über mögliche Nebenwirkungen und Schäden informiert fühlen. Obgleich Ärzte mit ihren Patienten darüber einen schriftlichen Vertrag abschließen müssen, inklusive Kostenvoranschlag, wird in mehr als jedem dritten Fall darauf verzichtet. Patienten lassen sich also etwas Unsinniges andrehen, damit Ärzte mehr verdienen. Der Medizinische Dienst der Krankenkassen bezeichnete diese Machenschaften 2016 als „Volkssport" (siehe www.igel-monitor.de). Oft bekommen die Patienten den Arzt gar nicht zu sehen, bevor sie den IGeL-Leistungen nicht zugestimmt haben. Arztpraxen würden zu Verkaufsräumen für Leistungen ohne ausreichenden Nutzennachweis. Rat finden Patienten offiziell auf der von den Krankenkassen initiierten Internet-Plattform IGeL-Monitor (www.igel-monitor.de).

Haltung als moralischer Kompass

Frankfurter Allgemeine Sonntagszeitung, 2015, Nr. 50: „Die Reizwörter Konsolidierung und Privatisierung beschreiben nicht die einzigen Wege, die aus der wirtschaftlichen Misere führen können … Gürkan (kaufmännische Direktorin des Universitätsklinikum Heidelberg – der Autor) ist in den vergangenen Jahren voll ins Risiko gegangen … aus veralteten Gebäuden ist ein modernes geworden, das nun auch an die unterirdische Warentransportanlage der Uniklinik angeschlossen ist. Außerdem ist die Stationsgröße von 16 auf die heute üblichen 30 Betten gestiegen. In der Wirtschaft würde man von verbesserten Prozessen und gesteigerten Produktionsgrößen sprechen … Auf der Rückseite der Medaille steht, dass Irmtraut Gürkans Plan wirtschaftlich nur dann aufgeht, wenn die Spitzenmediziner mit ihren teuren Geräten und Laboren sich auf das konzentrieren, was von den Krankenkassen gut bezahlt wird, auf besonders komplizierte Fälle also. Alles andere wäre, im Jargon der Ökonomen, eine Fehlkalkulation."

Weil heute nahezu sämtliche Prozeduren in der Medizin auf den ökonomischen Prüfstein gestellt werden und Ärzten kaum etwas anderes übrig bleibt, als sich an die Vorgaben zu halten, kann eine Neufassung des Genfer Gelöbnisses hilfreich sein. In ihrem Kern stellt sie die 70 Jahre alte Neufassung des Hippokratischen Eides von vor 2.500 Jahren dar. Ausgearbeitet hat sie eine international besetzte Arbeitsgruppe unter Leitung der Bundesärztekammer. Im Oktober 2017 wurde das neu gefasste Gelöbnis beschlossen (*Deutsches Ärzteblatt*, 2017, Nr. 114 [8]: S. C 303–306).

> Unter Punkt 4 im Genfer Gelöbnis heißt es: „Ich werde die Autonomie und die Würde meiner Patientin oder meines Patienten respektieren."

Im modernen Medizinbetrieb fehlen häufig Zeit und Raum genau dafür. Wenn ich als Arzt erfahren möchte, was Würde für meinen Patienten bedeutet und wie man seiner Lebenssituation am besten gerecht wird, dessen Leben unter Umständen am seidenen Faden hängt, muss man die Möglichkeit haben, sich mit dem Menschen eingehender auseinandersetzen. Dann kann man der Frage nachgehen, ob die Fortführung einer Chemotherapie wirklich das Beste für ihn ist. Man müsste gemeinsam mit dem Patienten beleuchten, wie wichtig ihm ein paar gewonnene Lebenswochen unter Inkaufnahme unerwünschter Therapiefolgen sind. Wenn der Auftrag der Anteilseigner eines Klinikgroßunternehmens aber lautet, Umsatz zu generieren, oder, wie geschildert, eine neu gebaute Station effektiv zu belegen und hohe Renditen zu erwirtschaften, fällt es dem Arzt umso schwerer, das Genfer Gelöbnis mit Leben zu füllen. Ein moralischer Kompass kann dennoch als Haltung nützlich sein. Zum „obersten Anliegen" eines Arztes wird in der überarbeiteten Version das Wohlbefinden des Patienten erklärt und nicht mehr nur dessen Gesundheit – eine kleine, aber doch wesentliche Veränderung gegenüber der früheren Version. Für Onkologen bedeutet dies, dass sie nicht mehr immer alle therapeutischen Möglichkeiten bei einem Todkranken ausschöpfen müssen.

Respekt vor der Autonomie des Patienten kann bedeuten, dass Ärzte einen Teil ihrer Autorität abgeben müssen; dass sie Entscheidungen nicht mehr nur selbst treffen kraft ihrer Position als Arzt, sondern dass sie sich dazu verpflichten, mit ihren Patienten zu sprechen und zu diskutieren; und dass sie sich am Ende auch einmal anders entscheiden, als sie es aus rein ärztlicher-medizini-

scher Sicht getan hätten. Das bedeutet, Umfang und Durchführung, die zu erwarteten Folgen und Risiken der Maßnahme, ihre Dringlichkeit, Eignung
und Erfolgsaussicht nicht nur zu predigen. Alternative Behandlungsmöglichkeiten dürfen nicht verschwiegen werden, sofern mehrere gleichermaßen indizierte Methoden zu unterschiedlichen Belastungen, Risiken und Heilungschancen führen können. Konservative, also nicht-operative Behandlungsmöglichkeiten sollten immer Vorrang vor invasiven Maßnahmen haben.

Manchmal kollidiert der Grundsatz der Therapiefreiheit des Arztes mit dem
Selbstbestimmungsrecht des Patienten. Eine Schweizer Arbeitsgruppe „Stiftung
Dialog Ethik" hatte vor Erstellung des Genfer Gelöbnisses darauf verwiesen,
dass die beiden Systeme (Patientenwohl als ethischer Maßstab und Berufswirk-
lichkeit unter ökonomischen Rahmenbedingungen) in einem ständigen Kon-
flikt ständen (*Schweizerische Ärztezeitung*, 2015, Nr. 25, S. 930–934). Durch die
Ausrichtung von Patienten und Studenten zu Kunden sowie von Ärzten und
Hochschullehrern zu Dienstleistern sei etwas Wertvolles und Einzigartiges verloren gegangen, heißt es dort. Der neue Referenzrahmen, den das überarbeitete
Genfer Gelöbnis bietet und auf den man sich in Zweifelsfällen oder bei Mei-
nungsverschiedenheiten nunmehr berufen kann, gilt nicht mehr nur für den
Umgang mit Patienten. Er ermahnt zugleich die Ärzte selbst, ihre eigene Gesundheit und ihr Wohlbefinden zu respektieren, *„um eine medizinische Versorgung auf höchstem Niveau leisten zu können"* – eine klare Kritik an den überlan-
gen Arbeitszeiten unzähliger Kolleginnen und Kollegen.

Der Heilberuf des Arztes ist für viele dennoch längst zu einem normalen Job
geworden. Aus Berufenen wurden Arbeitnehmer, denen es heute vorrangig um
eine ausgeglichene Work-Life-Balance geht. Sich für seine Patienten aufzuop-
fern, etwas für den Kranken zu wagen und Verantwortung zu tragen, hat in so
einem Lebenskonzept klare Grenzen. Aufgrund gestiegener Ärztezahlen sowie
besserer Möglichkeiten für Ärzte, einen (kleinen) Teil ihrer Aufgaben zu dele-
gieren, hat sich die Gesamtarbeitszeit der Ärzte insgesamt reduziert. Freizeit besitzt einen höheren Stellenwert als Bezahlung, Unterbrechungszeiten aufgrund
der Familienplanung sowie attraktive Teilzeitangebote mitsamt den EU-Ar-
beitszeitrichtlinien gleichen die früher vorhandene und oft unentgeltlich geleis-
tete Mehrarbeit der Ärzte mehr als aus. Natürlich kann man engagierter Profi
sein, auch ohne regelmäßig an den Rand seiner körperlichen und psychischen
Leistungsgrenze zu kommen, doch zugleich kann man von einem Arzt verlangen, seinen Dienst nicht nach der Uhr auszurichten.

Der Kostenfaktor

Wenn Kosten im Gesundheitswesen gesenkt werden sollen, gehört die systematische Überprüfung der Geschäftspraktiken von Unternehmen mit dazu, die über das System ihre Umsätze erlösen. Im Prinzip ist es nämlich verhältnismäßig leicht, in der Multimilliarden-Industrie des deutschen Gesundheitswesens zu betrügen. Weil es sich um eine Branche mit kranken Menschen handelt, will man vielleicht weniger wahrhaben, dass es schwarze Schafe gibt – bis hin zu Mafia-Strukturen. Den Apothekerskandal im Herbst 2016 mit verdünnten bzw. gepantschten Zytostatika hatte ich hier schon erwähnt, ein Jahr zuvor flog ein systematisch angelegter Milliardenbetrug russischer Pflegedienste mit Pflegebedürftigen auf. Nicht nur die Beitragszahler waren die Leidtragenden, sondern in erster Linie hilflose Menschen. Familienmitglieder bereicherten sich daran, dass sie ihren kranken Angehörigen Pflegeleistungen vorenthielten, die ihnen zustanden und sie den Kassen in Rechnung stellten. Keine Berufsgruppe war unbeteiligt, sogar Ärzte haben mitgemacht. Es sei lukrativer als der Drogenhandel, so die Ermittler. Intensivpflege ist teuer, das Entdeckungsrisiko für nicht erbrachte Leistungen gering und eine Strafe kaum zu erwarten.

Letztlich kann niemand sagen, in welche Richtung sich die Medizin entwickeln wird. Wenn jedoch weiterhin innovative Medikamente und Medizinprodukte auf den Markt kommen und moderne Behandlungsverfahren finanzierbar sein sollen, werden dafür finanzielle Spielräume benötigt. Die Britische Akademie der Medizinischen Wissenschaften wollte einmal wissen, wie es um die Gesundheit ihrer Bevölkerung im Jahr 2040 bestellt sein wird (*The Lancet*, 2015, Vol. 386, pp. 643–644), und befragte Ärzte, Professoren, Studenten und Politiker. Die Antworten changierten zwischen Fantasie und Altbekanntem. Einig war man sich darin, dass wenig so bleiben wird, wie es ist, und dass vieles von dem, was sich ändern wird, vorhersehbar ist. Man erwartete von den modernen Technologien alles Mögliche, bis hin dazu, dass Allgemeinärzte durch individuelles *„Telemonitoring"* (vgl. Kapitel 12, Abschnitt Telemedizin) abgelöst werden oder *„laser-eye coordinators"* Patientenströme wie militärische Truppen durch *„war rooms"* dirigieren. Heute machen sich Unternehmen daran, analoge Krankheiten durch digitale Techniken zu behandeln. Das US-amerikanische Unternehmen „Aspire Health" sagt einem (angeblich), welche Patienten in einer Woche, in sechs Wochen oder in einem Jahr sterben werden und wie viel ein einzelner Patient *„kostet"*. *„Big Data"* bestimmen das Gesundheitssystem immer mehr. Die von Google mitfinanzierte Firma soll mithilfe von Algorithmen Diagnosen auswerten und mit Mustern häufiger Therapien abgleichen (*Deutsches Ärzteblatt*, 2018, Nr. 115 [15]: S. C 585). Es gibt Handy-Stethoskope, Gehirnstrom-Messgeräte für Zuhause, günstige DNA-Testkits und die Hautkrebs-Erkennung per Applikation. Körperimplantate werden getestet, die 24 Stunden am Tag Fieber messen und Organfunktionen überwachen. In London sitzen Ärzte in Start-up-Firmen, die weltweit Patienten behandeln, die sie nicht sehen und die von ihnen nicht gesehen werden können. Medikamente kommen per Versandapotheke nach Hause der Patienten. Das gesamte Wissen der Menschheit zu einer Gesundheitsstörung kann durch bestimmte Techniken bereits seit ein paar Jahren auf den einzelnen kranken Menschen hin angewandt werden (*Deutsche Medizinische Wochenschrift*, 2015, Nr. 140, S. 845–847), wobei allerdings bis zu 250.000 US-Dollar an Kosten anfallen. Pflegeroboter ersetzen Pflegekräfte und dem Facharztemangel will man durch digitalisierte Prozesse abzuhelfen versuchen (*Deutsches Ärzteblatt*, 2016, Nr. 113 [25]: S. C 988).

Die von der Firma IBM mit Milliardenbeträgen entwickelte Suchmaschine („Supercomputer") „Watson" wird bereits in zahlreichen Lebensbereichen getestet, warum nicht auch in der Medizin? Das Ziel besteht darin, die immer umfangreicher werdenden Daten von Patienten zu speichern und die Erstellung fehlender diagnostischer Daten anzuregen. Bei der Therapieentscheidung soll dann aus den vorliegenden wissenschaftlichen Daten von vergleichbaren Fällen die für den Patienten beste Therapie herausgefunden werden. Theoretisch ist das ein schlüssiges Konzept (*Klinikarzt*, 2018, Nr. 47, S. 497). Nach anfänglicher Euphorie ist allerdings inzwischen Skepsis aufgekommen, wenn man sich die praktischen Ergebnisse der Arbeit mit „Watson" ansieht. Der Gesundheitssektor ist weltweit ein riesiger Markt mit ungeheurem finanziellen Potenzial. Die zunehmende Datenflut, die bei einzelnen und gerade chronisch kranken Menschen anfällt, stellt die Ärzte vor Probleme. Daher ist es überaus verlockend, mithilfe künstlicher Intelligenz Ordnung in die Daten zu bringen und Therapievorschläge zu generieren, wenn es denn funktioniert („Im Krankenhaus fällt die Wunderwaffe durch", *Frankfurter Allgemeine Zeitung*, 02.06.2018).

Durch künstliche Intelligenz werden vielleicht bald Abläufe in deutschen Krankenhäusern verbessert und, wenn man Pech hat, Mitarbeiterstellen abgebaut (*Deutsches Ärzteblatt*, 2017, Nr. 114 [9]: S. C 344). Ungeprüfte und teilweise schädliche Do-it-yourself-Medizinprodukte und Gesundheitsapplikationen runden das Spektrum dessen, was möglich oder denkbar ist, ab und zeigen die Richtung an.

Nach dem Skandal um qualitativ miserable und unzureichend geprüfte Medizinprodukte fand man 2018 heraus, dass 2017 deutschlandweit mehr als 14.000 Todesfälle, Verletzungen und andere Komplikationen sogar durch zugelassene Medizinprodukte gemeldet wurden (*Tagesspiegel*, 2018, Nr. 23.664). Die Dunkelziffer dürfte weit höher liegen. Das EU-weite Kontroll- und Zulassungssystem sei „manipulierbar, fehlerhaft und verantwortlich für ungezählte Tote", so das Resümee nach Medienrecherchen. Der Umsatz mit Medizinprodukten in Deutschland liegt bei 35 Milliarden Euro. Die milliardenschwere Branche hatte in den vergangenen Jahren offenbar massiv auf die Politik Einfluss genommen.

„Eine Bandscheibenprothese fängt an zu wandern und muss aus der Wirbelsäule entfernt werden. Aus künstlichem Metall-auf-Metall-Hüftgelenk einer ehemaligen Tänzerin löst sich giftiges Metall, das ins Blut gelangt und den Knochen angreift. Eine Insulinpumpe sondert zu viel Insulin ab und treibt einen kleinen Jungen mit Diabetes Typ 1 beinahe in den Tod. Einer niederländischen TV-Journalistin gelingt es, ein ordinäres Mandarinennetz aufgrund frei erfundener Unterlagen als ‚Vaginalnetz‘ für den medizinischen Gebrauch zertifizieren zu lassen. Das sind Beispiele aus den ‚Implant Files‘, die als Ergebnis einer Recherche von NDR, WDR und Süddeutscher Zeitung in Zusammenarbeit mit über 60 weiteren Medien vorliegen" (*Tagesspiegel*, 27.11.2018).

Es gebe noch nicht einmal eine Haftpflichtversicherung und wenn Herzschrittmacher, Hüftprothesen, Hörgeräte, Stents und Brustimplantate bei einem Prüfer durchfallen, ließ man sich das begehrte CE-Siegel eben von einer anderen der 50 europaweit zugelassenen (und von den Herstellern bezahlten) Prüfstellen holen, die es weniger genau nimmt. Man muss sich also doppelt überlegen, ob es unbedingt notwendig ist, sich ein Medizinprodukt implantieren zu lassen, denn man kann sich offenbar nicht darauf verlassen. Immerhin hatte die EU 2017 eine Neuregelung verabschiedet, doch die Übergangsfristen erstrecken sich bis 2020 und die Verbesserungen kommen nur sehr zögerlich in Gang. In Deutschland hat sich das Institut für Qualität und Wirtschaftlichkeit im Gesundheitswesen (IQWIG) der Sache angenommen und prüft Wirksamkeit und

Verträglichkeit kritischer Medizinprodukte. Das ist allein deswegen sinnvoll, weil viele Scheininnovationen auf den Markt kommen, die für den Patienten keinen Zusatznutzen haben. Einer industrieunabhängigen Stelle sollen in Zukunft wenigstens alle verbauten Implantate gemeldet werden.

Noch fällt „Watson" im Krankenhaus zwar durch (siehe oben), doch es wird nicht mehr lange dauern, bis „Watson" das Erbgut von Krebspatienten untersucht und mit seiner in ihm innewohnenden künstlichen Intelligenz Behandlungsangebote machen wird. Seit Jahren arbeitet man daran, noch immer müssen Rückschläge verkraftet werden. In einer Serie im renommierten *The New England Journal of Medicine*, den „Frontiers of Medicine", sind realistischere Ziele nachzulesen. Hierunter fallen die neuesten Technologien, die in der klinischen Medizin bereits Anwendung finden: Gentherapie, wie die CRISPR/CAS9-Technik, inklusive zellfreie DNA im pränatalen Setting oder der Onkologie, Plasma Exosomen, Medikamente auf der Basis von Oligonukleotiden, funktionelles Neuroimaging in der Psychiatrie, minimal invasive Chirurgie mit Robotertechnologie, 3-D-Druck, Exoskelette, Nanomedikamente, Verbundtransplantate, „Deep Learning" (Lernen durch Nutzen künstlicher neuronaler Netzwerke) im Zusammenhang mit „augmented reality", also der Möglichkeit für Ärzte mit einer Datenbrille alle relevanten Informationen zum Patienten in ihr Blickfeld zu bekommen.

Spätestens bei solchen Überlegungen drängt sich nicht nur die Frage auf, wer das alles bezahlen soll, sondern auch, ob sich die Medizin wirklich immer weiter vom Menschen entfernen und ob sie sich stattdessen nicht aus überzeugenden Gründen einer anderen, einer grundsätzlichen, einer menschlicheren Betrachtung unterziehen sollte. Das ärztliche Berufsbild mag sich wandeln, doch ohne Erfahrung, ohne Intuition, ohne persönlichen Austausch wird eine erfolgreiche und menschliche Medizin auch in Zukunft nicht funktionieren können. Das anzuerkennen, fällt umso schwerer, weil die faszinierenden modernen Diagnostik- und Behandlungsverfahren dazu verführen, sie großzügig einzusetzen. Nicht zuletzt weiß der Patient um diese Verfahren und möchte sie in Anspruch nehmen. Gibt der Arzt aber zu schnell nach und macht nicht von seiner Erfahrung Gebrauch, unterlässt also eine denkbare, aber aus seiner Sicht nicht indizierte Maßnahme, begibt er sich in eine Defensivrolle, die auszuhalten grundsätzlich schwierig ist. Zerren dann noch andere Kräfte an ihm, etwa die Dokumentationspflicht, Wünsche nach Beantwortung von Fragen durch die Kassen, Überprüfungen der Plausibilität seines Handelns und weitere Kontrollen, fühlt sich der heutige Arzt allgemeinem Misstrauen ausgesetzt. Dagegen wehrt er sich am schnellsten durch weitergehende Untersuchungen oder indem er sich durch die Konsultation anderer Ärzte absichert oder schnell ein Rezept ausstellt. Damit macht er sich jedoch zum Mitspieler in einem vom Ansatz her falsch verstandenen Gesundheitswesen, wonach es in der Medizin zugehen sollte wie in der Industrie. Dort denkt man in Schwarz-Weiß-Kategorien, während die meisten Krankheiten Grauzonenbereiche sind, mit denen einfache Algorithmen nicht umgehen können.

Medizin – eine exakte Wissenschaft?

Die Krise des ärztlichen Selbstverständnisses beruht auch auf dem Irrtum, die Medizin sei eine exakte Naturwissenschaft. Zum anderen schwinden Patient und Arzt als menschliche Subjekte dahin und wandeln sich durch den Zeitgeist zur biologisch reparablen Maschine bzw. zum Service-Techniker. Beide sehen sich in Zeiten gnadenloser Ökonomisierung der Kunden- und Anbieterrolle hilflos ausgesetzt. Man erneuert einem übergewichtigen Patienten wegen eingeschränkter Mobilität das rechte Kniegelenk, hinterlässt ihn jedoch mit Schmerzen und eingeschränkter Gehfähigkeit. Gelingt es ihm nicht, zusätzlich 20 Kilogramm an Gewicht zu verlieren, wird seine Teilhabe in der Gesellschaft unter Umständen erheblich beeinträchtigt bleiben. Heute weiß man besser darüber Bescheid, warum es Menschen so schwerfällt abzunehmen. Trotz unzähliger Maßnahmen zur Gewichtsreduktion und steigender Zahlen an adipösen Menschen weltweit können die meisten Therapien eine erneute Gewichtszunahme nach erfolgter Abnahme nicht verhindern. Offenbar versucht der Körper durch metabolische, hormonelle und neurochemische Gegensteuerung das über längere Zeit erreichte Höchstgewicht wiederzuerlangen, den „Set-Point" zu schützen (*CardioVasc*, 2018, Vol. 18 [3], pp. 38–40). Also unterlässt man vielleicht besser die Knieoperation. Wer also die ärztliche Leistung lediglich als einen Produktionsprozess betrachtet und solche Erkenntnisse nicht berücksichtigt, reduziert die ärztlich-menschliche Betreuung auf die Aufsummierung von Vollzügen. Die enthalten keineswegs alles, was ein Arzt wirklich an Leistung erbringt. Der Arzt sollte daher in Zukunft eher mehr von den verloren gegangenen Kompetenzen zurückhalten und zugleich unabhängiger von der Anzahl erbrachter Leistungen werden.

Public Health und Pathologie

Freigesetzte finanzielle Mittel werden an den vernachlässigten Stellen im Gesundheitswesen dringend benötigt. Dazu gehört die gesundheitliche Prävention durch Ärzte in Einrichtungen des öffentlichen Gesundheitswesens („Public Health"). Sie stellt nach Definition der Weltgesundheitsorganisation die Wissenschaft und Praxis der Krankheitsverhütung, Lebensverlängerung und der Förderung psychischen und physischen Wohlbefindens durch bevölkerungsbezogene Maßnahmen dar. Während sich die übliche Medizin auf den einzelnen Menschen konzentriert, nimmt sich Public Health der Gesundheit der Gesamtbevölkerung an. Beides gehört jedoch zusammen und spiegelt sich im Verhalten des Einzelnen wider.

Zähneputzen mag lästig sein, Krebsvorsorge ist sicherlich keine Freude und es macht mehr Spaß, Geld auszugeben, als für das Alter anzusparen. Dennoch ist das alles vernünftig. Nicht alle Eltern bringen vernünftiges Gesundheitsverhalten ihren Kindern bei. Auch für die Bewältigung globaler Gesundheitsprobleme benötigt man Ärzte des öffentlichen Dienstes. Maßnahmen des öffentlichen Gesundheitswesens haben in den vergangenen 150 Jahren mehr zur Vermeidung von Krankheiten und vorzeitigem Tod beigetragen als alle Fortschritte der klinischen Medizin zusammen. Das Spektrum ist breit und reicht von der Trinkwasserversorgung über die Lebensmittelhygiene und Impfungen bis hin zu verkehrsrelevanten Prozessen wie Kindersicherungen und Gurtpflicht. Auch im Kampf gegen übertragbare und nicht übertragbare Krankheiten spielt die öffentliche Gesundheit eine große Rolle (*Deutsches Ärzteblatt*, 2018, Nr. 115 [8]: S. C 280–281). Diesem Anspruch trägt man bislang in Deutschland kaum Rechnung (www.leopoldina.org/uploads/tx_leopublication/2015_Public_Health_LF_EN.pdf). Bei der Gesundheitsministerkonferenz 2016 ging es um eine Steigerung der Attraktivität dieses Sektors für Ärzte (*Deutsches Ärzteblatt*, 2016, Nr. 113 [27– 28]: S. C 1069). Zu einer inhaltlichen Neuausrichtung konnte man sich aber leider wieder nicht durchringen. Deutsche Wissenschaftsakademien kritisieren schon lange die unterentwickelten Strukturen des öffentlichen Gesundheitswesens in Forschung, Lehre und Praxis. Die Eingangsuntersuchung vor der Einschulung gehört beispielsweise zu diesem Fachgebiet. Mittlerweile liegen genügend randomisierte und kontrollierte Studien vor, die belegen, dass ärztlich geleitete Interventionen im Schulalter erfolgreich sein können (*Deutsches Ärzteblatt*, 2017, Nr. 114 [17]: S. C 686–687). Dennoch fehlen allein in

Berlin 80 von 350 Stellen in diesem Bereich. 2017 fehlten noch 45, in fünf Jahren werden 50 weitere Ärzte aus dem öffentlichen Gesundheitswesen ausscheiden. Die Förderung der Gesundheit von Kindern nimmt ganz offenbar keinen wichtigen Stellenwert ein. Ihre Lobby lässt mehr als zu wünschen übrig. Dabei weiß eigentlich jeder: Was im Kindesalter an Gesundheitsschäden oder Erkrankungen erworben wird, schadet ein Leben lang.

Zu den vernachlässigten Stellen im Bereich der Medizin gehört auch die Pathologie. Das Gebiet ist unverzichtbar für die modernen Untersuchungen von Markern und Rezeptoren an der Oberfläche von bösartigen Geweben. Pathologen sind auch für die Autopsie zuständig. Obduktionen galten schon immer als wichtiges Instrument der Qualitätssicherung in der Medizin. Gleichwohl sind die Obduktionsraten seit Jahren rückläufig. Es fehlt an Zeit (es gibt zu wenig Pathologen), an Geld (eine Obduktion dauert einige Stunden und kostet um die 1.000 Euro) und gelegentlich auch am Willen der Angehörigen. Viele und besonders jüngere Ärzte unterliegen darüber hinaus dem falschen Eindruck, dass Patientenbefunde und Todesursachen mit den gängigen klinischen diagnostischen Verfahren ausreichend geklärt werden können. Dieser Einschätzung stehen zahlreiche Publikationen gegenüber, die belegen, dass es nach wie vor erhebliche Diskrepanzen zwischen Prä-mortem- und Post-mortem-Diagnosen gibt. Sie variieren zwischen 10 und 40 Prozent. Die Pathologen Wittekind und Gradistanac vom Uniklinikum Leipzig argumentieren, dass mit zunehmender Obduktionsrate der prozentuale Anteil der schwerwiegenden Irrtümer abnehmen würde (*Deutsches Ärzteblatt*, 2018; Nr. 115 [39]: S. 653–658).

4.1 Sinnvolle Medizin?

Visitenprotoll bei einem alten Mann
Der alte krebskranke Mann erhält nach überstandener Operation eine Chemotherapie nach der anderen. Er kommt nicht auf die Beine. Jetzt sind die Metastasen geschrumpft und nur noch in einem Lappen der Leber computertomografisch nachzuweisen. Man bietet dem Patienten an, diesen Teil zu entfernen. Ein Krankenhausaufenthalt folgt. Eine Heilung erscheint unmöglich, die voraussichtliche Lebenszeit beziffere ich auf wenige Monate. Protokoll meiner Visite am 6. Januar 2016.

Die Maßnahme bei dem alten Mann mag indiziert erscheinen. Es ist technisch möglich, den Herd zu resezieren, doch was ist das Ziel der Maßnahme? Es ist kaum zu erwarten, dass der Mann durch diese Operation tumorfrei wird. Er wird an den Folgen seiner Krankheit bald sterben, er ist bereits sichtlich geschwächt. Nun könnte man abwägen und die Lebenslänge gegen die Lebensqualität aufwiegen, räsonieren, was die Folgen der Operation sind, alles im Zusammenhang betrachten, die Ehefrau berücksichtigen, den Lebensentwurf und die Ziele in der nächsten Zeit. Ist die Teilhabe eines Menschen etwa nicht wichtig? Haben die Betroffenen nicht ein Recht darauf, dass man das alles mit in den Blick nimmt? Dass man Medizin an ihnen nicht als rein technische Intervention praktiziert, sondern auf der Basis des Gesprächs? Man sollte das „System Medizin", wie wir es in Deutschland praktizieren, nicht isoliert betrachten und in allen Bereichen das Rad selber neu erfinden wollen, sondern man kann auch Medizinsysteme anderer Länder, anderer Kulturen und geprägt von anderen Ansprüchen mit in den Blick nehmen. Noch vor hundert Jahren geschah das Sterben zu Hause. Doch der sogenannte medizinische Fortschritt versucht den Menschen den Tod auszutreiben. Man landet als Sterbender im Krankenhaus oder im Heim. Dort sterben die weitaus meisten Menschen unseres Landes. Damit sind Sterben und Tod unsichtbar geworden, trotz diverser Fernsehserien oder Streaming-Dienste, und an Institutionen abgegeben worden. Sterben und Tod gehören immer noch nicht zu unserer normal erlebten Lebenswelt (trotz eines hier und da ordentlich funktionierenden Hospiz- und Palliativnetzes). Infolge der Institutionalisierung konnte mangels sinnlich anschaulicher Erfahrung die Angst vor dem Sterben und dem Tod inflationär und teilweise irreal zunehmen, mit allen fatalen Folgen. Das unterscheidet uns Deutsche von den Bürgern vieler anderer Länder dieser Welt. Kluge Denker regen an, das gesamte Leben vom Tod her zu betrachten und den jeweiligen Augenblick als kostbar zu begreifen.

Insofern sollte man sich vielleicht doch noch einmal auf die Suche nach einem integrierenden Konzept begeben, durch das ärztliches Handeln eine bessere Umsetzung erfährt, als es gegenwärtig der Fall ist. Durch Etablierung etwa einer eigenen Chronisch-Kranken-Medizin, die sich dem gewohnten Akut-Kranken-Schema entgegenstellt, bei der es weniger um die Bekämpfung einer Krankheit geht, sondern vielmehr um die besondere Berücksichtigung und biografische Begleitung von beeinträchtigten Menschen. Dafür brauchen Ärzte weniger Disease-Management-Programme als vielmehr Zeit. Denn der

Mensch von heute, und vielleicht auch grundsätzlich, ist zersplittert, gespalten zwischen Vernunft und Gefühl, zwischen Einsicht und Sehnsucht. Die Medizin berührt die verschiedenen Fragmente des Menschseins in seinem Gespaltetsein. Vorausschauende und eingreifende Manipulationen analysieren heute das individuelle Geflecht und heilen es im besten Fall zum Wohle seines Trägers. Vor einem halben Jahrhundert hat man mit dem Aufkommen der psychosomatischen Medizin ja schon einmal den Versuch unternommen, Körper, Geist, Seele und Soziales zusammen zu betrachten. Doch so sehr sich das Fach ausgebreitet und an Bedeutung gewonnen hat, so sehr steht es heute neben anderen Organfächern, die um ihre Deutungshoheit kämpfen. Und die Patienten mit ihren oft gleichzeitig vorhandenen Problemen werden von immer mehr Spezialisten, jedoch immer weniger umfassend und integrativ behandelt (siehe Kapitel 3.1 zu den Herausforderungen der Medizin mit Bezug auf Sokrates). Diesen zwar begründbaren, aber doch unsinnigen Weg zu verlassen, würde durch die Berücksichtigung erkenntnis- und wissenschaftstheoretischer Grundlagen gelingen können. Ihnen muss sich die moderne Medizin meines Erachtens stellen.

Deutschland hat etwa so viele Betten in psychosomatischen Rehabilitations- und Kurkliniken wie der Rest der Welt, der unser Jammern über Geldknappheit nicht versteht, solange wir uns diesen – von Bismarck zur sozialen Befriedung geförderten – Zauberberg-Sumpfblüten-Zopf (Wortwahl Klaus Dörners) noch leisten (*Deutsches Ärzteblatt*, 2002, Nr. 99 [38]: S. B 2104–2108). Dieser garantiere mehr Schaden als Nutzen. Anstatt die Rehabilitation, wie andere medizinische Leistungen auch, konsequent in ambulante Versorgungsstrukturen zu überführen, also dorthin, wo die Menschen leben, institutionalisiert man lieber und nutzt die vorhandenen Gebäudestrukturen. Wo die unsichtbare Hand des Marktes regiert, darf niemand dagegen steuern, maßt sich daher auch niemand die Autorität der Verantwortung an, egal wie schlecht das Ergebnis für die Gesundheit auch sein mag. Ähnliches betrifft die Heimunterbringung für ältere, kranke und einsame Menschen, für die es ja bereits viele erprobte ambulante Alternativen gibt. Fast der gesamte Etat der Sozialhilfeleistungen fließt in den stationären Bereich. Die kostentreibende Übermacht des Marktes selbst über den Gesetzgeber macht das die einschlägigen Gesetze dominierende Prinzip „ambulant vor stationär" zur Lachnummer.

> Nur wenn es uns gelingt, „seelisch eins zu sein mit uns selbst, Schritt für Schritt auf unserem Lebensweg sich der Unterstützung und Liebe durch andere zu vergewissern, werden wir, die Waisenkinder der ‚Köchin' Natur, für uns selber noch etwas anderes sein als Rechnungseinheiten in dem zynisch wirkenden Energiehaushalt ihrer Ökonomie." So drückt es der Theologe und Psychotherapeut Eugen Drewermann in seinem Buch *An den Grenzen der Medizin. Märchen von Heilung und Hoffnung* aus (Patmos, 2008).

Es steht ja ohnehin außer Frage, dass für das Krank- und Wieder-Gesund-Werden, für das Krank-Sein, für die Prognose und für den Erfolg einer Therapie auch die Person des Kranken, ihr Verhalten und Befinden, ihre Vorstellungen und Präferenzen von und in der Lebenswelt, ihre Ernährung, Arbeit und Freizeit mitbestimmend sind. Auch ihre Beziehungen zu anderen Menschen, Ärzten und Therapeuten im Kontext des Gesundheitssystems und der finanziellen Bedingungen. Wo wäre sonst der Unterschied zur Tiermedizin, wenn nichts vom Menschen noch eine Rolle spielte?

Fazit: Fazit: Ärztliche Entscheidungen sind nach meiner Ansicht nur dann ethisch unproblematisch, sofern eine individuell abgestimmte Wiederherstellung des funktionstüchtigen Lebens garantiert werden kann oder – wie im Falle unseres Patienten – ein würdiger Abschied aus dem Leben. Daran mangelt es in der modernen Medizin. Beinahe immer wird das Risiko bleibender Schäden in Kauf genommen und mit ihnen das Risiko der Zerstörung von Lebensperspektiven, Hoffnungen und menschlichen Bindungen. Die Frage, was solche Verluste bedeuten, ist kein technisches Problem. Es ist ein Problem der individuellen Wirklichkeit des Kranken, der einzigen, die Menschen haben.

4.2 Lebenssituation berücksichtigt?

Anne Grieshammer – Lebenssituation und Patientenwunsch nicht berücksichtigt. Medizin ist keine Reparaturwerkstatt
Vor Kurzem besuchte ich im Rahmen meines ambulanten Palliativdienstes eine alte Dame, Frau Anne Grieshammer, im Pflegeheim. Sie bekommt nur alle drei Tage Besuch von ihrem gehbehinderten Mann. Die beiden sind 50 Jahre verheiratet und haben nur wenige Bekannte. Beide hängen sehr aneinander. Zu der Situation im Pflegeheim kam es, als die alte Dame krank wurde. Bei ihrer Untersuchung fand man ein fortgeschrittenes Tumorleiden, woraufhin eine Therapie begonnen wurde. Da sie sehr schwach war, behandelte man sie im Krankenhaus. Von den letzten zwölf Monaten war sie vier Monate von ihrem Mann getrennt und er von ihr. Sie durchlitt die Eingriffe und war schließlich zu schwach, um dauerhaft bei ihrem Mann zu Hause sein zu können. Sie landete also im Pflegeheim. Ich ging die Krankenunterlagen durch. Offiziell hatte mit der Therapie alles seine Richtigkeit. Man behandelte leitliniengerecht und verlängerte dadurch das Leben der alten Dame vermutlich um ein paar Monate. Jetzt aber lag sie da und war von ihrem Mann und ihrem Zuhause getrennt. Was hätte die Patientin lieber gewollt? Waren ihr (und ihrem Ehemann) die gewonnenen Monate die Krankenhausaufenthalte wert? Ich fragte mich, ob sich die Trennung von ihrem Mann dafür gelohnt hatte. Einsamkeit ist schmerzhaft. Einsamkeit ist eine Diagnose.

2016 hatte der Deutsche Ethikrat die Forderung aufgestellt, das Patientenwohl als normatives Leitprinzip für das Krankenhaus zu verankern. „*Value Based Healthcare*" nannte das Sir John Muir Gray, der frühere „Chief Knowledge Officer" des britischen Gesundheitssystems. Der Ethikrat hatte sich zu seiner Stellungnahme nicht ohne Grund veranlasst gesehen. Es mehren sich die Krankenhausreporte, nach denen immer mehr alte Menschen in deutschen Kliniken nicht optimal versorgt werden.

„Salus aegroti suprema lex" (Das Wohl des Patienten ist das oberste Gesetz), sollte es eigentlich heißen.

Autoren einer Studie der Barmer Ersatzkasse kamen 2017 zu dem Ergebnis, dass die Zahl multimorbider Klinikpatienten über 70 Jahre zwischen 2006 und 2015 um 80 Prozent auf zwei Millionen angestiegen sei /www.barmer.de/pres se/infothek/studien.../krankenhausreport-2017-124128). Gerade in diesem Bereich gebe es Fehlanreize, die eine gute Behandlung gefährdeten, heißt es in der Studie. So könnten Häuser höhere Pauschalen abrechnen, wenn sie ältere Patienten einer komplexen geriatrischen frührehabilitativen Komplexbehandlung unterziehen und sie dafür mindestens zwei Wochen einbehalten. Die Zahl dieser Behandlungen sei in den vergangenen Jahren um das Dreifache gestiegen, was sich durch den demografischen Wandel nicht erklären lasse, so einer der Studienautoren Boris Augurzky vom RWI-Leibniz-Institut für Wirtschaftsforschung. Es habe wohl ökonomische Gründe. Eine teure Behandlung sei nicht unbedingt besser, heißt es, denn nach einer klassischen Rehabilitation landeten weniger Patienten nach einem Oberschenkelhalsbruch in einer Pflegeeinrichtung als nach einem Aufenthalt in der Geriatrie. Auch hier gibt es regional enorme Unterschiede. Während der Anteil geriatrischer Patienten in Bayern bei 4,3 Prozent liegt, sind es in Hamburg und Berlin jeweils über 20 Prozent.

Drei Kriterien stellt der Ethikrat als maßgebliches ethisches Leitprinzip in den Mittelpunkt seiner Stellungnahme. An ihr sollte sich jede Krankenhausbehandlung orientieren:
1. die Selbstbestimmung ermöglichende Sorge für den Patienten
2. die gute Behandlungsqualität, die objektive (Möglichkeiten und Maßgaben der medizinischen Wissenschaften) wie subjektive (individuelle Patientenzufriedenheit) Elemente umfasst, sowie
3. die Zugangs- und Verteilungsgerechtigkeit mit Bezug auf das Gebot einer statusindifferenten Gleichbehandlung zusammen mit dem fairen und individuell angemessenen Einsatz von Ressourcen.

Mit Blick auf diese drei Kriterien ergeben sich unterschiedliche Konfliktfelder. Sie beziehen sich auf die schwindenden, bereits angesprochenen Möglichkeiten einer angemessenen Kommunikation in der Beziehung zwischen Arzt und Patient, Pflegende und Patient, Therapeut und Patient wie auch zwischen Arzt und Pflegekraft sowie auf die zunehmende Schwierigkeit für die im Krankenhaus Tätigen, ihre Pflichten umzusetzen. Der Deutsche Ethikrat hat dazu Emp-

fehlungen vorgelegt (www.ethikrat.org/dateien/pdf/stellungsnahme-patienten
wohl-als-ethischer-massstab-fuer-das-krankenhaus.pdf). Sie betreffen Verbesserungen der Kommunikation und Wahrnehmung kultureller Differenzen, die
Verbesserung des Personalschlüssels in bestimmten Bereichen sowie verbesserte Abrechnungsmodalitäten bei alten, dementen und multimorbiden Patienten.
Fehlanreizen soll man entgegenwirken und um unnötige Eingriffe zu vermeiden, neue Vergütungsmodelle entwickeln, in denen die begründete Unterlassung etwaiger Maßnahmen ihren Niederschlag findet. Der Ethikrat fordert bei
einem Krankenhausaufenthalt die Bündelung paralleler Diagnosen und deren
Behandlung mit dem Ziel, mehrere Aufenthalte in verschiedenen Abteilungen
nacheinander zu vermeiden. Das geschehe zu häufig deswegen, weil nur eine
Diagnose DRG-gerecht (DRG: Diagnosis Related Groups, also diagnosebezoge-
ne Fallgruppen) behandelt werden kann. Im Grunde sind Stellungnahme und
Empfehlungen eine schallende Ohrfeige für diejenigen, die bestehende Strukturen zu verantworten haben.

4.3 Fehlende Absprachen und Kontrollen

*Beate Lohmüller – Falschaussagen, Kunstfehler und ein würdeloses Ende. Für
Besonnenheit und Menschlichkeit*
*Beate Lohmüller litt an einem Krebsleiden, das sich bei der dementen Patientin
schon im gesamten Körper verteilt hatte. Zugleich waren ihre Beine kaum noch
richtig durchblutet. An einem Wochenende eskalierte die Situation. Die Schmerzen wurden plötzlich sehr stark. Frau Lohmüller landete auf einer gefäßchirurgi-
schen Abteilung. Ziel dort ist vor allem die operative Versorgung. Erst versuchte
man ein Gefäß wiederzueröffnen, schließlich rang man sich zur Amputation des
rechten Beines durch. Ihre Töchter waren skeptisch, doch man erzählte ihnen, die
Schmerzen seien anders nicht in den Griff zu bekommen. Eine Falschaussage, ein
Kunstfehler! Man schloss die Wunde und verlegte Frau Lohmüller auf die Intensivstation. Verwirrt machte sie dort die Nacht zum Tag und versuchte mit letzten
Kräften, das Bett zu verlassen. So band man sie fest. Drei Tage später landete sie
auf der Palliativstation. Die Leiste war eine einzige große Wunde, der Operations-
stumpf dunkelblau verfärbt. Es war nur eine Frage der Zeit, bis Gewebe absterben
würde. An den Handgelenken zeigten sich zwei handtellergroße offene Wunden,*

wo man sie am Bettgitter fixiert hatte. Drei Tage später war die Patientin, die ihr Bewusstsein nicht wiedererlangt hatte, verstorben.

Das Beispiel von Frau Lohmüller zeigt auf, dass der Deutsche Ethikrat 2016 die Forderung nicht ohne Grund aufgestellt hatte, das Wohl des Patienten als normatives Leitprinzip zu verankern. Hatten die Ärzte in der Gefäßchirurgie nicht wahrgenommen, dass es sich um eine sterbende Patientin handelte? Der Ethikrat hatte sich zu der Stellungnahme veranlasst gesehen, weil nach seiner Auffassung zu häufig an den falschen Stellschrauben hantiert wird, anstatt vom Grundsatz her das System zu reformieren. Ohne die Berücksichtigung der Lebensumstände können die Fortschritte der somatischen Medizin vielfach nicht mehr rational zur Anwendung gebracht werden. So altern Patienten in Bezug auf ihre geistige Leistungsfähigkeit nach einem Krankenhausaufenthalt um bis zu 14 Jahre, fand Robert Wilson von der Rush University in Chicago, Illinois, heraus (*Current Alzheimer Research*, 2012, Vol. 9 [6], pp. 646–663). Verwirrtheitszustände nach Operationen betreffen jeden fünften Älteren. Sie häufig sind nachts aktiv, schlurfen orientierungslos über die Flure und stürzen über ihre eigenen Füße. Nach Hüftoperationen hat fast jeder Zweite eine solche Bewusstseinsstörung und nach herzchirurgischen Eingriffen sind es sogar vier von fünf Patienten (*Journal of the American Medical Association*, 2010, Vol. 304 [4], pp. 443–451; *Current Gerontology and Geriatrics Research*, 2013: Article ID 962321). Eine zuvor nicht diagnostizierte Demenz wird offenkundig, weil sich die geschwächten Patienten in einer für sie fremden Umgebung wiederfinden. Etliche von ihnen kommen dann nach geglückter Operation ins Pflegeheim. Patienten wie Frau Lohmüller sterben nach unwürdiger Odyssee. Bislang unternimmt man dagegen zu wenig (*ZEIT*, 2016, Nr. 10).

Verwirrung trifft häufig Menschen über 80 und mit niedrigem Bildungsstand (*Deutsches Ärzteblatt*, 2017, Nr. 114 [7]: S. 110–117). In den USA gibt es für solche Fälle das *HELP-Programm*. Es steht für „Hospital Elder Life Programme" und ist ein Konzept zur Delir-Vorbeugung. Eine Risikostratifizierung wird vorgenommen. Freiwillige Mitarbeiter begleiten die Patienten durch den Klinikalltag, motivieren sie zu Tätigkeiten und sind ihnen eine Stütze. Zugleich versucht man Medikamente zu vermeiden und achtet auf schonende Narkoseverfahren. Solche Programme sind hier und da auch in Deutschland erfolgreich

(*Deutsches Ärzteblatt,* 2015, Nr. 112: S. 289–296). Komplikationen während eines Aufenthaltes im Krankenhaus berühren den Bereich der Rehabilitation. Sie muss häufig auffangen, was die Hochleistungsmedizin übrig gelassen hat, und dann, zeitverzögert, auch die psychosozialen Belange in den Blick nehmen.

„Aufruf zum Leben"

Vor ein paar Jahren formulierten 21 leitende Ärzte psychosomatischer Kliniken in Deutschland einen „Aufruf zum Leben" (Zentrum für Persönlichkeitsförderung Hannover).

> Darin heißt es: „Wir sind erschüttert über die psychosoziale Lage in allen Industrienationen, denn seelische Erkrankungen und psychosoziale Problemlagen sind dermaßen häufig, dass sie trotz einer Zunahme von medizinischen und therapeutischen Versorgungsangeboten bei weitem nicht angemessen behandelt und aufgelöst werden können" (https://www.aufruf-zum-leben.de/).

Was das bedeutet, ist klar: Eine wirkliche Heilung des Menschen (zumindest vieler seiner krankhaften Bedingungen) kann nur durch eine Heilung seiner Umgebung gelingen. Das erklärt, warum Menschen anderer geografischer Herkunft oder kultureller Bindung länger leben als Menschen aus Industrienationen, obwohl die medizinischen Angebote und für sie zur Verfügung gestellten finanziellen Mittel sehr unterschiedlich sind. Wer täglich an den Bürostuhl gefesselt ist, bekommt irgendwann Rückenschmerzen, die hohe Arbeitsverdichtung fördert Burn-out und das Leistungsparadigma begünstigt Depressionen. Wir verlieren heute durch Übergewicht, Diabetes, Herz-, Lungen- und Krebsleiden mehr Menschenleben als durch Hunger, Gewalt und Krieg. Die kulturelle Entwicklung hat das behäbige Tempo der biologischen Evolution überholt. Zugleich stecken wir in uralten, überkommenen Körpermodellen fest. Die sind geeignet, täglich viele Kilometer durch die Savanne zu laufen und ein Übermaß an Energie in Form von Bauchfett zu speichern. Weniger geeignet sind sie für eine Welt, die mit industriell verarbeiteter Nahrung und leicht zu verstoffwechselnder Energie überversorgt ist. Es muss sich also in vielen Bereichen etwas verändern.

5. ETHIK UND ÖKONOMIE – EIN WIDERSPRUCH?

Nachdem auf den vorangegangenen Seiten ethische Konflikte angesprochen worden sind, sollen an dieser Stelle in gebotener Kürze einige Grundlagen dargestellt werden. Ethik fragt in einer systematischen Weise nach dem theoretischen Fundament der Moral. Es geht darum, Bewertungsmaßstäbe herauszuarbeiten, die einer moralischen Auffassung zugrunde liegen. Ohne Offenheit für andere Wertmaßstäbe ist das freilich kaum denkbar. Zugleich werden im Rahmen des ethischen Diskurses beim kritischen Hinterfragen aller Aussagen die jeweiligen Hintergrundannahmen von verschiedenen Seiten beleuchtet. Der Philosoph Immanuel Kant meinte einmal, man bräuchte die Ethik als Disziplin gar nicht, würden sich alle Menschen im moralischen Sinne tugendhaft verhalten. Aber wo ist das schon der Fall? Kant hat zugleich drei wichtige Fragen gestellt, die sich an jeden von uns zu jeder Zeit richten könnten: Was kann ich wissen? Was soll ich tun? Was darf ich hoffen?

Die Ethik als philosophische Disziplin betrachtet und bewertet im weitesten Sinn den Menschen als Wesen, das bestimmten Werten und damit der Moral folgt – oder eben auch nicht. Die angewandte Ethik bezieht sich zwar vor allem auf die Frage, was zu tun ist, doch ihre Anwendung berücksichtigt zugleich das Wissen und die Hoffnung. Sie nimmt in unserem Kontext hauptsächlich die Frage in den Blick, was für ein Bild vom Menschen wir haben. Weil Medizin weniger eine angewandte Naturwissenschaft ist als vielmehr eine praktische Wissenschaft im Dienste des Menschen, besteht eine Aufgabe der ethischen Reflexion darin, das Gute im Leben zu würdigen und das Selbstverständnis von Menschen und Gesellschaft zu berücksichtigen. Aus naturwissenschaftlicher Sicht kann die Medizin die Frage nach dem Wie vielleicht beantworten, der Frage nach dem Warum jedoch muss sie sich entziehen. Dafür ist die Medizin als praktische Naturwissenschaft nicht zuständig. Sie ist Sache des Patienten und seiner Lebenswirklichkeit. Handeln in der Medizin setzt Reflexionen über die Grenzen dessen voraus, was Studenten gelernt haben. Sie haben vielleicht gelernt, dass diese oder jene Behandlung eines Krebsleidens in dieser oder jener Situation durch Studien als sinnvoll erachtet worden ist, doch die Antwort auf die Frage, ob diese Behandlung für diesen Menschen zu dieser Zeit sinnvoll und das Beste ist, haben sie nicht gelernt. Das lässt sich nämlich nicht aus der Pharmakologie oder der Molekularbiologie heraus beantworten. Geht es um einen Menschen, ist ein moralisches Urteil gefordert. Diese Frage sollte dessen lebensgeschichtlich gewachsenen Bezüge, seinen sozialen Kontext und sein individuelles Selbstverständnis berücksichtigen, auch und gerade bezüglich des Krankwerdens, des Alterns und des eigenen Sterbens. Dazu braucht es allerdings auch Phasen der Reflexion: Zeiten, die nicht im Operationssaal, der Stationsarbeit und der überbordenden Administration sowie Dokumentation der erbrachten Leistungen gewidmet werden, sondern der Besinnung. Zur Beantwortung der Frage der Indikation, die uns das Buch hindurch begleitet, bedarf es zugleich einer grundlegenden Reflexion auf den Sinnhorizont ärztlichen Tuns und damit auch auf das Selbstverständnis der Medizin.

> Die *Encyclopaedia Britannica* definierte 1771 „Indikation, in der Medizin, was immer hilft, dem Arzt zu zeigen, wie er handeln soll" (*Encyclopaedia Britannica*. Edinburgh, Bell and Macfarquhar, 1771).

Es handelt sich mit der Indikation demnach um die Verbindung zwischen einem definierten Krankheitszustand und einer medizinischen Intervention. Indikationen besitzen einen systematisch erarbeiteten Kern, folgen stabilen Regeln und beziehen sich zumeist auf sie und typische klinische Situationen. Das Handlungsziel hängt nicht nur von der Natur der Krankheit und den Möglichkeiten der Medizin, sondern sehr von der Persönlichkeit des Patienten ab, der, je nach Aufklärung und Wissen, kulturellem Hintergrund, religiöser Bindung und ganz individuellen Gründen, andere Handlungsziele haben mag als der Arzt mit seinem Sachverstand und seinem Hintergrund.

> „Die Anzeige ist also das durch den Verstand aufgefundene Vermittlungsmitglied zwischen der Krankheit und dem ihrer Heilung entsprechenden Verfahren des Arztes. Die Symptome der Krankheit sind das Anzeigende, die Heilmittel das Angezeigte, die Anzeige selbst steht zwischen den beiden in der Mitte ..." und richtet sich auf ein akzeptiertes Handlungsziel (*Encyclopaedia Britannica*. Edinburgh, Bell and Macfarquhar, 1771).

Selbst wenn alle medizinischen Daten vorliegen mögen, kann große Ratlosigkeit bestehen. Sie hat damit zu tun, dass genuin ethische Fragen nicht allein durch zweckrationales Denken beantwortet werden können, sondern dass in jedem Einzelfall individuelle Lösungen gefunden werden müssen, die diesem Menschen zu diesem Zeitpunkt gerecht werden. Das sind wir Ärzte der Einzigartigkeit und Unverwechselbarkeit jedes einzelnen Patienten schuldig. Damit ist automatisch gesagt, dass eine solche individualisierte Haltung derjenigen widerspricht, die aus kommerziellen Gründen schematische und einfach standardisierte Abläufe fordert, um zum Beispiel Kosten zu senken. Prozesstechnisch notwendige Zweckrationalisierung gehört aus genau diesem Grund nicht in die Heilkunde.

Weil sich die Ethik auf grundlegende Gewissheiten der Menschen beziehen kann, haben sich verschiedene Formen der Ethiken herausgebildet, etwa eine philosophische, eine theologische und eine medizinische. Es gibt jedoch auch die Pflichtethik Kants, die utilitaristische Ethik, die Diskursethik und die Tugendethik. Die medizinische Ethik nimmt in diesen Grundethiken eine andere Reflexionsebene ein. Sie ist eine angewandte Ethik und beinhaltet Elemente des Utilitarismus, in ihrer Ausübung in Deutschland auch spezifische kulturelle Gepflogenheiten sowie ein grundlegendes Verständnis der christlichen Lehre, etwa wenn es um das Verständnis von verantworteter Freiheit als Lebensform geht. In diesem Zusammenhang ist die Freiheit nicht einfach da oder wird vom Menschen exklusiv selbst hervorgebracht, sondern sie kann auch als wertvolles und uns anvertrautes Gut betrachtet werden. Während die individuelle Freiheit zur Selbstbestimmung nicht selten als Chance zur Selbstermächtigung ausgelegt wird, betont eine theologisch ausgerichtete Ethik den bedingten Charakter menschlicher Freiheit sowie den unlöslichen Zusammenhang zwischen Freiheit und Gerechtigkeit. Damit sind wir bei der Prinzipienethik in der Medizin angelangt, auf die im Folgenden weiter eingegangen werden soll.

Vier Prinzipien als Grundpfeiler

Die amerikanischen Begründer der modernen Medizinethik, Thomas L. Beauchamp und James F. Childress, haben in ihrem Lehrbuch *Principles of Biomedical Ethics* (Oxford University Press, 2009) vier Prinzipien als tragende ethische Säulen benannt:

1. der Respekt der Autonomie, also des individuellen Rechts auf Freiheit und Selbstbestimmung
2. das Prinzip des Wohltuns, des Helfens und des Guten (beneficence)
3. das Prinzip des Nicht-Schadens (non-maleficence) sowie
4. das Prinzip der Gerechtigkeit.

Der methodische Grundgedanke der Prinzipienethik besteht darin, dass man auch in einer durch Wertepluralismus gekennzeichneten Welt Prinzipien benennen kann, auf die man sich von den unterschiedlichen Wertbegründungstheorien her einigen kann. Es sind daher „*Prinzipen mittlerer Reichweite*" (Giovanni Maio, *Mittelpunkt Mensch – Ethik in der Medizin. Ein Lehrbuch*. Schattauer, 2017). Die vier Grundpfeiler der Ethik sind nicht neu. Sie sind vielmehr „*Erben einer langen Tradition*", doch Beauchamp und Childress führen das Prinzip der Autonomie (oder Selbstbestimmung im engeren Sinne) als neues Prinzip explizit auf und messen ihm eine besondere Bedeutung bei. Diese auch in der UN-Menschenrechtsdeklaration aufgeführte Grundhaltung entspringt dem westlichen modernen Denken und wird in anderen Kulturkreisen durchaus anders gesehen und der übergeordneten Gruppenidentifikation untergeordnet. Somit ist gerade dieser Punkt der Autonomie gar nicht unumstritten. Er ist es ja auch in der westlichen europäischen Tradition nie gewesen. Bezogen auf die Medizin konkurrieren Gelder aus dem Fond der Solidargemeinschaft mit den für jeden einzelnen Patienten zur Verfügung stehenden Mitteln. Beide Summen sind endlich und müssen irgendwie verteilt werden.

> Der amerikanische Richter Oliver Wendell Holmes sagte vor hundert Jahren: "The right to swing my fist ends where the other man's nose begins." (Das Recht, meine Faust zu schwingen, endet dort, wo die Nase des anderen anfängt.)

In Zeiten, in denen in der Medizin Leistungsverdichtung, Personalmangel und fehlende Zeit für den Patienten immer wieder als nicht wünschenswert angesehen werden, hilft Ärzten neben der revidierten Fassung des Genfer Gelöbnisses auch die Rückbesinnung auf folgende medizin-ethische Grundwerte:
1. die patientenbezogene Verantwortung
2. ein möglichst tiefes Vertrauensverhältnis und
3. das Bestreben nach größtmöglicher Sicherheit in der Behandlung.

Es ist daher von Wichtigkeit, sich die Grenzen der Medizin vor Augen zu führen, die gerade im Licht der vielen Möglichkeiten recht schnell aus dem Blickfeld verschwinden. Es darf nicht sein, dass das Prinzip *„im Zweifel nicht schaden"* immer häufiger umgekehrt wird in den Impuls *„lieber behandeln, auch wenn der Nutzen marginal oder eher unwahrscheinlich ist"*. Nur wenn Grenzen und Defizite klar benannt werden, kann man für die Zukunft Grenzen verschieben, Strategien weiterentwickeln und Verbesserungen erhoffen.

Ethische Fragen haben damit zu tun, was ich anderen schulde, damit wir bei unserer Unterschiedlichkeit zufrieden und friedlich miteinander leben können. Eine andere Frage richtet den Blick auf einen selbst. Was schulde ich mir selber, damit mein eigenes Leben gelingt? Auch diese beiden Fragen berühren die Medizin. Was kann, darf und soll ich mir selbst abverlangen, um gesund zu sein oder zu werden, und was kann und darf ich von anderen erwarten? Mit anderen Worten und abstrahiert: Was darf die Gesellschaft von mir erwarten und was ich von ihr?

Ärztliche Kunst wird sich nicht entwickeln können, wenn moralisch-ethisches Grundverständnis beim Arzt nicht vorhanden ist. Es braucht Menschenliebe für diesen Beruf. In dem, wie der Arzt seine Heilkunst ausübt, muss dieses Gerüst vorhanden sein. Hier sind alle Bereiche gefordert, die Einfluss auf sein Handeln nehmen. Sie müssen seine Freiheit und damit seine Verantwortung schützen. Deswegen sollten sich Dritte aus bestimmten Bereichen seiner Tätigkeit heraushalten. Es liegen also gute Gründe vor, für einen Schutz der Freiheit des Arztberufes zu plädieren.

Krankheit und Moral

Unabhängig davon, dass Gesund-Sein und Krank-Sein ganz verschieden interpretiert und beurteilt werden (siehe oben) und dass der Seins-Zustand mit dem Gefühls-Zustand kontrastieren kann (manche fühlen sich gesund, sind jedoch krank; andere fühlen sich krank, sind es aber nicht), bleibt über die Menschheitsgeschichte hindurch unbestreitbar, dass wirklich kranken Menschen geholfen werden muss und sie Hilfe in Anspruch nehmen dürfen. Man darf getrost davon ausgehen, dass niemand krank sein möchte. Krankheit ist somit letztlich unbeabsichtigt und unverschuldet. Zwar trägt jeder Mensch auch Verantwortung für sein Tun und Handeln, doch spielen bei der Entwicklung der

Fettsucht zum Beispiel neben erblichen Einflüssen auch Bakterien in unserem
Darm eine Rolle und frühkindliche Bedingungen (Traumata, falsche Vorbilder
etc.). Auch gibt es unterschiedliche Temperamente, mit denen man geboren
wird. Schnell neigen wir Ärzte dazu, Menschen mit Zivilisationskrankheiten zu
stigmatisieren. Diese fühlen sich dadurch in die Ecke gestellt und werden folglich für Veränderungen nicht motiviert.

> „Es gibt wohl keine schlimmere Kränkung der Krankheit, als den Leidenden
> noch schuldig zu sprechen für seine Qualen", so Eugen Drewermann (*An den
> Grenzen der Medizin*. Patmos, 2008).

Natürlich gibt es risikobehaftete Lebensstile, die Krankheiten oder Verletzungen heraufbeschwören. Gleichwohl wird jeder Kranke aus seiner normalen Lebenswelt unfreiwillig herausgeworfen. Deswegen soll auch jeder Anspruch auf
eine Behandlung haben dürfen, egal wer er ist, woher er kommt und wie er gelebt hat. Zugleich darf man im Prinzip ein bestimmtes Maß an Eigenverantwortung von gesunden und kranken Menschen erwarten. Das ist auch eine moralische Frage. Die Moral betrifft das rechte Maß, die Frage nach dem „Rechten". Man kann so weit gehen und sagen, dass die Moral (das „Rechte") in man-
cherlei Hinsicht sogar der Ethik (dem „Guten") vorausgeht (J. Habermas, *Er-
läuterungen zur Diskursethik*. Suhrkamp, 1991).

> „Niemals wird der von den Göttern verlassen werden, der den Willen hat, ge-
> recht zu sein und die Tugend zu üben. Umgekehrt werden die Ungerechten, die
> Tugendlosen, auch wenn sie anfangs unentdeckt bleiben, am Ende ertappt, ver-
> lacht und vom Unglück betroffen werden. Gott wohlgefällig ist nur derjenige,
> der das richtige Maß in sich hat, wogegen der Maßlose sich mit Gott nicht ver-
> trägt", mahnte vor mehr als 2000 Jahren der griechische Philosoph Plato.

In jedem Lebensbereich hängt das Maß der Eigenverantwortung vom Können
und vom Wollen ab. Beides unterliegt bewussten und unbewussten Entscheidungen, Handlungen und Präferenzen. Und die wiederum reflektieren ererbte
Muster, genossene Erziehung sowie Prägung durch die Umwelt. Kurzum, es ist
normalerweise nicht die Aufgabe von Ärzten oder Krankenversicherern, sich

im Einzelnen dieser Hintergründe zu vergewissern und unter Umständen sogar zu strafen, etwa indem man bei riskantem Lebensstil Leistungen kürzt. Bei manchen Bereichen der wunscherfüllenden Medizin oder dem Doping (siehe Kapitel 9.2) stößt man allerdings in Grenzbereiche vor, sodass manche Aussagen unter bestimmten Bedingungen relativiert werden müssen. Kranken sollten in jedem Fall belastende diagnostische und therapeutische Maßnahmen möglichst erspart bleiben. In jedem einzelnen Fall muss man sie im Verhältnis zu ihrem Nutzen rechtfertigen können.

Die von Beauchamp und Childress vorgestellten medizin-ethischen Prinzipien verdeutlichen zwar die prinzipiellen Grundzüge, an denen sich ärztliches Tun ausrichten sollte, doch was im Einzelfall dahinter steckt, welche Bedeutung das Gute beim konkreten Patienten hat und was es überhaupt darstellt, beantwortet die reine Prinzipienethik nicht. Sie liefert lediglich das Grundgerüst für die Vorgehensweise im Einzelfall. Um jedem in seiner Einzigartigkeit und Unverwechselbarkeit gerecht zu werden, bedarf es vielmehr einer hermeneutischen Herangehensweise.

> Das Wohl des Patienten zu berücksichtigen und ihm zu nutzen, ihm Gutes zu tun und für ihn zu sorgen, soll gegenüber dem Schaden, den die Maßnahme verursacht, kritisch und sorgfältig abgewogen werden.

Nutzen und Fürsorge

Was dem Einzelnen Nutzen oder Fürsorge bedeutet, ist bei seinem Nachbarn unter Umständen ganz anders. Deswegen ist es grundsätzlich so schwierig in der Medizin, den Nutzen einer Maßnahme überhaupt zu bestimmen. Bemüht man sich darum, endet man nicht selten bei rein praktischen messbaren Parametern. Man weiß dann, dass der Tumor auf eine bestimmte Behandlung anspricht, da er kleiner geworden ist. Durch Untersuchungen an hunderten ähnlicher Patienten weiß man vielleicht auch, dass der Durchschnittspatient dann ein paar Wochen länger lebt. Doch was diese neue Behandlung wiederum für den einzelnen Menschen bedeutet und ob sie ihm in seiner jetzigen Situation nutzt, dass er länger lebt, das weiß man nicht, wenn man den Blick auf den Tumor und seine Größe nicht auch verlässt. Es wird nur gelingen, den Nutzen einer onkologischen Behandlung zu identifizieren, wenn man den ganzen Menschen in den Fokus nimmt und dessen Besonderheiten auf die Erkenntnisse aus Studien überträgt. Das haben wir Ärzte aber gar nicht gelernt. Es erfordert Erfahrung, Einfühlungsvermögen, verschiedene Ansätze und Zeit.

Die Frage, die hinter diesen Überlegungen steckt, ist, wer den Nutzen der Behandlung eigentlich festlegen kann und wer ihn damit festlegen sollte. Nach den vorangegangenen Ausführungen sollte die Beantwortung dieser Frage eigentlich klar sein: der Patient. Doch letztlich zerbricht die Medizin an dieser Frage. Zum einen an der Möglichkeit, dass der Patient unter Umständen eine Behandlung gar nicht möchte, die ihm der Arzt vorschlägt. Zum anderen ist mit der Entwicklung der Naturwissenschaften die Medizin ohnehin zu einer ihrer Abteilungen geworden, in denen der Mensch mit seinem Geist, seinem Willen und seiner Lebenswirklichkeit kaum noch vorkommt. Ihre Domäne bilden somit Krankheitsformen, die als rein körperliches Geschehen – und insofern objektiv – mit den Mitteln der Physik, Chemie und Biologie nachzuweisen und zu behandeln sind. Dem gegenüber stehen das subjektive Erleben, also die Erlebnisweise und die Deutung, die man durch die Krankheit wahrnimmt, und mithin auch die sozialen Ursachen, die ein Krankheitsgeschehen bedingen.

Durch die Betonung, Krankheitsprozesse seien exklusiv objektiv und für technisch-manipulative Eingriffe prädestiniert, wird eine mögliche Schattenseite des Arztes sichtbar. Sie lässt ihn als „unbeteiligter Gelehrter" tätig sein, der allem Mitgefühl enthoben zu sein scheint. Er steht mit „gezücktem Katheter im weißen Kittel oder gespitztem Skalpell im grünen Operationsgewand" (so beschrieben von Eugen Drewermann). In manchen Abbildungen und Schilderungen der Weltliteratur sind solche Karikaturen erkennbar. Tatsächlich sitzt schon heute manchmal der Operateur ein paar Meter entfernt von seinem Patienten und bedient einen Da-Vinci-Roboter, der ferngesteuert höchst selbst im Leib des Patienten seine Verrichtungen vornimmt und neuerdings sogar Entscheidungen trifft. Ob der Patient dabei von derartig kostspieligen Neuerungen profitiert, ist durch Studien nicht bewiesen, wohl aber, dass sie dem Operateur Arbeit abnehmen. Fürsorge oder Nutzen in der Medizin bedeutet also mindestens zweierlei im Blick zu haben – Lebenslänge und individuelle Lebensqualität. Wer, wenn nicht der Patient, kann entscheiden, wie wichtig beides in Relation zueinander ist?

> „Man kann nicht leugnen, dass dieser Zerrspiegel ärztlicher Tätigkeit immerhin einen Teil der wirklichen Erfahrung von Menschen mit dem Stand der ,Medizi-ner' wiedergibt; dann aber wird deutlich, wie sehr wir heute einer Geschichte bedürfen, die ... eine andere, gegenläufige Seite des Arztseins zeigt" (E. Drewer-mann, *An den Grenzen der Medizin*).

In der modernen Industriegesellschaft stellt man sich immer wieder die Frage nach intergenerationeller Gerechtigkeit. Wie viele (auch finanzielle) Lasten müssen und können die Jüngeren für die Älteren und damit die Gesunden für die Kranken tragen? Hier spielt hinein, wie viel Geld eine Gesellschaft vernünf-tigerweise und dauerhaft für ihre Gesundheitsleistungen ausgeben kann und sollte. Wenn etwa zugunsten einer perfekten Gesundheitsversorgung an der notwendigen Verkehrs- und Kommunikationsinfrastruktur oder den Bildungs-und Forschungsleistungen gespart wird, schneiden sich diese Maßnahmen un-ter Umständen ins eigene Fleisch. Das Geld, das für die Gesundheit erwirt-schaftet werden muss, fehlt dann. In der Mehrheit der Industrieländer liegt der Anteil der Gesundheitsausgaben am Bruttoinlandsprodukt zwischen sieben und zehn Prozent. Liegt er in einem Land niedriger oder höher, könnte man unterstellen, dass die „Gesundheit" dort einen niedrigeren oder höheren Stel-lenwert einnimmt. In Deutschland lag dieser Wert 2017 bei 11,3 Prozent.

Prinzip der Gerechtigkeit

Bei dem ethischen Prinzip der Gerechtigkeit kann man zwischen verschiedenen Ethiken unterscheiden, zum Beispiel zwischen der Individualgerechtigkeit und der Sozialgerechtigkeit. Besonders wirkmächtig sind die auf Aristoteles oder Thomas von Aquin zurückgehenden Begriffe der ausgleichenden oder auch der Tauschgerechtigkeit gegenüber der zuteilenden Gerechtigkeit. Was schuldet man anderen (unabhängig von Sympathie oder Nähe) oder was kommt dem Einzelnen, dem Bedürftigen, vom sozialen Ganzen zugute? Und welchen eige-nen Anteil habe ich am Gemeinwohl? Strukturelle Gerechtigkeit definiert etwa jenen Zustand, der garantiert, dass jeder das Seine zum Gemeinwohl beiträgt und jedem das Seine gegeben wird. Im Sinne des Egalitarismus sollen Patienten mit gleichem Krankheitsbild den gleichen Zugang zur gleichen Behandlung haben. Im Einzelfall kann das jedoch bedeuten, einem Bluter Jahr für Jahr Medikamente im Wert von zehntausenden Euro zukommen zu lassen. Was wäre, wenn es hunderttausende Bluter geben würde? Nicht jeder könnte dann behandelt werden. Es gäbe finanzielle Grenzen. Auch bei der Organtransplantation stößt man immer wieder an Grenzen. Wer darf das kostbare Organ des Spenders erhalten? Nach welchen Kriterien geht man vor? Jeder Eingriff muss Sinn ergeben. Eine Reanimation hat zum Beispiel keinen Sinn bei einem Menschen, der im Sterben liegt. Verlängert die Reanimation das Sterben oder das Leiden, ist sie verboten. Erfolgt sie gegen den mutmaßlichen Willen, ebenso.

> „Man muss den Stand der Wissenschaft auf den Mehrwert herunterbrechen, den der Einzelne von ihm hat", sagt der Vorsitzende des Gemeinsamen Bundesausschusses Josef Hecken im *Deutschen Ärzteblatt* (2016, Nr. 113 [21]).

Dem auf den einzelnen Patienten ausgerichtete Blick gegenüber steht der utilitaristische Ansatz. Das zentrale Element des Utilitarismus ist seine Ausrichtung auf die Folgen und den Nutzen einer Handlung. Es geht dabei nicht um die Absicht und auch nicht um die Handlung als solche. Ob eine gute Tat durch Tun oder Unterlassen zur guten Tat wird, ist dabei einerlei. Es spielt auch keine Rolle, ob aus Eigennutz oder humanitären Erwägungen gehandelt wird. Wenn die gute Tat eine gute Tat sein soll, dann sollte sie möglichst einen Nutzen hervorbringen. Hier steht nach einem der Begründer des Utilitarismus Jeremy Bentham *„das größte Glück der größten Zahl"* im Zentrum, was bedeutet, dass möglichst viele Menschen von der Handlung profitieren sollen. Dem Universalismus im Utilitarismus geht es darum, die Interessen jedes einzelnen Menschen in gleicher Weise zu berücksichtigen. Nicht der jeweils individuelle Vorteil ist Zielpunkt, sondern die Beförderung des Wohls der Allgemeinheit. Bei dem Utilitarismus handelt es sich also im Prinzip darum, mit den verfügbaren Mitteln das Maximum für alle zu erreichen. Aus ethischen Gründen ist eine eigenständige Anwendung des Gesichtspunktes der Kosten-Nutzen-Berechnung abzulehnen.

Bei belastenden potenziell tödlichen Erkrankungen wie zum Beispiel Krebs ist man besonders anfällig für mit viel Aufwand auf den Markt gebrachte, in Wirklichkeit jedoch kleine Innovationen. Sie suggerieren den Menschen Durchbrüche, worauf Ärzte aus verschiedenen Gründen gerne ansprechen. Heute stehen in Deutschland hohe Kosten für einige Mittel und wenig Erfolg effektiven und preiswerten Möglichkeiten gleichberechtigt gegenüber. Den Verantwortlichen gelingt es immer seltener, die durch die Versicherten aufgebrachten Gelder vernünftig zu verteilen und unnötige Maßnahmen wirkungsvoll zu beschränken.

Für Bedürftige wurde in manchen Ländern bereits eine vernünftige Stufenfolge der Dringlichkeit des Eingreifens aufgestellt. Man hat sich der Frage der Priorisierung in der Medizin in den skandinavischen Ländern schon vor vielen Jahren gewidmet. Sie ist wichtig und hat nichts mit Kostensenkungen zu tun. Beim medizinischen Nutzen muss der einzelne Patient in den Blick genommen werden. Bei der Frage der Kosteneffizienz hingegen wird eine Kosten-Nutzen-Berechnung aufgestellt. Sie bezieht sich nicht nur auf den Einzelfall. Von den 374 Milliarden Euro im Jahr (Bundesministerium für Gesundheit: *Daten des Gesundheitswesens*, 2016) werden drei Viertel für medizinische Leistungen in den letzten vier Lebensjahren eingesetzt (Volker Ulrich, Volkswirtschaftler an der Universität Bayreuth, 2014). Natürlich ist das die Zeit, in der die meisten Menschen auch behandelt werden müssen. Dennoch mehren sich die Stimmen, dass ein beträchtlicher Teil dieser Summe für überflüssige Untersuchungen und Behandlungen ausgegeben wird. Bei circa 900.000 verstorbenen Menschen in Deutschland stehen jedem Einzelnen für die letzten vier Lebensjahre über eine viertel Million Euro zur Verfügung (*Frankfurter Dialoge*, 2014, Nr. 10, S. 46–55). Es wäre wichtig zu klären, wofür die Mehrheit der Menschen diese Summe ausgeben möchte.

Es ist ein Trugschluss zu glauben, Ethik und Ökonomie ständen in einem automatischen Widerspruch, genauso wie es unwahr ist anzunehmen, der Preis einer Leistung reflektiere ihren Nutzen beim Patienten. Jede medizinische Leistung unterliegt der potenziellen Verknappung, allein schon deswegen, weil die verbrauchten Ressourcen für andere Zwecke nicht mehr zur Verfügung stehen. Der bedachte Einsatz medizinischer Leistungen war schon immer Ausdruck einer verantwortlichen Tätigkeit als Arzt.

Übermedizin hat mit der fehlenden Notwendigkeit einer Maßnahme zu tun. Eine Untersuchung oder Behandlung ist nur dann notwendig, wenn sie als nützlich gelten kann. Wann ist das der Fall? Ein Ziel muss erreicht werden können. Das Ziel muss anerkannt und der Endzustand sollte bekannt sein. Auf der Intensivstation könnte man sich fragen, wie lange das Ziel der Lebensverlängerung ein sinnvolles Ziel ist. In Kapitel 9.2 wird die Frage aufgeworfen, ob die Verbesserung des subjektiven Wohlbefindens durch Stimmungsaufheller ein legitimes medizinisches Ziel ist oder die Verschönerung des eigenen Körpers, damit einen das „Glück" erreicht. Kann aber ein Mensch, der sich durch Pillen „glücklich" fühlt, ohne dazu Anlass zu haben, ohne Realitätsbezug also, wirklich ein glücklicher Mensch sein? Doch selbst wenn ein erstrebenswertes Behandlungsziel nach allgemeiner Auffassung vorliegen sollte, kann dennoch nicht alles, was zur dessen Erreichung führt, automatisch auch als notwendige Maßnahme klassifiziert werden. Dazu muss erst eine weitere Bedingung erfüllt sein, nämlich die der Zweckmäßigkeit der Mittel.

Verhältnismäßigkeit von Nutzen und Kosten

Zweckmäßig ist eine Maßnahme dann, wenn sie geeignet ist, den der Behandlung bedürftigen Zustand zu beheben oder zu lindern. Dazu ist man auf empirische Fakten angewiesen. Ist das nicht der Fall, wäre die Maßnahme nicht nur unnötig, sie wäre auch nicht zu vertreten. Das ist bei Methoden der Fall, deren Wirksamkeit nach gängigen Standards nicht bewiesen ist. Denn mit jeder unwirksamen Maßnahme werden dem Patienten auch Risiken zugemutet. Schwierig bleibt die Frage, wie hoch die Wahrscheinlichkeit sein muss, mit der die gewünschte Wirkung eintritt. Das ist bei adjuvanten Verfahren in der Onkologie von großer Bedeutung. Hier werden Patienten zu häufig belastende Chemotherapien zugemutet, deren Wirkung in vielen Fällen im Einzelfall gar nicht nachweisbar ist. In manchen Studien mussten 15 Patienten eine Chemotherapie mit sicher bekannten unerwünschten Wirkungen durchlaufen, damit eine Person davon profitierte. Bei Patientinnen mit frühem Hormonrezeptorpositiven, HER2-negativem Brustkrebs ohne axilläre Lymphknoten kann man durch einen 21-Gen-Expressionstest herausbekommen, ob eine adjuvante Chemotherapie entbehrlich ist, sofern der Test ein mittleres Rezidiv-Risiko aufzeigt (*New England Journal of Medicine*, 2018, Vol. 379, pp. 111–121). Jetzt muss der Gemeinsame Bundesausschuss (nach positivem Gutachten des Instituts für Qualität und Wirtschaftlichkeit im Gesundheitswesen) zur Kostenerstattung Stellung nehmen.

Bei der Effizienz einer Maßnahme geht es um die Verhältnismäßigkeit von Nutzen und Kosten. Denn selbst wenn die Notwendigkeit einer Maßnahme feststünde, wären noch nicht alle Allokationsfragen geklärt. Nicht alles kann von der Solidargemeinschaft um jeden Preis umgesetzt werden, wie bei unserem Bluterbeispiel. Dabei wird die Verhältnismäßigkeit je nach Schweregrad der Erkrankung und je nach Bedürftigkeit der Behandlung ganz unterschiedlich zu beurteilen sein. Nicht immer, etwa bei einem Notfall, können Gesichtspunkte wie die Effizienz Berücksichtigung finden. Geht es um die akute Lebensrettung, steht die Frage, „ob es sich lohnt", ganz hinten, hinter der Frage der Unverfügbarkeit des Lebens; hier geht es um das Recht auf Leben und auf körperliche Unversehrtheit, um das Prinzip der Solidarität und der Hilfspflicht.

Anders sieht es bei Vorsorgeuntersuchungen aus, für die es bestimmte Altersgrenzen gibt, obwohl bekannt ist, dass auch jüngere Menschen unterhalb dieser Grenzen von der Untersuchung einen Nutzen haben könnten. Hier spielen Effizienzpunkte eine größere Rolle. Wann sind Rationierungen also unproblematisch? Nicht jede eingeschränkte Verteilung ist für sich genommen unmoralisch, denn medizinische Güter sind immer auch begrenzt. Aus diesem Grund kommt es auf eine vernünftige und möglichst gerechte Verteilung der Güter an. Solange die Verteilungskriterien bekannt, transparent und allgemein konsensfähig sind, ist die Verteilung weitgehend unproblematisch. Ethische Probleme gibt es,

1. wenn Rationierungen implizit (wenn etwa nur der Arzt die Kriterien kennt, der Patient aber nicht) oder
2. verdeckt sind (Rationierung wird verschwiegen, indem man dem Patienten sagt, er brauchte die Maßnahme nicht),
3. wenn unsystematisch (der Arzt entscheidet mal so und mal so) oder
4. nach unvernünftigen Kriterien (am Quartalsende wird weniger verschrieben, ältere Menschen werden schlechter versorgt) gehandelt wird.

Die Medizin muss sich nicht von wirtschaftlichen Fragen fernhalten, um gut sein zu können. Ökonomisches Denken war schon immer konstitutiver Teil der Ethik und der Medizin. Nur mit ökonomischem Denken kann ein sinnvoller Einsatz wertvoller Ressourcen gewährleistet sein. Eine gute Medizin ist nicht diejenige, die allen Patienten die Maximalversorgung zuteilwerden lässt. Das wäre verantwortungslos. Gesundheitsleistungen sind grundsätzlich knappe Güter, die entsprechend umsichtig verteilt werden müssen und deswegen nicht unter Vernachlässigung der Zweckmäßigkeit und der Wirtschaftlichkeit verteilt werden dürfen. Es kommt in der Medizin also vor allem auf das Zweckdienliche und ökonomisch Vertretbare an.

Damit wird deutlich, dass sich Ökonomie und Ethik nicht gegenseitig ausschließen. Die Kontrastierung beider Begriffe ist sachlich also nicht richtig und somit der falsche Ausgangspunkt für intensives Nachdenken über ethische Herausforderungen in einer zunehmend ökonomisierten Medizin. Würden sich alle Ärzte auf die Prinzipien des Nutzens, der Zweckmäßigkeit der Mittel sowie deren Effizienz besinnen und zugleich im Sinne hermeneutischer Ethik die individuellen Bedürfnisse des Patienten ergründen, sich in ihn hineindenken und seine Ansprüche und realen Wünsche berücksichtigen, dann würde man die ärztliche Indikation gewiss sorgfältiger stellen. Unnötige, nicht zweckdienliche Untersuchungen würden entfallen und kostspielige lebensverlängernde Maßnahmen in vielen Fällen nicht stattfinden, weil sie für den Betroffenen nicht die beste Entscheidung darstellen.

Wirtschaftlicher Druck auf medizinische Leistungen

Stehen sich Medizin und Ökonomie allerdings im Weg, weil Kostenreduzierungen zum Beispiel dazu führen, dass medizinisch sinnvolle Leistungen nicht erbracht werden dürfen, gibt es ein Problem. Wie schon oben erwähnt, ist jeder Patient auf den sozialen und humanen Charakter der Medizin angewiesen und die Ziele der Ökonomie müssen in den Dienst der Medizin gestellt werden und niemals umgekehrt. Leider ist Letzteres mittlerweile zur Regel geworden. Die Begründung dafür ist komplex und die Medizin selbst, ihre Akteure und deren Gewinnstreben sind mit schuld daran, dass nur durch rigorose Kostensenkungen der Betrieb aufrechterhalten werden kann. Zur gleichen Zeit stellen manche Kliniken unverhohlen eine Pracht zur Schau, die den Kostenreduktionen im Personalbereich diametral entgegensteht (*Deutsches Ärzteblatt*, 2017, Nr. 114 [47]: S. 795–796).

Aus diesem Grund erscheinen verbindliche Pflegepersonaluntergrenzen in besonders sensiblen Krankenhausbereichen (Intensivmedizin, Unfallchirurgie, Geriatrie, Kardiologie) nur auf den ersten Blick als sinnvoller Lösungsansatz. Doch sie werden an ihre Grenzen stoßen, zum einen, weil die jeweiligen baulichen Strukturen in den jeweiligen Einrichtungen (und damit die Laufwege für das Personal) zu unterschiedlich sind, als dass man von der einen auf die andere Klinik schließen kann, zum anderen, weil eine hinreichende Datengrundlage fehlt. Darüber hinaus werden dann vielleicht in den sensiblen Bereichen ausreichend Pflegekräfte zur Verfügung stehen, doch diese Personen werden aus den Heimen oder aus anderen Abteilungen abgezogen. Dort werden die Bewohner oder Patienten folglich noch schlechter versorgt. Es wird dort zu mehr Fehlern kommen, denn es gibt ja durch die Verschiebung nicht etwa mehr Pflegekräfte. Auch die Berechnung der Untergrenzen selbst stößt auf Kritik: Sollen sie eher nach statistischen Kriterien im Sinne eines bestimmten Perzentilwertes einer empirischen Verteilung festgelegt werden oder gemäß inhaltlicher Kriterien nach Maßgabe definierter Standards guter Pflege? Sollen sie tagesbezogen und unter Einbeziehung der Wochenenden und Feiertage erreicht werden oder lediglich im Durchschnitt eines Quartals? Und schließlich: Mit welcher Berechtigung hat man sich die oben genannten vier Bereiche herausgegriffen und etwa Palliativstationen oder psychiatrische Abteilungen außen vor gelassen? Sind die Patienten dort weniger wert, weniger wertvoll, brauchen sie weniger Pflege?

Weil aktuell mehr als jedes zweite Krankenhaus über Stellenbesetzungsprobleme (im Pflegebereich und bei Ärzten) klagt, stoßen Personalschlüssel ohnehin an ihre Grenzen, wenn das geforderte Personal nicht verfügbar ist. Die einzige Lösung kann daher nur darin bestehen, vorhandene stationäre Kapazitäten abzubauen und auf ein international übliches Maß (siehe die Niederlande oder Dänemark) zurückzufahren, um das vorhandene Personal dort einzusetzen, wo es tatsächlich dringend benötigt wird. Man wird feststellen, dass die vom Bundesministerium festgelegten Personalbemessungsgrenzen weit hinter allen anderen Vorgaben zurückbleiben, die nach internationalen Erfahrungen und Standards für eine angemessene Versorgungsqualität und Patientensicherheit angezeigt wären (www.vpu-online.de).

Mehr Geld im System würde die Anreize für eine Gewinnerzielung gewiss auch nicht mindern. Hierdurch würden sich nach Ansicht von Experten allenfalls die Probleme verfestigen. Noch komplizierter wird die Lage, wenn das wirtschaftliche Ziel eines Krankenhauses darin besteht, Renditen zu erwirtschaften, um Anteilseigner zu befriedigen. Wenn zu viele Leistungen erbracht werden, weil Indikationen nicht sorgfältig gestellt werden, wenn die Ziele von Untersuchungen und Behandlungen nicht bekannt sind, nicht erarbeitet werden oder nicht mit dem Patienten besprochen werden, dann ufert die Anzahl erbrachter Leistungen umso schneller aus. Die Kostenspirale dreht sich unaufhörlich. Die Medizin dient heute zwar auch dem Markt und schafft Arbeitsplätze. Doch damit wird sukzessive auch der Markt zum eigentlichen Zweck der Medizin umgedeutet. So werden Konflikte heraufbeschworen. Was fehlt, ist eine gemeinsame Verständigung darüber, wie die vorhandenen Mittel verwendet werden sollen, welche Schwerpunkte zu setzen sind und wie eine vernünftige Medizin betrieben werden kann. Dabei kann die weiter unten beschriebene Priorisierung ein Lösungsansatz sein.

Oberster Grundsatz für den Arzt ist es, dem Menschen zu helfen. Ihm ist nicht zuzumuten, seinen Anvertrauten Leistungen vorzuenthalten, damit der Gemeinschaft oder den Anteilseignern gedient ist. Ärzte sind darauf trainiert worden, eher bedarfs- als gerechtigkeitsorientiert zu entscheiden. Überließe man also die Verteilung der Ressourcen allein Ärzten, wäre damit nicht garantiert, dass diese Verteilung tatsächlich gerecht wäre. Denn Ärzte müssten entscheiden, ob jeder Aufwand für die Erfüllung des Kinderwunsches bei einem ungewollt kinderlosen Paar gerechtfertigt wäre, wenn die Ressourcen gedeckelt sind und zugleich irgendein anderer Patient deswegen auf irgendeine andere Maßnahme verzichten müsste. Wie wichtig also die Bezahlung der künstlichen Befruchtung in einer Gesellschaft ist und wie wichtig die Versorgung eines Krebskranken an seinem Lebensende, kann kein Arzt treffen. Das sind politische Entscheidungen und betreffen Fragen der Verteilungsgerechtigkeit, die demokratisch legitimiert sein müssen.

Ein weiterer Zielkonflikt entsteht bei einer falschen oder zumindest fraglichen Grundhaltung. Wenn ökonomisches Denken die Medizin vollständig durchdringt, wie es in den USA auf unterschiedlichen Ebenen zu spüren ist, dann fühlen sich Ärzte mehr als Unternehmer und Dienstleister und weniger als ärztliche Helfer. Eine Untersuchung von Karl-Heinz Wehkamp und Heinz Naegler legt den Finger in die Wunde (*Deutsches Ärzteblatt*, 2017, Nr. 114 [47]: S. 797–804). Aussagen von Ärzten lassen vermuten, dass gegenwärtige wirtschaftliche Rahmenbedingungen und betriebswirtschaftliches Management die Medizin zulasten der Patienten, Ärzte und Pflegekräfte negativ beeinflussen. Wirtschaftlicher Druck untergrabe die Unabhängigkeit medizinischer Entscheidungen. Dadurch würde eine Gefährdung der Patienten in Kauf genommen, so Wehkamp in *Spiegel online*. Zu der könne es kommen, wenn künstliche Beatmung über das dringend benötigte Maß hinaus beibehalten wird oder anlasslos Herzkatheter-Untersuchungen vorgenommen würden. Herzkatheter-Untersuchungen sind belastend für den Patienten und mehr als jede zweite der über 900.000 Untersuchungen im Jahr erweist sich als überflüssig. Die Indikation wird falsch gestellt (*Tagesspiegel*, 2018, Nr. 23.462).

In Deutschland kommen im Schnitt dreimal häufiger Herzkatheter zum Einsatz als in anderen Ländern. Zwei Protagonisten in der Sonderbeilage der *ZEIT DOCTOR* (Dezember 2015) beschreiben das System, bei dem man in einer Klinik eine bestimmte Anzahl dieser Eingriffe erwartet und in dem man als Arzt dem wirtschaftlichen Druck ausgesetzt ist.

Die Dilemmata von Ärzten (und Geschäftsführern) sollten enttabuisiert und die wirtschaftlichen Rahmenbedingungen sowie Steuerungskonzepte verändert werden. Die Unterwanderung der ärztlichen Identität vollzieht sich in kleinen, kaum merklichen Schritten auch bei uns immer mehr. Der Arzt wird belohnt, wenn er seine Patienten schnell abfertigt, er teure Medizintechnik anwendet, er häufig operiert und günstige Medikamente verschreibt.

Wie gesagt: Oberster Grundsatz in der Sozialversicherung ist die Versorgung der Bevölkerung in wirtschaftlicher, ausreichender, nutzbringender und zweckmäßiger Form. Sie darf dabei das Maß des Notwendigen nicht überschreiten. Bei Schwerstkranken und Sterbenden wäre zu präzisieren, was zweckmäßig oder bedarfsgerecht bedeuten kann. Ärzte können schwerlich etwas nach wirtschaftlichen Kriterien verordnen, wenn sie Rabattverträge, die Arzneimittelhersteller mit den Apothekern verhandelt haben, gar nicht überblicken. Und ob eine Arzneimitteltherapie ausreichend und zweckmäßig ist, hängt vor allem von ihrer Wirksamkeit ab, die in großen Studien unter Beweis gestellt werden muss.

Ein realer Fall: Wenn bei einem Scheinpräparat nach 2,2 Jahren der Einnahme jeder neunte Patient einen Herzinfarkt erleidet, bei Einnahme eines Fettsenkers nur knapp jeder zehnte, stellt sich die Frage, was solche Zahlen für einen Arzt bedeuten. 67 Patienten müssten dann über die Dauer von zwei Jahren mit einem sehr teuren Medikament versorgt werden, damit ein zusätzliches Ereignis, wie Herzinfarkt, bei einem Patienten vermieden wird. Die übrigen 66 Patienten werden die gesamte Zeit über mit diesem Stoff belastet und ertragen unter Umständen unerwünschte Wirkungen.

Der Patient als autonome Person?

Für Arzt und Patient ist es heute kaum möglich, sich über den Nutzen von Versorgungsalternativen ein Urteil zu bilden und auf dieser Basis Entscheidungen zu treffen. Der Rat von Experten oder Gremien ist nicht selten trügerisch, da viele von ihnen als willkommene akademische Helfer der Industrie mit relativen Risikoreduktionen, Gefahrenverhältnissen oder Wahrscheinlichkeitsformeln operieren, die nicht selten im einstelligen Bereich liegen und Wirksamkeiten suggerieren, jedoch in Wirklichkeit beim einzelnen Patienten nicht therapierelevant sind (Leserbrief *Deutsches Ärzteblatt,* 2017, Nr. 114 [44]: S. C 1689–1690).

Dem medizin-ethischen Prinzip der Autonomie liegen für den Patienten Mittel zugrunde, in Freiheit für sich Verantwortung zu tragen. Das betrifft die Art, wie man sein Leben gestaltet, aber auch wie man sich seine Behandlung und sein Lebensende vorstellt. Man nimmt damit sein Selbstbestimmungsrecht wahr. In einer unsicheren Zeit, in der jeder für sich selbst zuständig sein soll, fällt es einem womöglich noch schwerer, sich selbst so zu akzeptieren, wie man ist, oder sich gesund zu fühlen, als in Zeiten, in denen man durch die Gruppe und in der Gruppe seine Bestimmung fand. Genährt wird diese Einstellung der mitunter bedingungslosen Machbarkeit und Durchsetzung seiner eigenen Vorstellungen vom neoliberalen Gedankengut, das unsere Zeit prägt. Der Gesundheitsperfektionismus mancher jüngerer Mitbürger steht einer älter werdenden und chronisch kranken Gesellschaft gegenüber. Sie ist der ärztliche Normalfall. Und doch stülpt man ihr das gewohnte Akutkranken-Schema aus vergangenen Tagen über – „mit dem Ergebnis, dass auch die Ursache von Krankheit allein im gesundheitlichen Fehlverhalten des Einzelnen gesehen wird", sagt der Gesundheitswissenschaftler David Klemperer. Um als Patient autonom entscheiden zu können, sollte man dazu in der Lage sein. Für Ärzte bedeutet das eine große Verantwortung, die sie kaum gelernt haben. Es geht heute nicht nur um die Frage der Einwilligungsfähigkeit. Wir müssen sogar herausfinden, ob der 70-Jährige noch am Berliner Marathon teilnehmen will oder ob es ihm genügt, mit seinem Enkel im Wohnzimmer herumzutoben. Ärzte sollten den Patienten demnach in die Lage versetzen, seine Wünsche und Vorstellungen für die Zeit nach einer Behandlung zu äußern.

5.1 Medizin ohne Nutzen

> *Martin Berends – Falsche Hoffnungen. Für die frühzeitige Einbindung*
> *der Palliativmedizin*
> *Martin Berends war 81 Jahre alt und wegen seines Dickdarmkrebses schon*
> *zweimal operiert worden. Danach wurde ihm eine Chemotherapie empfohlen.*
> *Weil die Erkrankung bereits auf die Leber übergegriffen hatte, entschied man*
> *sich noch einmal für eine Chemotherapie. Jetzt zeigten sich bei einer Kontroll-*
> *untersuchung auf den Lungen mehrere metastasen-typische Veränderungen.*
> *Anstatt diesen Befund mit dem Patienten zu besprechen und ihm palliativmedi-*
> *zinische Angebote zu machen, riet man ihm, sich einen Lungenlappen entneh-*
> *men zu lassen. Man wollte wissen, ob die Absiedlungen in der Lunge wirklich*
> *der Darmkrebserkrankung entsprangen. Die Entfernung des Lungenlappens*
> *überstand der Patient. Die Metastasen in den anderen Lappen verblieben. Er*
> *landete in deutlich geschwächtem Zustand auf meiner Palliativstation und*
> *starb sechs Wochen später. Man hätte die Indikation zur Lungenoperation nicht*
> *stellen dürfen. Sie war überflüssig und hat vermutlich die Lebenszeit des Patien-*
> *ten verkürzt.*

Fast die Hälfte der Patienten mit fortgeschrittenem Krebsleiden erhält eine Che-
motherapie sogar noch innerhalb von 30 Tagen vor ihrem Tod. Annähernd jeder
Zweite erleidet schwere unerwünschte Ereignisse und bei einem Viertel der Patienten beschleunigte oder verursachte die Gabe von Zytostatika sogar den Tod
(Wolf-Dieter Ludwig, Vorsitzender der Arzneimittelkommission der Bundesärztekammer, in: *Frankfurter Forum: Diskurse,* 2015; *The New England Journal of
Medicine,* 2010, Vol. 363, pp. 733–742). Die Autoren Oliver Schröm und Niklas
Schenck haben in ihrem Buch *Die Krebsmafia – Kriminelle Milliardengeschäfte
und das skrupellose Spiel mit dem Leben von Patienten* den Finger in die Wunde
gelegt (Bastei Lübbe, 2017). Hämatologen aus den USA haben zugegeben, dass
sie sich bei der Überweisung ihrer Patienten in ein Hospiz unwohl fühlen und
sie das Gefühl von Versagen empfinden, wenn sie den Krankheitsverlauf nicht
mehr beeinflussen können. Sie waren daher bereit, ihre Patienten mit fortgeschrittenem Krebsleiden auch dann noch zu behandeln, wenn ihr Allgemeinzu-

stand sehr schlecht war (*Annals of Oncology*, 2015, Vol. 26 [7], pp. 1440–1446). Dabei zeigen Untersuchungen, dass wenn sich der Patient bereits in schlechtem allgemeinen Zustand befindet, etwa bei fortgeschrittenem Lungenkrebs, bei einer Drittlinientherapie nur einer von 50 Patienten anspricht und kein Einziger bei einer Viertlinientherapie. Zugleich werben Hersteller und ihre Abgesandten weiterhin kräftig für systemische Therapien ab der Drittlinie (*Cancer Treatment Reviews*, 2014, Vol. 40, pp. 701–715; *Annals of Oncology*, 2016, Vol. 27, pp. 1386–1422; *Journal of Clinical Oncology*, 2016, Vol. 34, Abstr. 634).

Das auf der Auswertung von Versicherungsdaten in den USA basierende „Dartmouth Atlas Project" kommt zu der nüchternen Feststellung: „Trotz einer Zunahme der Gespräche am Lebensende ist die Krebsbehandlung allgemein aggressiver geworden. Dies könnte darauf zurückzuführen sein, dass einige Patienten eine aggressive Behandlung bevorzugen, deren Nutzen bzw. Schaden nicht verstehen, oder aber nicht akzeptieren, dass ihre Lebenserwartung begrenzt ist. Möglicherweise erfolgen die Gespräche zu den Wünschen der Patienten am Lebensende auch zu spät im Verlauf der Krebserkrankung, um Entscheidungen zur Behandlung ernsthaft zu beeinflussen" (www.dartmouthatlas. org/keyissues/issue.aspx?con=2944).

Man hat bewusst vorsichtige Formulierungen gewählt. Falsche Anreize, wie die lukrative Erstattung unangemessener diagnostischer und therapeutischer Maßnahmen, sollten offen diskutiert und die Rahmenbedingungen für eine gute Betreuung am Lebensende deutlich verbessert werden. Das ist eine ethische Pflicht. Eine Untersuchung oder Behandlung gar nicht erst zu beginnen oder eine laufende Therapie rechtzeitig einzustellen und sich auf die Beschwerden sowie die Lebensqualität zu konzentrieren, wäre oft vernünftiger, humaner und menschenwürdig. Patienten werden heute zwar besser darauf vorbereitet, wie sie Gespräche mit Ärzten führen sollen, und sie wissen im Allgemeinen auch besser über ihre Rechte Bescheid (*Canadian Medical Association Journal* [CMAJ], 2014, Vol. 186, pp. 425–431). Dennoch machen sie zu selten von ihrer Kompetenz Gebrauch.

Jede einzelne diagnostische und therapeutische Maßnahme gehört auf den Prüfstand – nicht nur in den letzten Lebensmonaten. Daten und Laborwerte müssen verstanden, interpretiert, gewichtet, eingeordnet und in das Leben des

Patienten integriert, also in ihrer jeweiligen Bedeutung gewichtet werden. Das alles kostet Zeit, Geld, Aufmerksamkeit und bedarf des Wissens und der Erfahrung. Erst dann bleiben die Werte nicht virtuell, die Diagnosen nicht Selbstzweck oder bloß ein einträgliches Geschäft. Während in Frankreich medizinische Großgeräte seit jeher einer strengen Bedarfsplanung unterliegen, der die Vorhaltung jedes einzelnen Gerätes gerecht werden muss, ist seit Aufhebung der Großgeräteverordnung eine so hohe Zahl an Untersuchungsgeräten angeschafft worden, dass die Häufigkeit bestimmter Untersuchungsverfahren in Deutschland im internationalen Vergleich besonders steigen musste, ohne dass die Patienten etwas davon haben. Angeblich befinden sich allein in Nordrhein-Westfalen mit seinen 18 Millionen Einwohnern mehr Computertomografen als in Frankreich mit seinen 67 Millionen Bürgern.

Auszug aus *ZEIT DOCTOR*, 2015: „Durch immer weiter verfeinerte Computertomografien werden heute reihenweise winzige Lungenembolien gefunden, die man früher gar nicht hätte sehen können. Sie müssen jetzt ärztlich behandelt werden. Patienten nehmen Medikamente ein, wodurch die Blutgerinnung gehemmt wird, keine Kleinigkeit. Aber diese Patienten leben keinen Tag länger, als wenn ihre kleinen, überstandenen Lungenembolien unentdeckt geblieben wären. Sie leben bloß schlechter. Waren sie vor der gestellten Diagnose krank? Welchen Einfluss auf die Lebensqualität hat es, dass sie Tabletten nehmen müssen und wissen, dass sie nun an den Folgen der Tabletteneinnahme sogar verbluten können?"

5.2 Wunscherfüllende Medizin

Die große Inanspruchnahme der Medizin ist auch eine Folge der Nachfrage durch Patienten. Sie haben sich längst daran gewöhnt, dass zum solidarisch finanzierten Gesundheitsangebot weit mehr gehört als die Hilfe bei schweren Erkrankungen. Gegen Abgespanntheit helfen Kuren und Massagen. Weil Abnahmen und Bewegung unbequem und mühsam sind, werden Blutfett, Zucker und Blutdruck mit teuren Medikamenten gesenkt. Wer sich das Zähneputzen schenkt, bekommt Ersatzzähne. Ärzte und Patienten profitieren davon, dass zwischen „Gesundheit" und „Wellness" keine klare Abgrenzung möglich ist.

Konsequente Prävention und Gesundheitsbildung sind erforderlich, um chronischen Krankheiten vorzubeugen und die Verantwortung für die eigene Gesundheit zu stärken. Gesunder Lebensstil verhütet Krankheiten und erhält einen gesunden Körper (UK Biobank, *ecancer*, 2018, 12: 792), wie wir im Folgenden genauer unter die Lupe nehmen werden. Mittlerweile gibt es eine Reihe von Verfahren, die in den Bereich der wunscherfüllenden Medizin fallen. In den USA ist vor ein paar Jahren (nachdem sein Gründer 200 Millionen Dollar bei Investoren eingesammelt hatte) als Beispiel ein Kinderwunsch-Konzern („Prelude Fertility") entstanden, der es jetzt auf Europa abgesehen hat. „Hart arbeitende, liberale und karrierebewusste Frauen" sollen eines Tages auf Wunsch bzw. nach Terminplanung gesunde Kinder bekommen, indem man ihre Eizellen einfriert („social freezing") und dann befruchtet, wenn es der Firma passt. Firmen wie Apple, Google und Facebook übernehmen die Kosten als Gehaltsbestandteil. Maßnahmen der Optimierung körperlicher oder geistig/seelischer Zustände („Enhancement") gehören ebenso in den Bereich der wunscherfüllenden Medizin.

Bei der Modifikation der körperlichen Erscheinung, bei rein ästhetischen Eingriffen etwa, bei denen kein Krankheitsbezug vorliegt, steigt die Zahl der erbrachten medizinischen Leistungen in den Industriestaaten stetig an. Die ungewollte Körperform wird zur psychischen Belastung. Beides ist ein gefundenes Fressen für eine marktwirtschaftlich ausgerichtete Gesundheitswirtschaft. 500.000 Deutsche legen sich der Schönheit wegen jährlich unter das Skalpell (entspricht 40 Schönheitsoperationen auf 10.000 Einwohner; in Brasilien, dem Weltführer in diesem Bereich, sind es sogar 70). Der Markt boomt, die Wachstumsraten liegen bei über zehn Prozent von Jahr zu Jahr. Das senkt den Preis. Botox-Injektionen kosten heute nur noch 99 Euro. Die Firmen Medidate und Medical One sind mit 10.000 Operationen und einem Umsatz von zuletzt 30 Millionen Euro im Jahr die größten Anbieter in Deutschland. Eine Operation kostet im Schnitt 4.000 Euro, von der Korrektur der Augenlider für 1.500 Euro bis hin zum kompletten Facelifting für 15.000 Euro kann alles bestellt werden. Der häufigste Eingriff, die Brustvergrößerung, ist für ungefähr 6.000 Euro zu haben. Manche Operateure schaffen sechs solcher Eingriffe am Tag. Das bildet Reserven für umso größere Marketing-Aktivitäten und erleichtert dem Papa, seiner Tochter einen der Eingriffe zum 18. Geburtstag zu spendieren.

Inzwischen hat auch die Psychotrauma-Szene längst den grandiosen Anspruch für sich reklamiert, möglichst alle Krisen durch Traumatisierung (früheres Gewalterlebnis, Missbrauch, Misshandlung) oder – eigentlich belanglose – Gefühlsstörungen zu erklären und zu therapieren. Hiervon können zwar einige profitieren, doch die größere Mehrheit wird durch potenziell lebenslängliche punktuelle Aufmerksamkeitsfixierung in ihrem Leben geschädigt; das selbstvergessene Weggegebensein im Sinne Gadamers ist dadurch sehr erschwert. Beispiele sind operative Veränderungen im Intimbereich bei Minderjährigen, Eingriffe durch die Zahnmedizin (wie Zahnspangen) und im Bereich der Frauenheilkunde. Neben körperlichen Korrekturen und psychischen Manipulationen bestehen Möglichkeiten der kognitiven Leistungssteigerung, zum Beispiel, um eine wichtige Prüfung zu bestehen oder nach zwei durchgezechten Nächten eine dritte dranzuhängen. Sogar Emotionen werden immer häufiger nach Belieben beeinflusst und es liegt auf der Hand, dass die Spannbreite zwischen individueller Belastung, Krankheit und Leidensdruck sehr weit sein kann.

Eine besondere ethische Kategorie betreffen Maßnahmen, die sich auf die gesamte menschliche Existenz beziehen. Hierunter fallen all die Dinge, zu denen die Anfangsbedingungen des Menschen gehören, wie die Auswahl der Gameten bei der Eizell- oder Samenspende oder die Auswahl von Embryonen bis hin zum „Genom-Editing" (Manipulation der vorhandenen Genausstattung). Auch die vorzeitige Beendigung des Lebens zählt zu den häufigen ethischen Themen der Gegenwart; sei es im Falle unheilbarer Krankheit, am natürlichen Lebensende, bei Lebensmüdigkeit oder aus anderen Motiven, etwa wenn es darum geht, seinem Umfeld durch seine Existenz nicht zur Last fallen zu wollen. Zwischen den Bereichen Lebensanfang und Lebensende liegt der Bereich der Anti-Aging-Medizin, bei dem es sich um die Verlängerung der natürlichen Lebensspanne oder Maßnahmen handelt, die bewirken sollen, natürliche Erscheinungen des Alters abzumildern, zurückzudrängen oder zu verhindern.

Selbstbestimmung in Form der Einwilligung zu oder gegen eine medizinische Maßnahme bedeutet nach Aufklärung zu entscheiden. Zur Selbstbestimmung gehört nicht, sich auszusuchen zu dürfen, was man von der Medizin gerne hätte, sofern der Arzt selbst nicht eine gleichrangige oder bessere Alternative unterbreitet hat. Immer mehr Patienten fordern heute von ihrem Arzt eine Untersuchung oder Behandlung, die nicht indiziert ist. Unser System ermöglicht ihnen, solange einen Arzt zu suchen, bis jemand Passendes gefunden wird, der die Indikation dann doch stellt. Das führt schleichend zu einem anderen Umgang mit der medizinischen Indikation. Eine ihrer Säulen besteht ja schließlich in der Rückbindung der objektiven Befunde und geltenden Standards an allgemein anerkannte Zielsetzungen medizinischen Handelns. Zur Stellung einer Indikation gehört die Berücksichtigung der individuellen Lebenssituation des Patienten, mit allen daran anknüpfenden Annahmen über die möglichen Wirkungen (auch Wechselwirkungen und unerwünschte Wirkungen) einer Maßnahme. Die Preisgabe der Orientierung an den klassischen Zielen der Medizin aufseiten des Arztes, um die Wünsche des Patienten zu erfüllen, hat wichtige normative Konsequenzen. So fällt die Differenzierung zwischen notwendigen und nicht notwendigen Maßnahmen weg, die sich aus der Indikationsstellung ergibt, denn die wunscherfüllende Medizin ist ja gerade dadurch charakterisiert, dass sie es mit „nicht notwendigen" Maßnahmen zu tun hat. Und es entfällt die soziale Funktion der Indikationsstellung, da an sie nicht mehr die Kostenerstattung durch die Solidargemeinschaft geknüpft ist.

6. FÖRDERUNG DER GESUNDHEIT ODER RAUSCH DES KONSUMS?

6.1 Prävention stärken

Karin Unger – Volkskrankheiten bei einer Patientin und mangelhafte Prävention. Für mehr Gesundheitskompetenz
Karin Unger ist ein Nachkriegskind. Ihre alleinerziehende Mutter war froh, ihren vier Kindern genug zu essen geben zu können. Alle Geschwister machten eine Lehre, Sport war in der Familie nie ein Thema und die Zigarette gehörte zum Alltag. Genascht hatte Karin Unger schon immer gerne und so nahm ihr Gewicht bereits seit der Kindheit immer weiter zu. Mit Mitte 20 wog sie bei 1,65 m Größe knapp 100 Kilogramm. Als sie 30 wurde, stiegen die Blutzuckerwerte an und mit 40 stellten die Ärzte hohen Blutdruck fest. Das Rauchen konnte und wollte sich Frau Unger nicht abgewöhnen und so entwickelten sich eine chronische Bronchitis sowie arterielle Durchblutungsstörungen. Heute sitzt die 73-Jährige im Rollstuhl und kann das Pflegeheim nicht verlassen. Sie ist schwerbehindert und hatte im letzten Jahr mehrere Krankenhausaufenthalte.

Krankheiten sind Notlagen. Sie erfordern Hilfe und keine Bestrafung. Betrachtet man Krankheit einseitig als Folge unzureichender Eigenverantwortung, wird sie beim Kranken als ein Scheitern und Versagen wahrgenommen. Krankheit wird heute immer häufiger zur selbstverschuldeten Anfälligkeit und rückt in die Nähe einer charakterlichen Untugend. Der jeweilige Lebensstil, dem man unterliegt, wird jedoch nicht nur durch einen selbst geprägt. Jedermann ist das Kind seiner Eltern, seiner Lehrer, seiner Gesellschaft und seiner Zeit. Viele Faktoren tragen dazu bei, dass sich die Konsumgewohnheiten der Menschen mit der Zeit verändert haben. Die Medienlandschaft reagiert darauf und prägt sie zugleich und so schaukeln sich verschiedene Faktoren gegenseitig hoch. Ebenso wenig stellt Gesundheit per se eine Leistung dar, für die man verantwortlich ist und für die man sich brüsten könnte. Man würde durch solche vorschnellen Urteile den Grundstock für eine weitreichende Entsolidarisierung legen.

Das „Präventions-Paradox"

Ausgangspunkt und Leitbild für eine gelingende Prävention ist für viele Akteure im Gesundheitswesen der eigenverantwortliche Patient, der anhand eines über die Schule hinausgehenden, lebenslangen, individualisierten gesundheitlichen Bildungsauftrages – auch durch digitale Technik unterstützt – zu informieren ist. Deswegen ist das Recht auf korrekte Information und gesichertes Wissen so besonders wichtig. Doch was ist mit denjenigen, deren sozialer und finanzieller Status niedrig ist? Diese Personen besitzen weniger Möglichkeiten zur Wahrnehmung ihrer Eigenverantwortung. Sie sind schwerer zu motivieren und haben kaum Gelegenheiten, sich zu bilden oder an entsprechenden Angeboten teilzuhaben. Gesundheitsförderliches Verhalten muss man sich in unserer Gesellschaft finanziell leisten können und intellektuell leisten wollen. Man müsste freier von äußeren wie inneren Zwängen sein, Kreativität entwickeln und um die Bedingungen wissen, die eine gesunde Lebensführung ausmachen. Für diesen Zusammenhang hat man den Begriff „Präventions-Paradoxon" geprägt. Mit anderen Worten formuliert: Die weitgehend bekannten Ansätze der Prävention greifen oft deswegen nicht, weil sie zumeist nur diejenigen erreichen, die ihrer am wenigsten bedürfen. Mit dem Postulat der Patientenkompetenz stößt man also nicht allzu weit vor, wenn man nicht die Zielgruppen erreicht, auf die es ankommt. Somit müssen andere Lösungsansätze gefunden werden.

Informationen zu empfehlenswerten Präventionsmaßnahmen wie *Der Vorsorgechecker – Ihr persönliches Präventionsprogramm* finden Sie unter Tel.: 0251/9299000 (Patientenberatung Westfalen-Lippe) oder per Mail unter: patientenberatung@aekwl.de, auch im Netz unter: www.patientenberatung-wl.de.

Wie in so vielen anderen Bereichen auch wird man bei dem Thema der gesunden Lebensführung zwangsläufig mit der Erziehung und Bildung im Kleinkindes- und Kindesalter konfrontiert. Je früher im Lebenslauf eines Menschen Gesundheitsförderung und Prävention eine Rolle spielen, desto eher kann man Risikofaktoren (mangelnde Bewegung, unausgewogene Ernährung, Übergewicht, Rauchen, übermäßiger Alkoholkonsum und chronische Belastungen durch Stress) günstig beeinflussen. Dann würden langfristig chronische Krankheiten in ihrem Gesamtaufkommen abnehmen, Lebenslänge und Lebensqualität steigen und (vermutlich) die Kosten im Gesundheitswesen gesenkt werden können. Prävention ist und bleibt daher zunächst eine Sache der Eltern und Erzieher und wirkt sich bereits im Alter von ein bis drei Jahren nicht etwa nur kurzfristig auf die Gesundheit, Entwicklung und das Wohlbefinden eines Kindes aus. Es prägt langfristig die Ess- und Bewegungsgewohnheiten und vermindert Zivilisationskrankheiten (*Deutsches Ärzteblatt*, 2015, Nr. 112 [41]: S. 1358–1359).

Fazit: Prävention ereignet sich in einem Spannungsfeld von Selbst- und Fremdbestimmung, von Freiheit und Vorsorgepflicht (durch staatliche Institutionen). Vor über hundert Jahren spielte die Sorge um den Verlust von Gesundheit eine herausragende Rolle. Die Ferne des Arztes führte automatisch zu mehr Eigenverantwortung. Es gab eine regelrechte ars vivendi, eine Kunst der gesunden Lebensführung. Sie wurde in der Schule, auf der Kanzel und in den Sportvereinen vermittelt. Man fühlte sich für den Zustand seines Körpers und seiner Seele – natürlich innerhalb dessen, was damals möglich war – mehr selbst verantwortlich.

Die Primärprävention

Über einen neuen gesundheitspädagogischen Ansatz in Deutschland im 21. Jahrhundert nachzudenken, lohnt sich demnach allemal. Hier täte ein Schuss Wettbewerb vielleicht sogar gut, um individuelle Prävention möglichst erfolgreich umzusetzen, indem man diejenigen erreicht, die es am ehesten betrifft. Man würde später nicht so unvorbereitet und überfordert in den „Gesundheitsmarkt" eintreten, wenn einem die ersten Krankheiten begegnen. Kein wirtschaftliches Modell könnte dies ähnlich preiswert bieten. Hier müsste ein gewaltiger „Ruck" durch unsere Gesellschaft gehen; gesundheitliche Bildung im Kindes- und Jugendalter könnte mit anderen Bildungsaufträgen gut verbunden werden. Wo bleibt der Aufschrei, dass dies nicht schon längst angepackt wurde?

Trotz der unbestrittenen Notwendigkeit die Anstrengungen im Bildungswesen deutlich zu erhöhen und die dafür notwendigen Mittel bereitzustellen und Menschen zu gewinnen, die sich dieser Aufgabe verpflichtet fühlen, bleibt es eine Illusion zu glauben, man könnte durch eine für sich geeignete Lebensform Krankheiten verhindern. Doch das bedeutet nicht, sich nicht um sich und seine Gesundheit kümmern zu sollen. Was man im besten Fall für sich erreichen kann, ist neben der Beruhigung, etwas für sich konkret getan zu haben (und davon in seiner Lebensqualität zu profitieren), die Wahrscheinlichkeit, das Auftreten einer Erkrankung günstig zu beeinflussen. Verhaltenspräventive Ansätze können einem selbst nutzen, von ihr profitieren aber mit Sicherheit viele Menschen unserer Gesellschaft, wenn viele sie umsetzen. Mit anderen Worten: Man kann auch als Raucher hundert Jahre alt werden, doch insgesamt sterben Raucher zehn Jahre früher als Nichtraucher. Und auch Nichtraucher können früh an Krebs erkranken. Soll man nun weiterrauchen oder doch lieber aufhören? Das muss jeder selbst entscheiden, doch es wäre besser, Kinder und Jugendliche gar nicht erst zur Zigarette greifen zu lassen. Auch wenn man bösartigen Leiden vorbeugen kann, so spielt der Zufall immer wieder eine Rolle. Mit dieser These hat Bert Vogelstein von der Johns Hopkins University vor ein paar Jahren die Fachwelt erschüttert. Nicht immer seien negative Umweltfaktoren anzuschuldigen. Auch nicht beeinflussbare Faktoren fallen bei der Entstehung von Krebs ins Gewicht. Das mache eine gesunde Lebensführung und eine sinnvolle Früherkennungsstrategie aber nicht obsolet. Man muss die Effekte nur richtig einordnen können (*PLoSOne*, Mai 2017).

Prävention bezeichnet in unterschiedlichen Handlungsfeldern die Verhütung unerwünschter künftiger Ereignisse und Entwicklungen oder deren Vorbeugung. In diesem Kapitel geht es vor allem um die Primärprävention, also um die Verhütung von Krankheitsentstehung bei Personen oder Populationen mit und ohne Risikofaktoren (*Deutsche Medizinische Wochenschrift*, 2007, Nr. 132, S. 2196–2198). Die Deutsche Allianz Nichtübertragbare Krankheiten (DANK), ein Zusammenschluss aus 22 medizinisch-wissenschaftlichen Fachgesellschaften, Verbänden und Forschungseinrichtungen, setzt sich für eine noch viel umfassendere bundesweite Primärprävention ein.

> „Im Gegensatz zu vielen anderen Ländern hat Deutschland bisher kaum verhaltenspräventive Maßnahmen ergriffen", sagt Barbara Bitzer, Sprecherin der DANK, und die, die ergriffen worden sind (Kochkurse, Wasserspender in Schulen etc.), haben ihre nachhaltige Wirkung nicht zeigen können (*Deutsches Ärzteblatt*, 2018, Nr. 115 [17]: C 695–696).

Primärprävention ist also auch eine Aufgabe des Staates.

Beispiel: Feinstaubbelastung

Nicht nur ist in einigen ländlichen Regionen Deutschlands die Feinstaubbelastung so hoch wie in Großstädten, sondern die Normen für Grenzwerte sind politisch willkürlich gesetzt. In der Europäischen Union etwa sollen Länder mit hohen Feinstaubbelastungen eine realistische Chance erhalten, sie zu reduzieren. Zugleich sollen Industrieländer ihren Reichtum nicht gefährden. Die Grenzwerte werden also tendenziell hoch angesetzt und haben nicht wirklich etwas mit der Gesundheit zu tun. Deswegen wird gegen unsaubere Motoren und Anlagen nicht konsequent eingeschritten. Das Umweltbundesamt schätzt, dass in Deutschland zwischen 2007 und 2014 jährlich etwa 45.300 vorzeitige Todesfälle durch Feinstaub ausgelöst wurden (www.bundesumweltamt.de). Davon entfallen 12 Prozent auf den Straßenverkehr, 15 Prozent auf den Energiesektor und 8 Prozent auf die heimischen Holzöfen. 23 Prozent trägt die Landwirtschaft, ein kleinerer Teil der Flugverkehr. Dagegen vorzugehen ist ein relevantes gesundheitspolitisches Anliegen.

Primärprävention im Vergleich zu anderen Ländern

Das Entwicklungsland Kuba hat vorgemacht, wie Primärprävention funktionieren kann. Die Betonung auf das öffentliche Gesundheitswesen, auf die hausärztliche Versorgung und auf das Training von unzähligen Profis im Gesundheitssektor durch einen „hands-on, low-tech approach" (viel Personal, wenig Apparate) hat sich ausgezahlt. Andere Länder nehmen sich daran jetzt ein Beispiel (*The Lancet*, 2016, Vol. 387, p. 327). Kaum woanders gibt es so viele Ärzte (mit 67 auf 10.000 Bürger fast doppelt so viele wie bei uns). Ein Arzt und eine Krankenschwester versorgen 150 bis 200 Familien. Die Säuglingssterblichkeit liegt niedriger als in den USA und die Menschen leben auf Kuba genauso lange wie dort (*The Lancet*, 2016, Vol. 387, p. 641). In China findet man einen vergleichbaren Trend (*The New England Journal of Medicine*, 2015, Vol. 372 [14], pp. 1282–1285).

In dem Roman des Briten Aldous Huxley *Brave New World* gibt es fünf Kasten. Die Alphas und die Betas durften sich normal entwickeln. Die Gammas, Deltas und Epsilons erhielten Chemikalien, durch die ihre körperliche intellektuelle Entwicklung verzögert wurde – von Gamma zu Epsilon in immer drastischerer Weise. Das Ergebnis lässt sich ahnen: eine Gesellschaft mit Individuen höchst unterschiedlicher körperlicher und geistiger Gesundheit, je nachdem, zu welcher Kaste man gehörte.

Schadstoff: Sozialer Missstand

Natürlich würden wir solche Zustände (Gifte für unsere Kinder) niemals zulassen und Menschen, Heranwachsenden zumal, ihr Entwicklungspotenzial auf eine solch perfide Art verwehren. Würde bei uns im Trinkwasser auch nur die kleinste Menge an Schadstoff gefunden, der unseren Kindern Schaden zufügen und sie in ihrer Entwicklung hemmen würde, ging jeder von uns auf die Barrikaden. In Wirklichkeit aber tolerieren wir bereits Ungleichbehandlungen und gehen leider nicht auf die Barrikaden. Der Schadstoff heißt sozialer Missstand. Er hat erhebliche Auswirkungen auf die körperliche und geistig-intellektuelle Entwicklung Heranwachsender. Das Gift ist nicht nur die Armut. Zu ihm gehören, wie erwähnt, mangelhafte Bildungsangebote sowie Stigmatisierung und häusliche Gewalt. Im Wohlfahrtsstaat Deutschland gibt es viel zu viele „Gamma- bis Epsilon-Menschen". Sie sind das Ergebnis sozialer Umstände und politischer Inkompetenz. Es muss ein Ziel sein, soziale Ungerechtigkeiten von Kindesbeinen an zu vermeiden. Bis zu 20 Jahre Lebenszeit trennen arme von reichen Bürgern im Londoner Stadtteil Westminster oder indische von amerikanischen Frauen.

Gehört das Zähneputzen bereits im Kleinkindesalter zur Routine, werden Süßigkeiten nur zu bestimmten Anlässen gereicht, kommt Fleisch nur ein, zwei Mal in der Woche auf den Tisch, rauchen die Eltern nicht, trinken Alkohol nur in Maßen und geben somit ein gutes Vorbild ab, wird erfolgreiche Prävention betrieben, ohne sie beim Namen zu nennen. Hinzu kommt natürlich die Zeit, die man mit dem Nachwuchs verbringt, die Qualität der Kommunikation und nicht zuletzt die unverzichtbare Mutter- und Vaterliebe. Bereits Kleinkinder schauen auf den zurück, dessen Blick sie folgen, verinnerlichen also das, was sie bei ihren Eltern wahrnehmen, und machen es nach, ohne die Hintergründe zu kennen. Dieser Sockel der gespürten *„Wir-Intentionalität"* ist der Urgrund menschlicher Kommunikation sowie Grundlage von Institutionen, Normsystemen und Ethiken, aber auch für die uns verbindende Sprache. Aus diesen Gründen ist es so verhältnismäßig leicht, Babys und Kleinkindern richtige und gute Verhaltensweisen mit auf den Weg zu geben. Sie hinterfragen zunächst nichts, sondern imitieren, wenn man mit gutem Beispiel vorangeht. Erst später müssen sich die Erziehungsberechtigten für ihr Verhalten rechtfertigen.

Allerdings muss man auch die Eltern erziehen. Verantwortliche in Ganztagsschulen haben beispielsweise Probleme, manche Eltern von der Notwendigkeit eines warmen Mittagessens zu überzeugen, wenn diese dafür geringfügige Beiträge verweigern – beispielsweise in Berlin einen Euro am Tag, sollten die Eltern von Sozialtransfers leben und über einen Berlinpass verfügen. Die Kinder müssen dann nicht nur bis 16 Uhr hungrig am Unterricht teilnehmen, sondern werden zugleich vor anderen gedemütigt. Vielleicht führt deswegen kein Weg an einer kostenlosen Schulspeisung für alle vorbei. Kinder können ja nichts für ihre Eltern – und die sind oft unbelehrbar. Alle Lebensbereiche sind von der Prävention betroffen: die eigenen vier Wände, Kitas, Schulen, Ausbildungs- und Pflegeeinrichtungen, Krankenhäuser wie auch der öffentliche Raum und der individuelle Arbeitsplatz. Doch in der Schule wird viel zu oft Spezialwissen vermittelt wie die Berechnung von Parabeln oder die Bedeutung der Schlacht von Issos. Depression, Panikattacken und Suizidprophylaxe werden dagegen bestenfalls gestreift. Für die Grundlagen einer gesunden Lebensführung fehlen Zeit, Lust und Kompetenz. Die Curricula in den Bildungseinrichtungen müssten dringend überarbeitet werden, und zwar nicht nur in Richtung Digitalisierung. Wo sonst als in der Kita und in der Schule wäre die Prävention besser aufgehoben? Prävention ist eine gesamtgesellschaftliche Aufgabe. Dennoch unterbleibt der geforderte Aufschrei. Es fehlt an der Lobby und es lässt sich mit diesem Thema kein Geld verdienen. Attraktive Wahlkampfthemen sehen in der heutigen Zeit anders aus. Dabei ist es eigentlich das Riesenwahlkampfthema und betrifft unsere Gesellschaft als Ganzes. Ärzte mit dieser Aufgabe allein zu lassen würde dem hohen Anspruch nicht gerecht werden. Ihnen obliegt aber eine besondere Verantwortung. Auf welche Weise Kinder und Jugendliche heute am besten mit einer gesunden Lebensführung vertraut gemacht werden können, ist Gegenstand kontroverser Diskussionen. Das Problem bei vorausschauenden Handlungen ist, dass man ihren Nutzen meist erst viel später erkennt. Außerdem schützen die besten bevölkerungspolitischen präventiven Ansätze unter Umständen einzelne Personen nicht davor, bestimmte Krankheiten doch zu bekommen, wie wir gesehen haben. Und diejenigen, die davon profitiert haben, schätzen Prävention oft nicht, denn niemand weiß, was ohne sie passiert wäre. Dennoch tun präventive Maßnahmen der Gesellschaft insgesamt gut. Die Anschnallpflicht ist ein gutes Beispiel. Die Widerstände waren in den 70er-Jahren enorm, doch letztlich hat sich die Vernunft durchgesetzt. Die Zahl der Unfälle mit Todesfolge konnte durch die Anschnallpflicht erheblich gesenkt werden.

> „Wir brauchen nicht zu leben, wie wir gestern gelebt haben. Es gibt viele Möglichkeiten, die uns zum neuen Leben einladen." (Christian Morgenstern)

„Smarte" Ziele

Jede Maßnahme der Prävention und Gesundheitsförderung sollte individuelle Gegebenheiten respektieren. Einige Vorschläge, etwa seltener Fleisch zu verspeisen, klingen nach Maßregelung und staatlicher Intervention. Das hat niemand gerne. Ist der junge Mensch ein Twen, ein Teenager oder hat er das 20. Lebensjahr erreicht, ist es für verhaltenstherapeutische Ansätze ohnehin oft zu spät. Dann nehmen die Folgen ungesunden Lebensstils ihren Lauf. Präventive Maßnahmen im späteren Lebensalter können überhaupt nur dann erfolgreich sein, wenn sie eine informationsbasierte, selbstbestimmte Entscheidung in gesundheitsrelevanten Bereichen fördern. Damit Personen und Gruppen dazu befähigt werden, selbstbestimmt Einfluss auf ihre eigene Gesundheit sowie die anderer zu nehmen, müssen sich diejenigen, die Hilfestellung geben, gegenüber der Zielgruppe aufrichtig und wertschätzend verhalten.

Die Ziele sollen am besten „smart" (spezifisch, messbar, angemessen, zeitlich terminiert und ethisch reflektiert) sein und in geeigneter Form angeboten werden. Dann könnten psychische, physische und soziale Ressourcen gestärkt und Risiken für Erkrankungen und Unfälle abgebaut werden. Das Fach Prävention sollte endlich als eigenständiges Gebiet in der Medizin anerkannt werden. Es ist zu wichtig, als dass man ihn in den anderen Fächern lediglich mitlaufen lässt. Kinderärzte und Allgemeinmediziner müssen für ihre Anstrengungen im Bereich der Prävention besser entlohnt werden, damit sie dafür Zeit und Geduld investieren. Umgekehrt sollten Eltern verpflichtet werden können, ihre Kinder dazu in regelmäßigen Abständen einem Arzt vorzustellen. Wo sonst als in einer Arztpraxis können Patienten über alle Schichten und für viele Jahre in gesundheitlichen Dingen begleitet werden? Kleine Patienten brauchen eine besondere Behandlung - emotional und medizinisch. Doch weder für die Kliniken noch für die niedergelassenen Ärzte rechnet sich das. Was ein Kinderarzt über das System zu sagen hat und den Druck, dem er und seine Kollegen durch die Verwaltung und die Rahmenbedingungen ausgesetzt sind, kann man in der *Frankfurter Allgemeinen Sonntagszeitung* Nr. 34 vom 26. August 2018 nachlesen. Dieser Kinderarzt beschreibt seinen Arbeitsalltag als einen Balanceakt, als ein Loyalitätsdilemma zwischen seinen kleinen Patienten und der Geschäftsführung, zwischen hilflosen Eltern und Gesetzen, zwischen eigenen moralischen Ansprüchen und rechtlichen Vorgaben, zwischen einem integren Arzt-Patienten-Verhältnis und kommerzialisierter Medizin.

Beispiele: Atempausen in der Nacht und Fettleibigkeit

Durch gelingende Prävention gäbe es weniger als sieben Millionen Diabetesfälle, 20 Millionen Rückenleiden oder 20 Millionen Menschen mit Bluthochdruck in Deutschland. Es gäbe weniger Menschen mit Fettsucht (über 20 Millionen), Rheuma (20 Millionen), Migräne (acht Millionen), grauem Star (jeder Zweite über 50), Allergie (15 Millionen), Krebs (zwei Millionen), Depression und Internetabhängigkeit (acht Prozent der Kinder und Jugendlichen, eine halbe Million insgesamt). „Volkskrankheiten" stellen eine enorme Herausforderung dar und tragen zu der (im Vergleich zu anderen Ländern mit weniger Ausgaben im Gesundheitswesen) geringen Lebenserwartung bei.

Oft werden durch Screening-Instrumente Merkmale und Beschwerden abgefragt, um einer Erkrankung auf die Spur zu kommen. Die obstruktive Schlafapnoe eignet sich hier besonders gut. Es handelt sich um gefährliche Atemaussetzer, die für die Betroffenen ein erhebliches Gesundheitsrisiko bedeuten und für die Allgemeinheit eine Gefahr darstellen. Hat man viele und lange nächtliche Atempausen, ist man tagsüber müde und die Unfallgefahr wächst. Durch den NoSAS-Score-Test kann man Risikopersonen herausfiltern. Acht Punkte weisen auf ein erhöhtes Risiko hin und weitere Befragungen folgen. Ist man ein Mann und über 55 Jahre alt, erhält man schon sechs Punkte. Ist man etwas übergewichtig (BMI 25–30 kg/qm, etwas über 81 kg bei 180 cm Größe), gibt es bereits drei weitere Punkte und die Untersuchungsmaschinerie läuft an (*The Lancet*, 2016, Vol. 4 [9], pp. 742–748). Würde man diesen Test konsequent bei der Allgemeinbevölkerung umsetzen, müssten Abermillionen deutsche Männer untersucht werden.

Der Anstieg chronischer Krankheiten lässt sich nicht nur auf das steigende Alter der Bevölkerung zurückführen, auch die Lebensverhältnisse haben sich geändert. Das Angebot an Waren ist so reichhaltig, die Werbung so suggestiv und der Preis für Konsumgüter so gering, dass im Prinzip alles für jeden verfügbar ist. Insgesamt verzehren die Deutschen zu viel Fett, Salz und Kalorien und bewegen sich zu wenig. Der Konsum von Alkohol, Tabak und anderen Genussmitteln liegt auch im internationalen Vergleich deutlich höher (*Deutsches Ärzteblatt*, 2017, Nr. 114 [17]: C 693–696).

Falsche Ernährung und Übergewicht haben Hunger und Mangelernährung als häufigste vermeidbare Ursachen für Krankheit und vorzeitigen Tod weltweit abgelöst. Auch wenn sich Stimmen mehren, dass ein bisschen mehr auf den Rippen ab dem 70. Lebensjahr möglicherweise von Vorteil sein kann, sind zwei von drei Deutschen offiziell übergewichtig (außerhalb eines Body-Mass-Index [BMI] von 18,5 bis 24,9, entsprechend zwischen 60 und 81 kg bei einer Körpergröße von 1,81 m). Ab einem BMI von 30 spricht man von Fettleibigkeit. Ein Mensch mit 1,80 m würde dann mehr als 97 Kilo wiegen. Fettleibigkeit bildet einen der wichtigsten Risikofaktoren für das Auftreten von Diabetes, Herz- und Kreislauferkrankungen oder Bluthochdruck und gilt als eine der Hauptgründe

für vermeidbare Todesursachen in Industrienationen. Eine von der Weltgesundheitsorganisation (WHO) 2016 veröffentlichte Studie malt ein erschre-
ckendes Bild. Mehr als jeder fünfte schulpflichtige Junge ist übergewichtig.
Weltweit sind es mehr als zwei Milliarden Menschen, davon sind über 600 Millionen fettleibig. In Deutschland fällt die Quote insgesamt sogar noch höher
aus. Unzählige Untersuchungen haben den schädlichen Zusammenhang zwischen zuckerhaltigen Limonaden und der Gewichtsentwicklung bei Kindern
und Jugendlichen festgestellt (*The New England Journal of Medicine*, 2012, Vol.
367 [15], pp. 1462–1463). Zucker ist der Tabak des 21. Jahrhunderts. Nur dass
man ihn nicht immer erkennt. Gerne heißt er „Dextrose", „Maltodextrin" oder
„Glukosesirup". Das Stärkepulver, das oft noch hinzukommt, ist für den Stoffwechsel nicht viel besser. Da hilft auch nicht der Zusatz der Industrie, es komme am Ende nur auf die Kalorien an: So ist es nämlich nicht, unterschiedliche
Substanzen haben durchaus unterschiedliche Wirkungen. Der Kunde hat jedenfalls keine Wahlfreiheit. Im Gegenteil: Oft wird die Wahrheit so verzerrt,
dass er selbst bei der Lektüre des Kleingedruckten im Unklaren bleibt. „Ohne
geschmacksverstärkende Zusatzstoffe", heißt es dann großspurig, ohne darauf
hinzuweisen, dass das Aroma stattdessen mit Zucker verstärkt wurde. Wie sonst
als durch Zucker soll ein aufgetautes Fertigprodukt mit einem frischen und
knusprigen Produkt eines neapolitanischen Pizzabäckers mithalten können?
Der in der Biobranche beliebte und edel klingende „Rohrohrzucker" wird im
Dinkelmüsli eines Marktführers umso freizügiger eingesetzt.

Die zuständige Kommission der WHO empfiehlt: „Ein stärkeres politisches Engagement ist notwendig, um die globale Herausforderung von kindlichem
Übergewicht und Fettleibigkeit anzugehen."

Eine moderat fettreiche und kohlenhydratbegrenzte Mittelmeerdiät reduziert
das Risiko für das Auftreten von Zivilisationskrankheiten erheblich (*The New
England Journal of Medicine*, 2003, Vol. 348 [26], pp. 2599–2608 und 2013, Vol.
368, pp. 1279–1290 sowie 2017, Vol. 377, pp. 143–153). Folgerichtig hob man in
den USA die Fettobergrenze zugunsten einer Fokussierung auf die Fettqualität
auf und enttabuisierte damit das durch die Nahrung aufgenommene Choleste-
rin. Leider sind in vielen Ländern die Gremien zur Ausgestaltung von Empfeh-

lungen zur gesunden Ernährung von Lobbyisten der Industrie infiltriert. Sinnvolle gesetzliche Maßnahmen könnten auch höhere Standards für Schulessen,
eine Zuckersteuer oder die Beschränkung von Werbung für ungesundes Essen
sein, schlägt der Ko-Vorsitzende der Kommission, Peter Gluckman, vor. Das ist
alles nichts Neues, zeigt aber auch, dass die Vorstellung, man müsse an die Eigenverantwortung der Bürger appellieren, an ihre Grenzen stößt. Auch eine
„Salzampel" könnte helfen (*Deutsche Medizinische Wochenschrift*, 2009, Nr.
134: S. 105–120). Jetzt will man die Kennzeichnung von Lebensmitteln und damit den Verbraucherschutz über die Zentralstelle der Länder „G@ZIELT"
(„Kontrolle der im Internet gehandelten Erzeugnisse des Lebensmittel- und
Futtermittelgesetzbuches und Tabakerzeugnisse") verbessern.

In Deutschland sträubt man sich gegen regulative Eingriffe. Die Preise von
Zucker, Fleisch oder der meisten Südfrüchte spiegeln schon lange nicht mehr
die tatsächlich anfallenden Kosten oder das theoretische Regulativ Angebot
und Nachfrage wider. Die übernehmen später die Krankenkassen, das Klima
und die Umwelt. Mit anderen Worten: Die Kosten werden auf die Allgemeinheit und somit auf die kommenden Generationen abgewälzt. Die Produkte im
Supermarkt sind schlicht zu preiswert. Die Industrie verdient. Wie damit umgehen, dass Zucker haltbar macht und Volumen gibt? Schon längst ist die Ernährung zum Stellvertreterstreit für den Freiheitsbegriff unserer Gesellschaft
geworden. Eingriffe jedweder Art gegen die Fließrichtung der Bedürfnisse
(mehr Essen, mehr Konsum, mehr Bequemlichkeit, mehr Rausch) werden re-
flexartig mit dem Empörungsschrei „Bevormundung" gekontert. Was bliebe
noch übrig vom guten Leben, heißt es dann, wenn der Einzelne nicht mehr
selbst bestimmen darf, was er isst und trinkt und wie schnell er mit dem Auto
rast? Auf der anderen Seite kann man die Geschichte der Menschheit auf einen
knappen Punkt bringen: Der Mensch hat sich von einem Wesen, das Mangel litt
und Verzicht üben musste, in den reichen Ländern zu einem Wesen des Über-
flusses entwickelt. Und die alles entscheidende Frage lautet: Gibt es auch einen
Weg zurück? Anders gefragt: Lässt sich der Mensch ändern? Kann er sich aus
der Gravitation seiner eigenen Gier lösen? Wie weit geht seine Freiheit und die
der Industrie? Würde nicht aus Freiheit Souveränität, wenn das Wissen um die
Gefahren wächst? Sollte man wirklich alles so belassen in der Hoffnung, dass es
am Ende doch nicht so schlimm kommt?

Beispiel: Zuckersteuer

Wenn der Markt wirklich frei wäre, wäre Zucker längst viel teurer. Aus diesem Grund ist die Frage, was wir essen, auch keine reine Privatangelegenheit mehr, sondern von Bedeutung für alle. Es wird ein Rätsel bleiben, wieso die Bundesregierung, als in Japan eine Nuklearkatastrophe geschah, die Nerven hatte, der heimischen Stromindustrie ihre Atommeiler wegzunehmen (nachdem sie kurz zuvor für deren längere Laufzeit votiert hatte), sich jedoch im Umgang mit der Lebensmittelindustrie verhält wie eine Maus, wenn draußen die Katze herumschleicht. Jetzt fordern mehr als 2.000 Ärzte, Fachorganisationen und Krankenkassen endlich von der Politik, verbindliche Gesundheitsvorgaben zu machen: Werbespots für überzuckerte Produkte gehörten abgeschafft, Zutatenlisten von Lebensmitteln sollte man verstehen können, Standards in der Schul- und Kitaverpflegung seien einzuhalten und eine Zuckersteuer gehöre implementiert. Es soll endlich Schluss sein mit dem Apell auf freiwillige Vereinbarungen. Man könne nicht alle Patienten/Bürger bekehren. Das sei Symbolpolitik.

Es sei Ziel jedes Gesetzgebers, die Bürger zur Tugend zu erziehen, meinte Aristoteles. Und zwar dadurch, dass diese sich an das vom Gesetz verlangte tugendhafte Verhalten so gewöhnen, dass es ihnen in Fleisch und Blut übergeht. In einem lesenswerten Beitrag in der *ZEIT* (2018, Nr. 20) wird darauf eingegangen, inwieweit der heutige Mensch beeinflussbar ist, was passieren würde, wenn er so weitermacht wie bisher, und welche Strategien zur Auswahl stehen, um sein Verhalten zu verändern. Ja, die Zuckersteuer ist ein Eingriff in die individuelle Entscheidungsfreiheit. Aber dieser Einwand wäre ohnehin erst dann glaubwürdig, wenn die Verbraucher wirklich wählen könnten. Sie können es aber nicht, denn die Lebensmittelindustrie rührt den Zucker auch dort hinein, wo man ihn zunächst nicht vermutet. Und sie wettert, wie sie nur kann, gegen eine Verteufelung des „*Naturproduktes Zucker*".

Warum geht niemand mit Entschlossenheit gegen die Lebensmittelindustrie vor? Die Schäden sind real und sie sind, ganz anders als Schäden nach einem möglichen Atomunfall, Teil des Geschäftsmodells. Wer ungesunde Lebensmittel herstellt und vertreibt, weiß, was er tut, und es ist ihm egal.

Es ist gar nicht so leicht, als Konsument auf Zucker zu verzichten. Das sollte bedenken, wer die Zuckersteuer verdammt, weil steigende Preise vor allem Menschen treffen würden, die ohnehin wenig Geld haben. Denn es sind genau diese Menschen, die in der Regel besonders viel Zucker zu sich nehmen und deswegen besonders häufig unter den Folgen leiden. Darüber hinaus ist es unfair, diejenigen, die über weniger finanzielle Mittel verfügen, keine andere Wahl zu lassen, als zu billigen zuckerreichen Produkten zu greifen. Schon für 39 Cent bekommt man beim Discounter anderthalb Liter Cola (mit 150 Gramm Zucker). Es sollte erschwert werden, dass finanziell Schwache den Hunger ihrer Kinder nach (im Winter teureren) Obst mit billigen Fruchtgummis oder Fruchtjoghurts stillen. Obst und Gemüse könne man stattdessen staatlich fördern, wie man es für Tiernahrung ja auch tut.

Eine Übersichtsarbeit in *The Lancet* widerlegte jüngst den Mythos „Zuckersteuer gleich Armensteuer" (http://daebl.de/PT75). Auch das Argument, von einer Zuckersteuer habe man nichts, wenn die Lebensmittel dann mehr Fett oder Salz enthielten, ist fadenscheinig (Landwirtschaftsministerin Julia Klöckner im *Tagesspiegel* Nr. 23.449 vom 23.04.2018), weil man dann niemals irgendetwas verändern dürfte. Es kann ja immer etwas schiefgehen. Die Politiker schielen auf den Wähler und der bleibt unbelehrbar, will keine „Ernährungspolizei". Das offenbart, dass es der Politik in der heutigen Zeit wichtiger ist, sich der Meinung der Wähler zu bemächtigen, um sie daraufhin als die ihre zu verkaufen, anstatt selber zu denken und auch unbequeme Entscheidungen gut begründet unter das Volk zu bringen. Wer Informationen benötige, könne sie erhalten, heißt es. Prima, nur niemand greift zu. Wie lange will man es sich noch ansehen? Die Ministerin lässt verlauten, alles, was auf den Markt komme, müsse gesundheitlich unbedenklich sein. Was damit gemeint ist, bleibt unklar, denn es kommt immer auf die Dosis an. Niemand hat etwas dagegen, wenn gelegentlich über die Stränge geschlagen wird. Die Dosis macht das Gift.

Es scheint in Vergessenheit geraten zu sein, dass der Staat schon lange den Rahmen für private Konsumentscheidungen setzt. Für ausgewählte Grundnahrungsmittel gilt der erniedrigte Mehrwertsteuersatz und auf Kerosin fallen gar keine Steuern an. Was bezuschusst wird und was nicht, ist eher das Ergebnis intensiver Lobbyarbeit der betroffenen Branchen. Unter dem Druck der Medien haben viele Hersteller und Handelsketten immerhin begonnen, den Zucker durch Ersatzstoffe auszugleichen. Auch Salz und Fette werden gerade einer Überprüfung unterzogen mit dem Ziel, durch Veränderungen der Rezeptur die Mengen an potenziell schädlichen Substanzen zu reduzieren.

Andere Länder greifen lieber gleich zu drastischen Maßnahmen. Die britische Regierung wollte der Bevölkerung nicht dabei zusehen, wie sie weiter an Gewicht zunimmt. Im April 2018 ist dort die Zuckersteuer in Kraft getreten. Ih-

re Einführung in Mexiko 2013 etwa hat den Limonadenverzehr deutlich reduziert. Der Effekt war in den Haushalten der Geringverdiener am meisten ausgeprägt. Nach Erhöhung der Preise für Limonade stieg der Konsum von Wasser
deutlich. Auch Kalifornien, Finnland, Dänemark, Ungarn und Frankreich haben vorgemacht, wie sich Süßgetränk- oder Fettsteuern für die Prävention nutzen lassen (*Deutsches Ärzteblatt,* 2017, Nr. 114 [4]: S. C 141–146). Die deutsche
Regierung sollte daraus ihre Schlüsse ziehen. Die Abgabe könnte 40 Cent pro
Liter Limonade betragen und der Gewinn Kindergärten, Schulen, Freizeitein-
richtungen und Bibliotheken zukommen. Doch die deutschen Behörden fordern trotz der vorliegenden Beweise aus anderen Ländern noch mehr Daten,
dass durch solche Maßnahmen der Zweck wirklich erreicht wird.

Zu hoher Zuckerkonsum in Deutschland führt jährlich zu direkten Kosten
in Höhe von 8,6 Milliarden Euro (Universität Halle-Wittenberg in *PLoSOne,*
2015). Deutsche 13- bis 15-Jährige verbringen nach der Schule und vor 20 Uhr
besonders wenig Zeit mit Freunden. Jeder zweite Deutsche treibt so gut wie keinen Sport. Die Folgen: Bis 2025 wird die Zahl der Diabetiker von jetzt sieben
auf zehn Millionen ansteigen, zehntausende Amputationen, einige tausend Er-
blindungen und Dialysepatienten pro Jahr werden die Konsequenz sein. Kosten
von über 20 Milliarden Euro werden für diesen Bereich prognostiziert. Man
schätzt, dass die Hälfte aller Herz-Kreislauf-Erkrankungen durch Präventiv-
maßnahmen vermieden werden könnte. Das vom Nationalen Aktionsplan IN-
FORM der Bundesregierung unterstützte Netzwerk „Gesund ins Leben" hat
Empfehlungen dazu erarbeitet.

Dazu die ehemalige Generaldirektorin der WHO Margaret Chan: „Es ist nicht
mehr nur die Zigarettenindustrie. Gesundheitspolitik muss sich auch mit Big
Food, Big Soda und Big Alcohol auseinandersetzen. Diese Industrien fürchten
Regularien und schützen sich mit denselben Taktiken."

Die Lebensmittelindustrie bezahle Lobbyisten, so Chan, gebe Versprechungen
zur Selbstregulierung ab und drohe bei Anschuldigungen mit rechtlichen
Schritten. Außerdem schaffe die von der Industrie finanzierte Forschung Ver-
wirrung, indem sie Produkte gesünder darstelle, als sie es in Wirklichkeit seien.
Sogar in den öffentlich-rechtlichen Fernsehanstalten hier in Deutschland wird
Werbung für fragwürdige Produkte gemacht. Schamlos präsentiert sich die Co-

ca-Cola-Company in Entwicklungsländern, in denen sie unter dem Label „corporate social responsiblity" vorgibt, öffentliche Einrichtungen in unterfinanzierten Regionen großzügig zu unterstützen. *Statista* zufolge gab allein 2017 Coca-Cola Deutschland 172,6 Millionen Euro für Werbung aus und finanziert Kampagnen gegen eine Zuckersteuer oder eine Nährwertampel (*Tagesspiegel*, 2018, Nr. 23.431). Dabei zeigt sich im Coca-Cola-Report die Strategie der Industrie allgemein:

1. Man bezweifelt die wissenschaftliche Evidenz und sät Zweifel.
2. Andere Risikofaktoren werden in den Vordergrund gesetzt, wie etwa der Bewegungsmangel.
3. Die freiwillige Selbstbeschränkung oder Ampelkennzeichnung wird gepriesen (genau wissend, dass sie kaum zum Zuge kommen).
4. Die „Bevormundung" der Bürger wird so lange proklamiert, bis sie am Ende selber daran glauben.
5. Partikulare Interessen werden als Gemeinwohl verschleiert (siehe auch *Deutsches Ärzteblatt*, 2018, Nr. 115 [17]: S. C 697–698).

Der 121. Deutsche Ärztetag in Erfurt hat sich 2018 eindeutig dazu bekannt, Lebensmittel mit einer Ampel zu kennzeichnen. Die Bundesernährungsministerin lehnt das ab. Ihre Antwort: Das reiche nicht. Sie befürwortet stattdessen eine bessere Kennzeichnungspflicht, die gesunde Wahl solle zur leichten Wahl werden, das sei ihrer Meinung nach durch eine Ampel kaum möglich. Gesundes Olivenöl sei dann automatisch rot, weil es ja Fett sei. Die von Lobbygruppen aus der Ernährungsindustrie umgebene Ministerin sollte sich vielleicht sachkundig machen, welche Produkte mit einer Ampel versehen werden könnten, statt sich lieber auf die Kenntnisse der Verbraucher zu verlassen. Fakten über die Zusammensetzung der Nahrung seien ihrer Meinung nach ausreichend. Doch kann Otto Normalverbraucher sie verstehen? Wird er nicht durch blumige Formulierungen hinters Licht geführt? Zur Zuckersteuer in Brasilien heißt es, es gäbe keine Belege dafür, dass es weniger Fettleibige und weniger Zuckerkranke gibt. Dass die Anzahl der zuckerhaltigen Limonaden zurückgegangen ist, reicht der Ministerin nicht aus? Andere Länder setzen gute Beispiele und trauen sich: Das Nutri-Score-System, das der französische Konzern Danone im Ausland bereits eingeführt hat, will Danone jetzt auch nach Deutschland bringen. Es wurde von Ernährungsexperten des französischen Gesundheitsministeriums entwickelt (*Tagesspiegel*, 2019, Nr. 23.704). Wie lange will man hier noch warten? Wollte man erst Maßnahmen ergreifen, wenn es Daten zur Wirksamkeit gibt, muss man sich fragen, welche Daten belegen sollen, dass verständliche Angaben die Fettleibigkeit in einer Bevölkerungsgruppe senken. Vermutlich ist es in Deutschland besonders schwer, sich etwas zu trauen und sich festzulegen, was gesund ist und was nicht.

Natürlich ist letztlich alles eine Frage der Dosis. Reduziert man die Portion von Nutella auf eine geringe Größe und nimmt es nur einmal in der Woche zu sich, wer wollte behaupten oder nachweisen können, Nutella – ein Produkt, das zu 90 Prozent aus Zucker und Fett besteht – sei schädlich? Zugleich ist der überbordende Genuss an sich gesunder Produkte wie frisches Obst bei einseitiger Ernährung schädlich. Das sind Totschlagargumente gegen eine Positionierung. Doch so ticken die Konsumenten eben nicht. Otto Normalverbraucher sollte für bestimmte Produkte auf einen Blick sehen können, ob der Konsum eines Lebensmittels bei täglichem Konsum eher gesundheitlich bedenklich oder nicht ist. Vielleicht könnte man wenigstens einen Versuch wagen, selbst wenn es bei einigen Produkten vielleicht nicht genau zu bestimmen ist.

Man könnte sich auch überlegen, die Werbung in den gebührenfinanzierten öffentlich-rechtlichen Fernsehanstalten komplett abzuschaffen. Die Kanäle wären unabhängig und könnten mit gutem Beispiel vorangehen. Die Werbung in den privaten Sendeanstalten und elektronischen Medien für krankmachende oder schädliche Produkte müsste man meines Erachtens ohnehin besser reglementieren. 2010 hatte das Massachusetts General Hospital damit begonnen, in seiner Cafeteria Lebensmittel je nach Gesundheit und Nährwert mit grünen, gelben und roten Label zu bekleben. Zwei Jahre später berichtete das *American Journal of Preventive Medicine*, mit der Zeit hätten immer mehr Mitarbeiter (über alle Schichten, Rassen und Bildungsgrade hinweg) zu grün statt rot gekennzeichneten Lebensmitteln gegriffen. Alle Mitarbeiter taten es freiwillig. Niemand hält ein deutsches Unternehmen in Deutschland davon ab, ähnlich zu verfahren. Das Argument der Gegner von Zuckersteuer, Lebensmittelampeln oder anderen staatlichen Eingriffen ist damit entkräftet: Es stellt keinen Eingriff in die autonome Verbraucherentscheidung dar, wenn man ihn so informiert, dass er die Informationen auch verstehen kann.

Beispiel: Rauchen

Deutschland hat sich zwar das Gesundheitsziel gesetzt, den Tabakkonsum zu reduzieren, und verfügt auch über einen Maßnahmenkatalog dazu. Dieser wird aber nicht konsequent umgesetzt. Das Verbot von Außenwerbung wird erst ab 2020 vollzogen. Stattdessen reagierte Deutschland in den vergangenen Jahren bei der Tabakkontrolle meist nur auf Vorgaben der Europäischen Union. Noch immer ist die Kinowerbung für Tabakprodukte nicht generell verboten und die Hersteller von Zigarren und Pfeifentabak müssen ihre Produkte nach wie vor nicht mit abschreckenden Bildern versehen. Deutschland hat europaweit die größte Dichte an Zigarettenautomaten und in den meisten Bundesländern einen unzureichenden Nichtraucherschutz (*TumorDiagnostik & Therapie*, 2018, Band 39, S. 292–300). Angeblich wurde die Tabaklobby zwischen 2010 und 2015 Dutzende Mal in Bundesministerien und im Kanzleramt empfangen. Man befürchtete, die Grundregeln freier Märkte würden durch die Richtlinien oder durch die „Framework Convention on Tobacco Control" der WHO außer Kraft gesetzt (*Deutsches Ärzteblatt*, 2017, Nr. 114 [17]: S. C 693–696, und Rainer Woratschka im *Tagesspiegel*, 2015, Nr. 22.605). Der Titel eines Aufsatzes in *The Lancet* "What will it take to create a tobacco-free world" erscheint daher aktueller denn je (*The Lancet*, 2015, Vol. 385, p. 915).

Die Ursache der tödlichen Tabakpandemie bleibt die unter legalen Bedingungen operierende Zigarettenindustrie, deren Betätigungsfeld zunehmend in Niedrig- und Mittellohnländer ausweicht. Aber es gibt einen Hoffnungsschimmer: Obwohl sich die Ausgaben für Tabakwerbung zwischen 2006 und 2017 verdreifacht haben, rauchen immer weniger Jugendliche in Deutschland. Zwischen den 12- bis 17-Jährigen sind es nur noch 8 Prozent, zwischen den 18- bis 25-Jährigen gut 26 Prozent. Das Deutsche Krebsforschungszentrum fordert gemeinsam mit dem Aktionsbündnis Nichtrauchen konsequente Maßnahmen zur Tabakkontrolle. Dazu gehören in erster Linie ein konsequentes Verbot von Werbung, Promotion und Sponsoring der Tabakprodukte, die Verbesserung und bundesweite Vereinheitlichung des Nichtraucherschutzes sowie deutliche, kontinuierliche Erhöhungen der Tabaksteuer. Außerdem sollten ausstiegswillige Raucher bessere Unterstützungsangebote erhalten.

Doch in Deutschland tut man sich schwer damit, Menschen in eine bestimmte Richtung hin zu beeinflussen. Wenn man etwas weiß, dann das: Zigarettenwerbung wirkt bei Jugendlichen. Das zeigen viele Untersuchungen, wie jene des Instituts für Therapie- und Gesundheitsforschung in Kiel. Diejenigen, die viel Tabakwerbung ausgesetzt sind, rauchen mehr als doppelt so häufig wie diejenigen, bei denen das nicht der Fall ist. Kein Wunder, dass Tabakwerbung daher so häufig auf Schulwegen platziert wird und im Umfeld öffentlicher Verkehrsmittel. Alles legal, sagen die zuständigen Politiker und trotz der Tatsache, dass Deutschland 2003 die Tabakrahmenkonvention der Weltgesundheitsorganisation unterschrieben hat. Alle aus der Europäischen Union haben sich daran gehalten, nur Deutschland nicht. Hier darf im öffentlichen Raum weiterhin für Zigaretten geworben werden. Die CDU-Bundestagsfraktion ermöglicht es (*Frankfurter Allgemeine Sonntagszeitung,* 2018, Nr. 30).

Zugleich sind die Zahlen für den illegalen Cannabiskonsum gestiegen. Jeder Zwölfte konsumiert dieses Produkt (*Deutsches Ärzteblatt,* 2017, Nr. 114 [44]: S. C 1661). Auch Hanföle erfreuen sich immer größerer Beliebtheit (*Frankfurter Allgemeine Sonntagszeitung,* 2018, Nr. 49); ein weiteres Zeichen einer gesellschaftlichen Sehnsucht nach simpler Gesundung in aufgerauten Zeiten. Und doch sollte man sich endlich für eine Legalisierung von Cannabis und seiner Produkte bekennen. Dafür sprechen verschiedene und überzeugende ökonomische und medizinische Gründe. Die Beschaffungskriminalität würde sinken und der Schwarzmarkt austrocknen (*ZEIT,* 2017, Nr. 41). Weil Cannabis allerdings gesundheitlich schädlich (und nur für bestimmte ausgewählte medizinische Indikationen in definierter Zubereitungsform indiziert) ist, treten immer mehr Experten, Ökonomen und Politiker dafür ein, dem organisierten Verbrechen die Kontrolle über den Markt zu entziehen und stattdessen die behördliche Kontrolle des Marktes mit strengen Regeln einzuführen. Die kontrollierte Freigabe schütze mit hoher Wahrscheinlichkeit die Nutzer besser als ein Verbot. Das unkontrollierbare Angebot mit Verunreinigungen, unklarer Konzentration der Inhaltsstoffe, Beimischung extrem gesundheitsgefährdender Substanzen seien der eine Blickwinkel, das Bestreben der Dealer, die Konsumenten zu härteren Drogen hinzuführen, ein anderer. Nur eine Legalisierung könne diesen Sumpf trockenlegen. Andere Länder wie Kanada, Uruguay und etliche Staaten Amerikas hätten damit gute Erfahrung gemacht. In Spanien und Belgien duldet man „Social Cannabis Clubs" und in Tschechien ist der Besitz von bis zu 15 Gramm erlaubt. In der Schweiz gibt es Hanfblüten und -zigaretten am Kiosk.

Der Klub der Hundertjährigen

Ein Ausbau der Prävention wäre also eine gute Richtschnur für ein modernes und leistungsfähiges Gesundheitssystem. Durch gesunde Lebensführung werden Menschen erst spät im Leben mit schweren Krankheiten konfrontiert, an denen sie dann nach kurzem Leiden sterben. Die Folge gelungener Prävention ist eine „verdichtete Krankheitslast" („compressed morbidity") (*The New England Journal of Medicine,* 1980, Vol. 303, pp. 130–135 und 2000, Vol. 342, pp. 654–656). Seit 1994 wird mit der *New England Centenarian Study* der Frage nachgegangen, was über Hundertjährige gemeinsam haben und wodurch sie so alt geworden sind. Viele von ihnen sind der lebende Beweis für die Gültigkeit des Konzepts der verdichteten Krankheitslast. Die Menschen in dieser Altersgruppe waren schlank und rauchten wenig. Sie waren wenig neurotisch und galten als aufgeschlossen. Die Frauen unter ihnen hatten ihre Kinder erst spät bekommen. Vor allem hatten die Hochbetagten in ihrem Leben andere Menschen um sich und wussten sich zu beschäftigen. Intakte Familienstrukturen und gesunde Erbanlagen scheinen wichtige Voraussetzungen für ein langes und beschwerdefreies Leben zu sein (*Frontiers in Genetics,* 2012, Vol. 3, p. 277). Probleme treten dagegen bei der Mobilität auf. Hundertjährige leiden an sensorischen Beeinträchtigungen und häufig werden Schmerzen nicht richtig behandelt (*Deutsches Ärzteblatt,* 2016, Nr. 113 [12]: S. 203–210).

> Die *Centenarian Study* klagt an: „Die westliche Medizin heute vernachlässigt die Prävention, sie überbetont die Akutmedizin und sie versagt beim Management chronischer Leiden."

Auf der Insel Okinawa sind 900 von 1,3 Millionen Einwohner 100 Jahre und älter (siehe auch: Dan Buettner, *The Blue Zones Solution: Eating and Living Like the World´s Healthiest People.* National Geographic, 2015). Der Verzicht auf Fleisch geht auch bei ihnen mit einer gesünderen Lebensweise einher. Die Langlebigen kochen selber, vermeiden Fertigprodukte und bevorzugen Obst, Salat und Gemüse. Sie sind in ihrem Umfeld integriert, treiben mehr Sport, rauchen weniger im Vergleich zu jüngeren Altersgruppen und meiden Alkohol. Bewegung erhöht allgemein die Stresstoleranz und reduziert Zivilisationskrankheiten (www.bumc.nlm.nih.gov; www.bumc.bu.edu/centenarian/; *Jour-*

nal of the American Medical Association, 2015, Vol. 314 [24], pp. 2617–2618). Depressive Patienten bleiben beispielsweise nach einer Bypass-Operation länger im Krankenhaus und Wunden heilen bei zerstrittenen Ehepaaren schlechter.

> „Weil ich auf die Kraft der Wahrheit und des Geistes vertraue, glaube ich an die Zukunft der Menschheit."
> (Albert Schweitzer)

Beispiel: Fleischkonsum

Bis 2050 wird die Nachfrage nach Fleisch einer Prognose der Vereinten Nationen zufolge global um 85 Prozent steigen. Reduzierter Fleischkonsum ist allein deswegen sinnvoll, weil die konventionelle Landwirtschaft weltweit heute schon an ihre Grenzen stößt. 77 Prozent der weltweit landwirtschaftlich genutzten Flächen wird für die Aufzucht von Tieren benutzt, obwohl sie nur 17 Prozent des Kalorienbedarfs des Menschen liefern. Zwar ist laut Fleischatlas 2018 der Fleischkonsum der Deutschen über die letzten zehn Jahre mit etwas über 60 Kilogramm relativ stabil geblieben, doch maximal die Hälfte davon ist gesundheitlich gerade noch akzeptabel. Was kann man tun, um den Fleischkonsum zu begrenzen?

Angeblich akzeptiert der Mensch, dass ihm etwas verboten wird, solange er nicht dafür bezahlen muss, also Steuern etwa. Deswegen ist Hubert Weiger, Vorsitzender des Bundes für Umwelt und Naturschutz in Deutschland (BUND), zuversichtlich, dass mehr Strenge beim Fleischkonsum helfen könnte. In Kitas, Kantinen und Krankenhäusern sollte es nach seiner Meinung kleinere Mengen auf den Tellern geben – mit der Option, einen Nachschlag zu erhalten. Angeblich sind die Deutschen ja auch dazu bereit, weniger zu essen und mehr für hochwertigere Produkte zu bezahlen. Allein der Glaube daran und die Umfrage lösen das Problem allerdings nicht. Schon jetzt gibt es Fleisch vom Biobauern aus der Region und es steht jedem Menschen frei, weniger Wurst und Gehacktes zu essen. Dem Verbraucher wird nicht verboten, das umzusetzen, was er gerne tun würde, er tut es trotzdem nicht. Immerhin weicht die „Leitschicht" Deutschlands langsam von dem vor allem auf Menge ausgerichteten Fleischkonsum ab und zeigt grundsätzlich mehr Qualitätsbewusstsein. Auch die Anzahl der Vegetarier steigt stetig an (von einer halben Million 1982 auf knapp sieben Millionen 2018) und Trends in der Spitzengastronomie und Foodie-Szene tragen zu einer neuen Wertschätzung für Lebensmittel bei. Dennoch ist der Weg noch lang. Prinzipien der Ernährungslehre sollten mit in den Schulunterricht aufgenommen werden. Wer in der Schule gelernt hat, wie man einen Sauerteig ansetzt und daraus ein duftendes frisches Brot backt, das nur aus Mehl, Wasser und Salz besteht, der lässt sich nicht mehr so schnell mit aufgebackenen Teiglingen voller Zusatzstoffe vom Discounter abspeisen. Man könnte Prinzipien der Physik, Chemie und Statistik beiläufig einfließen lassen, wenn man lernt, durch welche Prozesse der Teig aufgeht und wie die Zusammenhänge zwischen relativem und absolutem Krebsrisiko und hohem Wurst- und Fleischverzehr sind.

2015 hatte die WHO veröffentlicht: *Wer zu viel Wurst isst, bekommt mit um 18 Prozent erhöhter Wahrscheinlichkeit Darmkrebs* (*Lancet Oncology*, 2015, doi: 10.1016/S1470-2045(15)00444-1). Das Risiko, an Darmkrebs zu erkranken, steigerte sich absolut lediglich von fünf auf sechs Prozent (*Deutsches Ärzteblatt*, 2015, Nr. 112: S. 45). Presse und Publikum ereiferten sich, kaum jemand kannte die Hintergründe.

Unsere Großeltern kamen dem veganen Ideal übrigens viel näher als wir. Es gab damals den Sonntagsbraten, auf den man sich die ganze Woche über gefreut hatte. Heute ist Fleisch im Überfluss vorhanden. Abgesehen von Skandalen bei der Tierhaltung und den inakzeptablen Schlachtmethoden, die jedes erträgliche Maß sprengen, fördern Hormonrückstände und Abbauprodukte von Antibiotika im Fleisch aus Massentierhaltung die Häufigkeit und Behandelbarkeit bestimmter Erkrankungen. Trotz aller Lippenbekenntnisse hat sich an der Tierhaltung in den vergangenen Jahren nicht viel getan. Noch immer werden männliche Küken zerhäckselt, Hühner picken in der Enge der Massenställe nach ihren Artgenossen, Rindern werden die Hörner weggebrannt und Schweinen der Ringelschwanz gekürzt, die auf 0,5 Quadratmetern Fläche im schlecht belüfteten Stall vollkommen legal ihr Dasein fristen müssen.

> Im Grundgesetz ist verankert: „Niemand darf Tieren ohne vernünftigen Grund Schmerzen, Leid oder Schaden zufügen."

Die Politik hält sich bedeckt, will die Wählerklientel nicht verprellen und reagiert lediglich unter massivem Druck. Noch immer gibt es kein Tierwohllabel, das den Namen verdient. Die vielen Siegel für Fleisch (vom deutschen Tierschutzbund, Bio-Siegel, „Haltungskompass" etc.) verwirren eher. Ab 2020/2021 soll nun ein Tierwohllabel in drei Stufen, nach Angaben der Agrarministerin Julia Klöckner „klar, wahr und verlässlich" sein. Bei den meisten Tierprodukten kann man der Verpackung nicht deutlich entnehmen, woher das Tier stammt. Bei Eiern ist eine eindeutige Kennzeichnung längst üblich. Durch eine Erhöhung der Fleischpreise (Fleischsteuer) würde der Konsum zurückgehen. Das würde Krankheiten vorbeugen und Behandlungskosten senken, der Umwelt guttun und das Trinkwasser reinhalten. In Dänemark kommen die Landwirte verglichen mit Deutschland und bezogen auf die gleiche Zahl von Tieren mit einem Fünftel der Menge an Antibiotika aus, in Großbritannien ist es im Vergleich zu Deutschland ein Viertel.

> Mit der verpflichtenden Meldung verordneter Antibiotika durch Tierärzte an eine Datenbank zur Erschwerung von Falschangaben, der Einhaltung der Hygienerichtlinien und besseren Haltungsbedingungen sollte der Einsatz von Antibiotika in der Tierhaltung auch bei uns reduziert werden können.

Es ist viel Heuchelei im Spiel. So wie die meisten Befragten, die sagen, sie würden gerne Bioprodukte verzehren (es jedoch nicht tun), so sind angeblich auch die Bauern bereit, Tiere besser zu behandeln – wenn der Preis stimmt. Genau dazu sind die Verbraucher von sich aus nicht willens, obwohl ihnen angeblich das Wohl der Tiere am Herzen liege. Es sind sozial erwünschte Antworten, die zum Selbstbild des Befragten passen. Wenn sich Verhalten und Einstellung aber widersprechen, entsteht ein innerlicher Konflikt, eine „kognitive Dissonanz". Meist sucht der Betroffene dann irgendeine Begründung für sein Verhalten. Der *Ernährungsreport 2016* weist aus, dass über die Hälfte der befragten Deutschen seine Mahlzeiten gar nicht mehr selbst zubereitet. Trotzdem behaupten drei von vier Bundesbürgern, dass sie gerne kochen. Sie sollten also besser sagen: kochen würden.

Eigenverantwortung und Verhaltensbeeinflussungen („Nudge"-Technik)

Weil sich Erwachsene ungern bevormunden lassen, hat die Rolle des fürsorgenden Staates vor allem bei denen ausgedient, die auf Eigenverantwortung des kompetenten Konsumenten setzen. Doch sie vergessen, dass nur die wenigsten über entsprechende Gesundheitskompetenz verfügen. Und übersehen, dass man damit letztlich auch den Sozialstaat entpflichtet, gewissermaßen entmachtet. Man proklamiert zwar, er möge doch bitte erhalten bleiben, doch de facto fährt man ihn zurück und maskiert ihn hinter wohlklingenden Begriffen wie Wahlfreiheit und Mündigkeit. Es sei auch daran erinnert, dass es bei großen Bevölkerungsgruppen ohnehin Grenzen der Eigenverantwortung gibt. Das rabiate Verkehrsverhalten, die Gewaltbereitschaft im analogen und digitalen öffentlichen Raum oder auch die Müllberge allerorten sind tägliche Beispiele. Insgeheim sehnen sich zugleich viele nach dem fürsorgenden Staat, vermissen eine stärkere Führung und wären vermutlich sogar bereit, Eigenverantwortung abzugeben. Wie bekommt man Menschen nun dazu, ihr Verhalten, ihre Lebensgewohnheiten, ihren Lebensstil zu ändern? Es ist ein komplexes Thema. Menschen neigen nämlich dazu, Reformen abzulehnen, selbst wenn sie von ihrem Nutzen überzeugt sind. Auch die bittere Wahrheit über missliche Zustände führt oft nicht zur Erkenntnis, etwas ändern zu wollen.

Ärzte, Gesundheitspolitiker, Lehrer und Erzieher sollten neben der Vernunft Gefühle, Erfahrungen und Einstellungen ansprechen und würdigen. Menschen handeln aus Gewohnheiten und bevorzugen, entgegen aller Bekundungen, die schnelle Befriedigung von Bedürfnissen. Sie wollen lieber Verluste vermeiden, als Gewinne erzielen (Ergebnisse der psychologischen Arbeiten der Nobelpreisträger Daniel Kahnemann und Amos Tversky). Bei Zukunftserwägungen siegt unter Umständen die Rationalität (so die Ökonomen David Laibson und Jeromin Zettelmeyer). Menschen tun sich auch schwerer damit, sich gegen etwas zu entscheiden, als freiwillig eine Selbstbindung einzugehen (laut George A. Akerlof, Wirtschaftsnobelpreisträger). Das macht man sich in manchen Ländern bereits zunutze, um zum Beispiel über die sogenannte Widerspruchslösung an mehr Spenderorgane zu kommen. Das bedeutet: Jeder ist von Geburt an zur Organspende verpflichtet. Im Geiste des Persönlichkeitsrechtes kann man ob der Mündigkeit aber jederzeit aussteigen.

Gegen Ende 2018 findet dieser Vorschlag zur Organspende immer mehr Zuspruch (der 121. Deutsche Ärztetag hat sich dafür ausgesprochen), wird jedoch auch kritisch diskutiert. Der freiwilligen Organspende steht die Pflicht zur Abgabe seiner Organe entgegen, der man (der Geber selbst oder – als doppelte Schranke – seine Angehörigen) aktiv widersprechen könne. Manche kritisieren die Abgabe der zuvor als selbstverständlich erachteten freien Verfügungsgewalt über seinen Körper als eine Art „Pflicht zu aktivem Freiheitsgebrauch", mithin als „generelle Organabgabepflichtigkeit". Es bleibt ein ethischer Konflikt, der vermutlich nicht für beide Seiten befriedigend gelöst werden kann. Was zutrifft, ist, dass es in Deutschland auch erhebliche Defizite bei der Organisation der Rekrutierung potenzieller Spender und bei der finanziellen Erstattung des Aufwandes in den Entnahmekrankenhäusern gibt.

Wenn zum Beispiel in einer Klinik die Hirntoddiagnostik durchgeführt wird, zahlt das die Kasse nicht, da der Patient nicht mehr als Patient gilt. Zwar übernimmt die Deutsche Stiftung Organspende einen Teil der Kosten, doch nicht alles. In einem betriebswirtschaftlich aufgezogenen Markt stellt dieser Umstand für keine Klinik einen Anreiz dar, sich an der Organentnahme zu beteiligen. Außerdem läuft in den meisten Krankenhäusern der Arbeitsalltag so verdichtet ab, dass man sich scheut, das Verfahren der Organentnahme in Gang zu setzen. Es kostet Zeit und bringt finanziell nichts. Durch immer enger geschnürte Korsetts wie gesetzliche Vorgaben (etwa durch das Transplantationsgesetz, das Arbeitszeitgesetz und andere) werden Dinge, die ein Sonderengagement benötigen, unattraktiv gemacht. Unabhängig davon sollten die Gewinner einer Maßnahme „ein Gesicht bekommen". Das kann etwa ein glücklicher Transplantatempfänger sein oder ein gesundes Kind ohne Masern im Falle einer allgemeinen Impfpflicht.

Menschen solidarisieren sich eher mit Verlierern (wie mit Kindern bei einer Impfreaktion). Also sollte man dem etwas Positives entgegensetzen, denn Impfreaktionen sind selten und zumeist lokaler Natur (Rötung oder Schwellung an der Einstichstelle). Sehr seltene grippeähnliche Beschwerden, Lymphknotenschwellung oder Magen-Darm-Probleme klingen nach wenigen Tagen ab. Menschen möchten auch das Gebot der Fairness gewahrt sehen. Sie glauben daran, dass eine Veränderung gerecht sein kann, wenn beide Faktoren – das stärkere Gewicht der Verlierer und der Fairness-Vorbehalt – glaubwürdig ausgeräumt werden.

„In Bereichen, die eine individuelle Entscheidung der Menschen betreffen, schneidet Deutschland bei den Präventionsanstrengungen schlecht ab, neben dem Rauchen auch beim Alkoholkonsum oder bei der Adipositas", so der einstige Stellvertretende Generalsekretär der Organisation für wirtschaftliche Zusammenarbeit und Entwicklung (OECD) Stefan Kapferer.

Die „Nudge"-Technik (engl. für Schubs oder Stups) ist ein Verfahren, um ohne Verbote, Zwänge oder Befehle das Verhalten zu beeinflussen. Mit einem „Stups" in die richtige Richtung soll man zu vernünftigem Verhalten animiert werden. Das Verfahren setzt sich bei der Gesundheitsvorsorge und anderen Bereichen immer mehr durch. Es betont einen libertären Paternalismus und berücksichtigt, dass menschliche Entscheidungen nur teilweise vernunftgesteuert erfolgen (R. Thaler & C. Sunstein, *Nudge. Improving Decisions About Health, Wealth and Happiness*. Yale University Press, 2008). Wird an einem Buffet Obst in Griffnähe präsentiert, Plundergebäck dagegen weiter entfernt, greifen Menschen öfter zum Obst. Auch ein Spiegel hinter dem Buffet hilft. Am besten ist es, durch das Nudge-Konzept bereits Kinder und Jugendliche zu gesundheitsbewusstem Verhalten zu animieren. Aber Achtung: Der Schuss kann nach hinten losgehen, um Kindern, Jugendlichen und Erwachsenen auch ungesunde Produkte anzudrehen wie beispielsweise beim „Wackaging". Der Begriff wurde von der Guardian-Journalistin Rebecca Nicholson geprägt, und ist eine Kombination aus wacky und packaging (also: „bekloppte Verpackung"). Eine englische Fruchtsaftmarke ist Urheber des Trends, bei dem Flaschen der Firma mit niedlichen Tieren verziert werden. Heute findet sich Wackaging auch auf den Eigenmarken deutscher Supermärkte, die den Verbraucher „ansprechen", in ihm Gefühle wecken und ihn zum Kauf animieren. Die Bevormundung, die hinter dem Wackaging steckt, soll möglichst unbemerkt bleiben.

Bereits 2010 hatte der englische Premierminister David Cameron ein Team zusammengestellt („Nudge Unit"), um Möglichkeiten zu sondieren, die Effektivität der Regierung durch verhaltensbasierte Maßnahmen zu erhöhen. Die deutsche Regierung befürchtete nach kurzer Beschäftigung mit dem Thema, man würde sie (im Falle einer Verhaltenslenkung der Bevölkerung durch „Nudging") der Manipulation bezichtigen. 2016 wurde in den USA die „Penn Medicine Nudge Unit" gegründet, um die Anwendung von medizinischen Maßnahmen zu verbessern (*The New England Journal of Medicine*, 2018, Vol. 378 [3], pp. 214–216).

Präventionsgesetz

Mit dem Präventionsgesetz von 2015 in Deutschland sollen nun die Gesundheitsförderung und Prävention auf jedes Lebensalter und in alle Lebensbereiche ausgedehnt werden. Künftig stehen hierfür eine halbe Milliarde Euro jährlich bereit. Es wurde ein Rahmen für die Ausgestaltung der Präventionsarbeit in gesundheitsrelevanten „Lebenswelten" geschaffen. Eine dieser Lebenswelten ist die Kinderarztpraxis. Wie es dort zugeht, kann man im Einzelnen im *Tagesspiegel* (2017, Nr. 23.286) nachlesen oder in dem bereits erwähnten Artikel aus der *Frankfurter Allgemeinen Sonntagszeitung*, wenn man es selbst nicht erfahren hat. Die Praxen liefen wie Maschinen, heißt es im *Tagesspiegel*, eine 5-Minuten-Medizin ließe kaum einen tiefen Einblick in die Sorgen und Nöte, die sozialen Verhältnisse, die familiären Strukturen und die Arten von Erziehung zu, geschweige denn Möglichkeiten etwas gegen prekäre Verhältnisse zu unternehmen. Anspruchsvolle Fließbandarbeit könnte man sagen, maximale Inanspruchnahme. In vollkommenem Verkennen dieser Lage haben „kluge" Funktionäre schon „berechnet", dass es in Berlin sogar zu viele Kinderarztpraxen gibt. Das Präventionsgesetz sieht eine Ausweitung der Früherkennungsuntersuchungen auch auf bestimmte Krankheiten vor, die Familie soll mehr im Blickpunkt stehen sowie primärpräventive Beratungselemente. Doch wie soll das gehen, wenn die Kinderärzte jetzt schon am Limit arbeiten und ihre Zahl reduziert werden soll? Man hat mit der Beschränkung präventiver Maßnahmen auf Leistungen der Krankenkassen und Ärzte die Chance verpasst, die Bevölkerung umfassend mit einzubeziehen (*Deutsches Ärzteblatt*, 2015, Nr. 44). Der geforderte Aufschrei aller Beteiligten blieb aus, vom Paradigmenwechsel, den man sich erhofft hatte, ist nichts übrig geblieben, der Ruck in der Bevölkerung fand nicht statt. Im Gegenteil: Die Kassen springen auf das Pferd auf, werben jetzt noch mehr für sich und das mit zum Teil fragwürdigen Angeboten, deren präventiver Nutzen gar nicht erwiesen ist. Oder sollten Leistungen in Fitnessstudios inklusive Getränkeflat Ihrer Meinung nach direkt über die Versichertenkarte abgerechnet werden können (*Frankfurter Allgemeine Sonntagszeitung*, 2015, Nr. 33)?

Schon wieder läuft der gesamte Markt der Prävention Gefahr, den Menschen ihre Lebensqualität (nach Klaus Dörner die Vitalität) zu nehmen. Experten der gesunden Ernährung, über das Jogging bis hin zu Betreibern von Fitness-Studios, Wellness-Zentren und Agenturen, die das Leben der Menschen

mit wechselnden Schwerpunkten begleiten und mit deren Hilfe sie ihre Gesundheit unendlich optimieren, sorgen mit dem neuen Gesetz umso stärker dafür, dass es immer mehr „Gesundheitsbewusste" gibt. Damit würde jedoch laut
Ärzteblatt das Leben prozessualisiert, als „Vitalisierung ohne Ende", wobei nur
eins dabei umgangen werde: dass ein Mensch sich zu einem bestimmten Zeitpunkt wirklich für vital hält. Dabei sei auch das Angebot der Prävention, von
segensreichen Ausnahmen abgesehen, bestenfalls folgenlos, weil von außen
kommende Mittel ohne Sozialisierungsarbeit – also ohne anstrengende inte-
grierende Übersetzung in die biografische Alltags-Lebenswelt – dem Leben äu-
ßerlich blieben (*Deutsches Ärzteblatt*, 2002, Nr. 99 [38]: S. A 2462–2466).

Der kleine Gunnar Fehling – Plädoyer für eine Impfpflicht.
Lebensgefahr wegen Impfmüdigkeit
Gunnar ist fünf Jahre alt und liegt schon seit einer Woche auf der Intensivstation
einer Kinderklinik. Der Junge leidet an den Folgen einer Gehirn- und Gehirn-
hautentzündung. Ob er jemals wieder richtig laufen und mit seinen Freunden
Fußball spielen können wird, weiß man nicht. Gunnars Mutter schwört auf die
anthroposophische Medizin. Sie ist vom Konzept Rudolf Steiners überzeugt, dem
Mathematiker und Anthroposophen, der sich zur Funktion des Körpers, dem We-
sen einer Krebserkrankung und zu Mistelextrakten äußerte. Verfechter seiner
Heilslehre lehnen Impfungen für Kinder ab. Sie lassen ihre Kinder zur „Stärkung
der Persönlichkeit" Infektionskrankheiten wie Masern lieber selber durchmachen,
anstatt sie zu verhindern. Jetzt ist Gunnar an typischen Komplikationen von Ma-
sern erkrankt. Weil er andere Kinder angesteckt hatte, musste der Kindergarten
geschlossen werden. Auch Gunnars Großvater liegt mit Masern schwer erkrankt
im Krankenhaus.

Die Zeiten, in denen Eltern dankbar dafür waren, dass es der Wissenschaft gelungen war, Waffen gegen tödliche Erreger zu finden, sind in bestimmten Kreisen vorbei. Man denkt nicht: Durch Impfungen schütze ich mein Kind, sondern
hängt Ideologien an. Die Impfprophylaxe ist eine der größten Errungenschaften
der modernen Medizin, doch immer wieder verweigern Menschen ihren Kindern aus Unwissenheit oder aus ideologischen Gründen (wie Gunnars Mutter)

die Impfung. Obwohl das Risiko für schwere Nebenwirkungen verschwindend gering ist – und der Nutzen riesengroß. Somit erkranken Menschen unnötigerweise an vermeidbaren Krankheiten. Hierzulande hat sich die Zahl der Maserninfektionen 2017 im Vergleich zu 2016 nahezu verdreifacht. Nicht alle Fälle von Masern gehen direkt auf strikte Impfverweigerer zurück, oftmals reicht eine gewisse Skepsis und die Eltern sind nachlässig bei der Impfung. Man könnte auch sagen, die Masernimpfung leidet unter ihrem eigenen Erfolg. Denn sind die abschreckenden Folgen einer Krankheit erst aus dem Bewusstsein der Menschen verschwunden, verliert sie ihren Schrecken. Eltern erkennen dann womöglich keinen großen Sinn mehr darin, ihre Kinder impfen zu lassen. Jeder Nichtgeimpfte trägt aber ein Risiko, für sich selbst und als Virenschleuder für andere – nämlich für Menschen, die nicht geimpft werden konnten, weil sie zu jung sind oder an bestimmten Krankheiten leiden (wie bei Gunnars Großvater) oder bei denen die Impfung einfach nicht gewirkt hat. In leichteren Fällen führen die Masern zu Fieber, Husten und einem roten Hautausschlag. Manchmal kommt aber eine Lungenentzündung dazu oder gar eine Entzündung des Gehirns, die auch Jahre später auftreten kann und dann beinahe immer tödlich verläuft. Diese Komplikationen sind selten, vor allem aber sind sie vermeidbar und absolut überflüssig. Im Januar 2018 wurde bekannt, dass eine Jugendliche aus Guatemala nach einem Schüleraustausch in Deutschland die Viruskrankheit wieder in das mittelamerikanische Land eingeschleppt hat. Guatemala galt seit 20 Jahren als frei von Masern. Im Laufe des Jahres kam es dann auch in Israel zu einem Masernausbruch. Dort ist die Impfquote hoch und man vermutet, dass die Viren auch in dieses Land eingeschleppt worden sind. Ein Baby starb. Das Parlament diskutiert nun laut *Jerusalem Post* einen Gesetzentwurf, der eine Geldstrafe für Eltern vorsieht, die ihre Kinder nicht impfen lassen.

In Südhessen starb Anfang 2018 ein zweijähriges Kind an einer Entzündung der Hirnhäute, hervorgerufen durch Meningokokken B. Solche Infektionen sind zwar selten, aber sehr gefährlich. Eine Impfung schützt Kinder, doch sogar Experten sind sich nicht vollkommen einig, ob man wegen der Seltenheit der Erkrankung zur Impfpflicht aufrufen sollte. Das befeuert die Impfskeptiker. Selbst wenn der Schutz nur teilweise wirken und seine Schutzdauer nur rund zwei Jahre betragen sollte, darf die mangelnde Erfahrung in Deutschland nicht von dem Gebrauch des Impfstoffs abhalten. Es wäre ein Totschlagargument für jede neue Entwicklung. Und es ist ohnehin fadenscheinig, denn es liegen ja Erfahrungen aus anderen Ländern vor. Vom Hersteller sind weit über 15 Millionen Impfdosen gegen Meningokokken verabreicht worden sind. In Deutschland waren es bislang immerhin über 800.000 Impfdosen.

Weil impfpräventive Erkrankungen wie Masern, Meningokokken, aber auch Keuchhusten in Deutschland immer wieder epidemisch auftreten und auch andere Infektionskrankheiten wie Diphtherie und Hepatitis B noch nicht verschwunden sind, wird seit vielen Jahren über unzureichende Durchimpfungsraten in Deutschland und die dahintersteckenden Gründe diskutiert. Da durchgeführte Impfungen bislang immer noch nicht zentral erfasst werden und nur ein kleiner Teil der impfpräventablen Krankheiten der Meldepflicht unterliegen, ist eine genaue Aussage über die Impfquoten und den Immunstatus in der Bevölkerung nicht zuverlässig möglich. Das ist nicht akzeptabel und wirft ein zweifelhaftes Licht auf den mangelhaften Grad der Digitalisierung in Deutschland, auf den ich in Kapitel 12.1 noch genauer eingehen werde.

Kürzlich ist von Fachleuten eine Liste mit 17 Hindernissen identifiziert worden, die dazu führen, dass Menschen sich in Deutschland nicht oder ungerne impfen lassen (*Ärztezeitung*, 23.06.2017). Die wichtigsten:

1. unübersichtliche Impfschemata
2. zu viele verschiedene Impfstoffe
3. zu komplizierte Abrechnungen
4. ungenügende Vergütungen
5. nicht merkbare Phantasienamen
6. mangelnde monovalente Impfstoffe
7. Fehlinformationen durch die Industrie sowie
8. Impfskepsis aufseiten der Ärzte und Patienten oder Eltern.

Endlich will auch die Europäische Kommission der Impfskepsis entgegenwirken und die Impfbereitschaft fördern (*Deutsches Ärzteblatt*, 2018, Nr. 115 [18]: S. C 728). Sie sah sich dazu veranlasst, weil mehr als 14.800 Patienten zwischen März 2017 und Februar 2018 in der Europäischen Union an Masern erkrankt waren, wovon 60 Menschen starben. Die EU schlägt ein europaweites Informationsportal zum Thema Impfen vor. Es soll auch den Angehörigen in den Gesundheitsberufen dienen, von denen die Beratung der Bevölkerung ausgeht. Und man beabsichtigt, ein europäisches System zum Austausch von Informationen, einen einheitlichen Impfkalender und einen Impfpass zu entwickeln.

Ist das Umfeld kranker, alter Menschen, wie Gunnars Großvater, die nicht mehr geimpft werden können, konsequent geimpft, entsteht eine sogenannte

Herdenimmunität. Das bedeutet: Innerhalb dieser „Herde" sind nicht geimpfte Personen geschützt, weil das Auftreten von Krankheiten und somit die Gefahr einer Ansteckung gering sind. Masern sind gefährlicher, als gemeinhin angenommen. Bis 2015 wollte die Weltgesundheitsorganisation in Europa die Masern durch Impfprogramme ausmerzen. Davon ist man weit entfernt. Masern sind hochansteckend. Weltweit sterben Zahntausende daran, über 400 Kinder jeden Tag. Dass 2017 wieder mehr Menschen an Masern erkrankt sind als im Vorjahr, hat plausible Gründe: Kriege etwa, wie sie vielerorts in Afrika oben, und ein darbendes Gesundheitswesen wie in Venezuela. Vollkommen unplausibel erscheint es hingegen, dass auch reiche Länder mit gut entwickelten Gesundheitssystemen Rückfälle erleben. Im WHO-Bericht heißt es, 2017 seien in Deutschland 929 Menschen an Masern erkrankt, fast dreimal so viele wie 2016. Um die Masern auszurotten, müssten 95 Prozent aller Kinder geimpft sein. Gegenwärtig sind es in Deutschland nur 92 Prozent. Damit steigt das Risiko, dass sich eine Erkrankung ausbreiten kann. Nur zwei von drei Kindern haben bis zum Ende ihres zweiten Lebensjahres die zweite Impfung hinter sich gebracht (www.rki.de/DE/Content/Service/Presse/Pressemitteilungen/2017/04_2017ht ml). Bei drei von zehn Masernpatienten treten Komplikationen auf, einer von 20 bekommt eine Lungenentzündung und gegen die Krankheit gibt es keine ursächliche Therapie. In Deutschland stirbt ein Kind von 500 Kindern mit Masern. Eine umfassende Aufklärung in der ärztlichen Praxis tut also in jedem Fall not und selbstverständlich muss man von Ärzten auch erwarten, dass sie hinter der Impfung stehen. In bestimmten Landkreisen ist das leider nicht der Fall.

Was kann man noch tun? Hier und da (besonders in Gebieten mit niedrigen Impfquoten) greift durchaus die Gesundheitsbildung. So ist in Ostwestfalen-Lippe etwa bei den Windpocken die Impfquote durch gemeinsame Anstrengungen deutlich verbessert worden. Es nützt nichts, immer wieder nur darauf zu verweisen, dass man durch eine Schutzimpfung Todesfälle vermeiden kann. Es könnte ja auch sein, dass man als Nichtgeimpfter davonkommt und nicht erkrankt. Kampagnen, die zur Impfung aufrufen, sind leider auch nur bedingt geeignet. Der 121. Deutsche Ärztetag hat die Abschaffung von Impfhindernissen wie fachfremdes Impfen oder Impfstoffe auf Einzelrezept beschlossen. Das Impfrecht solle bei den Ärzten bleiben. Schulimpfprogramme seien wichtig, um möglichst auch jene Kinder zu erreichen, die im Alter zwischen 9 und 14 Jahren keinen Arzt besucht oder an einer J1-Untersuchung teilgenommen haben (*Deutsches Ärzteblatt*, 2018, Nr. 115 [20–21]: S. C 846). Das alles würde aber

strukturelle Änderungen in Deutschland bedeuten und der öffentliche Gesund-
heitsdienst insgesamt müsste deutlich aufgestockt werden. Stattdessen sterben
deren Ärzte aus und ihre freigewordenen Stellen können nicht besetzt werden,
unter anderem, weil ihre Vergütung gegenüber Klinikärzten ungenügend aus-
fällt. Seit 1995 ist ihre Zahl um ein Drittel gesunken, die Aufgaben sind dafür
umso mehr geworden. Die kommunalen Arbeitgeber sitzen das Problem aus.

Auch an dem Selbstbestimmungsrecht des Einzelnen müsste man Hand an-
legen. Jeder kann auf Impfungen verzichten, wenn er mag und alleine auf einer
Insel lebt. Die Realität jedoch ist, dass sich jeder von uns, Kinder zumal, mit anderen Menschen umgibt. Aus diesem Grund trägt jeder auch den Mitmenschen
gegenüber Verantwortung. Das Maß der Freiheit, die man Menschen in einer
Gesellschaft zugesteht, sollte mit den Pflichten dieser gegenüber ausbalanciert
werden. Präventive Maßnahmen betreffen zumeist gesunde Bürger ohne Leidensdruck. In deren körperliche und seelische Unversehrtheit einzugreifen, erfordert eine überzeugende Begründung. Sie erfolgt mit Blick auf die Mitmenschen, mit denen wir zusammenleben oder zu deren Solidargemeinschaft wir
gehören.

Harald Schmidt vom Nuffield Council on Bioethics in London ist der Meinung, eine Art Stewardship-Modell könnte das Verhalten der Bürger günstig
beeinflussen. Es verbinde die Pflichten des Staates mit möglichst wenig Zwang.
Zu den Pflichten des Staates gehöre die Minimierung von Ansteckungsgefahren
durch Impfungen. Hier mag ein „Stups" der Eltern in die richtige Richtung genügen, um sie von der Wichtigkeit zu überzeugen (*Journal of the American Medical Association,* 2015, Vol. 313 [11], pp. 1099–1100). Man müsse sich nur die
Mühe machen. Eingreifende staatliche Maßnahmen (Impfpflicht, Gurtpflicht,
Rauchverbot im öffentlichen Raum oder im Fahrzeug mit Kindern oder
Schwangeren) bedürften jedoch einer besonderen Begründung (www.nuf
field.bioethics.org). Die Maßnahmen müssen erforderlich, geeignet und angemessen sein.

Eltern, die ihre Kinder nicht gegen Masern impfen lassen, entziehen sich der gesamtgesellschaftlichen Verantwortung.

Impflücken sind somit ein gesamtgesellschaftliches Problem und über eine Impfpflicht nachzudenken (in Italien wurde sie 2017 für zwölf Krankheiten eingeführt) und Ausnahmen (durch die Impfung gefährdete Kinder) zuzulassen, ist deswegen legitim. Philosophische, prinzipielle oder religiöse Gründe gelten in vielen Ländern nicht als Rechtfertigung, sich sinnvollen bevölkerungspolitischen Maßnahmen zu entziehen. Bei der Bekämpfung der tödlichen Pocken hatte die Impfpflicht seinerzeit sogar in Deutschland Erfolg. Gegen die damaligen Impfgegner wurde 1874 eine Impfpflicht eingeführt. Eltern, die sich der Impfung entzogen, wurde eine Geldstrafe oder drei Tage Haft auferlegt. Die Krankheit gilt seit den 70er-Jahren als ausgerottet. Seit 1983 gibt es in Deutschland keine Impfpflicht mehr.

Strategien zur Überwindung von Impfbarrieren sind sowohl von nationalen als auch von internationalen Organisationen immer wieder angeboten worden (*Deutsches Ärzteblatt*, 2018, Nr. 115 [43]: S. 723–730). Dazu zählen:

1. ein vertrauensvoller und aufklärender Dialog mit evidenzbasierten Informationen
2. Erinnerungssysteme
3. multifaktorielle Interventionen
4. ein erleichterter Zugang zu Impfungen sowie
5. als Ultima Ratio die Wiedereinführung der Impfpflicht.

Das neue Präventionsschutzgesetz sieht vor, dass Eltern nur dann einen Kitaplatz bekommen, wenn sie sich von einem Arzt haben beraten lassen. Und wer nicht geimpft ist, darf zumindest theoretisch auch von Gesundheitseinrichtungen (etwa Krankenhäuser und Pflegeheimen) als Bewerber abgelehnt oder versetzt werden, um Mitmenschen besser zu schützen. Aber wer gibt das schon zu? Um zu verhindern, dass persönliche Informationen vor einer Einstellung dem Arbeitgeber mitgeteilt werden, wurde ja das Antidiskriminierungsgesetz geschaffen – und wieder haben wir einen ungelösten ethischen Konflikt. Wenn eine Krankheit in einer Kita ausbricht, darf nicht geimpften Kindern der Besuch verweigert werden. Impfkritiker sagen zwar, Argumente wirkten stärker als Zwänge und Zwang erzeuge Widerstand. Doch leider helfen Argumente wenig, wenn die Emotionen hochkochen. In Frankreich gehört die Impfung gegen Tetanus, Diphtherie und Kinderlähmung zur Pflicht. Verstöße werden mit Geldstrafe bis zu 30.000 Euro oder Haft bis zu zwei Jahren bestraft. In Australien und Österreich gibt es eine verpflichtende Schulimpfung. In Familien tradiertes

Wissen oder Unwissen über Gesundheits- und Krankheitsvorgänge müssen bei uns einstweilen weiterhin in Kindergärten und Schulen auf Kosten der Kinder und des Personals ausgetragen werden.

Es ist heute immer häufiger der Patient, der sich „seine" Medizin verschafft. Wenn er trotz aller Informationen aufgrund seiner Sorgen und Ängste den annehmenden und von den Sorgen befreienden Arzt erwartet, der erst die Person sieht, dann die sozialen Aspekte und Beziehungen beleuchtet, erst dann in Kenntnis all dessen die Krankheit zu identifizieren und zu behandeln sucht (oder deren Vermeidung), für den Leitlinien im Hinterkopf bleiben, einen Arzt also, der kritisch abwägt und der sich für seine Patienten aus dem Fenster lehnt, dann trifft er auf einen Arzt, der zum Künstler geworden ist. Dann gelingt es diesem vielleicht eher, ideologisch verhärtete Barrieren aufzuweichen und ein Kleinkind zu impfen.

Es gibt noch einen weiteren Hemmschuh, der sich sinnvollen Impfprogrammen in den Weg stellt, die ungefilterten Medien. So behauptet der ehemalige britische Kinderarzt Andrew Wakefield seit 20 Jahren, nach der Impfung gegen Masern käme es zu schweren psychischen Störungen. Die Quote der Geimpften im Vereinigten Königreich sank teilweise bis auf 80 Prozent. Trotz Gegendarstellungen namhafter Institutionen kursieren bis heute diese Gerüchte. „Anti-Vaxxer" (also Impfgegner), ausgestattet mit allen Merkmalen parareligiöser Sekten, diskreditieren Impfprogramme und verunsichern Eltern. Mit dem Film *Vaxxed* tourt Wakefield, dem man seine ärztliche Zulassung entzogen hat, ungestraft sogar durch deutsche Kinos. Seine Thesen stoßen auf ein erstaunliches Echo. Der Berufsverband der Kinder- und Jugendärzte sah sich genötigt, einen Aufklärungsflyer zu entwerfen, um den Vorwürfen zu begegnen. Auch der Film *Eingeimpft – Familie mit Nebenwirkungen* verpasste 2018 leider die Chance, dass sich der Zuschauer eine fundierte Meinung zum Thema bildet. Es fehlen ausgewogene, wissenschaftlich abgesicherte Informationen zur individuellen und sozialen Bedeutung des Impfens. Eine Mutter etwa will in diesem Film ihr Kind „metallfrei" aufwachsen lassen, obwohl die Belastung durch Aluminium pro Impfdosis einmalig nur zwischen 0,1 und 0,8 Milligramm liegt. Die tolerable Aufnahme hingegen beträgt ein Milligramm pro Kilogramm Körpergewicht pro Woche (entspricht einer Portion Fisch). Mutter und Zuschauer erfahren diesen Sachverhalt nicht. Gefühle geraten mit Fakten und Einschätzungen durcheinander, der Glaube wird dem Wissen gleichberechtigt gegenübergestellt, sodass die Macher des Filmes ihrer Verantwortung nicht nachkommen. Während das Gremium der Ständigen Impfkommission des Robert-Koch-Instituts (18 vom Bundesgesundheitsministerium berufene ehrenamtlich tätige Experten) hinsichtlich Sinn und Zweck des Impfens vollkommen einig ist, heißt es im Begleittext zu dem Film: „Aber auch unter renommierten Wissenschaftlern gibt es eine kontroverse Debatte ...". Demgegenüber stehen Menschen in anderen Ländern, die tagelange Märsche auf sich nehmen, um sich impfen zu lassen (*Frankfurter Allgemeine Sonntagszeitung*, 2018, Nr. 36; siehe auch www.rki.de, www.impfen-info.de, www.eingeimpft.de, www.eingeimpft-film.de, www.kinderaerzte-im-netz.de/impfen).

Falschmeldungen und Irreführungen haben noch ganz andere Auswirkungen. So ist in Dänemark 2015 ein gut funktionierendes Impfprogramm zusammengebrochen, nachdem eine Fernsehdokumentation falsche Behauptungen über angebliche Impfschäden verbreitet hatte. Und 2007 kamen vier australische Mädchen mit Schwindelgefühl und Ohnmacht in ein Krankenhaus (eine organische Ursache konnte ausgeschlossen werden), die sich offenbar gegenseitig in Panik versetzt hatten, nachdem sie sich gegen das humane Papilloma-Virus (HPV) impfen ließen.

Dieser Virustyp (16, 18) ruft zwei von drei aller Gebärmutterhalskarzinome hervor und wird für immer mehr Kopf-Hals-Tumorerkrankungen verantwortlich gemacht; andere Typen verursachen Genitalwarzen. Seit 2006 ist die Impfung gegen HPV auf dem Markt. Sie ist effektiv und sicher (*Deutsches Ärzteblatt*, 2018, Nr. 115 [20–21]: S. C 846) und sollte bei allen Mädchen und Jungen im Alter von 9–14 Jahren durchgeführt werden. Sogar eine Nachimpfung soll bei den Jungens bis zum 17. Lebensjahr erfolgen, denn Männer können nicht nur krank werden, sondern das Virus auch auf nichtgeimpfte Frauen übertragen (www.rki.de/hpv-impfung, *Epidemiologisches Bulletin* des Robert-Koch-Institutes, 2018, Nr. 26, S. 233–251; *Deutsches Ärzteblatt*, 2018, Nr. 115 [37]: S. C 1336–1337). Die deutschen Behörden haben sich jedoch leider ohne überzeugende Gründe und im Gegensatz zu Australien (Impfrate von 70 Prozent) und Großbritannien (90 Prozent) über lange Zeit mit einer eindeutigen Impfempfehlung zurückgehalten. Lediglich 30 Prozent der 17-Jährigen sind vollständig gegen HPV geimpft (*Epidemiologisches Bulletin des* Robert-Koch-Institutes, 2017, Nr. 1). Und obwohl die europäische Arzneimittelagentur bereits 2014 erneut bestätigt hatte, dass die Impfung sicher ist, erreicht man im bayrischen Landkreis Mühlendorf lediglich 13 Prozent der Mädchen, im Kyffhäuser-Kreis in Thüringen dagegen 70 Prozent. Auch in diesem Bereich hängt die Versorgungssicherheit vom Wohnort ab. Es gibt ein deutliches West-Ost-Gefälle der Impfmüdigkeit. Um es positiv auszudrücken: Im Osten wird zum Glück mehr geimpft.

> „Die Krebsprävention betrachte ich als Stiefkind der deutschen Krebsmedizin", so Harald zur Hausen, Medizinnobelpreisträger aus Deutschland und „Vater" der HPV-Impfung.

Er habe unter den etwa 220 Sitzungen des Deutschen Krebskongresses 2018 nur sechs finden können, in denen Präventionsaspekte berührt worden seien. Zu krebsauslösenden Infektionen mit Hepatitis B- und C-Viren, HIV, Helicobacter pylori und parasitären Infektionen hätte es kaum oder gar keine Beiträge gegeben (im *FOCUS Onkologie*, 2018, Nr. 21 [4], S. 28).

> Solange keine Impfpflicht besteht, sollten Eltern bei jedem Arztbesuch beraten und die Vorteile dargelegt bekommen.

6.2 Bei Alkohol und Drogen Farbe bekennen

> *Julius Eggers – Am falschen Ort und zur falschen Zeit unter Alkoholisierten*
> *Julius Eggers war zum falschen Zeitpunkt am falschen Ort. Um zwei Uhr morgens geriet er in seiner Heimatstadt Frankfurt am Main in einen Streit. Ein alkoholisierter Mann und seine nicht minder angetrunkenen Kumpel stellten sich ihm in den Weg und forderten Zigaretten. Er hatte keine bei sich. Ehe er sich versah, lag er am Boden, umgeben von einer Horde wildgewordener Gorillas. Der Anführer schlug auf ihn ein. Jetzt liegt Herr Eggers mit gebrochenem Nasenbein im*

> *Krankenhaus und leidet neben den körperlichen vor allem an den seelischen Folgen der Tat.*

Bei der Alkoholprävention sieht es ähnlich schlecht aus wie beim Tabak. Drei Prozent aller Krebsfälle gehen auf Alkohol zurück. Im Bereich der Aufklärung liegt Deutschland von 29 Ländern auf Platz 23, bei der Prävention am Arbeitsplatz zusammen mit Österreich auf dem vorletzten Rang und bei den Maßnahmen gegen den illegalen Handel und der Herstellung von Alkohol auf der vorletzten Position von 53 Staaten. Was die Einschränkung der Verfügbarkeit von Alkohol angeht, sind wir unter 30 Ländern sogar Schlusslicht. Dafür brummt die Wirtschaft und das scheint das Wichtigste zu sein. Die Deutschen trinken mit 9,6 Litern reinen Alkohols im Jahr nicht gerade wenig. Unter den Hauptkonsumenten, den 15- bis 65-Jährigen, waren es sogar 14 Liter (Alkoholatlas Deutschland, 2017 vom Deutschen Krebsforschungszentrum [DKFZ]). Das macht einen traurigen Platz 23 unter den über 220 Ländern. In Deutschland leben vier Millionen Menschen mit Alkoholproblemen, die einer Behandlung unterzogen werden müssten. Zwei Millionen davon erfüllen Kriterien der Abhängigkeit. Von ihnen befindet sich nur jeder Sechste in Therapie. Weitere zwei Millionen zeigen bereits physische oder psychische Folgen des Gebrauchs und weitere sechs Millionen ein riskantes Konsumverhalten. Die Anzahl derer, die Alkohol in gesundheitlich problematischer Menge zu sich nehmen, liegt in Deutschland demnach bei über 9,5 Millionen (*Arzneimitteltherapie*, 2015, Nr. 33, S. 407–413). Umfragen bei über 5.000 deutschen Jugendlichen ergaben 2014, dass sich jeder Fünfte zwischen dem 12. und 17. Lebensjahr mindestens einmal im Monat heftig betrinkt. Bei den 18- bis 25-Jährigen ist es jeder Zweite. 2015 stand fast jeder zehnte Todesfall direkt mit Alkohol im Zusammenhang und fast jede zweite schwerkriminelle Straftat ereignet sich unter dem Einfluss von Alkohol. Alkoholkonsum verursacht der Gesellschaft (direkte und indirekte) Kosten von rund 39 Milliarden Euro im Jahr.

Die S3-Leitlinien zu „Screening, Diagnostik und Behandlung von alkoholbezogenen Störungen" plädieren für eine Ausweitung der Screening-Maßnahmen.

In einer gut gemachten Studie wurden in Großbritannien aus zwei großen Registern Daten zu den Lebensgewohnheiten und Erkrankungen von 88.084 Frauen und 47.881 Männern analysiert. Die Beobachtungszeit betrug bis zu 30 Jahre. Das Ergebnis: Leichter bis mäßiger Alkoholkonsum (<15 g/Tag bei Frauen und <30 g/Tag bei Männern) ist, gegenüber völliger Abstinenz, mit einem ganz leicht erhöhten Tumorrisiko verbunden. Bei Rauchern mit ausgeprägtem Alkoholkonsum (>30 g/Tag) fiel die Wahrscheinlichkeit einer Erkrankung wesentlich höher aus (*British Medical Journal*, 2015, Vol. 351: S. h 4238).

„Erst nimmst du einen Drink, dann nimmt der Drink einen Drink, dann nimmt der Drink dich", schrieb der Schriftsteller Scott Fitzgerald. Er starb mit 44 Jahren an seiner Alkoholsucht.

Hoher Alkoholkonsum ist weltweit für vier Prozent der gesamten Krankheitslast verantwortlich (*The Lancet*, 2015, Vol. 386, pp. 1922–1923). Von 60 Millionen Todesfällen weltweit gehen über zweieinhalb Millionen auf das Konto von Alkohol. Allein in Deutschland sterben jedes Jahr 20.000 Menschen an den direkten Folgen von Alkohol. Der Stoff mindert die Kräfte, verändert die Persönlichkeit und führt zu Krankheiten. Durch ihn erklären sich unzählige Straftaten und Unfälle. In Großbritannien werden die direkten und indirekten Krankheitsfolgekosten auf 25 Milliarden Pfund jährlich geschätzt (*The Lancet*, 2015, Vol. 386, pp. 121–122).

2016 haben die britischen Gesundheitsbehörden erstmals nach 1995 ihre Ratschläge zum Alkoholgenuss überarbeitet. Männer sollten danach höchstens 14 „Einheiten" pro Woche zu sich nehmen. Das entspricht sechs oder sieben Pint Bier (0,57 Liter) oder sieben Gläsern Wein. Bisher waren es 21 „Einheiten". Viele Briten empfanden das als Bevormundung, empörten sich in den Medien und wollten sich nicht daran halten. In Schottland hat man sich 2018 sogar darauf geeinigt, einen Mindestpreis von 50 Pence (57 Cent) pro zehn Milliliter purem Alkohol einzuführen. Nach jahrelangem Rechtsstreit mit der Scotch Whisky Association hatte das Oberste Gericht argumentiert, bei dem Mindestpreis handle es sich um ein angebrachtes Mittel, um ein legitimes Ziel (die Senkung von Alkoholtoten) zu erreichen. Dort kostet jetzt ein halber Liter Bier im freien Verkauf jetzt über ein Euro, in Deutschland liegt der Preis etwa bei

30 Cent. Der Geschäftsführer der Deutschen Hauptstelle für Suchtfragen und Ärztevertreter forderte 2016, in der Woche zwei bis drei Tage ohne Alkoholkonsum einzulegen. Die Reaktionen waren entsprechend, ein Scheitern der Empfehlung ist programmiert.

> *Marianne Schuster – Epsilon-Kind einer 16-Jährigen*
> *Marianne, 1 Jahr alt, das Kind einer 16-Jährigen, in der Kinderklinik der Charité in Berlin: Das Kind ist geistig und körperlich eingeschränkt und entwickelt sich nicht weiter. Schon zum dritten Mal in den letzten Monaten hat es hohes Fieber und verweigert die Nahrung. Der Kopfumfang ist gegenüber gesunden Kindern geringer und die Hautfarbe blass. Die Haare des Mädchens sind spröde und die Augen etwas anders geformt.*

Fortschritt bedeutet nicht nur die naturwissenschaftlichen Grenzen auszutesten, zu erweitern und Patienten mit immer besseren Verfahren zu helfen. Fortschritt kann auch bedeuten, neue Wege zu gehen, um junge Mütter aus prekären Verhältnissen zu holen oder ihnen wenigstens akzeptable Angebote zu machen, damit ihre Schwangerschaft unter besseren Bedingungen verläuft. Die Fortschrittsfalle bedeutet also hier, einseitig auf naturwissenschaftliche Durchbrüche zu setzen und sozialwissenschaftliche Erkenntnisse zu vernachlässigen, statt entsprechendes Personal bereitzustellen, wodurch die praktische Alltagsrealität von Menschen verbessert werden kann, die am unteren Ende der sozialen Hierarchie stehen. Drei Millionen Kinder Deutschlands wachsen in suchtbelasteten Familien auf. Die gegen Ende 2018 für viele überraschend auf die mediale Tagesordnung gekommene, weil erschreckend häufig in bundesdeutschen Haushalten vorkommende häusliche Gewalt ist zu einem großen Teil auf schädlichen Alkoholkonsum zurückzuführen.

Das Fetale Alkoholsyndrom bezeichnet die vorgeburtliche Schädigung eines Kindes durch Alkohol, den die schwangere Mutter zu sich genommen hat. Es ist die häufigste nicht erbliche Ursache für geistige Behinderung und betrifft mehr als jedes 100. Kind. Das sind über 10.000 Neugeborene von insgesamt knapp 800.000 Geburten im Jahr. Von ihnen weisen 4.000 das Vollbild des lebenslangen körperlich und geistig Schwerbehinderten auf.

Die OECD, ein Zusammenschluss von 34 vorwiegend wohlhabenden Staaten, meint dazu, durch höhere Steuern, Einschränkung der Alkoholwerbung sowie konsequentes Vorgehen gegen Alkohol im Straßenverkehr könne man jedes Jahr allein in Deutschland 40.000 Leben retten und unzählige Verletzungen vermeiden.

Alkoholkonsum ist ein Spiegelbild sozialer Normen, Moden und der wirtschaftlichen Lage. Sein Konsum hat bei Jugendlichen in den letzten Jahren zwar etwas abgenommen, doch die Quote exzessiver Besäufnisse ist weiterhin hoch und in bestimmten Kreisen steigend. Deutsche Jugendliche trinken häufiger und mehr Alkohol als in anderen Ländern Europas. In Vergleichen liegt Deutschland in der Spitzengruppe (European School Survey Project on Alcohol and Other Drugs, 2007; Deutsche Hauptstelle für Suchtfragen, *Factsheets*, 2016).

Bereits ein Preisaufschlag von zehn Prozent auf Bier, Wein und Spirituosen könnte den Anteil der Deutschen, die gefährlich viel trinken, um zehn Prozent senken.

Doch die Skrupel gegenüber Preissteigerungen bei Alkoholika sind groß. Man würde den schlechter Verdienenden dadurch etwas „Wichtiges" und sozial Akzeptiertes vorenthalten, heißt es.

Der Deutsche Verkehrssicherheitsrat hat klare Vorstellungen: „Wer fährt, trinkt nicht. Und wer trinkt, fährt nicht."

Der Verband propagiert ein absolutes Alkoholverbot am Steuer, weil der Schutz von Leben und körperlicher Unversehrtheit schwerer wiege als der Wunsch, sich als Verkehrsteilnehmer betrinken zu dürfen. Es ist auch logisch nicht nachvollziehbar, dass die erfolgreiche Null-Promille-Regel für Fahranfänger und Autofahrer unter 21 mit Erreichen dieser Altersgrenze aufgehoben wird. Manches andere hat auch keinen Sinn: Für mehr als 1,1 Promille Alkohol am Steuer gibt es neben einer Strafzahlung und dem kurzzeitigen Entzug der Fahrerlaubnis drei Punkte in der Flensburger Verkehrssünderdatei. Man wird vorgemerkt, hat jedoch keinerlei Konsequenzen zu befürchten. Erst ab vier Punkten wird man ermahnt und ab sechs verwarnt. Bei acht Punkten wird die Fahrerlaubnis auf Dauer entzogen. Über eine Million Personen sind in Flensburg wegen Alkohol am Steuer registriert. Wenn man sich schon nicht zu einer Alkoholsteuer durchringen kann, sollte man wenigstens die Gesetzgebung bei Taten unter dem Einfluss von Alkohol an das international übliche Maß anpassen, um abzuschrecken. Gegenwärtig werden Täter aufgrund ihrer Unzurechnungsfähigkeit im Rauschzustand geschützt und kommen mit milderen Strafen davon als Täter im nüchternen Zustand.

> In der Schweiz werden der Vorsatz des Trinkens und damit die Inkaufnahme entsprechender Straftaten unter dem Einfluss von Alkohol erheblich strenger bewertet.

Der Schutz der Jugend sollte ausweitet werden. Das bedeutet, das Jugendschutzgesetz besser anzuwenden und seine Einhaltung durch unangekündigte Kontrollen an Tankstellen, Gaststätten und Discountern zu überprüfen. Darüber hinaus ergibt es wohl keinen Sinn, immer nur vor den Suchtgefahren zu warnen, wenn der Erfolg derartiger Kampagnen bescheiden bleibt. Will man gefährliche Trinkexzesse vermeiden, dann müssten Jugendliche durch Kursangebote in Schulen und Vereinen angeleitet werden, einen risikoarmen und verantwortungsvollen Umgang mit der Droge Alkohol zu entwickeln. Es ist üblich geworden, für lustvolle, aber auch riskante Tätigkeiten, wie Autofahren, Drachenfliegen und Tauchen, Aufklärungs- oder Einführungskurse anzubieten. Unter Umständen kann man unter geschützten Bedingungen konkrete Erfahrungen sammeln, wie man richtig trinkt. Aversive Besserwisserei durch Erwachsene sollte man vermeiden. Vor zehn Jahren hatte man in Brandenburg mit dem Programm „Lieber schlau als blau" gute Erfahrungen gesammelt (J. Lindenmeyer, *Lieber schlau als blau.* Weinheim, Beltz PVU, 2008). Würde nur ein Teil der oben genannten Empfehlungen umgesetzt, gäbe es weniger Epsilon-Kinder in unserer Gesellschaft, die Kriminalität ginge zurück und Kinder wie Marianne hätten ein besseres Leben vor sich.

7. Gefährliche Übervorsorge und Überprävention

7.1 Sinnvoll vorbeugen

> *Herr K. – Suizidversuche verhindern*
> Pressemitteilung: „Passagiere eines ICE von Berlin nach Köln mussten gestern am frühen Nachmittag zwei Stunden auf freier Strecke ausharren. Ein 55-Jähriger hatte sich vor den Zug geworfen. Die Staatsanwaltschaft ermittelt." Es ging hier um Herrn K. – seinen Arbeitskollegen war aufgefallen, dass er sich in letzter Zeit immer mehr zurückgezogen hatte. Einem Kollegen gestand er, dass er wegen Depressionen behandelt wird. Seine Frau hatte die Scheidung eingereicht, die Kinder waren aus dem Haus und die Firma kämpfte gegen die Insolvenz. Herr K. wirkte niedergeschlagen. Jetzt macht sich sein Kollege Vorwürfe, dass er ihn nicht dazu befragt und ihm seine Hilfe angeboten hat.

Unter einem Suizid versteht man die von einer Person willentlich und im Bewusstsein der Irreversibilität des Todes selbst herbeigeführte Beendigung des eigenen Lebens (www.awmf.org/uploads/tx_szleitlinien/028-0311_S2k_Suizi dalitaet_KiJu_2016-07_01.pdf). Der Suizid gehört zu den häufigsten 12 Todesursachen. Die Gruppe der 15- bis 25-Jährigen weist die höchste Rate an Suizidversuchen auf. Durch Suizid sterben fast dreimal so viele Menschen wie durch Verkehrsunfälle, drei von vier Suizidopfern sind Männer. In Großbritannien gibt es seit 2018 deswegen eine Staatssekretärin für Suizidprävention. Die Regierung will Hilfen und Gesundheitschecks an Schulen anbieten und einen jährlichen Bericht vorlegen. Die Weltgesundheitsorganisation bezeichnet Hinterbliebene seit 1989 als Hochrisikogruppe für Suizide. In Deutschland besteht

neben einer Reihe von Internetangeboten und sonstigen Hilfen für Suizidgefährdete das seit Oktober 2018 online-basierte Präventionsprogramm „Hilfe
nach Suizid" für Betroffene nach einem Suizid. Das Webinar ist eine Art Selbsthilfegruppe, die im Tandem von einer Psychotherapeutin und einem erfahrenen Selbsthilfegruppenleiter begleitet wird. Die online-gestützte Schreibthera-
pie findet sich unter www.trauernde-geschwister.org. Menschen mit Suizidgedanken in Deutschland können sich auch an die Telefonseelsorge wenden
(0800-1110222). Für jüngere Menschen gibt es ebenso Online-Chatangebote
wie www.u25-deutschland.de.

„Suizidales Denken, Erleben und Handeln kommt häufig auf dem Boden einer
psychischen Störung, einer psychischen Ausnahmeverfassung oder einer psychosozialen Krisensituation mit Bedrohtheitscharakter zustande" (M. Berger,
Psychische Erkrankungen, Klinik und Therapie. Urban und Fischer, 2011, S. 739).

Der Suizid des Ko-Piloten der Firma Germanwings, durch den über hundert
Menschen mit in den Tod gerissen wurden, war 2015 der Höhepunkt einer Diskussion über Suizide in einer Gesellschaft, in der die Beihilfe zum Suizid durch
Ärzte bei schwer kranken Menschen lebhaft besprochen wurde. Weltweit setzen
über eine Million Menschen pro Jahr ihrem Leben ein Ende. In manchen Ländern ist die Suizidrate so hoch, dass die Weltgesundheitsorganisation Richtlini-
en für Maßnahmen zur Prävention herausgegeben hat. Die Mortalität durch
Suizide beträgt in Deutschland 14,5 auf 100.000 Menschen. Der Suizid ist damit für jeden 40. Tod verantwortlich. In Deutschland nehmen sich pro Jahr etwa 10.000 Menschen das Leben. Über zehnmal mehr Personen versuchen, sich
zu suizidieren. Das entspricht über 100.000 Menschen in Deutschland, die Jahr
für Jahr versuchen, sich das Leben zu nehmen. Schließt man die Familie und
die näheren Bekannten mit ein, ergibt sich eine stattliche Zahl Betroffener. Laut
Selbsthilfegruppe AGUS e. V. („Angehörige um Suizid") sind etwa 20 Personen
aus dem nahen Umfeld tief berührt und durchleben persönliche Krisen
(www.agus-selbsthilfe.de). Landestypische Vorgehensweisen und Ursachen variieren und hängen von Traditionen, religiösen Einstellungen und kulturellen
Gepflogenheiten ab. Länder mit sehr hohen Selbstmordraten, wie Finnland,
Frankreich, Portugal und Schweden, stehen Durchschnittsländern wie
Deutschland, Belgien, Dänemark und Großbritannien gegenüber.

Es müsste also in jedem Land ein Anliegen sein, den spezifischen Ursachen von Suiziden auf den Grund zu gehen. In Deutschland nehmen die psychischen Krankheiten seit Jahren deutlich zu beziehungsweise werden häufiger diagnostiziert. Fortschritt lässt Menschen auch hinter sich. In den westlichen Industrienationen steigt der Druck am Arbeitsplatz seit vielen Jahren stetig, das allgemeine Lebensgefühl unterliegt immer mehr Zwängen, die Geschwindigkeit von allen Abläufen steigt und mit ihr die Überforderung. Der Suizidversuch als Antwort von über 100.000 Menschen auf die nicht mehr zu bewältigenden Anforderungen in einer mitunter unerbittlichen Leistungsgesellschaft ist ein Armutszeugnis für ein Fortschrittsland wie Deutschland. Misslungenen Versuchen folgen langwierige medizinische Behandlungen, um die Wunden zu heilen und einen weiteren Suizid zu verhindern. Eine Vermeidung des ersten Suizidversuchs wäre der Königsweg gewesen. Es sollte somit als gesellschaftlicher Auftrag verstanden werden, alles daran zu setzen, auf unterschiedlichen Ebenen eine Suizidprävention zu betreiben, die den Namen verdient. Das wäre auf diesem Sektor wirklicher Fortschritt. Aber es passiert nicht oder nur sporadisch, wie ein Windhauch vorüberziehend, wenn ein bekannter Fußballtorwart seinem Leben ein Ende setzt und die Hintergründe kurz in der Presse aufflammen. Den Lippenbekenntnissen folgt dann meist nicht mehr viel. Das humanitäre Problem des nicht geglückten Suizids ist mehr als nur zehnmal größer als das des vollzogenen und rechtfertigt alle Anstrengungen, sich als Gesellschaft eingehender mit dem Thema auseinanderzusetzen. Man könnte die Verhinderung von Suiziden als zentrale ethische Forderung betrachten.

Entscheidend ist dabei die Frage, wie frei jemand noch in seinen Entscheidungen ist, der sich in solcher Not sieht, dass er lieber sterben als weiterleben möchte. Es ist belegt, dass Suizide zumeist im Zusammenhang mit einer psychischen Krankheit oder einem psychischen Ausnahmezustand stehen. Das wäre ja im Prinzip ein gefundenes Fressen für all diejenigen, die sich die Prävention und Behandlung von Psychotraumata auf die Fahnen geschrieben haben. Doch sie kommen in der Regel zu spät. Erst nach einer Katastrophe sind Opfer wie Helfer dann öffentlichkeitswirksamen oder „verstehenswütigen Psychoattacken" (Wortwahl des Psychiaters Klaus Dörner) fast zwangsweise, weil wehrlos ausgesetzt. K. Dörner schreibt, nach dem Erfurter Amoklauf sei einer Schülerin die Äußerung vorbehalten gewesen, das Schrecklichste seien eigentlich die Psychologen gewesen, die das Alleinsein mit sich selbst oder das Beisammensein mit Freunden bzw. Angehörigen mit den raffiniertesten Tricks zu verhindern versucht hätten. Dies öffentlich zu sagen, bedeute heutzutage Mut und Zivilcourage. Dieses Verhalten der Psychologen konnte man auch nach dem vorher schon erwähnten schrecklichen Flugzeugunglück in den Schweizer Alpen eindrucksvoll beobachten, bei dem sich ein Pilot suizidiert hatte, der bereits im Vorfeld erfolglos durch unzählige therapeutische Instanzen gegangen ist. Ein Heer von Psychologen und Seelsorgern umsorgte dann die große Gruppe von Angehörigen auf den Flughäfen und dem Absturzort. Das Problem ist, dass das „Heer" der Therapeuten nicht genügend präventiv tätig ist und dass suizidgefährdete Personen nicht früh genug erkannt und einer Therapie zugeführt werden. Der gesamte Apparat greift also zu schlecht oder zu spät.

Wie auch beim Bilanzsuizid (ohne erkennbare konkrete Not und aus freien Stücken heraus) entsteht die Entscheidung zur Selbsttötung nicht allein aus dem Inneren des Patienten heraus, sondern die Entscheidungen sind letztlich auch immer Resultat dessen, was ein Individuum in der Konfrontation mit seiner Umwelt erlebt und in der Reflexion des Gesamten erfahren hat. Niemand scheidet grundlos aus dem Leben. Immer gibt es Gründe, die dem natürlichen Wunsch zu leben entgegenstehen. Auch wenn Selbstbestimmung häufig als Begründung herhalten muss, ist die Heteronomie von Menschen die Realität und die Begründung für die fatale Entscheidung ein Aufruf an die Gesellschaft. In neun von zehn Fällen steckt eine Depression hinter dem Suizidwunsch (dazu: Th. Hoffman & M. Knaup, *Was heißt: In Würde sterben? Wider die Normalisierung des Tötens*. Springer, 2015). In vielen Ländern sind es vor allem die Älteren, die sich suizidieren.

Wie kann man Suizide verhindern? Regierungen haben Programme entwickelt, um Risikogruppen zu identifizieren. Bei aller Unterschiedlichkeit der Gründe, die im Einzelfall zur Entscheidung beitragen, besteht Einigkeit darin, Depressionen frühzeitig zu erkennen und zu behandeln, gefährdete Personen anzusprechen, achtsamer mit den Mitmenschen zu sein und Arbeitsabläufe so zu organisieren, dass sie den Menschen dienen, Stress minimieren und die seelische Gesundheit erhalten.

Weil so viele Patienten mit einer Depression diagnostiziert werden oder sich vielleicht selbst fragen, ob sie depressiv oder psychisch erkrankt sein könnten, hier ein paar Orientierungshilfen: Allan Horwitz und Jerome Wakefield haben in ihrem Buch *The Loss of Sadness* (Oxford University Press, 2007) Kriterien aufgestellt, die ich für vernünftig halte:

1. Normale Traurigkeit oder depressive Verstimmungen können im Anschluss an belastende Lebensereignisse entstehen, wie Trennung, Todesfall, Jobverlust.
2. Aber auch chronischer Stress, wie in einer unglücklichen Beziehung, bei dauernder Einsamkeit oder bei Geldproblemen, kann zu solchen Reaktionen führen.
3. Um noch als „normal" zu gelten, sollte der Betroffene die Situation realistisch wahrnehmen können und seine Reaktion darauf sollte im Verhältnis zum auslösenden Ereignis stehen.
4. Die Stimmung sollte sich mit der Situation wandeln.
5. Bei plötzlich belastenden Lebensereignissen sollte mit der Zeit eine Anpassung an die neue Situation stattfinden.
6. Betroffene sollten sich klarmachen, dass die Stimmung sich wahrscheinlich im Laufe der Zeit von allein bessern wird. Allein diese Erkenntnis kann schon helfen.
7. Problematisch wird es, wenn die Reaktion auf ein Ereignis überhaupt nicht im Verhältnis zu dessen Schwere steht.
8. Wenn die depressive Stimmung andauert, obwohl die belastende Situation vorbei ist, oder sie sich nach einem schlimmen Ereignis nicht mit der Zeit bessert, sollte man Hilfe suchen, bei Suizidgedanken in jedem Fall.

Jeder Patient mit manifester Depression muss nach Suizidgedanken befragt werden. Liegen Hinweise für eine Planung vor oder legen Begleitumstände eine solche Tat nahe, sollte man seinen Verdacht offen ansprechen, etwa wenn Mittel zum Vollzug offen herumliegen und einfach beschafft werden könnten. Ärzten kommt eine besondere Verantwortung zu. Knapp die Hälfte derjenigen, die sich das Leben nehmen wollen, hat zuvor ihren Arzt aufgesucht. In manchen Ländern werden Überlegungen angestellt, wie man in Arztpraxen bessere Diagnosestandards umsetzen kann. Eltern und Lehrer sollten wachsam sein, Betroffene beobachten, ansprechen, Waffen aus ihrem Umfeld entfernen und sie gegebenenfalls stationär einweisen. In einigen Schulen hat man damit begonnen, sich mehr um die seelische Befindlichkeit der Kinder und Jugendlichen zu kümmern. Das sollte eigentlich eine Kernaufgabe im Rahmen moderner Bildungsangebote sein.

> „Wenn wir uns selbst fehlen, fehlt uns doch alles", schreibt J.W. Goethe in *Die Leiden des jungen Werther*.

Die Verfügbarkeit von geeigneten Mitteln darf man nicht unterschätzten. Bezogen auf die Vereinigten Staaten lässt sich nachweisen, dass der wichtigste Risikofaktor im Zugang zu Waffen liegt, und auch in der Schweiz verringerte sich die Suizidrate junger Männer um zehn Prozent, nachdem die Anzahl im Hause erlaubter Waffen um die Hälfte reduziert worden war (*Journal of the American Medical Association*, 2015, Vol. 314 [21], pp. 2229–2230; *American Journal of Psychiatry*, 2013, 170 [9], pp. 977–984). In Großbritannien sank die Suizidrate in den 60er-Jahren dramatisch, nachdem man das toxische Kohlengas aus den Haushalten verbannt und gegen ungiftiges Nordseegas ausgetauscht hatte. Ähnliche Erfahrungen liegen zur Einführung weniger toxischer Katalysatoren für Kraftfahrzeuge vor. Man kann sich ausmalen, was die Verbannung von Feuerwaffen aus amerikanischen Haushalten oder die weltweite Reduktion toxischer Pestizide mit Blick auf die Suizidrate bedeuten würde. Auch Sicherheitsgeländer an Brücken sind geeignet, um Suizide zu vermeiden. Betroffene wechseln nicht ohne Weiteres von einer Methode zur anderen.

Keine einzelne Maßnahme allein kann dem Suizid beikommen. Der gesunde Menschenverstand aber sagt einem, dass eine menschliche Gesellschaft, die fördert und nicht nur fordert und auf Leistung setzt, in der die Neigungen der Menschen erkannt und berücksichtigt werden und in der mit Augenmaß und Klarheit Politik zum Wohle der wirklich Bedürftigen gemacht wird – vor allem für die Kinder und die Alten –, langfristig gesehen auch dieses Problem besser in den Griff bekommen kann. Das wäre ein Fortschritt.

Einsamkeit

Ist es keine Depression, dann führt häufig die Einsamkeit in den Suizid, das Gefühl abgeschoben und wertlos zu sein. Nicht ohne Grund hat die britische Regierung 2018 verkündet, ein Ministerium für Einsamkeit einzurichten, um der zunehmenden Vereinsamung von wachsenden Teilen der Bevölkerung entgegenzuwirken.

Im Koalitionsvertrag der amtierenden deutschen Regierung heißt es 2018: „Angesichts einer zunehmend individualisierten, mobilen und digitalen Gesellschaft werden wir Strategien und Konzepte entwickeln, die Einsamkeit in allen Altersgruppen vorbeugen und Vereinsamung bekämpfen."

Einsamkeit betrifft vor allem Arme und Hochbetagte. Der Gerontologe Andreas Kruse hat 400 Menschen im Alter zwischen 85 und 100 Jahren nach ihren Wünschen befragt. Vor Gesundheit, Autonomie und materieller Sicherheit standen intensive Sozialkontakte. In Deutschland leben über zwei Millionen über 80-Jährige alleine. 60 Prozent davon sind Frauen. Jeder Vierte der Altersgruppe bekommt weniger als einmal im Monat Besuch. Jeder Zehnte trifft niemanden mehr. Drei von vier Betroffenen empfinden beim Austausch mit anderen Menschen Freude und Erfüllung. Besonders groß ist der Wunsch gebraucht zu werden und Erfahrungen zu teilen.

Einsamkeit ist „sozialer Schmerz", macht depressiv, Herzerkrankungen wahrscheinlicher, schwächt die Abwehrkräfte und kann in den Suizid führen.

Bis zu sieben Jahre länger lebt jemand, der anderen Menschen hilft, haben Forscher der Universität Michigan herausgefunden. Wir sollen den Kontakt zu anderen Menschen nicht verlieren, so wie wir essen, um nicht zu verhungern (J. Cacioppo & W. Patrick, *Einsamkeit*. Spektrum. Akademischer Verlag, 2012). Emotionale und soziale Einsamkeit sollte man nicht durch Medikamente behandeln. Maßnahmen gegen die Gentrifizierung der Innenstädte, mehr wohngruppenbezogene Quartierslösungen, Seniorenwohn- oder Hausgemeinschaften sind ein paar Lösungsansätze. Man hat sein eigenes kleines, barrierefreies Reich und teilt sich Gemeinschaftsräume, den Garten und den Service für den Alltag.

„Solche Projekte sind der Humus der Zivilgesellschaft", meint Henning Scherf, Ex-Bürgermeister Bremens, der seit 30 Jahren mit seiner Frau in einem Hausprojekt im Zentrum Bremens lebt.

In Oslo und Stockholm boomen solche Hausprojekte. In Deutschland fehlen bis 2030 fast drei Millionen altersgerechte Wohnungen, laut der Prognos-Studie im Auftrag des Bauministeriums. Ihr zufolge genügen gerade mal 600.000 bis 800.000 Wohnungen den Anforderungen für ältere Bürger. Das sind weniger als zwei Prozent des Bestandes. Es fehlt an Aufzügen und Rampen, barrierefreien Bädern, breiten Türen, rutschfesten Böden und höhergelegten Steckdosen. Diese unglaubliche Hürde zu bewältigen, entspricht einer Art Energiewende für die Senioren.

> „Wir müssen akzeptieren, dass sich die Menschen nicht vorgeben lassen, wo sie im Alter wohnen wollen", sagte Karl-Josef Laumann, Gesundheitsminister in Nordrhein-Westfalen. Er hatte als Patientenbeauftragter mehr Geld für Wohnungsumbauten für Pflegebedürftige durchgesetzt.

> *Emelie Krüger – Verhütung vernünftig planen*
> *Emelie Krüger ist gerade mit ihrem Freund zusammengezogen. Für eine Familienplanung ist es noch zu früh. Beide überlegen sich die beste Verhütungsmethode. Sie wägen das Risiko und die Nachteile der jeweiligen Verfahren ab. Nachdem Emelie so viel über Risiken durch die Pille gehört hatte, entscheidet sie sich für die Spirale. Ihr Freund wäre bereit gewesen, mit Kondomen zu verhüten, eine Sterilisation schied für ihn aus.*

Prävention bedeutet auch Schutz vor vermeidbaren Erkrankungen durch die Nichteinnahme nicht lebensnotwendiger Arzneistoffe, von denen bedeutsame Krankheitsrisiken ausgehen. So erkrankt etwa eine von 7.690 Frauen, die ein Jahr lang die „Pille" zur Verhütung einnahmen, häufiger an Brustkrebs als in einer gleich großen Gruppe von Altersgenossinnen, die das nicht tut. Die Pille ist wahrlich ein großer Fortschritt, um sicher zu verhüten und Frauen die Möglichkeit zu sexueller Selbstbestimmung zu verschaffen. Doch mit der Pille handelt es sich zugleich um Arzneimittel, die in den hormonellen Zyklus der Frau eingreifen und unerwünschte Wirkungen aufweisen können. Wie bei jedem Arzneimittel müssen Arzt und Patient (hier die gesunde Frau) am besten Nutzen und Risiken in jedem Einzelfall abwägen, bevor die Entscheidung, mit der Pille zu verhüten, getroffen wird. Handelt es sich nicht um eine Krankheit, die durch ein Medikament behandelt wird, sondern wird der Arzneistoff gesunden Frauen im gebärfähigen Alter vom Arzt verschrieben, müssen umso strengere Kriterien erfüllt sein, um die Sicherheit in der Anwendung zu garantieren.

Auf 100.000 Frauen die mit der Pille verhüten, erkranken umgerechnet immerhin 68 statt 55 Frauen (die die Pille nicht einnehmen) an Brustkrebs. Es ist ein kleiner, jedoch statistisch signifikanter Unterschied (*The Journal of Medicine*, 2017, Vol. 377, p. 2228). Bedeutung erhält das Ergebnis durch die Fülle der ausgewerteten Daten. Über fast elf Jahre wurde die Krankheitsgeschichte von 1,8 Millionen Däninnen im Alter von 15 bis 49 Jahren verfolgt. Forscher von der Universität Aberdeen stießen 2017 bei 46.000 Frauen auf vergleichbare Ergebnisse.

Dass weibliche Geschlechtshormone und Brustkrebs in enger Beziehung zueinander stehen, ist lange bekannt. Entscheidend erscheint auch hier die Aufklärung über den Umgang mit relativen Lebensrisiken. Immerhin nehmen etwa zehn Millionen Frauen in Deutschland die Pille ein. Absolut gesehen erkranken dadurch 1.300 Frauen mehr an Brustkrebs, weil sie die „Pille" nehmen. Die Wahrscheinlichkeit dazuzugehören, ist zwar gering, aber messbar. Bei Vorsorgeuntersuchungen wird mit noch viel geringeren Unterschieden (zugunsten einer geringeren Sterblichkeit) auf Stimmenfang gegangen und es werden über die Jahre Milliardenbeträge investiert, wie beim Brustkrebs- oder Prostata-Screening.

7.2 Früherkennung hinterfragen

Benjamin Voss – Überflüssiges PSA-Screening
Der 80-jährige Benjamin Voss ist ein reiselustiger Mensch. Er hat keine Beschwerden, die über das normale Altersmaß hinausgehen. Vor einer längeren Kreuzfahrtreise möchte er sich noch einmal „durchchecken" lassen. Der Hausarzt stellt ihm ein paar Fragen, hört ihn ab und entnimmt ihm Blut. Alle Werte belegen, Herr Voss ist altersentsprechend gesund und vollkommen reisefähig. Es gibt eine Ausnahme: Das PSA (prostata-spezifisches Antigen, ein Blutwert zur Entdeckung von Prostatakrebs) war erhöht. Obwohl Herr Voss keine Schwierigkeiten beim Wasserlassen angab, wurde ihm ein Urologe empfohlen, der Gewebsproben aus

der Vorsteherdrüse entnahm. Hätte Herr Voss doch die Finger davon gelassen und NEIN gesagt! Die Probe zeigte Krebszellen. Die Kreuzfahrtreise wurde verschoben, eine Operation folgte. Im Krankenhaus zog sich Herr Voss einen multiresistenten Keim zu und musste isoliert werden. Die Entlassung verschob sich. Zugleich litt der Patient an den Folgen der Operation. Er hatte Schmerzen, war inkontinent geworden und hatte keine Erektion mehr. Nach einer Reha war über ein Vierteljahr vergangen. Noch immer trug er Vorlagen. Die Lust auf eine Kreuzfahrt war ihm vergangen.

Medizin ist nicht nur ein „Heilberuf". Sie muss ihren Einflussbereich auch auf die Vorbeugung und Verhütung von Erkrankungen ausweiten. Vorsorge und die frühe Erkennung gefährlicher Erkrankungen vor dem Auftreten von Symptomen (Beschwerden) bezeichnet man als Sekundärprävention. Sie ergibt Sinn, wenn man dadurch die Sterblichkeit einer Krankheit deutlich (!) verringern kann. Wird sie aber nicht merklich gesenkt, sondern nur ein klein wenig, steht der geringen Senkung unter Umständen ein erheblicher Aufwand mit unnötigen Kosten und vielen anderen unerwünschten Wirkungen gegenüber.

Vorsorgeuntersuchungen sollen also nur dann angeboten werden, wenn sie medizinisch sinnvoll sind und wenn es eindeutige Beweise für eine positive Kosten-Nutzen-Relation gibt. Alle Screening-Programme müssen also ständig sorgfältig evaluiert werden. Es muss dabei klar sein, dass Screening-Programme nicht per se indiziert oder gut sind, sondern dass sie erhebliche unerwünschte Effekte haben können. Sie sollten daher auf relevante Altersgruppen begrenzt sein und die Intervalle zwischen den Tests möglichst weit auseinanderliegen. Auf diese Weise kann die Wahrscheinlichkeit der Übererkennung eingedämmt werden. Gremien, die Krankheiten und Schwellenwerte definieren, dürfen generell keine Interessenkonflikte mit der involvierten Industrie haben und den Empfehlungen sollten stets eine strenge Analyse von Nutzen und Schaden zugrunde liegen. Immer wieder finden sich Hinweise, dass Mitglieder von Beratergremien (und sogar ehemalige Mitarbeiter der Zulassungsbehörden) nach ihrem Votum zur Zulassung von Arzneimitteln in den USA erhebliche Zahlungen von den betreffenden pharmazeutischen Unternehmen erhielten (*Arzneimittelbrief*, 2018, Nr. 52: 72DB01). Vergleichbare Recherchen sind in Europa leider nicht möglich – es fehlt ein Gesetz, das, wie der „Physician Payments Sunshine Act" in den USA, die pharmazeutische Unternehmen dazu verpflichtet, ihre Zahlungen an Ärzte namentlich zu veröffentlichen. Die Schweizerische Akademie der Medizinischen Wissenschaften hat Empfehlungen für den Umgang mit Interessenkonflikten bei der Ausarbeitung von „Choosing-wisely"-Listen erarbeitet (www.samw.ch/de/Publikationen/Empfehlungen). Es zeigt sich leider immer wieder, dass Autoren zwar Interessenkonflikte aufdecken, doch Folgen für die Leitlinienarbeit hat das kaum (Leitlinienwatch.de, *Deutsches Ärzteblatt*, 2018, Nr. 115 [6]: S. C 201).

Es herrscht wahrscheinlich nirgendwo in der Fachwelt Zweifel darüber, dass das PSA-Screening, das Herr Voss durchlaufen hat, nur in sehr geringem Maße (!) in der Lage ist, die Sterblichkeit zu senken – wenn überhaupt. Man streitet sich im Wesentlichen über sehr kleine Prozentwerte. Immer mehr Experten vertreten aufgrund der Datenlage die Ansicht, die Sterblichkeit würde durch das PSA-Screening überhaupt nicht gesenkt. Eines darf man bei der Beurteilung von Vorsorgeuntersuchungen niemals vergessen: Das Screening deckt im besten Fall die Krankheit auf, bevor sie sich selbst bemerkbar macht. Ihr Erfolg muss sich also im Vergleich zu der Behandlung nach ihrem natürlichen Auftreten (ihrem Bemerkbarmachen) in Form von Beschwerden messen lassen. Natürlich kann man Menschen auch heilen, die nicht an einem Screening-Programm teilgenommen haben. Das Behandlungsergebnis muss also diesen Vergleich bestehen. Das frühe Entdecken und die frühe Behandlung durch Früherkennungsmaßnahmen führen aber (bei vergleichbaren Endergebnissen auf lange Sicht) unter Umständen, wie bei unserem Patienten, Jahre früher zu Behandlungsfolgen, die ihrerseits um Jahre hätten vermieden werden können. Die Lebensqualität sinkt erheblich, das eigene Leben wird unter Umständen auf den Kopf gestellt, wie es bei Herrn Voss gewiss der Fall war.

Besonders schlimm ist es, wenn durch Früherkennungsmaßnahmen Krankheiten entdeckt und mit allen Möglichkeiten behandelt werden und die Lebensqualität durch die Folgen dieser Behandlung deutlich beeinträchtigt wird, obwohl die Krankheit zu Lebzeiten gar nicht entdeckt worden wäre und somit keine Beschwerden hervorgerufen hätte. Das ist wahrhaftig eine Fortschrittsfalle! Der Patient wird wegen einer Krankheit behandelt, die er weder bemerkt noch erlebt hätte. Es passiert aber leider weltweit jedes Jahr hunderttausendfach durch das PSA- (und das Brustkrebs-)Screening. Das ist ein Skandal.

Das PSA-Screening zur Früherkennung von Prostatakrebs ist sehr umstritten (*The New England Journal of Medicine*, 2017, Vol. 376 [13], pp. 1285–1289; *Journal of the American Medical Association*, 2015, Vol. 314 [8], pp. 825–826; *The Lancet*, 2014, Vol. 384, pp. 2027–2035 und 2017, Vol. 389, p. 1582; *Deutsche Medizinische Wochenschrift*, 2016, Nr. 141, S. 6–7).

Die Kampagnen, sich als beschwerdefreier Mann über 50 seinen PSA-Wert bestimmen zu lassen, reißen dennoch nicht ab. Dabei weisen erhöhte Werte durchaus auch auf harmlose Zustände hin. Viele Urologen bieten den Test für 20 Euro an. Die Krankenkassen übernehmen die Kosten nicht und verweisen auf die besten wissenschaftlichen Daten, die zeigen, dass der PSA-Routinecheck mit der zusätzlichen Untersuchung des Gewebes sehr häufig zu unnötigen Eingriffen an der Prostata bei Männern führt, die zu Lebzeiten nie ein Problem mit dem Tumor bekommen hätten. In Deutschland stieg die Häufigkeit von Prostatakrebs zwischen 1998 und 2010 von 40.000 auf 65.000 an.

Der Nachweis, dass durch eine PSA-Bestimmung und das früh diagnostizierte und behandelte Prostatakarzinom eine Verlängerung des Lebens erreicht wird, ist grundsätzlich schwierig zu führen. Eines der Hauptprobleme ist der lange Beobachtungszeitraum. Da das Prostatakarzinom meist sehr langsam wächst und relativ spät im Leben eines Mannes auftritt (mit Ende 70), sind valide Daten erst nach vielen Jahren zu erwarten. Hinzu kommt, dass die Überlebenszeit bei der lokal begrenzten Krankheit auch ohne Behandlung weit über zehn Jahre liegt und durch moderne Therapieverfahren dem Patienten selbst im metastasierten Stadium noch viele Jahre an Lebenszeit geschenkt werden können. Auch die Tatsache, dass zeitliche Vergleiche schwer anzustellen sind, macht die Fragestellung komplex. Denn auch die allgemeine Lebenserwartung der Menschen in Deutschland ist zwischen 1980 und 2015 von 72,7 auf 81,1 Jahre gestiegen.

Herr Voss hat die Folgen der Therapie zu spüren bekommen, ohne Beschwerden infolge der Krankheit gehabt zu haben. Selbst wenn die Sterblichkeitsrate durch das Screening etwas sinken sollte, bedeutete das eben immer noch, dass alle Männer, deren Erkrankung frühzeitig entdeckt würde, behandelt werden und mit Folgestörungen rechnen müssten. Ein beträchtlicher Teil dieser Männer würde unter Umständen jahrelang oder lebenslang an Inkontinenz und erektiler Dysfunktion leiden, ohne jemals an Prostatakrebs gelitten und von der Krankheit erfahren zu haben. Man steckt in der Fortschrittsfalle!

Die „PLCO"-Studie (Prostate, Lung, Colorectal, and Ovarian Cancer Trial) zeigte keinen Unterschied in der Sterblichkeit und die Autoren schlussfolgerten seinerzeit, das PSA-Screening sei abzulehnen (*The New England Journal of Medicine*, 2009, Vol. 360, pp. 1310–1319). Weil jedoch relativ viele Männer in der „Nicht-Screening-Gruppe" außerhalb der Studie dennoch ein PSA-Screening an sich durchführen ließen, hatte man im Nachgang Zweifel angemeldet. In der European Randomized Study of Screening for Prostate Cancer (ERSPC-Studie) hatte man zwar doch noch eine statistisch signifikante Verringerung der Sterblichkeit durch PSA-Screening bei Prostatakrebs nachgewiesen, aber eine Verlängerung des Gesamtüberlebens wiederum nicht. Die gescreenten Männer starben also zu einem vergleichbaren Zeitpunkt wie die nicht gescreenten. Der Fehler war: Statistisch signifikant bedeutet nicht klinisch relevant. Dennoch beweisen die Studienergebnisse mittlerweile ziemlich eindeutig, dass der PSA-Test zum Screening keinen Nutzen bringt (*Journal of the American Medical Association*, 2018, Vol. 319 [9], pp. 883–895).

Ein Beispiel zeigt, wie gering die Wahrscheinlichkeit ist, durch das Screening einen Nutzen zu haben. „Die absolute Risikoreduktion für den Tod durch Prostatakrebs lag nach 13 Jahren bei 0,11 per 1.000 Personenjahre …, entsprechend einem verhinderten Tod durch Prostatakrebs je 81 zum Screening eingeladene Männer und 27 zusätzlich entdeckte Patienten mit Prostatakrebs." (*Journal of the American Medical Association*, ebd.)

Sind 0,11 Tote auf 1.000 Personenjahre relevant? Manche meinen ja, andere nein. Diese Frage ist, wie so viele andere in der Medizin, nicht aufzulösen. Ist das Glas halb voll oder ist es halb leer? Jeder hat seine Meinung. Tatsache bleibt, dass die Unterschiede sehr gering sind und dass mit sehr hoher Wahrscheinlichkeit unnötige Therapiefolgestörungen bei sehr vielen behandelten Patienten auftreten (*Deutsches Ärzteblatt*, 2018, Nr. 115 [13]: S. C 509–512). Die Debatte dreht sich also um die Frage, ob von 1.000 Männern niemand oder einer von 1.000 durch das Screening weniger an Prostatakrebs sterben, und die Frage darf erlaubt sein, warum eine solch verschwindend geringe Differenz eine solch hitzige Debatte auslösen kann. Einer der Gründe hat mit der Darstellung der Ergebnisse als relative Risikoreduktion zu tun, bei der kleine Unterschiede aufgebläht werden und damit verzerrt zur Wahrnehmung kommen. Statistik ist für Ärzte mitunter schwer zu verstehen. Patienten sollten demnach möglichst immer und überall Informationen neutral unterbreitet bekommen, damit sie Nutzen und Schaden abwägen und „informierte Entscheidungen" treffen können.

In den S3-Leitlinien zum Prostatakarzinom (2. Aktualisierung 2014) heißt es: „Der Anteil von nachgewiesenen Prostatakarzinomen ist signifikant höher in Screening-Gruppen verglichen mit Beobachtungsgruppen. Durch das Screening werden auch zahlreiche Karzinome entdeckt, die keiner Behandlung bedürfen. ... Ein Einfluss auf die Gesamtüberlebenszeit ist nicht nachgewiesen." (Statement 3.1., Level of Evidence 1++, Konsensstärke 93 Prozent.)

Es versteht sich von selbst, dass Screening-Untersuchungen möglichst ohne Risiken ablaufen sollten. Das wären zum Beispiel unnötige Zusatzuntersuchungen infolge der Aufdeckung irrelevanter Befunde, damit verbundene psychische Belastungen und Schäden durch Strahlenexposition (*Journal of the American Medical Association*, 2016, Vol. 315 [3], pp. 267–269). Auch ein fehlender Überlebensvorteil, wie angeführt, muss berücksichtigt werden.

Else Gerstenberg - Ungenügende Aufklärung zur Mammografie
Else Gerstenberg hat von ihrer Krankenkasse ein Einladungsschreiben zur Mammografie erhalten. Darin steht, dass das Risiko an Brustkrebs zu sterben, dadurch deutlich gesenkt werden kann. Sie bespricht das mit ihrer Frauenärztin, die ihr den Sinn der Untersuchung noch einmal mit eigenen Worten schildert. Sie verhehlt nicht, dass die Wahrscheinlichkeit an Brustkrebs zu erkranken, bei ihr ohnehin gering ist und dass man sich in der Fachwelt über den Nutzen der Mammografie streitet; doch sie würde es ihr empfehlen. Frau Gerstenberg lässt nicht locker und fragt nach Zahlen von Untersuchungsstudien. Jetzt ist der Geduldsfaden der Gynäkologin gerissen. Die könne sie sich ja im Internet besorgen. Dazu habe sie jetzt keine Zeit mehr. Wenn alle diese Fragen stellten, käme sie nicht mehr zum Arbeiten.

Der Brustkrebs, das Mammakarzinom, ist zu einer oft heilbaren Krankheit geworden. Das brustkrebsspezifische Überleben nach fünf Jahren in Deutschland liegt derzeit bei ca. 90 Prozent. Aber auch heute noch sterben 20–25 Prozent der Patientinnen an ihrer Erkrankung und die hohe Heilungsrate wird mit einer massiven Übertherapie erkauft. Der Fall von Frau Gerstenberg zeigt uns an verschiedenen Stellen auf, wie es nicht laufen sollte. Bis zu einem Punkt hatte die Ärztin alles richtig gemacht, doch am Ende ist ihr das Gespräch aus den Händen geglitten. Ich habe viele Frauenärzte und -ärztinnen kennengelernt, die sich die Zeit genommen und den Frauen letztlich die Entscheidung überlassen haben. Wie ist die Datenlage?

Ohne Früherkennung würden von 1.000 60-jährigen Frauen etwa fünf in den nächsten 10 Jahren an Brustkrebs sterben – die übrigen 995 können durch das Screening also gar nicht gerettet werden. Sie könnten aber nach Ansicht von Klaus Koch vom Institut für Qualität und Wirtschaftlichkeit im Gesundheitswesen Nachteile durch ihre Teilnahme haben (www.gesundheitsinformation.de). Modernen Untersuchungsverfahren gelingt es immer häufiger, krankhafte Veränderungen im Körper des Menschen bereits in einem Frühstadium zu entdecken. Niemand weiß dann im Einzelfall, ob überhaupt und wenn ja, in welcher Zeit sich die Befunde bemerkbar machen und gefährlich werden würden. Man ist im Labyrinth der Fortschrittsfalle gefangen. Die Dynamik und damit die Gefährlichkeit von krankhaften Veränderungen im Einzelfall erkennt man erst durch wiederholt durchgeführte Untersuchungen. Weil das individuell aber sehr verschieden sein kann, leitet man daraus den Anspruch ab, gesunde Menschen häufig zu Untersuchungen einzubestellen oder aufzufordern. Es gibt jedoch natürliche Grenzen individueller Vorsorge. Die zunehmende Betonung auf seine persönliche Verantwortung gegenüber der Gesellschaft führt nach Ansicht renommierter Wissenschaftler mittlerweile allerdings zu einer Überbetonung von Messungen, Screening und Diagnostik. Das wiederum fördere Ungleichheiten (*The Lancet*, 2015, Vol. 385, pp. 1699–1700).

Heute reichen ein paar Stunden aus, um für 1.000 Dollar das menschliche Genom zu sequenzieren, und man weiß viel mehr über die Bedeutung der gut 20.000 Gene, die sich in den drei Milliarden Basenpaaren finden, als noch vor zehn Jahren. Liegt jetzt eine von zwei möglichen Brustkrebsgenen vor, ist das Risiko an Brustkrebs zu erkranken um das Zehnfache erhöht. Doch wie geht man mit „Big Data" am besten um? Neue Techniken der Sequenzierung, also der Identifikation von Erbgutinformationen, liefern eben auch viele Daten ohne echte Bedeutung. Hier gelte es also nicht nur, Daten richtig einzuordnen, sondern sie auch der Patientin oder dem Patienten zu vermitteln. Mitunter werden Veränderungen des Erbguts (Mutationen) gefunden, die das Brustkrebsrisiko minimal, nur um den Faktor 1,1 erhöhen. Doch für manche Frauen ist das so beunruhigend, dass sie sogar eine Brustamputation in Erwägung ziehen. Mehr Daten bedeuten eben nicht mehr Wissen und mehr Sicherheit oder auch nur die Möglichkeit genauerer Aussagen. Und ein gefundener Zusammenhang ist nicht unbedingt auch zugleich ein ursächlicher. Wie man am besten mit großen Datenmengen umgehen sollte, ist nicht nur in der Medizin ein großes Thema. Neben Veränderungen des Erbgutes mit möglichen krankhaften Auswirkungen kommen sogenannte epigenetische Faktoren hinzu, also Anhängsel an den Erbinformationen, die diese genetischen Anomalien wiederum selbst verändern. Sie kann man heute noch nicht gut nachweisen und in ihrer Bedeutung abschätzen.

Krebserkrankungen gehören zweifellos zu den Krankheiten, vor denen sich die Menschen am meisten fürchten. Drei von vier Deutschen geht das so, wobei die Angst mit zunehmendem Alter abnimmt (Forsa-Umfrage im Auftrag der DAK [Deutsche Angestellten Krankenkasse], 2015). Weil die Prognose einer Heilung im Prinzip umso besser ist, je früher man das bösartige Leiden entdeckt, haben sich für den Brustkrebs der Frau, den Prostatakrebs des Mannes sowie Dickdarmkrebs und Hautkrebs bei beiden Geschlechtern Früherkennungsmaßnahmen durchgesetzt. Doch nur ein kleiner Teil der Menschen nimmt das Angebot wahr.

Gerd Gigerenzer vom Max-Planck-Institut für Bildungsforschung in Berlin vertritt die Ansicht, viele Ärzte überschätzten häufig den Nutzen ihres Tuns. Der Risikoforscher ließ vor ein paar Jahren 160 Frauenärzte schätzen, wie viele Patientinnen mit auffälligem Mammografie-Befund tatsächlich Krebs hätten. Die richtige Antwort wäre gewesen: zehn Prozent. Die Angaben der Ärzte lagen weit darüber.

Manche Befürworter des Mammografie-Screenings argumentieren, man könne die Sterblichkeit durch das Programm um 20 Prozent senken (statt fünf Todesfällen bei 1.000 Frauen nur noch vier). Das klingt nach viel, ist es jedoch nicht, weil die Wahrscheinlichkeit einer Brustkrebserkrankung ohnehin gering ist. Was kaum in der Öffentlichkeit Alarm schlug, war, dass neuere, niedrig dosierte hormonale Kontrazeptiva bei mehrjähriger Einnahme mit einem um 20 Prozent erhöhten Risiko für invasiven Brustkrebs bei jungen Frauen verknüpft ist (siehe oben). Das ist aus gesundheitspolitischen Erwägungen eigentlich von viel höherer Relevanz (*Arzneimittelbrief*, 2018, Nr. 52 [1], S. 5–6; *The England Journal of Medicine*, 2017, Vol. 377, p. 2228) als das Brustkrebs-Screening.

„Aber vielleicht bin ich ja die eine (durch die Mammografie) gerettete Frau", mag es heißen. Möglich, aber viele hundert Frauen werden unnötigerweise einer Röntgenuntersuchung der Brust unterzogen und Ängsten ausgesetzt, einige von ihnen erleiden wegen der Untersuchung sogar einen ganz konkreten Schaden: Fünf Frauen (von tausend untersuchten) wird ohne Grund die Brust ganz oder teilweise entfernt, denn die entdeckte Zellwucherung wäre ihnen nie gefährlich geworden. Schon seit über zehn Jahren gibt es Hinweise darauf, dass durch die Röntgenuntersuchung zur Früherkennung von Brustkrebs bis zu 20 Prozent mehr Brustkrebsfälle entdeckt werden als ohne (*Archives of Internal Medicine*, 2008, Vol. 168). Jede fünfte Raumforderung in der Brust bildet sich offenbar spontan und ohne Behandlung wieder zurück. Die Wahrscheinlichkeit also, dass die oben zitierte Frau zu den 999 anderen Frauen gehört, die wegen der Mammografie keinen Nutzen haben, ist 999-mal höher.

Das Gegenteil von gut ist bekanntlich gut gemeint. Seit 2002 gilt das Massen-Screening auf Brustkrebs als ein Vorzeigeprojekt der deutschen Gesundheitspolitik. Doch die Reihenuntersuchungen erfüllen ihre Aufgabe nicht. Die Hoffnung auf vielfache Lebensrettung durch organisierte Röntgenuntersuchungen der weiblichen Brust hat sich in Luft aufgelöst. Man nennt den Sachverhalt, Krankheiten zu entdecken, die sich nie bemerkbar gemacht hätten, Überdiagnose. Das Brustkrebs-Screening ist längst nicht mehr unumstritten (*The New England Journal of Medicine*, 2017, Vol. 376, pp. 93–95). Eine Senkung der Sterblichkeit durch die Mammografie sei nicht erkennbar, schrieben die Autoren um Philippe Autier, belgischer Epidemiologe, im *British Medical Journal* (*BMJ*, 2017, Vol. 359: j5625, doi.org/10.1136/bmj.5625) und traten 2017 noch einmal eine Kampagne zur Abschaffung des Mammografie-Screenings los. Stattdessen seien sogar 30 Prozent der an der Röntgendiagnostik teilnehmenden Frauen zum Opfer von Überdiagnostik und Übertherapie geworden. Von 30 positiven Befunden (die Mammografie zeigt einen auffälligen und damit auf einen Tumor verdächtigen Herd) wurde in dieser Untersuchung bei

24 von 1.000 Frauen fälschlich Brustkrebs diagnostiziert. Diese 24 Frauen werden dann wochenlang zu Untersuchungen geschickt, um am Ende zu erfahren, dass gar kein Brustkrebs vorliegt und dass sie gesund sind. In dieser Zeit haben sie sich Sorgen gemacht und waren in ihren Lebensvollzügen, ihrer Vitalität, eingeschränkt. Ein bis zwei durch das Screening im besten Fall gereteten Leben bezogen auf 1.000 untersuchte Frauen stehen fünf bis sieben Überdiagnosen entgegen, bezogen auf einen Zeitraum von zehn Jahren (*Deutsches Ärzteblatt*, 2016, Nr. 113 [3]: C 67–70). Diese Frauen waren nach der Mammografie behandelt worden, obwohl deren Tumore zu den langsam wachsenden und nicht streuenden Typen gehörten und nie im Leben Beschwerden verursacht hätten (Übertherapie). Die früh streuenden aggressiven und dann oft tödlichen Tumortypen fallen im Röntgenbild häufig nicht auf. Das hat drastische Folgen für die betroffenen Frauen: unnötige Entnahmen von Gewebe, überflüssige Operationen, belastende Chemotherapie-Verfahren, Bestrahlungen und vor allem Angst und Sorgen.

In den Niederlanden, in denen die Inanspruchnahme sogar bei 80 Prozent liegt (in Deutschland liegt sie trotz aller Kampagnen bei Frauen im Alter zwischen 50 und 69 Jahren bei etwas über 50 Prozent), sei die Sterblichkeit durch das Screening ebenfalls nicht gesunken. Dass die Sterblichkeit an Brustkrebs insgesamt gesunken ist, sei auf die besseren Möglichkeiten der Behandlung zurückzuführen. In den vergangenen Jahren hat das Mammografie-Screening-Programm in Deutschland weit mehr als drei Milliarden Euro gekostet. Der frühe Behandlungsbeginn aufgrund von Screening-Untersuchungen ist demnach auch aus makroökonomischer Perspektive mehr als fraglich (*Deutsche Medizinische Wochenschrift*, 2009, Nr. 134, S. 238), auch wenn es in Norwegen vielleicht weniger Überdiagnostik geben mag (*European Journal of Cancer*, 2018, Vol. 89, pp. 102–112).

> *Lieselotte Wilkening – Zur Mammografie? Nein, danke!*
> *Lieselotte Wilkening ist gerade 50 Jahre alt geworden und Vater Staat „belohnt"*
> *sie jetzt mit einer Einladung zum Brustkrebs-Screening. Alle zwei Jahre bis zum*
> *70. Lebensjahr hat sie ab jetzt Anspruch auf eine Mammografie. Der Entscheidung des Gesetzgebers ging ein langer Streit der Ärzte mit den Kassen voraus, weil*
> *sie die Kostenübernahme wegen fehlenden Nutzens abgelehnt hatten. Jetzt muss*
> *Frau Wilkening entscheiden, ob sie das Angebot annimmt. Sie zögert. In ihrer Fa-*

milie gab es diese Krankheit nicht, sie hat sich immer gesund ernährt, Sport ge-
trieben, hatte Kinder bekommen und gestillt. Ihr Risiko an Brustkrebs zu erkran-
ken ist geringer als bei vielen anderen. Frau Wilkening liegt mit ihrer Entschei-
dung, auf die Vorsorgeuntersuchung zu verzichten, goldrichtig.

Drei von vier Frauen sind nicht ausreichend über den Nutzen der Brustkrebs-
früherkennung aufgeklärt (Studie der Universität Bielefeld, veröffentlicht in
PLoSOne, 03.11.2015, Doi: 10.1371/journal.pone.0142316). Schon vor fast
zehn Jahren hatte man festgestellt, dass zur Mammografie eingeladene Frauen
häufig den Sinn des Einladungsschreibens nicht richtig verstehen oder eine
vollkommen falsche Vorstellung vom Nutzen der Untersuchung haben. Dabei
kommt dem Schreiben eine große Bedeutung zu. Es ist für viele Frauen der erste Berührungspunkt mit dem Mammografie-Screening. Eine Gruppe von Psychologen der Universität Köln hat sich dieser Sache angenommen. Sie fanden
heraus, dass der Mehrheit der befragten Frauen der Sinn der Untersuchung
nicht bekannt ist. Der Begriff „Screening" wurde mit „Science-Fiction" oder einer neuartigen Untersuchungsmethode assoziiert. Als Motive der Untersuchung wurden Kosteneinsparungen genannt und nur ein Drittel der Befragten
wusste, dass man ihren Namen aus dem Melderegister per Zufall erhalten hatte,
obwohl das im Anschreiben ausdrücklich vermerkt war. Natürlich hängt die
Motivation an einer solchen Untersuchung teilzunehmen wesentlich davon ab,
ob man weiß, wozu sie dient. Sollte es darum gehen, möglichst viele Menschen
von sinnvollen Maßnahmen zu überzeugen, ist die Rolle des vertrauten Arztes
nicht zu unterschätzen. Er kann Schreiben erläutern und seinen Beitrag zur op-
timalen Inanspruchnahme einer sinnvollen Screening-Maßnahme leisten.
Während nun also die Vorsorge-Mammografie umstritten ist und höchstwahr-
scheinlich verzichtbar, erhalten Versicherte noch nicht einmal ein Schreiben für
eine Vorsorgeuntersuchung, die schon vor vielen Jahren ihren Nutzen unter Beweis gestellt hat, das Dickdarmkrebs-Screening.

Darmspiegelung

Ab dem Alter von 50 Jahren haben gesetzlich Versicherte in Deutschland Anspruch auf einen jährlichen Stuhlbluttest, ab 55 alle zwei Jahre sowie auf die

Darmspiegelung. Leider ist die Mehrheit der Bundesbürger dennoch schwer von ihrem Sinn zu überzeugen. Sie wissen nichts von ihrem Nutzen oder ihnen behagt die Untersuchung nicht.

> Bei der Darmspiegelung ab dem 55. Lebensjahr ist die Reduktion der Sterblichkeit an Dickdarmkrebs (jede siebte Krebserkrankung in Deutschland betrifft den Dickdarm) zweifelsfrei bewiesen (S3-Leitlinie „Kolorektales Karzinom").

In England bietet man Bürgern zwischen 60 und 74 Jahren eine Stuhluntersuchung auf Blut an. Auch dort hängt ihre Inanspruchnahme vom sozioökonomischen Status ab. Nur jeder dritte aus dem schwächsten Einkommensfünftel macht davon Gebrauch. Beim reichsten Fünftel sind es 60 Prozent. In allen Fällen konfrontiert man die Bevölkerung mit einer potenziellen Bedrohung und verwirrt sie unter Umständen mit Warnungen, die missverständlich dargestellt werden oder die sie nicht verstehen können. Die Einführung eines systematischen Einladungsverfahrens zur Darmkrebsvorsorge würde die Teilnahmerate wahrscheinlich um bis zu 50 Prozent steigern (*Deutsche Medizinische Wochenschrift*, 2015, Nr. 140, S. 1425–1430; *The Lancet*, 2016, Vol. 387, p. 725).

Zweitbegutachtungen

Eine Prise Skepsis mit einer Kultur für Zweitbegutachtungen ist in der Medizin wichtig, schon deshalb, weil wir mit subjektiven Beurteilungen zu rechnen haben. Wenn ein genetischer Test zur Früherkennung einer Krankheit zwar klare Ergebnisse bringt, die Konsequenzen jedoch unklar sind, ist eine unabhängige zweite Meinung allemal von Bedeutung. Ein Beispiel ist hier der erbliche Brustkrebs. Er kommt sehr selten vor und betrifft etwa jede fünfhundertste Frau (jede neunte Frau erkrankt in Deutschland an Brustkrebs). Nicht erst seitdem die Schauspielerin Angelina Jolie ihre Entscheidung bekannt gab, sich wegen der Belastung mit dem Brustkrebs-Gen BRCA1 vorsorglich beide Brüste abnehmen zu lassen, haben in den USA und anderen Ländern Testung und prophylaktische Operation zugenommen. Inzwischen kennt man weitere, weniger durchschlagende Risiko-Erbanlagen. Kerstin Riehm vom Zentrum für Familiären

Brust- und Eierstockkrebs der Universität Köln findet ein Zweitmeinungssys-
tem wichtig, um „Überprävention" zu vermeiden.

Die Ultraschalluntersuchung zur Frühentdeckung des Eierstockkrebses bieten Ärzte für 9–53 Euro an, obwohl die maßgebliche Leitlinie eindeutig von
dieser Untersuchung abrät. Dennoch wird sie in Deutschland 1,3 Millionen
Mal pro Jahr durchgeführt. Etwa 120.000 auffällige Befunde werden dabei entdeckt, von denen aber nur sechs Prozent korrekt sind, also rund 7.000. Mehr als
35.000 Befunde werden aber weiter abgeklärt, oft mit schmerzhaften und aufwendigen Methoden. In knapp 5.400 Fällen kommt es dabei zu Komplikationen wie Infektionen, Blutungen und Verletzungen der inneren Organe. Und,
beinahe das Schlimmste, 1.200 Frauen werden überflüssigerweise behandelt –
sie hätten ihr Leben lang nichts von einem Tumor mitbekommen, wenn nicht
nach ihm gesucht worden wäre. 32,5 Millionen Euro setzen die gynäkologi-
schen Praxen damit um (*ZEIT DOCTOR*, 2018, Nr. 3). Wo eine zweite Meinung
noch sinnvoll ist, erfahren Sie weiter unten.

Hautkrebs-Screening

Leider hat auch das Hautkrebs-Screening in Deutschland nicht zu einem Rück-
gang der Sterblichkeit geführt (*Deutsches Ärzteblatt International*, 2015, Nr.
112, S. 629–634). Der Gemeinsame Bundesausschuss stellt es damit zu Recht in
Frage. Doch die Ärzteverbände laufen Sturm. Sie sehen eine Einnahmequelle in
Gefahr. Das öffentlich-rechtliche Fernsehen Berlins berichtete darüber. Auch
die Verbandsspitze der Deutschen Hautärzte lässt das nicht auf sich sitzen,
scheiterte jedoch mit einer Unterlassungsklage beim Landgericht Berlin und
beschwerte sich daraufhin beim Rundfunkrat von Radio Berlin-Brandenburg.
Offenbar ist das Thema der Vorsorgeuntersuchungen emotional sehr beladen.
Aber wie gesagt: Von jeder medizinischen Methode muss man erwarten kön-
nen, dass ein deutlicher Nutzen nachgewiesen werden kann. Das Risiko, an
Prostatakrebs, Brustkrebs oder Hautkrebs zu sterben, ist ohne die genannten
Früherkennungsprogramme nicht wesentlich höher.

Weniger Angst durch den medizinischen Fortschritt

Noch eine andere Beobachtung ist Anlass zur Sorge: Die Fortschritte in der Behandlung von Erkrankungen scheint Menschen dazu zu verführen, weniger Angst zu haben. In Folge nehmen sie sinnvolle Vorsorgeuntersuchungen insgesamt weniger häufig wahr. So sank die Zahl derjenigen, die sich vor Krebs fürchten, zwischen 2015 und 2017 von 71 auf 66 Prozent. Das Phänomen trifft aber auch auf andere Krankheiten zu (Forsa-Umfrage im Auftrag der DAK, 2017). Beruhigen kann das nicht. Die von Ärztekammer und Kassenärztlicher Bundesvereinigung empfohlenen Vorsorgemaßnahmen (bei Männern über 65), zu denen auch eine Ultraschalluntersuchung des Bauches gehört, um eine gefährliche Aussackung der Aorta zu entdecken (jeder Zwanzigste über 65 Jahre hat sie, ohne es zu wissen), werden leider nicht von der Mehrheit der Bevölkerung wahrgenommen. Das Ultraschall-Screening der Halsschlagader wird hingegen nicht empfohlen (*American Medical Technologies* [AMT], 2016, Vol. 47, pp. 118–121).

Fazit: Für einige wichtige Erkrankungen gibt es sinnvolle Früherkennungsprogramme, durch die man die Sterblichkeit senken kann. Man entdeckt die Krankheit in einem Frühstadium, entfernt zum Beispiel den Tumor und heilt den Patienten. Würden viele davon Gebrauch machen, könnte man die Sterblichkeit an solchen Krankheiten drastisch reduzieren. Leider gibt es weder eine unschädliche noch eine fehlerfreie Methode. Nirgendwo gibt es eine feste Richtlinie, nach der gerettete Leben, Überdiagnosen und überflüssige diagnostische Maßnahmen infolge falscher Befunde gegeneinander aufgewogen werden.

7.3 Vorsorge differenziert betrachten

Bösartige Tumorleiden müssen nicht immer sofort und mit allem Aufwand behandelt werden. 2013 hatte man auch in den USA herausgefunden, dass der Erfolg bei der Bekämpfung von Krebserkrankungen trotz der in Anspruch genommenen Vorsorgeuntersuchungen zu wünschen übrig ließ. Zwar habe die

Früherkennung zu mehr Diagnosen im Frühstadium geführt, die gefährlichen fortgeschrittenen Erkrankungen würden jedoch genauso oft wie früher auftreten. Man müsse befürchten, Krebsleiden zu häufig zu früh zu entdecken und Patienten damit unnötigen Behandlungen zu unterziehen. Eine der Konsequenzen lautete aus manchen Diagnosen die Bezeichnung „Krebs" zu tilgen. Die Begründung: Krebs sei nicht gleich Krebs.

> Krebs gilt als tödliche Erkrankung, doch der Übergang von der gesunden zur bösartigen Krankheit verläuft schrittweise und mitunter über einen Verlauf von vielen Jahren. Er kann auch ins Stocken kommen und irgendwann stehenbleiben.

Die Unterscheidung von „gutartig" und „bösartig" kann in der Praxis schwierig sein. Ist aber der Begriff „Krebs" erst einmal gefallen, löst das bei Patienten und Ärzten Angst aus und eine Kaskade von Untersuchungen und Behandlungen ist die Folge. Laura Esserman, Onkologin für Brustkrebs, und ihre Mitarbeiter unterscheiden drei Gruppen von Krebsleiden, auf die sich Programme zur Früherkennung unterschiedlich auswirken (*Journal of the American Medical Association*, 2013, Vol. 310, pp. 797–798). In der ersten Gruppe finden sich die beiden häufigsten Krebsarten Brust- und Prostatatumoren. Wie beschrieben, habe das Screening zwar zu einer deutlichen Zunahme der Fallzahlen geführt, doch das Risiko daran zu sterben, sei nicht merklich zurückgegangen. „Träge" oder „schlafende" Tumoren würden aufgespürt und unnötigerweise behandelt. In der zweiten Gruppe befinden sich Tumoren, die im Gefolge der Früherkennung seltener geworden sind und an denen man weniger häufig stirbt. Dazu gehören der Gebärmutterhals- und Dickdarmkrebs. Hier könne man von echter Vorsorge sprechen. Eine Vorstufe von Krebs wird frühzeitig entdeckt und beseitigt, zur bösartigen Erkrankung kommt es gar nicht erst. Schlecht sähe es bei den seltenen Krebsformen aus, die die dritte Gruppe betreffen, bei denen die Früherkennung zur Zunahme der Diagnosen ohne positiven Einfluss auf die Häufigkeit aggressiver Tumoren geführt habe. Beispiele seien der schwarze Hautkrebs und das Schilddrüsenkarzinom. Hier scheint die Verhinderung, also die Vorbeugung, besonders wichtig zu sein.

Schilddrüsenkrebs

Moderne Diagnostikverfahren erkennen oft zufällig winzige Veränderungen in der Schilddrüse. Dann folgen viel zu häufig Kernspintomografien, Szintigrafien und Operationen. Zwar lässt sich der Ersatz der Drüse durch Hormontabletten ausgleichen, doch viele Patienten beklagen nach der Schilddrüsenentfernung und Nachbehandlung einen Verlust ihrer Lebensqualität. In den USA und Südkorea sind zwischen 1999–2011 die Fälle von Schilddrüsenkrebs durch Screening-Programme mit Ultraschall um den Faktor 15 (!) gestiegen. Äußere Einflüsse konnte man ausschließen. Doch die Menschen profitierten davon nicht. Die Zahl der Todesfälle sank trotz deutlicher Zunahme an „Diagnosen" und Behandlungen nicht. Es war das Extrembeispiel einer zu früh erkannten Krebserkrankung. 2014 formierte sich dann endlich eine Gruppe von Ärzten, um der Fortschrittsfalle Überdiagnostik entgegenzutreten. Eine öffentliche Debatte setzte ein, die Medien griffen das Thema auf und die Zahl der Operationen ging in kurzer Zeit wieder deutlich zurück. Ob in Deutschland die Schilddrüse entfernt wird, hängt dagegen eher vom Wohnort ab. Im bayrischen Landshut war zwischen 2009 und 2013 eine Schilddrüsenentfernung 16-mal (!) häufiger als im thüringischen Gera. Der Endokrinologe Ralf Paschke vertritt nach Auswertung von 25.000 Krankendaten der Allgemeinen Ortskrankenkasse die Auffassung, Patienten würden nicht genau genug untersucht, um die Indikation zur Operation hieb- und stichfest zu machen (*Deutsches Ärzteblatt*, 2013, Nr. 110 [49]: S. 827–834). Konsequenzen für die Operateure, die auf die Entfernung der Schilddrüse am besten verzichten sollten, gibt es nicht.

Bereits 1947 legte der amerikanische Endokrinologe Willard P. Vander Laan im *The New England Journal of Medicine* dar, dass man mit Schilddrüsenkrebs sehr alt werden kann. Er war in seinen Autopsien immer wieder auf die Krankheit gestoßen, die jedoch nur selten den Tod herbeigeführt hatte. Offenbar kommen die Zellveränderungen und gehen wieder oder sie entstehen und verharren dort, ohne Schaden anzurichten.

Diagnostik und das Wissen um Krankheiten

1999 hatte sich in den USA eine Arbeitsgruppe des Instituts für Medizin unter der Überschrift *To Err Is Human* (Irren ist menschlich) gebildet, um die Patientensicherheit zu verbessern. Nach 15 Jahren Arbeit war die Diagnostik an der Reihe. Mit dem Bericht *Improving Diagnostics* in *Health Care* wurde dem Umstand Rechnung getragen, dass diagnostische Fehler aus verschiedenen Gründen (moralische, humanitäre, professionelle, ökonomische und gesundheitspolitische) unbedingt vermieden werden müssten. Lange Zeit genossen die Sicherheit therapeutischer oder bürokratischer Intervention Priorität. Fehler bei Untersuchungen sind schwierig zu erkennen, zu verstehen und schlecht zu beheben. Nach Angaben der National Library of Medicine Medical Subject Headings gibt es ungefähr 8.000 Krankheiten. Unsicherheiten bestehen grundsätzlich bei der Feststellung jeder einzelnen. Man schätzt die Anzahl falsch gestellter Diagnosen in den USA auf 5 bis 10 Prozent. Über 12 Millionen Amerikanern wird also im Bereich der ambulanten Medizin jedes Jahr eine falsche Diagnose gestellt. Als Ergebnis benannte man Schritte, um die Sicherheit von Patienten zu erhöhen (*The England Journal of Medicine,* 2015, Vol. 373 [26], pp. 2493–2495).

> Wie sagte einmal ein Röntgenarzt: „Ein Mensch mit einer zu großen Nase wird auch nicht glücklicher, wenn man überall im Haus einen Spiegel aufstellt." Manchmal geht es einem besser, wenn man bestimmte Dinge gar nicht erst erfährt.

Das Thema „Diagnose" wirft die Frage auf, ob wir wirklich immer wissen wollen, ob uns eine schwere Krankheit droht? Lebt es sich in unbeschwerter Unwissenheit nicht besser? Gentests können segensreich sein, wenn sie uns über Erkrankungsrisiken aufklären, gegen die wir etwas unternehmen können. Der Marktführer Myriad in Amerika setzt jedes Jahr fast eine halbe Milliarde Dollar mit molekularbiologisch-basierten diagnostischen Verfahren um. Das Marktpotenzial erscheint unbegrenzt. Doch was, wenn man nichts machen kann? Rollt eventuell eine neue Eugenik auf uns zu? Tatsächlich könnten Intelligenz-Scores aus dem Erbgut irgendwann einmal helfen, sehr begabte Kinder zu identifizieren, die von einer Förderung besonders profitieren würden, sie aber in Kita oder Schule niemals bekommen würden. Ist womöglich dann eine Gesellschaft im Entstehen, die Eigenschaften und Charaktere von vornherein normiert und in der werdende Eltern Schwangerschaften abbrechen, wenn ihr Ungeborenes unerwünschte Anlagen im Erbgut trägt? Giovanni Maio schreibt in seinem Buch zur Medizinethik, gerade weil wir wüssten, dass wir sterben werden, aber nicht genau wann dies sein wird, könnten wir auf dem Boden dieser Ungewissheit sowohl Hoffende als auch Wartende sein. Er meint, dass es letztlich die Offenheit des Lebens sei, die Ungewissheit um die Zukunft, die unserem Leben einen Sinn verleihen würde. Wenn wir genau wüssten, was morgen ist, also genau das wüssten, was uns beispielsweise durch molekular-biologische Prädiktoren droht, und alles nach einem Plan verliefe, dann würde das Leben seinen Sinn verlieren. Man hätte dabei bloß noch das Gefühl, Voll-strecker eines solchen Plans zu sein, aber nicht das eigene Leben authentisch zu gestalten (*Mittelpunkt Mensch – Ethik in der Medizin. Ein Lehrbuch.* Schattauer, 2017).

> „Die vorhersagende, präventive und personalisierte Medizin wird Wissenschaft, Industrie und Gesellschaft in einer Weise verändern, die wir uns erst ansatzweise vorstellen können", schrieb der Molekularbiologe Leroy Hood 2004 im Wissenschaftsmagazin *Science*.

Man kann es auch anders sagen: Man wäre nicht mehr souverän, denn dieses Wissen würde einen ständig begleiten. Immer wäre da etwas, ein Damokles-schwert, die Aussicht darauf, dass es bald schlechter werden wird. Genau das bremse die Vitalität – die eigene, wenn man selber betroffen ist, und die der Gesellschaft insgesamt, wenn flächendeckend überflüssige Diagnosen und Behandlungen durchgeführt werden. Diese Vitalitätsbremse hat nach Klaus Dörner zur Folge, dass man seinen gesamten Lebensinhalt unter Umständen der eigenen Gesundheit unterwirft und für andere wichtige Dinge des Lebens keine Zeit, Lust oder Kraft mehr hat. Im Extremfall würde es dazu führen, dass es keinen außermedizinischen Fortschritt, keine kulturelle Entwicklung oder keine gesamtgesellschaftlichen Projekte (zum Beispiel die Bekämpfung der Ursachen und Folgen des Klimawandels) mehr geben würde. Man spielte mit seinem Leben und machte sich abhängig von nackten Zahlen, die teilweise schwer zu interpretieren sind.

Ein neuer AIDS-Selbsttest etwa soll jetzt frei verkäuflich sein, sodass man ohne ein Rezept bei sich feststellen kann, ob man HIV-positiv ist oder nicht. Man preist die Neuerung und will nach Angaben des gegenwärtigen Gesundheitsministers Jens Spahn „Menschen unterstützen, die sich freiwillig auf HIV testen wollen. Die Verkaufsfreigabe ist damit ein weiterer Baustein im Kampf gegen HIV und AIDS." Die Schattenseite wird vergessen: die „falsch positiven Ergebnisse". Er kann Gesunde fälschlicherweise zu Kranken machen, weil er Alarm schlägt, wenn gar keine Infektion vorliegt. Das kann eine sehr unangenehme psychische Belastung sein: Partnerschaft und soziale Beziehungen sind gefährdet. Vor allem birgt der Selbsttest die Gefahr, dass man in einer emotional schwierigen Lage auf sich selbst gestellt ist. Schon deswegen ist ein Test beim Arzt oder dem Gesundheitsamt zu bevorzugen.

Der Selbsttest stuft bei 0,2 bis 0,5 Prozent aller Testungen auch Gesunde als krank ein: Unter 1.000 HIV-positiv Getesteten ist also bei 2 bis 5 Personen das Ergebnis falsch. Die Frage stellt sich demnach: Wenn der Test eine HIV-Infektion anzeigt, bin ich dann wirklich infiziert? Was viele nicht wissen: Die Antwort hängt stark davon ab, wie häufig eine bestimmte Infektion in bestimmten Bevölkerungsgruppen eigentlich vorkommt. Man schätzt, dass 2.700 Männer und Frauen in der heterosexuellen Bevölkerung nicht von ihrer HIV-Infektion wissen. Bei diesen 50 Millionen Menschen zwischen 15 und 65 Jahren beträgt das Risiko, unerkannt mit HIV infiziert zu sein, nur 0,0054 Prozent. Würden nun alle 50 Millionen den Schnelltest machen, würde das bei einer Fehlerwahrscheinlichkeit von nur 0,2 Prozent bedeuten, dass der Test bei ungefähr 100.000 Menschen fälschlicherweise anschlagen würde. Für Risikogruppen sieht das anders aus. Hier ist das Testergebnis meist richtig.

Und wer kann schon bei Gentests sagen, was schlimmer ist, die Krankheit selbst oder die Gewissheit, sie bald zu haben? Wie soll man dann sein Leben planen, wenn das Unbeschwerte wegfällt? Kann man noch ein Haus bauen, soll man Kinder in die Welt setzen? Und kann man darüber hinaus wirklich sagen, dass die Wahrscheinlichkeit des Auftretens bei hundert Prozent liegt, wenn die Anlage zu etwas da ist? Wie geht man also mit dieser Art von Ungewissheit um? Wie hoch ist die individuelle Wahrscheinlichkeit, dass aus der Anlage wirklich eine

Erkrankung resultiert? Der Blick in die Zukunft macht aus der modernen Heilkunde zunehmend eine Risikovorhersage-Wissenschaft. Aus einer Behandlung wird dann schleichend das Risikomanagement, der Gesunde wird, wenn man Pech hat, zum Risikopatienten, zum Patienten auf Abruf. Ich nenne das Fortschrittsfalle. Man läuft durchs Leben mit einer 70-Prozent-Chance auf Brustkrebs. Wie unbeschwert kann man noch sein? Man gerät in Panik. Die eine Frau lässt sich prophylaktisch ihre Brüste operativ entfernen, die andere steht schlaflose Nächte vor der nächsten der engmaschig angesetzten Untersuchungen aus, die dritte kümmert es wenig.

Noch schwieriger wird die Vorhersage, weil ausgebrochene Krankheiten auch bei Menschen mit Veränderungen auf dem gleichen Gen ganz unterschiedlich verlaufen können: Manche Patienten mit Mukoviszidose – einer Stoffwechselkrankheit, bei der viel zäher Schleim in den Luftwegen und im Verdauungstrakt gebildet wird – leiden nur unter leichten Beschwerden, wohingegen andere früh daran sterben. Hinzu kommt, dass für längst nicht alle bekannten Krankheiten von Geburt an irgendwelche Auffälligkeiten im Körper schlummern. Und inzwischen ist sogar klar, dass sich das Erbgut selbst im Laufe des Lebens verändert. Einige Erbanlagen werden an-, andere wieder abgeschaltet, je nach Lebensumständen.

Eugen Drewermann schreibt hierzu in: *An den Grenzen der Medizin* (S. 7): „Es gibt eine Frage, die nur uns Menschen eigen ist. Tiere leben und erleiden den Tod; wir Menschen müssen mit dem Tod leben. Tiere können ihre Erfüllung darin finden, gegen den Tod weiter zu zeugen und so dem Bestand ihrer Gene zu dienen; wir Menschen nicht. Wir wollen wissen, warum es sich lohnt, als Individuen zu existieren, und darauf weiß die uns umgebende Natur nicht die geringste Antwort. Sie ermöglicht uns, doch sie meint uns nicht. Blind bringt sie uns hervor, ohne Bedauern nimmt sie uns zurück, ohne zu fragen, wozu."

Viele Menschen haben in der heutigen Zeit ihren Glauben verloren und damit auch aufgehört, demütig zu sein. Sie haben kaum noch etwas, woran sie ihre Hoffnungen knüpfen können. Der Mensch von heute gibt sich deswegen aber nicht geschlagen. Wissenschaftler machen sich das zu eigen. Sie blicken in die Zukunft und teilen den Gesunden mit, was auf sie zukommen könnte. Ihr Tun rechtfertigen sie, indem sie vorgeben, durch Wahrscheinlichkeiten das Auftreten bestimmter Krankheiten vorausschauend verhindern zu können. Aber hat man die Menschen wirklich einmal ernsthaft befragt, was und wie viel sie wirklich über ihre Zukunft erfahren wollen? Hat man ihnen gesagt, was dann die Konsequenzen wären? Man muss sich immer wieder klarmachen: Bei jeder medizinischen Untersuchung kann man Auffälligkeiten finden, nach denen eigentlich gar nicht gesucht wurde. Diese Befunde müssen nicht unbedingt eine Behandlung erfordern, aber sie können beunruhigend sein.

Wissenschaftler nehmen das Leben und den Menschen manchmal so unter die Lupe, als bestünden sie ausschließlich aus biologischen Fakten, mathematischen Tatsachen oder physikalisch-chemischen Gegebenheiten. In die Zukunft gerichtete Wahrscheinlichkeiten im Auftreten von Krankheiten nehmen jedem normal empfindenden und einigermaßen vernunftbegabten Menschen die Unbeschwertheit, frei zu sein. Stattdessen quälen sich die Betroffenen unter Umständen mit der Sorge um ihr späteres Leben und Leiden. Schuld daran tragen viele, die ungenügend Informierten und Verblendeten, aber auch Fachgesellschaften, Organisationen und Lobbyisten sowie historisch gewachsene Mentalitäten, Begriffe und Gewohnheiten. So gehen die Meinungen darüber, wo die Grenzen der vorausschauenden Medizin sein können und sein sollten, weit auseinander. Der eine würde verzweifeln, wenn er die Gewissheit hätte, dass er in zehn Jahren einen Schlaganfall erleidet, der andere ist vielleicht sogar erleichtert, weil er sein Leben darauf auszurichten vermag oder weil ihm andere Krankheiten als noch schrecklicher erscheinen. Aufgrund der verschiedenen Wahrscheinlichkeiten bleiben auch Gentests eine Abwägung genauso wie die Empfehlung, jeden Einzelnen aus einer Risikogruppe heraus testen zu lassen.

> Der britische Schriftsteller Aldous Huxley schreibt: „Die Erforschung der Krankheiten hat so große Fortschritte gemacht, dass es immer schwerer wird, einen Menschen zu finden, der völlig gesund ist."

8. ÜBERTHERAPIE UND UNTERVERSORGUNG AM ENDE DES LEBENS

8.1 Maßhalten und das Alter nicht als Krankheit betrachten

Christian Ziegler – Einstiger Fußballspieler bei den Altherren.
Gegen operativen Aktionismus und für einen hermeneutischen persönlichen
Zugang
Christian Ziegler war Fliesenleger und spielte in einer Altherrenmannschaft Fuß
ball. Man kann nicht sagen, dass er sich in seinem Leben zu wenig bewegt hätte.
Auch kleinere Verletzungen war er gewöhnt, aber je älter er wurde, desto mehr
plagte ihn sein Rücken. Lange ließ er sich konservativ behandeln. Unzählige Fach
ärzte hatte er konsultiert und doch wurde es nicht besser. Im Alter von 75 Jahren
fand man eine Verengung in der Wirbelsäule. Nach der Operation folgten ein län
gerer Krankenhausaufenthalt und eine Reha. Dann fing die linke Hüfte an weh
zutun. Ein halbes Jahr später erhielt er ein neues Hüftgelenk. Durch die stärkere
Belastung während der Rekonvaleszenz fing die rechte Seite an, immer mehr
Schmerzen zu bereiten. Bald besaß Herr Ziegler zwei künstliche Hüftgelenke. Das
Liegen, die mühsamen Gehversuche und die Vorschäden bekamen der Wirbelsäu
le nicht gut. Er nahm zehn Kilogramm an Gewicht zu. Man votierte für eine Ver
steifungsoperation. Alles in allem hatte Herr Ziegler in wenigen Jahre mehrere
Operationen und viele stationäre Aufenthalte hinter sich gebracht. Viel gebessert
hat sich seine Mobilität nicht. Der jetzt deutlich übergewichtige 80-Jährige kann
das Haus kaum noch verlassen und benötigt ständige Hilfe von seiner Frau.

In kaum einem anderen Land werden so viele Hüftgelenkersatzoperationen durchgeführt wie in Deutschland. Von 34 OECD-Ländern liegt Deutschland mit 287 solcher Operationen pro 100.000 Einwohnern an zweiter Stelle, weit vor Frankreich mit 230 und den USA mit 204. Der Durchschnitt aller 27 EU-Länder liegt bei 157 (H.-H. Bleß & M. Kip, *Weißbuch Gelenkersatz.* Springer, 2016). Zu jeder Operation gehört ein Krankenhausaufenthalt, gehören potenziell implantat-assoziierte Probleme, kurz- und langfristige Komplikationen wie Thrombosen, Infektionen, Prothesenlockerungen und periprothetische Frakturen. Hinzu kommt der sich oft anschließende Reha-Aufenthalt, aber auch andere Faktoren, die den Menschen Zeit, Geld und Lebensqualität kosten (*Klinikarzt*, 2018, Nr. 47, S. 308–314).

Wie man sich fühlt und wie man seine eigene Lebensqualität einschätzt, hängt von verschiedenen Faktoren ab. Auch die Erwartung an das Gesundheitssystem oder der Anspruch an sich selbst spielen eine Rolle. Wir wissen nicht, was Herr Ziegler unternommen hat, um seinen Beschwerden vorzubeugen oder sie selber zu lindern. Wir wissen auch nicht genau, wie in einem anderen Land mit ihm verfahren worden wäre. Es ist aber anzunehmen, dass unser Patient in Ländern mit weniger gut ausgestatteten Gesundheitssystemen wahrscheinlich nicht so häufig operiert worden wäre. Wäre es ihm insgesamt gesehen schlechter ergangen? Wahrscheinlich nicht. Wäre seine Lebensqualität nach den Operationen im Vergleich zu anderen Menschen anderer Nationalität, die sich von Anfang an nicht hätten operieren lassen, höher? Vermutlich nicht.

Auch wie hoch die Lebenserwartung eines Menschen ist, hängt davon ab, wo man lebt. In Japan wird man besonders alt. In Afghanistan stirbt man 40 Jahre früher. Eine Höchstlebensdauer für den Menschen ist nicht in Sicht. Einige fragen sich bereits, wie viele von uns einmal 120 Jahre alt werden. Der natürliche Alterungsprozess wird durch eine „gesunde" Lebensführung nach hinten verschoben (Verdichtung der Krankheitslast) und nicht in die Länge gezogen (Expansion der Krankheitslast). Die Sterblichkeitskurve verschiebt sich in ein höheres Alter. Alle zehn Jahre verlängert sich das menschliche Leben um etwa zwei Jahre. Auch wir Deutschen werden immer älter. 2015 lebten bereits 17.500 Hundertjährige bei uns, 1970 waren es nur 371. Ab dem 65. Lebensjahr nimmt die Zahl der Krankheiten deutlich zu.

Was aber ist im Alter noch normal und was schon krankhaft? Was kann oder sollte man tolerieren und ab wann wie eingreifen? Darüber gehen die Meinungen auseinander. Wie gesagt: Der Wettbewerb zwingt zur Erschließung neuer Märkte. Das gelingt im Bereich der körperlichen Erkrankungen schon recht gut, aber noch besser im Bereich der psychischen Erkrankungen, zumal es keinen Mangel an Theorien gibt, nach denen fast alle Menschen nicht gesund sind. Fragwürdig ist hier im Besonderen die analoge Übertragung des Krankheitsbegriffs vom Körperlichen auf das Psychische: Die natürliche Reaktion zum Beispiel der so häufig in der deutschen Bevölkerung vorkommenden Angst ist zwar unangenehm, jedoch lebensnotwendig; nur am falschen Umgang mit der Angst (zum Beispiel Abwehr, Verdrängung) kann man erkranken. Vor 40 Jahren hatte man die Angst als Marktnische erkannt und daraufhin etliche neue selbstständige Krankheitseinheiten konstruiert – mit vielen wunderbaren „Heilungsmöglichkeiten". Vielleicht hatte Herr Ziegler auch nur Angst, vollkommen in seiner Mobilität eingeschränkt zu sein, und hat sich deswegen auf seine vielen Operationen eingelassen.

Auf einer Reise auf die Insel Korfu begegnete mir einmal ein alter Landwirt, der mit seinem gebückten Rücken auf einen Stock gestützt langsam die Dorfstraße entlangging und vermutlich nicht auf den Gedanken kommen würde, sich deswegen einer Kernspintomografie zu unterziehen, einen Facharzt zu konsultieren und operieren zu lassen. Eine mir bekannte 90-jährige Amerikanerin hingegen erhielt bei belastungsabhängigen Herzschmerzen vor Kurzem noch nach Erweiterung eines Herzgefäßes einen mit einem Medikament beschichteten Stent. 500.000 Patienten empfangen in Europa und Nordamerika ein solches Metallgeflecht, Jahr für Jahr. Jetzt stellte man fest, dass dieses Vorgehen häufig gar nicht erforderlich ist. Viele Stents wirkten nicht besser als ein Placebo-Eingriff (*The Lancet,* 2017, Vol. 17, pp. 32714–32719). Die Kostenreduktionen in Deutschland beliefen sich auf einige hundert Millionen Euro, würde man die Indikation zu einem solchen Eingriff sorgfältiger stellen und nicht abhängig sein von wirtschaftlichen Zwängen.

Natürlich entsprechen die Organfunktionen des älteren Menschen nicht mehr denen des jüngeren Menschen. Nachlassende Leistung im Alter ist per se aber nicht krankhaft. Und doch lassen sich krankhafte Veränderungen in den alt gewordenen Organen nachweisen, die für sich genommen korrigiert und mit den Mitteln der modernen Medizin häufig wieder in Ordnung gebracht werden könnten. Interessant ist diese Fortschrittsfalle jedoch, weil Menschen von Gesellschaft zu Gesellschaft unterschiedlich altern. In Südamerika oder asiatischen Ländern etwa werden altersbedingte Veränderungen nicht automatisch als krankhaft betrachtet – ohne dass diese Menschen kürzer leben.

So muss die Frage erlaubt sein, ob die Medizin nicht ab einem bestimmten Alter vor allem die Aufgabe hat einzugreifen, wenn der Mensch Beschwerden hat, die über ein normales Maß hinausgehen. Kein „normaler" 80-Jähriger erwartet, dass er wie mit 40 Jahren die Treppen hinaufsprintet. Zugleich verführt die Medizin dazu, genau einen solchen Zustand anzustreben. Wollte man eine bedarfsgerechte Medizin, ginge es also um den rechten Kompromiss, und darum, das Leid des Menschen manchmal auch zu relativieren und in Beziehung zum normalen Altern zu setzen. Der gelegentliche Schmerz im Knie beim Treppensteigen muss nicht gleich zu drastischen Maßnahmen führen, auch wenn es der Patient vielleicht fordern sollte. Klaus Dörner meint, der normale Bereich des Gesunden würde bei Befindlichkeitsstörungen durch die Entwicklung der Medizin mit ihren verführerischen Angeboten immer mehr verkleinert und damit seiner motivierenden Stacheln beraubt. Der Bereich des Krankhaften würde dagegen immer weiter aufgebläht. Dazu gehörten der Umgang mit Schlafstörungen, Essstörungen, mit der hier schon angesprochenen Angst, mit Aufmerksamkeitsstörungen, Schönheitsmängeln wie auch Alterungsprozessen (*Deutsches Ärzteblatt*, 2002, Nr. 99 [38]: S. B 2104–2108).

Ein Maß für den Triumph und zugleich für das Erlahmen des Fortschritts ist insofern die Entwicklung der menschlichen Lebenserwartung. Sie wirft indirekt auch die Frage nach dem eigentlichen Sinn des Lebens auf und damit verbunden, der natürlichen Lebensspanne. Tiere bringen ihr Dasein damit zu, um für die Nachkommenschaft zu sorgen, und sterben, oft weit bevor ihre Organe die potenzielle Lebenserwartung erreicht haben. Menschen leben heute so lange, dass sie an Diagnosen erkranken, die es bei kürzerer Lebenserwartung gar nicht gab. Vor diesem Hintergrund sind die vielen Krebserkrankungen im Alter eine Antwort auf die gestiegene Lebenserwartung.

Zwischen 1871 und 1881 lag die Säuglingssterblichkeit bei 25 Prozent (heute sind es unter 0,4 Prozent). Die Lebenserwartung lag damals bei 40 Jahren (sie ist heute bei über 80 Jahren). Für 80-Jährige aber hat sich die Lebenserwartung im gleichen Zeitraum von 2,4 Jahren auf gerade einmal 4,3 Jahre erhöht. Der Mensch stößt in diesem Altersbereich offensichtlich doch an seine biologische Grenze, trotz aller medizinischen Entwicklungen. Je älter man geworden ist, umso weniger länger leben die Menschen im Vergleich zu der früheren Zeit. Zugleich ist mein Eindruck, dass mit dem sogenannten Fortschritt die Erwartungen alter- und krankheitsbedingte Einschränkungen zu beseitigen allgemein zunehmen. Die eigene Endlichkeit wird immer seltener akzeptiert und trägt zu den hier beschriebenen Fehlentwicklungen in der Medizin bei. Durch konsequentere Umsetzung dessen, was wir längst wissen, könnte man weit mehr Leiden lindern als durch unser Streben nach Fortschritt und Wachstum.

Gerade bei der Frage des Alters wird deutlich, dass jedes Handeln in der Medizin mehr voraussetzt als reines Wissen. Man kann als Arzt alle naturwissenschaftlichen Lehrinhalte beherrschen, doch von dem Moment an, wo wir es mit dem konkreten Patienten zu tun haben, kann man aus diesem Wissen heraus nicht automatisch ableiten, was zu tun ist. Die lebensgeschichtlich gewachsenen Bedürfnisse des Menschen, sein sozialer Kontext und sein individuelles Selbstverständnis des Krankwerdens, des Alterns und des eigenen Sterbens bestimmen die Antwort auf die Frage, ob solche mögliche Behandlung tatsächlich sinnvoll ist. Es geht also um die Frage, in welchem Kontext das spezifisch medizinische Können agiert, auf wen es sich richtet. Dazu bedarf es der moralischen Urteilskraft aufseiten des Arztes. Genuin ethische Fragen lassen sich nicht durch zweckrationales Denken beantworten. Sie lassen sich nur dadurch angehen, indem man den Aspekt des Allgemeinen und Abstrakten (Krankheit, Therapie, Prognose) verlässt und seinen Blick mehr auf den Horizont des Patienten, den menschlichen Kosmos sozusagen, wendet. Das hätte bei Herrn Ziegler unter Umständen zu ganz anderen Konsequenzen geführt.

Beispiel: Schlaganfall und Vorhofflimmern

Die Einzigartigkeit und Unverwechselbarkeit eines jeden findet naturgemäß besondere Berücksichtigung, wenn der Mensch sein Leben im Wesentlichen gelebt hat und Angebote ablehnt, die ihm die moderne Medizin offeriert. Deren Problem besteht nämlich darin, dass sich die prozesstechnisch notwendige Zweckrationalität in der Grundhaltung der Heilberufe so sehr verselbstständigt hat, dass oft gar nicht mehr reflektiert wird, was im einzelnen Patientenfall das Beste ist, und damit, wie notwendig es ist, dieses etablierte Denken zu durchbrechen.

Ein praktisches Beispiel: Einer Webseite der Universität Cambridge mit dem Titel „*Understanding Uncertainty*" (Unsicherheit verstehen) lässt sich die Wahrscheinlichkeit ablesen, ob man seinen nächsten Geburtstag noch erlebt. Danach liegt die Wahrscheinlichkeit für 75-Jährige bei 95,8 Prozent. Teure (moderne) Mittel, durch welche die Blutgerinnung gehemmt wird, reduzieren (gegenüber dem preislich günstigeren altbewährten Medikament Marcumar) das Risiko eines Schlaganfalls pro Jahr um 0,38 Prozent (von 1,65 auf 1,27, laut der ARIS-

TOTLE-Studie (*The New England Journal of Medicine*, 2011, Vol. 365, pp. 981–992). Die Gesamtsterblichkeit bei der Einnahme lag bei 3,94 bzw. 3,52 Prozent/Jahr und ist damit gegenüber dem Sterberisiko in dieser Altersgruppe demnach gar nicht so fern. Je höher das Ausgangsrisiko für Schlaganfälle ist, desto höher ist logischerweise der Nutzen durch die Blutgerinnungshemmung. Trotzdem werden sowohl die neuen als auch die alten Medikamente bereits bei sehr geringem Ausgangsrisiko eingesetzt. Aber warum ist das so und muss das so sein? Man ist in modernen Zeiten offenbar bestrebt, auch kleinste Zuwächse an Gewinn für bedeutsam zu halten. Es wäre naiv zu glauben, dass die Gewinnerwartungen der Industrie in diesen Überlegungen keine Rolle spielten.

Und noch etwas anderes spielt hier eine Rolle. Unregelmäßiger Herzschlag durch Vorhofflimmern taucht zum Beispiel recht häufig auf. Es mindert die Herzleistung und reduziert folglich die körperliche Leistungsfähigkeit, doch es kann auch (mit einer gewissen Wahrscheinlichkeit) zu einem Schlaganfall führen. Aus diesen Gründen sollte man es möglichst früh entdecken, was aber nicht der Fall ist. Entdeckt wird das Vorhofflimmern meist erst bei einem Schlaganfall, also wenn das Kind bereits in den Brunnen gefallen ist. Durch einfaches Pulsfühlen in der Praxis, über ein EKG oder über „Wearables", also kleine Computer, die am Körper des Benutzers getragen oder in dessen Kleidung integriert sind (*Arzneimittelbrief*, 2018, Nr. 52 [5], S. 39–40), könnte man einen großen Teil dieser Patienten vor Auftreten des ersten Schlaganfalls ermitteln und ihnen den Schlaganfall ersparen. Das wäre aus humanitären Gründen ratsam und ökonomisch vernünftig. Große Teile der Bevölkerung wären dann besser versorgt. Es geschieht aber leider nicht. Warum es sich so verhält, lässt sich nicht leicht beantworten. Es hat wohl auch etwas mit der Einstellung gegenüber Prävention als Vorsorgemaßnahme zu tun.

Müssen es bei Patienten mit diagnostiziertem Vorhofflimmern nun unbedingt die neuen teuren Blutgerinnungs-Hemmer sein? Sie senken die Sterblichkeit infolge einer Hirnblutung gegenüber den älteren Präparaten um geringfügige 0,38 Prozent. Ergibt das Sinn, wenn man weiß, dass beinahe die Hälfte der Patienten mit Vorhofflimmern vollkommen ungeschützt bleibt, weil es gar nicht entdeckt wurde? Man streitet sich um sehr geringe Verbesserungen durch teure Medikamente, anstatt sehr viel mehr Leid (und Kosten) zu vermeiden, indem einfache Vorsorgemaßnahmen umgesetzt werden. „Fortschritt" und „Wachstum" sehen eigentlich ganz anders aus.

Fazit: Die Einschätzung der Relevanz einer Maßnahme bei einem Individuum bleibt subjektiv und kontextabhängig. Sie ist eine Werteentscheidung und damit eine menschliche und ethisch-moralische Abschätzung. Das spielt bei älteren und schwer kranken Menschen eine besondere Rolle.

Was bedarf der Behandlung?

Kommen wir zu unserem Patienten Herrn Ziegler zurück, der mit fragwürdigem Ausgang diverse Eingriffe hinter sich gebracht hatte. Bereits 2008 wies der Rheumatologe David Felson bei ganz normalen Menschen zwischen 50 bis 90 Jahren extrem häufig Meniskusrisse in den Knien nach, ohne dass die Betroffenen Beschwerden angaben. Wann aber sollte man die Indikation zur Operation stellen? Die empfohlene Reihenfolge lautet: keine Untersuchung beim beschwerdefreien Patienten. Liegen Schmerzen vor oder ist die Gehfähigkeit übernormal eingeschränkt und hat die konservative Therapie bei Schmerzen im Skelettsystem nicht gefruchtet – aber nur dann –, sollte man ein Bild anfertigen, um nach der Ursache zu fahnden. Erst als letzter Schritt sollte die Indikation zu einem chirurgischen Eingriff geprüft werden. Häufig werden Patienten zur Operation einbestellt, ohne vorher konsequent über Wochen physiotherapeutische Übungen verrichtet zu haben.

Kernspin-Untersuchungen gelten bei der Bildgebung als das Nonplusultra. Doch sie lassen den Patienten häufig kränker aussehen, als er ist. Insofern schließt diese Aussage an das vorige Kapitel an, das von Zufallsbefunden handelte, die man am besten in Frieden lässt. Die Aufnahmen sind heute so präzise, dass Alterserscheinungen von bedeutungsvollen krankhaften Prozessen kaum unterscheidbar sind. Das ist ein niederschmetterndes Urteil für jedes diagnostische Verfahren. Die Frage lautet also auch: Was ist normal oder verändert und was bedarf der Behandlung? Mediziner neigen dazu, harmlose (altersbedingte) Zufalls(be)funde zu behandeln oder zu entfernen, weil sie sich bemerkbar machen *könnten*.

Solange sich Zufallsbefunde nicht von den tatsächlichen Ursachen erheblicher Beschwerden abgrenzen lassen, sollten solche Verfahren mit großer Zurückhaltung eingesetzt werden.

Im Grundsatz kann es bei einer menschenwürdigen Medizin im Alter weder nur um die Überhöhung der Möglichkeiten des Heilens („cure") gehen noch nur um den resignativen Rückzug auf die Aufgabe des Helfens („care"). Klärung kann durch eine Rückbesinnung auf das leitende Bild vom Menschen und auf die Vernunft gelingen. Ist seine Verwundbarkeit lediglich eine erworbene Beeinträchtigung, die ohne Rücksicht auf unerwünschte Wirkungen behandelt werden muss (der Bruch eines Oberschenkels), oder liegt der körperlich/seelischen Störung die natürliche conditio humana wie etwa das nachlassende Leistungsvermögen im Alter (die beanspruchte Wirbelsäule) zugrunde? Dann müssten nicht unter allen Umständen alle Beeinträchtigungen beseitigt werden mit dem Anspruch, das Leistungsvermögen der Jugend zurückzuholen. Das hieße den Alterungsprozess zu akzeptieren und die verringerte Gehstrecke auszuhalten und sich an sie anzupassen. Es würde also bedeuten, nicht besonders belastende Beschwerden auszuhalten wie unser griechischer Bauer.

Ärztliche Therapiefreiheit findet seinen Ursprung bei der Berücksichtigung der biologischen Vielfalt menschlichen Lebens. Sie wäre jedoch potenziell grenzenlos, würde man diesen Grundsatz wörtlich nehmen. Die Vorstellung über die eigene Gesundheit wird ja geprägt durch alle möglichen Einflüsse. In vielen Religionen findet sich ein transzendentaler Aspekt des Lebens als Daseinsform. Demgegenüber stehen die Naturwissenschaften. Ihr Anspruch lautet tendenziell, den Körper unabhängig von seinem Träger als reparable Maschine zu begreifen, und der Auftrag sodann nach Standards, den Ärzte definieren, zu handeln. Gentechnik, Stammzellenforschung, die fließenden Übergänge zwischen normal und krank, die Möglichkeiten der Leistungsverbesserung im körperlichen, geistigen und seelischen Bereich oder auch die Frage, wann welche Organe transplantiert werden, sind gesellschaftlich diskutierte und nicht in Stein gemeißelte und abgeschlossene Gebiete. Irgendwann gehen diese strittigen Punkte in die Beziehung zwischen dem Arzt und seinem Patienten ein. Ärzte, die für sich gerne Therapiefreiheit in Anspruch nehmen, werden also auf Dauer nicht darum herumkommen, auf die Erwartungshaltung ihrer Patienten angemessen zu reagieren. Es hat übrigens keinen Einfluss auf deren Zufriedenheit, ob der Arzt den Wünschen stattgegeben hat (*Gesund-heitszeitung*, 2007, Nr. 8).

Der Arzt und Entertainer Eckart von Hirschhausen hat seine persönliche Erfahrung bei der Behandlung seines Knieleidens beschrieben. Er geriet sogar an einen Arzt, der einen Blutstropfen auf ein Stück Filterpapier legte, zu einer goldenen Kugel an einer Stange griff und begann, über dem Blut damit zu pendeln (*Tagesspiegel*, 2016, Nr. 22.957). Bioresonanz stamme aus der Scientologen-Szene, fasst von Hirschhausen zusammen und bezeichnet das Verfahren als „pseudowissenschaftlichen Bullshit".

> „ ... umso bedeutungsvoller durch ihren Einfluss auf leicht bewegliche Volksmassen, ist die Kohorte des Propheten des Aberglaubens. Homöopathie, Magnetismus und Exorzismus – Phantome des Mittelalters – erheben ungestört ihr Haupt, und das Licht der Wissenschaft ist noch nicht klar genug, um sie ungesäumt zerstreuen zu können." (Rudolf Virchow, 1845)

Wie soll man solchen Behandlungsangeboten begegnen? Daran zerbricht unsere Zunft. Die Ärztekammer, als übergeordnetes zuständiges Organ der Qualitätssicherung, kümmert es nicht. Ihr wird schon seit Jahrzehnten in etlichen Bereichen Reformfeindlichkeit vorgeworfen (*Deutsche Medizinische Wochenschrift*, 2018, Nr. 143, S. 519–524).

> Krankheit bedeutet nicht automatisch Leid und subjektives Leid per se ist keineswegs Zeichen von Krankheit.

Die christlich und ethisch gebotene Nächstenliebe begründet die Hinwendung zu dem, der unter seiner Störung leidet, dem Entrechteten, Hilflosen, Schwachen und Alten. Die Gesundheit des Menschen, also seine körperliche, geistige, seelisch ungestörte sowie auf sein Alter bezogene Integrität und damit sein allgemeines körperbezogenes Wohlbefinden, nimmt in der Wichtigkeit der Dinge des Lebens in den meisten Ländern und Kulturen einen sehr hohen Stellenwert ein.

> Was die Bevölkerung unter Gesundheit versteht, rangiert auf einer breiten Skala vom „Leben mit Krankheit" bis zum „Zustand völligen körperlichen, seelischen und sozialen Wohlbefindens" nach einer Definition der WHO (Preamble to the Constitution of the World Health Organization, 1946).

Aus mehreren Gründen ist diese Definition kritisiert worden, da sie hohe Ansprüche wecke. Immerhin rangiert die Gesundheit zuverlässig vor der Freiheit, dem Erfolg und der Sicherheit auf dem ersten Platz (Werte-Index, 2016; Folkwang Universität der Künste und TNS-Infratest, 2015).

Arztbesuche und Kontaktzeit

Hat man eine Krankheit überstanden, erfreut man sich mit verschärfter Wahrnehmung seiner Gesundheit und kann besonders gut nachvollziehen, warum die Medizin schon immer in Grenzbereiche vorgestoßen ist. Zuvor nicht behandelbare Krankheiten werden plötzlich einer neuen Therapie zugeführt oder der alternde Mensch verjüngt, der hässliche verschönert, das Geschlecht verändert und das für sich nicht lebensfähige Kind gerettet.

Das Beste, woran sich sowohl das Gesundheitssystem als auch der eigenverantwortliche Mensch messen lassen müssen, ist das möglichst lange beschwerdefrei und unabhängig verbrachte Leben. Zwei von drei älteren Menschen berichten jedoch auf Fragen hin, sie seien am Vortag müde gewesen, hätten sich schwach gefühlt oder seien wackelig auf den Beinen gewesen. Sie wissen zumeist, was sie vom Alter zu erwarten haben. Dagegen lassen sich vor allem jüngere Menschen zu überzogenen Ansprüchen verleiten und erwarten oft prompten und kompletten Service zu allen Tages- und Nachtzeiten. Ein wichtiger Teil des Krankheitsverhaltens, das auch über die Inanspruchnahme ärztlicher Hilfe entscheidet, ist die Wahrnehmung von Körpersymptomen und die Zuordnung eines Krankheitswertes. So trägt das Lamentieren sicherlich zur im internationalen Vergleich besonders häufigen Inanspruchnahme von Ärzten bei. Obwohl es nie zuvor den Menschen in Deutschland wirtschaftlich so gut ging und man sich um Wohlstand, Arbeit und soziale Sicherheit weniger Gedanken machen musste, ängstigen sich die Menschen. Gesundheitsüberzeugungen (wodurch auch immer hervorgerufen und bedingt) tun ihr Übriges und sind abhängig von sozialdemografischen und sozialstrukturellen Merkmalen (*Deutsche Medizinische Wochenschrift*, 2001, Nr. 126: T1–T7). Nach Angaben der Barmer Ersatzkasse ging bereits vor zehn Jahren jeder Deutsche durchschnittlich 18-mal im Jahr zum Arzt (*Arztreport BEK*, 2010). Ein Teil davon erfolgte aufgrund von Wiedereinbestellungen oder Überweisungen. Im Vergleich zu anderen Ländern der OECD sind das zwölf Arztbesuche im Jahr mehr.

Nach Einführung der Praxisgebühr 2004 reduzierte sich die Inanspruchnahme immerhin um neun Prozent. Es betraf vor allem einkommensschwache Haushalte. Krankheiten wurden aber nicht verschleppt und Krankenhauseinweisungen nahmen auch nicht zu (laut Zentralinstitut für die Kassenärztliche Versorgung in der Bundesrepublik Deutschland). 2014 gab es bei den gesetzlich Versicherten 552,7 Millionen Behandlungsfälle, die mit 33,4 Milliarden Euro zu Buche schlugen (Daten der Kassenärztlichen Bundesvereinigung in *Deutsches Ärzteblatt*, 113 [16]: S. C 614). Die Arbeitsbelastung bei Ärzten ist oft so hoch, dass das Gefühl der Erschöpfung steigt. Jeder vierte Arzt fühlt sich ausgebrannt.

Während im OECD-Durchschnitt ein Patient etwas über sechs Ärzte im Jahr aufsucht, liegt die Zahl in Deutschland je nach Zählweise bei 10, 15 oder 18 (ohne Zahnarztbesuche).

Zahlreiche Arztkontakte treiben die Kosten nach oben, und zwar aus zwei Gründen. Nicht nur häufen sich die Untersuchungen und Behandlungen und schlagen finanziell zu Buche, sondern die daraus resultierenden kurzen Kontaktzeiten verschlechtern die Qualität von Untersuchung und Behandlung. Es werden dann leichter und schneller falsche Indikationen gestellt. Die Kosten pro Person lagen in Deutschland 2013 im Jahr bei 4.819 Dollar. Im OECD-Durchschnitt waren es lediglich 3.453 Dollar (*Deutsches Ärzteblatt*, 2015, Nr. 46: S. C 1539).

Beispiel: Schulterschmerz

In der Zeitschrift *ZEIT DOCTOR* ließen sich 2018 ein Orthopäde, ein Chirurg und ein Physiotherapeut (anonymisiert und geschützt) darüber aus, wie häufig die Indikation zu einer Schulteroperation falsch gestellt wird. Im Fachmagazin *The Lancet* hatte man zuvor veröffentlicht, dass eine Operation zur Dekompression nicht besser wirkt als eine Scheinoperation. Viele Eingriffe wären unnötig, so das Fazit. Eine Ursache: In wenigen Minuten könne man gar nicht entscheiden, ob eine Operation sinnvoll sei. Mehr Zeit sei aber nicht vorhanden. Man müsse eigentlich das Schmerzmaß genau dokumentieren, um vergleichen zu können, wann der Patient welche Schmerzen hat. Es gäbe ein *„erhebliches Bildungsdefizit"* bei orthopädischen Chirurgen. Und sie würden verleitet durch *„zweitklassige Kernspinbefunde"*. Kaum ein Radiologe untersuche ja seinen Patienten. Also landeten alle möglichen Befunde ohne Bezug auf ihre Wertigkeit nebeneinander (*ZEIT DOCTOR*, 2018, Nr. 2, S. 22–29). Hinzu komme, man habe zu wenig Zeit für die Patienten.

Geriatrie

Eine weitere Folge zu kurzer Kontaktzeiten ist: Patienten werden schnell mit zu vielen Medikamenten ausstaffiert, die oft nicht zueinander passen (ein Thema, das später ausführlicher behandelt wird, siehe Kapitel 12). Darüber hinaus werden Patienten ernährungstherapeutisch häufig nicht gut versorgt. Sogar viele Krankenhäuser stehen in der Kritik, bei der Verpflegung zu sparen. Immer wieder gibt es Beschwerden von Patienten und sogar Labortests belegen, dass es oft an Nährstoffen fehlt – von unappetitlicher Darreichung ganz zu schweigen. Falsche Dogmen, etwa fettarme Ernährung, dominieren die Speisepläne. Dabei kann eine nährstoffarme Verpflegung dem Patienten Schaden zufügen. Das typische Brot mit Margarine und Belag sowie das nachmittägliche transfettreiche Stück industrieller Backware sind ein ernährungsmedizinisches Desaster. Das Thema Mangelernährung beherrscht nach wie vor auch viele Pflegeheime. Für die ärztliche Versorgung der Pflegeheime sind die Hausärzte zuständig, die sich ihre Besuchszeit von der Praxiszeit abzwacken müssen. Kurze Kontaktzeiten gibt es also auch in den Heimen, wenn die Patienten überhaupt einen Arzt zu sehen bekommen. Je nach Fachabteilung der Krankenhäuser sind 15 bis 39 Prozent, in Altenheimen bis zu 48 Prozent aller Patienten mangelernährt („Ernährungsmanagement zur Sicherstellung und Förderung der oralen Ernährung in der Pflege" vom Deutschen Netzwerk für Qualitätsentwicklung in der Pflege; *International Journal for History, Culture and Modernity* [HCM], 2016, Vol. 3, pp. 54–55).

Zu der Misere kommt noch hinzu: Für die älteren Menschen fehlen die Spezialisten (Geriater). Ältere Menschen haben häufig andere Zeit- und Zielperspektiven als Jüngere. Das erlaubt Ärzten gewisse Freiheiten des Handelns. Doch das muss man lernen und man muss es wollen. Um eine solche Philosophie und Haltung mit mehr Leben zu erfüllen, bedarf es in Deutschland mehr Lehrstühle für das Fach Geriatrie. Inzwischen etabliert sich ganz langsam eine bundesweite Versorgungsstruktur. Immerhin sind zwei von fünf älteren Krankenhauspatienten von Demenz und kognitiven Beeinträchtigungen betroffen. Das stellt die Akutkrankenhäuser vor wachsende Herausforderungen, weil ein besonderer Betreuungsbedarf besteht. Doch Leitlinien und Modellprojekte nutzen wenig, wenn sich an den Personalzahlen nichts ändert (*Deutsches Ärzteblatt*, 2018, Nr. 115 [44], S. 733–740). Mit der spezialisierten geriatrischen Diagnostik kommt man dem Bedürfnis kranker älterer Menschen nach besonderem Behandlungsbedarf entgegen. Fachgesellschaften erarbeiten Positiv- und Negativempfehlungen, multidisziplinäre und komplexe Interventionen werden auf den Prüfstein gestellt.

Man unterteilt Medikamente in vier Gruppen (A–D), je nachdem, ob sie bei älteren Menschen absolut notwendig, nur vorteilhaft, mit besonderer Vorsicht oder gar nicht einzusetzen sind. FORTA-Listen (Fit fOR The Aged) enthalten Bewertungen von Arzneimitteln in 26 altersrelevanten Diagnosen (*Deutsches Ärzteblatt*, 2018, Nr. 115 [44]: S. C 1658–1660). Der hohe Standard, der in Versorgung, Erforschung und Entwicklung von Behandlungen gilt, ist vor allem auf Patienten mittleren Alters mit einer einzigen Erkrankung ausgerichtet. Dieses Wissen wird auf die Älteren übertragen, obwohl sie sich körperlich und geistig sowie in ihren medizinischen Versorgungsprioritäten und Lebensumständen von Jüngeren unter Umständen deutlich unterscheiden.

Es fehlt häufig an Evidenz, wie ältere Menschen mit mehreren Leiden besser zu behandeln sind. Es mangelt an Leitlinien, die auf die Wissenslücken verweisen. Eine Simulationsstudie hat einmal quantifiziert, wie strapaziös es für multimorbide Patienten wäre, alle Empfehlungen zu befolgen, würde jede einzelne Erkrankung leitliniengerecht behandelt. Bei drei chronischen Leiden (kommt sehr häufig vor) müssten sie jeden Tag zwischen 6 und 13 Medikamente einnehmen sowie zwischen 50 und 71 Stunden im Monat für Arztbesuche, Labortests und Änderungen des Lebensstils (inklusive Management von Medikamenten) aufwenden. Bei sechs Erkrankungen wären es bereits 18 Arzneimittel und über 80 Stunden. Die Autoren halten einen Paradigmenwechsel in der Versorgung alter Menschen für dringend notwendig, um multimorbide ältere Patienten zu entlasten (*British Medical Journal Open*, 2016, Vol. 6, p. e010119). Manchmal werden den Älteren wichtige Medikamente gar nicht erst angeboten (*Deutsche Medizinische Wochenschrift*, 2015, Nr. 140, S. 1795–1796).

Alter ist natürlich eine subjektive Angelegenheit. Manche fühlen sich nie alt, andere nur körperlich oder im Geiste. Der dem Alter zugrunde liegende natürliche Verfall von Funktionen basiert zu einem Viertel auf der genetischen Ausstattung. Drei Viertel seiner Schnelligkeit und Intensität schulden wir unserem Lebensstil. Die Aufgaben der Medizin beim älteren Menschen bestehen neben der Linderung belastender Beschwerden vor allem in der Wiedererlangung oder Aufrechterhaltung der Selbstständigkeit. Das war das Ziel der Operationen bei Herrn Ziegler. Hätte man nicht ahnen können, dass die Eingriffe für einen 75-Jährigen nicht so leicht zu verkraften sind? Hätte man aus der ersten Operation nicht Lehren ziehen können oder wenigstens aus der zweiten?

Demenz und Psychopharmaka

Wer der Auffassung ist, ältere und schwer kranke Menschen könnten ohnehin kaum noch weitreichende Entscheidungen für sich treffen, irrt. Der Verlust geistiger oder körperlicher Kraft kann und darf niemals zu einem Verlust von Würde oder Anspruch an andere führen. Die praktischen Erfahrungen, die ich mit dementen Patienten gemacht habe, widersprechen der These, sie verfügten bei fortgeschrittener Krankheit kaum noch über Fähigkeiten. Tatsächlich erleben sie subjektiv und besitzen einen Rest von Selbst, das sich auch mitteilen kann. Der nächste große Schritt nach der Anerkennung der Würde und Achtung der Rechte Behinderter ist die Schaffung von Versorgungsangeboten. Es ist insofern gut, wenn das Pflegegesetz 2015 die Dementen in den Blickpunkt rückt und ihre Versorgung verbessert.

Die Ruhigstellung durch den Missbrauch von Psychopharmaka und den Einsatz freiheitsentziehender Maßnahmen sowie die mangelhafte ärztliche, insbesondere fachärztliche Versorgung in deutschen Heimen ist vielen Experten ein Dorn im Auge (*Deutsches Ärzteblatt*, 2007, Nr. 104: S. B 2901–2903 und 2013, Nr. 110: S. A 1134–1138). Psychopharmaka sind hochwirksame, aber auch mit unerwünschten Wirkungen behaftete Medikamente. Für ihren Umgang erhalten die Ärzte zu wenig Unterstützung bei der Ausbildung (*Deutsche

Medizinische Wochenschrift, 2017, Nr. 142, S. 1690–1700). Psychopharmaka kommen bei Befindlichkeitsstörungen schnell zum Einsatz, was zu unnötigen stationären Aufnahmen führt. Zugleich muss man wohl auch in diesem Bereich feststellen, dass sich die Einstellung der Menschen geändert hat. Während sich noch vor 30 Jahren Menschen vor Psychopharmaka oder Psychotherapien gefürchtet haben, weil das ihre Freiheit einschränken könnte, ist es heute genau umgekehrt: Viele Menschen meinen, auch Ärzte, nur mithilfe dieser Verfahren könnten sie eigene Freiheit erlangen.

Der Pflegereport 2017 entlarvt: 43 Prozent der Demenzkranken in Pflegeheimen erhalten Neuroleptika.

Dabei sind die meisten Mittel für Demenzpatienten gar nicht zugelassen und wenn, dann nur für die Dauer von sechs Wochen. Im Heimalltag werden sie häufig zur Dauertherapie benutzt. Zwar geht es zwischen 10 und 20 Prozent durch diese Medikamente auch besser, doch sind diese zugleich für Todesfälle und andere unerwünschte Wirkungen verantwortlich. Kein Wunder, wenn Zeitmangel als Entschuldigung herhalten muss und deswegen keine Alternativen geschaffen werden.

Man weiß: Wenn Ärzte und Heime gut zusammenarbeiten, wird die Versorgungsqualität verbessert, die Krankenkassen können Kosten reduzieren und die Patienten sind zufriedener.

Stattdessen sind die Praxen überlaufen und ärztliche Visiten im Heim aufwendig oder nicht existent. Dort gibt es keine Behandlungsräume und der Dienst lohnt sich finanziell nicht. Für Bring-Dienste in die Praxen fehlt das Personal.

Es bedarf in den Heimen einer 24-Stunden-Rufbereitschaft, wie sie sich für die palliativmedizinische Versorgung durchgesetzt hat, sowie wöchentlicher Heimvisiten.

Bereitschaftsdienste und Visiten kosten vielleicht etwas Geld, doch bis auf die Hersteller von Arzneimitteln profitieren alle Seiten davon. Krankenhauseinweisungen würden vermieden und weniger Medikamente verordnet. Es würde auch eine menschlichere Medizin bedeuten. Ärzte kennen ihre Patienten besser und umgekehrt, Patienten fühlen sich sicherer und letztlich besser wertgeschätzt und auch die Pflegekräfte werden nicht mit ihren Entscheidungen allein gelassen. Ein bereits seit Längerem bestehendes Berliner Modellprojekt zeigt die Vorteile deutlich auf. Dort wurden schon vor zehn Jahren 3.500 Bewohner in 37 Pflegeheimen durch Ärzte regelmäßig versorgt. In zwölf Einrichtungen übernehmen niedergelassene Ärzte die Betreuung, 25 weitere haben Ärzte bei sich angestellt.

Ein anderer wesentlicher Gesichtspunkt, nicht im Krankenhaus zu enden, ist, gar nicht erst dort aufgenommen zu werden. Neueren Untersuchungen zufolge steigt die Häufigkeit der Krankenhausaufnahmen bei einem Menschen, wenn er zuvor bereits dort war. Nur in jedem dritten Fall scheint es mit der ursprünglichen Krankheit zusammenzuhängen, die man unter Umständen auch gar nicht heilen kann. Doch in zwei von drei Fällen waren es Befunde und Erkrankungen, die auf die Folgen des ersten Krankenhausaufenthalts zurückzuführen waren: sturzbedingte Knochenbrüche, Infektionen, Magen-Darm-Blutungen und kognitive Einschränkungen zum Beispiel, wie sie durch Arzneimittel, Flüssigkeitsmängel, Fieber oder Narkosen zustande kommen. Wissenschaftler der Loyola Universität in Chicago belegten diese Ergebnisse 2017 in den *Annals of Surgery* und nannten es „Post-Hospital-Syndrom". Dazu tragen bei:

1. der gestörte Schlafrhythmus im Krankenhaus
2. das defizitäre Essen
3. die unzureichend behandelten Schmerzen
4. der erhebliche Stress sowie
5. das Nüchternsein vor Untersuchungen oder Behandlungen.

Kristina Norman von der Charité in Berlin hat dasselbe Phänomen in Deutschland beobachtet.

> „Wenn in einer Klinik irgendetwas in der Luft schweben würde, das einen vergleichbaren Schaden anrichtet wie das Post-Hospital-Syndrom – sie würde sofort dichtgemacht", sagt der Kardiologe und Professor an der School of Public Health der Yale Universität in New Haven, Conneticut, Harlan Krumholz (*The*

Journal of Hospital Medicine. Online Only, May 30, 2018.doi:10.12788/jhm. 2986). Doch das setzt natürlich voraus, dass der Schaden überhaupt erst jemandem auffällt.

8.2 Den Tod nicht abschaffen wollen

> *Nicolle Zacharias – Ernährung gegen die Vorschriften.*
> *Für eine Vorsorgevollmacht*
> *70 Jahre lang hatte Nicolle Zacharias gut gelebt. Sie war kein Kind von Traurigkeit. Ohne Genussmittel hatte man sie selten angetroffen. Dann erkrankte sie am Herzen. Mit 75 diagnostizierte man eine Demenz. Zuerst kauften Sohn und Tochter noch für sie ein. Dann wurde sie bekocht. Mit 77 überließ man sie dem Pflegeheim. Ihre Persönlichkeit hatte sich zu diesem Zeitpunkt bereits sehr verändert. Umgab Frau Zacharias sich früher gerne mit Menschen, so zog sie sich jetzt zurück. Ihre Mahlzeiten nahm sie noch selbstständig ein. Dann stellte sie das Essen ein. Ihre Tochter meinte, man müsse sie über eine Öffnung im Magen ernähren. Der Arzt entschied sich dagegen. Er wusste, dass der Eingriff (PEG-Sonde) bei einem Patienten mit fortgeschrittener Demenz medizinisch nicht indiziert ist. Der Körper nimmt Nährstoffe dann nicht mehr auf. Nahrung über den Magen wäre eine Belastung.*

Eine Medizin ohne Maß kann es nur innerhalb einer Gesellschaft geben, die das Maß selbst verloren hat, schreibt Giovanni Maio in seinem zuvor schon erwähnten Buch *Medizin ohne Maß?* (siehe Kapitel 3). In der Tat, es hängt von uns allen ab, wo wir uns bescheiden und wie wir Besonnenheit leben. Im Gegensatz zu den Tieren haben wir unser Schicksal in der Hand. Das hat seine guten Seiten, doch wir lassen uns auch gerne verführen. Prinzipiell verfügt der Mensch über die Vernunft, die ihn leiten und sein Handeln gegenüber anderen rechtfertigen kann. Die moderne Medizin erfordert Begründungen beim Einsatz von lebensverlängernden Maßnahmen bei Menschen, die an ihrem Lebensende angekommen sind. Ansonsten läuft sie Gefahr, in unerwünschter Weise das Sterben zu verlängern oder zu verhindern. Befindet sich der Patient nicht in einer Notsituation und besteht die Möglichkeit abzuwägen, welches Handeln dem Patienten am besten gerecht wird, sollte man sich mit dem Patienten und seinen Angehörigen die Zeit nehmen, die notwendig ist, um die richtige Entscheidung zu treffen.

Die richtige Entscheidung ist diejenige, die dem Patienten am besten gerecht wird. Ärzte müssen die medizinischen Rahmenbedingungen prüfen, also Lebenslänge ohne und mit Therapie, müssen Möglichkeiten der Verbesserung der Lebensqualität ausschöpfen und zugleich die spezifischen individuellen Merkmale ins Auge fassen, die zu dem Patienten gehören. Im Idealfall sollten Patienten mitbestimmen können. Dazu sollten sie möglichst gut über ihre Situation und über die bestehenden Optionen aufgeklärt sein. In vielen Fällen ist allerdings unklar, inwieweit Patienten in ärztliche Entscheidungen zum Verzicht auf lebensverlängernde Maßnahmen einbezogen werden und ob sie einem Therapieverzicht zustimmen würden. Die große Beobachtungsstudie *SUPPORT* (für „Study to Understand Prognoses and Preferences for Outcomes and Risks of Treatments") zeigte, dass die Unkenntnis der Ärzte über die Wünsche der Patienten am häufigsten zur Übertherapie führte (*Journal of the American Medical Association,* 1995, Vol. 274, pp. 1581–1598).

Auf Intensivstationen geht es oft immer noch darum, sterbende Menschen unter allen Umständen am Leben zu halten. Ob das immer das Beste für die Betroffenen ist, wurde in den letzten Jahren intensiv diskutiert. Mitarbeiter von Intensivstationen haben nämlich häufig das Gefühl, nicht angemessene Therapien durchzuführen oder gegen den Willen der Betroffenen zu verstoßen. Experten haben bislang leider vergeblich versucht, einen Konsens über die Prinzipien der „End-of-life-Versorgung" herzustellen (*Deutsche Medizinische Wochenschrift,* 2015, Nr. 140, S. 489–491).

Auch in der Onkologie werden Behandlungen bis in die letzten Lebenstage hinein durchgeführt. Manche sterben wegen der Therapie zu früh. Die Medizin erscheint gerade in den letzten Lebensmonaten mitunter moralisch und wissenschaftlich grenzenlos. Giovanni Maio sagt weiterhin in seinem Buch *Medizin ohne Maß?,* so wie die Ufergrenzen den Fluss erst möglich machen, so sind auch für den Menschen Grenzen notwendig, damit er sich als Mensch begreifen kann. Grenzen seien nicht notwendigerweise als Beschränkung und Einengung zu verstehen, sondern als Voraussetzung für Fülle. Diese Analogie lässt sich auf verschiedene Bereiche übertragen. Es gilt in unserem Kontext, das Ende des Lebens als Grenze zu akzeptieren. Nimmt der Patient sein Schicksal an, könnte man belastende Untersuchungen und Behandlungen in vielen Fällen unterlassen. Voraussetzung ist natürlich, dass der Patient darüber Bescheid weiß. Das ist jedoch eines der Probleme. Viele Patienten werden an ihrem Lebensende nicht so aufgeklärt, wie sie es wünschen und wie es ihnen angemessen wäre. Dieser Missstand führt dazu, dass viele Menschen, die an ihrem Lebensende stehen, glauben, es läge noch eine längere Lebensspanne vor ihnen. Sie vertreten die Auffassung, man könne als Arzt im Sinne der Lebenszeitverlängerung noch viel für sie tun. Wären sie besser aufgeklärt und würden sie ihr Schicksal akzeptieren, könnten sie von ihrem Recht auf Selbstbestimmung Gebrauch machen und (nicht indizierte) Untersuchungen und Behandlungen ablehnen.

Nicht selten verkennen auch Ärzte das bevorstehende Lebensende. Sie haben nicht gelernt, die Prognose der voraussichtlich noch verbleibenden Lebenszeit zu stellen. Untersuchungen hierzu bei Krankenschwestern und Ärzten zeigen, dass sie sich am Lebensende um den Faktor drei bis vier an Zeiteinheiten verschätzen. Mit anderen Worten: Lebt ein Mensch in Wirklichkeit nur noch vier Wochen, schätzen Ärzte im Durchschnitt seine Lebenszeit auf drei bis vier Monate. Auch eine aktuelle Untersuchung aus München weist darauf hin, dass Entscheidungen zur Therapiebegrenzung bei Krebspatienten oft viel zu spät (in den meisten Fällen innerhalb der letzten Lebenswoche) getroffen werden (*Deutsche Medizinische Wochenschrift*, 2017, Nr. 17: e116–e123). Die Folge einer solchen Überschätzung ist nicht nur, dass man dem Patienten und seinen Angehörigen die Möglichkeit nimmt, letzte Dinge zu regeln und sich auf die kommende Zeit vorzubereiten, sondern auch, dass in dieser Zeit belastende Untersuchungen und Behandlungen angeboten und durchgeführt werden, die man in Kenntnis der tatsächlichen Lebenszeit gar nicht in Erwägung ziehen würde.

Vorsorgevollmacht und Patientenverfügung

In den letzten Tagen, Wochen und manchmal Monaten im Leben eines Menschen wechseln sich gute und schlechte Tage ab. Es gibt Momente, in denen der Patient durch Beschwerden leidet, und Zeiten, in denen er nicht mehr klar denken und wohlüberlegte Entscheidungen treffen kann. Müssen dann Aufklärungsgespräche geführt werden und soll sich der Patient zur Durchführung medizinischer Maßnahmen äußern, kann es aber nicht oder nur eingeschränkt, sollte er im Rahmen einer Vorsorgevollmacht eine Person benannt haben, die in solchen Fällen im Sinne des Patienten Entscheidungen trifft. Im besten Fall haben Ärzte und Behandlungsteam den Patienten zuvor kennengelernt und miteinander über die zur Disposition stehenden Möglichkeiten gesprochen und können den Willen des Patienten ganz unabhängig von ihrer gestellten Indikation ermessen. In vielen Fällen jedoch wird der Wunsch und Wille des Patienten zu wenig beachtet, vor allem, wenn er nicht zustimmungsfähig ist. Den mutmaßlichen Willen eines nicht einwilligungsfähigen Menschen kann man einer Patientenverfügung entnehmen, in welcher der Betroffene in besseren Zeiten angegeben hat, was er für diesen oder jenen Fall gerne hätte oder nicht hätte.

> Eine „gute" Patientenverfügung umfasst zum Ausdruck gebrachte Gedanken, Überlegungen und Präferenzen, nicht nur die Angabe darüber, was wann alles nicht mehr gemacht werden soll.

Es ist noch gar nicht so lange her, da hielten Ärzte Patientenverfügungen zwar für sinnvoll, doch zeigten sie wenig Bereitschaft, den Wünschen ihrer Patienten zu folgen. Orthopäden, Chirurgen und Strahlentherapeuten berücksichtigten bei einer Untersuchung 2013 den Patientenwillen weniger als Vertreter anderer Fachdisziplinen. Man akzeptiert also auch heute noch die durch den Patienten gezogenen oder durch den schicksalhaften Verlauf bedingten Grenzen nicht, setzt sich über sogar von Patienten geäußerte Entscheidungen hinweg und spielt sich zum Retter auf, um dann am Ende kläglich zu scheitern. Ärzte zweifeln noch immer an der Entscheidungsfähigkeit ihrer Patienten, haben größeres Vertrauen in die eigene Kompetenz und sind von der Sorge geplagt, Diskussionen um das therapeutische Vorgehen könnten ihre Beziehung zum Kranken verschlechtern. Die Aufgaben für die Zukunft liegen damit auf der Hand.

> Ärzte müssen in der Kommunikation mit Patienten und Angehörigen wesentlich besser geschult werden. Das betrifft vor allem schwierige Situationen wie das Lebensende. Und sie sollten lernen, die Lebenszeit eines Menschen in seiner letzten Zeit präziser abzuschätzen (für weitere Informationen siehe A. Lübbe, *Für ein gutes Ende.* Bonifatius Verlag, 2019).

Eine Analyse von 4.000 Krebspatienten aus der Schweiz ergab, dass über zwei Drittel der Patienten in den letzten vier Lebenswochen in ein Spital eingewiesen und 14,5 Prozent einer Chemotherapie sowie 7,7 Prozent einer Bestrahlung unterzogen wurden. Privatversicherte Patienten erhielten die Behandlung doppelt so häufig. Krebspatienten werden oft bis kurz vor ihrem Tod noch einer Therapie ausgesetzt (siehe M. Thöns, *Patient ohne Verfügung – Das Geschäft mit dem Lebensende*. Piper, 2016).

Will man eine Chemotherapie durchführen, erwähnen Ärzte häufig nicht die ungünstige Prognose, „weil sie irrtümlicherweise annehmen, dass ehrliche Informationen Patienten depressiv machen und ihnen Hoffnung nehmen würde. ... Das spricht dafür, dass medizinische Entscheidungen am Lebensende sich nicht nur am Patientenwohl orientieren", so Wolf-Dieter Ludwig, Vorsitzender der Arzneimittelkommission der Bundesärztekammer und Onkologe, Frankfurter Forum, 2015.

2015 beklagte das Frankfurter Forum für gesellschaftspolitische und gesundheitspolitische Grundsatzfragen, dass Gespräche, in denen die Bedeutung der Behandlung der Krebserkrankung am Lebensende thematisiert wird, zu selten stattfinden würden. Es ist gut, dass der Arzt von Nicolle Zacharias wusste, dass die Anlage einer PEG bei Menschen mit fortgeschrittener Demenz, die das Essen einstellen, kontraindiziert ist. Man hatte herausgefunden, dass sie durch den Eingriff und die anschließend verabreichte Nahrung nicht länger leben. Im Gegenteil, Patienten erleiden im Rahmen des Eingriffs eine Reihe von Komplikationen (S3-Leitline Demenz, www.awmf.org/leitlinien/detail/ll/038-013).

Fazit: Insgesamt gesehen ist das Sterben durch die Palliativmedizin erträglicher und würdevoller geworden, doch noch immer versuchen viele Ärzte, den Sterbeprozess am Lebensende hinauszuschieben. Patienten werden künstlich ernährt, obwohl der Körper keine Nährstoffe mehr verarbeiten kann, oder der Organismus wird künstlich beatmet, obwohl der Sterbeprozess bereits begonnen hat. Der Tod wird als Versagen empfunden, statt ihn zu respektieren, wenn seine Zeit gekommen ist.

Palliativmedizin

Das Wissen um den eigenen Tod gehört zu den existenziellen Grunderfahrungen des Menschen. Umso wichtiger ist es, sich in Zuversicht auf ihn einstellen zu können. Doch je mehr die Medizin das Sterben technisiert und zuweilen Menschen am Sterben hindert, desto mehr prägt die Angst vor dem Sterben in einer fremden Einrichtung das Bewusstsein vieler Menschen. Aus diesem Grund gehört es zu den vordringlichen zukünftigen Aufgaben der Medizin, die Grenze des Machbaren im Sterben frühzeitig zu erkennen und den Menschen das Gefühl zu geben, dass der Dienst der Medizin damit nicht vorbei ist. Spätestens zu diesem Zeitpunkt beginnt das Wirken der Palliativmedizin. Ihr Auftrag lautet dann nicht mehr, kranke Menschen zu heilen oder die Lebenszeit unter allen Umständen zu verlängern, sondern sich um die Schmerzen und andere unangenehme Symptome zu kümmern. Die verbliebenen Körperkräfte will man stärken, etwa durch bessere Ernährung bei gesteigertem Appetit, und mit dem Patienten die verbleibende Lebenszeit so gestalten, wie er es zulässt und wünscht. Unter diesen Umständen kann das Leben des Patienten durch die Palliativmedizin sogar etwas verlängert werden. Eine weitere Aufgabe dieses wichtigen Fachgebietes besteht darin, Sterbende und ihre Zugehörigen zu begleiten und ihnen durch Zuwendung Trost zu spenden. So sollten die Palliativmedizin und die Betreuung durch die Hospizdienste angesichts dieser Erkenntnisse zu einer zentralen gesellschaftlichen Aufgabe werden. Wir dürfen nicht zuzulassen, dass jemand, der unter uns lebt, jemals das Gefühl haben muss, es sei besser zu sterben als weiterzuleben. Dann könnte die Zuversicht der Menschen auf eine solidarische Gemeinschaft ein guter Trost sein und damit die bessere Grundlage für ein Sterben in Würde (siehe auch: Th. Hoffmann & M. Knaup, *Was heißt: In Würde sterben? Wider die Normalisierung des Tötens.* Springer, 2015).

> *Elke Küstner - Alt, dement und ohne Vorsorgevollmacht*
> *Elke Küstner ist 91 Jahre alt, dement und hat im von-Galen-Haus in einem kleinen Ort in Ostwestfalen schon seit fünf Jahren ihr Zuhause gefunden. Niemand besucht sie, lediglich die Pflegekräfte sind ihre Bezugspersonen. Gelegentlich kommt ein Arzt vorbei. In letzter Zeit isst sie immer weniger. Irgendjemand kommt auf die Idee, sie über einen Zugang im Magen durch eine Spezialkost zu ernähren. Der Hausarzt weist sie dazu ins Krankenhaus ein. Dort kommt es zu einer Komplikation. Frau Küstner ist zunehmend verwirrt, geistert nachts auf der*

> *Station herum und entfernt sich ihren Blasenkatheter. Sie zieht sich einen multi-resistenten Keim zu und wird zwei Wochen später in deutlich geschwächtem Zustand wieder in ihr Heim zurückverlegt. Jetzt erhält sie noch vier Wochen lang die Ernährungslösung über den Magen, bevor sie stirbt.*

Jede empfohlene Maßnahme kann und darf (nach gestellter Indikation) erst dann durchgeführt werden, wenn der Patient seine Zustimmung erteilt hat. Das Selbstbestimmungsrecht des Patienten ist so wichtig, dass der Arzt heutzutage nichts gegen oder ohne seinen Willen unternehmen darf (Ausnahme: Lebensgefahr beim Nichteinwilligungsfähigen). Und doch kann der Patient den Informationsvorsprung des Arztes in der Regel nicht ausgleichen. Deshalb ist Vertrauen eine unersetzliche Ressource für die Möglichkeit selbstbestimmter Entscheidungen. Patienten möchten durch die Medizin Linderung erfahren oder von ihrer Erkrankung geheilt werden. Aber sie möchten auch nicht durch die Medizin selbst leiden. Am Ende ihres Lebens befürchten viele Menschen, dass man medizinische Maßnahmen an ihnen durchführt, die sie eigentlich nicht mehr wollen, doch gegen die sie sich nicht zur Wehr setzen können. Sie wollen sich nicht den manchmal kalten und immer auf Ertrag ausgerichteten Krankenhäusern hilflos ausliefern. Manche Menschen in unserem Land wollen anderen nicht zur Last fallen. Sie müssten keine Angst haben, könnten sie sich auf Ärzte verlassen, die für die ihnen Anvertrauten die richtige Indikation stellen, sie angemessen über deren Nutzen sowie Schaden aufklären und unsinnige Maßnahmen unterlassen, weil sie den Willen und die Lebensumstände des Patienten berücksichtigen. Die Einweisung von Frau Küstner ins Krankenhaus zur Ermöglichung einer künstlichen Ernährung war eine Fehlentscheidung. Es wurde eine falsche Indikation gestellt und niemand hatte eine Einwilligung erteilt.

Kann ein Patient seine Selbstbestimmung nicht ausüben, wie es bei Elke Küstner der Fall war, empfiehlt es sich jemanden zu benennen, der für ihn in seinem Sinne spricht und handelt. Dazu dient, wie schon erwähnt, die Vorsorgevollmacht. Ist es dafür zu spät, muss ein Betreuungsgericht diese Aufgabe übernehmen und jemanden benennen, der den mutmaßlichen Willen des Betroffenen eruieren kann und den Ärzten gegenüber zum Ausdruck bringt. Eine Patientenverfügung präzisiert den mutmaßlichen Willen. Bei Frau Küstner handelt sich um einen klaren Rechtsbruch und um den Fall einer Übertherapie.

9. HOHE ANSPRÜCHE AN DIE HEILKUNST

9.1 Den Patienten nicht als Konsumenten betrachten

Sandra Sawatzki – Tödliche Alternativmedizin. Für mehr Aufklärung und eine Neuregelung des Heilpraktikerwesens
2015 beschrieb ein öffentlich-rechtlicher Fernsehsender den Fall einer jungen Frau mit einem heilbaren Hodgkin-Lymphom (bösartige Erkrankung des Knochenmarks). Die international renommierte Kölner Universitätsklinik empfahl ihr eine Chemotherapie. Frau Sawatzki ließ sich beraten, doch sie zögerte und suchte ihre Heilpraktikerin auf. Diese machte ihr Angst und meinte, die Chemotherapie würde sie nur noch kränker machen. Das muss der Patientin irgendwie eingeleuchtet haben. Die Heilpraktikerin riet ihr dazu, sich einer alternativen Therapie zu unterziehen. Wenige Monate später war Frau Sawatzki tot. Die Klage der Eltern wurde abgewiesen. Ihre Tochter wusste, was sie tat. Sie hatte einen Behandlungsvertrag unterschrieben.

Freiheit kann einengen und unter Druck setzen. Man nennt es auch die Qual der Wahl. Nicht selten ist man durch die Flut von Informationen und durch die vielen Freiheiten, die sich unsere Vorfahren erkämpft haben, in der heutigen Zeit überfordert. Leitbild im Gesundheitswesen ist heutzutage der aktive Patient, der mündige Bürger, der nicht blindlinks ärztliche Weisungen befolgt, sondern sich selbst als Experte für seine eigene körperliche und seelische Verfassung versteht. Mit zunehmender Selbstverantwortung wird der Patient durch die Fülle von Informationen langsam, aber sicher zu einem Nutzer umdefiniert, der angeblich selbst am besten weiß, was gut für ihn ist. Er nutzt dann nach Belieben und persönlicher Präferenz den Rat seines Arztes, aber auch die Expertise anderer Profis oder Meinungen von Amateuren, von Apothekern und

Psychologen oder Experten der Krankenkasse angefangen bis hin zu den Rat-
schlägen von Laien, selbsternannten Experten und Heilpraktikern.

"Sickness is neither a blessing nor a punishment but, rather, an objective, usual-
ly random occurence that must be faced with logic and science and truth" (Krankheit ist weder Segnung noch Bestrafung. Vielmehr ist sie eine zufällige Erscheinung, der man mit Logik, Wissenschaftlichkeit und Wahrhaftigkeit entgegentreten kann), meint die amerikanische Publizistin Susan Sontag.

Die Aussage von Susan Sontag aus ihrem Buch *Krankheit als Metapher* (Farrar, Straus and Giroux, 1978) zu akzeptieren, fällt vielen Menschen schwer. Sie wol-
len ihre Genesung durch einen eigenen Beitrag unterstützen und suchen sich „komplementäre oder alternative Methoden" (KAM). Hinter diesem Begriff verstecken sich einerseits seriöse und in ihrer Evidenz akzeptierte Empfehlungen (körperliche Bewegung oder viel pflanzliche Kost zur Vermeidung einer Krebserkrankung), andererseits aber auch unseriöse oder in ihrer Wirksamkeit nicht belegte Angebote (Krebstherapie von Dr. Rath, Neue Germanische Medizin nach Hamer, Ganzkörperhyperthermie, Vitamine zur Verbesserung des Wohlbefindens u. v. a. m.). Zu den in ihrer Wirksamkeit zuallermeist nicht bewiese-
nen Mitteln gehören die Phytotherapeutika (Stoffe pflanzlicher Herkunft), Ho-
möopathie oder die anthroposophische Medizin (sie hält in ihrer Wirksamkeit bewiesene und von den Fachgesellschaften empfohlene Impfungen für „unna-
türlich" oder proklamieren die Misteltherapie nach Rudolf Steiner). Für deren Einsatz hat der Deutsche Bundestag allerdings und bedauerlicherweise Ausnah-
meregelungen beschlossen. Politiker nutzen KAM als wählerwirksames Feigen-
blatt. Die Zulassung wurde ohne den Nachweis der Wirksamkeit erteilt und für viele Präparate, auch unabhängig von Krebsleiden, braucht man keine ärztliche Verordnung. Gibt es Bedenken, versuchen die Hersteller dubioser Präparate in nicht selten jahrelangen Rechtsstreitigkeiten ihre Interessen durchzusetzen. Beispiel Schöllkraut: Phytotherapeutika mit hohem Schöllkrautanteil mussten be-
reits aufgrund einer negativen Risiko-Nutzen-Bewertung 2008 vom Markt genommen werden (www.bfarm.de/SharedDoces/Downloads/DE/Arzneimittel/
Pharmakovigilanz/Risikoinformationen). Für Präparate mit niedrigerem Schöllkrautanteil wurden Warnhinweise verfügt, dem sich der Hersteller eines

beliebten Präparates, Iberogast, allerdings verweigerte. Zeit wurde für die Firma Bayer gewonnen, die Umsätze sind gestiegen, zwei Patienten infolge Einnahme von Iberogast gestorben (*Arzneimittelbrief*, 2018, Nr. 52 [10], S. 78–79). 2018 erklärte sich der Hersteller dann plötzlich bereit, die Packungsbeilage durch verschiedene Warnhinweise zu ergänzen. Wieder wurde offenkundig, wie wenig Durchgriffsrecht das Bundesinstitut für Arzneimittel und Medizinprodukte besitzt und wie wenig ethische Verantwortung die Hersteller übernehmen. In der Schweiz darf die zuständige Behörde bereits während laufender Verfahren die Ergänzung von Warnhinweisen verfügen, was für Iberogast in diesem Land auch geschah.

> „Es scheint mit dem Charakter der Deutschen Nation verbunden zu sein, dass ihre Ärzte allzeit etwas Scharlatanerie mit ihrer Kunst verbinden." (Graf von Struensee, 1785)

Der „Beruf" des Heilpraktikers

Der Wunsch nach „alternativer Medizin" reflektiert den Kummer der Menschen über die Erkrankung, die wachsende Unzufriedenheit über die mit einer Therapie verbundenen Lasten, den Drang, selbst die Initiative ergreifen zu wollen, sowie den Zorn über das Versagen der wissenschaftlichen Medizin – aber auch die Hoffnung, nach einer Odyssee im medizinischen Dschungel endlich Hilfe zu erhalten. Die Kosten der von den Krankenversicherungen erstatteten Ausgaben für KAM belaufen sich laut Kassenärztlicher Bundesvereinigung auf etwa 20 Prozent der Ausgaben für die ambulante Krankenversorgung. Es sind Milliardenbeträge. Eine generelle Ablehnung der Kostenübernahme durch unser solidarisch finanziertes Gesundheitssystem wäre politischer Suizid. Man schätzt die Anzahl der Mitarbeiter in der KAM-produzierenden Industrie auf etwa 200.000. Zu allem Überfluss wirft ein kleiner, jedoch lautstarker Teil der Ärzteschaft, unterstützt von den Medien, der naturwissenschaftlichen Medizin vor, wichtige Errungenschaften der Alternativmedizin zu negieren. Kollegen aus der Europäischen Union kritisieren die Deutschen dafür oder haben Hohn und Spott für sie übrig, nachdem in den 80er-Jahren die Kriterien der Zulassung für KAM erheblich gelockert worden sind. Vermutlich haben wir Deutschen uns seit Graf von Struensee in manchen Bereichen nicht wesentlich verändert.

Der Arzt und Entertainer Eckart von Hirschhausen mag schon die Begriffe „Alternativ- oder Komplementärmedizin" nicht. Es gäbe ja auch keine „Alternativmathematik" oder keinen „Komplementärmaschinenbau". Es spräche für sich, wenn man heute als selbstverständlich akzeptieren würde, dass es zur Medizin auch eine „Alternativmedizin" mit eigenen Gesetzen geben würde (*blickpunkt physiotherapie,* 2017, Nr. 6, S. 28–31). Zwar zahlen die Bürger die Leistungen zumeist aus eigener Tasche, doch manche Krankenversicherungen sind durchaus großzügig bei der Erstattung von Verfahren nicht bewiesener Wirksamkeit. Jetzt hat man sogar herausgearbeitet, dass Alternativverfahren tatsächlich die Sterblichkeit erhöhen, wenn auf konventionelle Behandlungen verzichtet wird. Das hat vor allem damit zu tun, dass die Therapieadhärenz sinkt. Operationen, Chemotherapien und Bestrahlungen werden von dieser zumeist jüngeren, weiblichen, gebildeteren und wohlhabenderen Klientel eher abgelehnt. Das Schadenspotenzial durch Alternativmedizin ist erheblich, das Sterberisiko ist doppelt so hoch (*Journal of the American Medical Association Oncology,* 2018, doi.org/10.1001/jamaoncol.2018.2487).

Im August 2016 starben mehrere Krebspatienten, nachdem sie sich von einem Heilpraktiker mit seinem selbst hergestellten und nicht geprüften Wirkstoff haben behandeln lassen. Die Folgen fehlerhafter Behandlungen in Deutschland jährlich sind gar nicht zu beziffern. Gefahr erwächst nicht nur aus aktivem Handeln, sondern auch aus dem Unterlassen medizinisch gebotener Maßnahmen, wie wir bei unserer Patientin gesehen haben. Untersuchungs- und Therapieverfahren nicht bewiesener Wirksamkeit erhöhen somit die Kosten im Gesundheitswesen, indem vorhandene Krankheiten nicht erkannt, verschleppt, falsch oder gar nicht behandelt werden und später umso aufwendiger durch die wissenschaftlich fundierte Medizin aufgefangen werden müssen, wenn nicht zuvor ein großes Unglück passiert ist. Ein Journalist vom *Berliner Tagesspiegel* konsultierte als simulierter Krebspatient einen Heilpraktiker, der nach „fünf biologischen Naturgesetzen" wie auf der Basis eines Arztes behandelte. Ihm ist inzwischen die Zulassung entzogen worden und es wird nach ihm international gefahndet. Eine Heilpraktikerin vertrat die Auffassung, die Wörter Krebs und Metastasen sagten nichts aus und eine Chemotherapie schade mehr, als dass sie nutzt. Ihren Namen kann man im *Tagesspiegel* Nr. 22675 vom 19. Februar 2016 nachlesen. Auch Reporter des *Stern* machten sich inkognito auf, um Heilpraktikern und alternativmedizinisch tätigen Ärzten eine standardisierte Situation von sehr gut heilbarem Brustkrebs zu schildern. Die Recherche ergab hanebüchene Informationen selbstgerechter Alternativärzte oder Heilpraktiker. Zugleich nahmen sie sich allerdings viel Zeit und kümmerten sich um die psychischen Belange der „Patienten" (*Deutsches Ärzteblatt*, 2014, Nr. 111 [27–28]: S. C 1023–1025).

Wie konnte es bei der jungen Frau zu der Verblendung kommen, was bewegt Krebspatienten, sich in die Hände selbsternannter Krebstherapeuten zu begeben, und welche Lehren kann man daraus ziehen? Noch vor 30, 40 Jahren war es üblich, dass Patienten, die einen Arzt aufsuchten, ihr Schicksal vertrauensvoll in die Hände des Experten legten. Sie akzeptierten die Informations- und Kompetenzasymmetrie. Mit der Arbeitsteilung und der Finanzierung des Systems erklärten sie sich einverstanden. In der Zwischenzeit hat sich in der Gesellschaft jedoch ein marktradikales wirtschaftsliberales Credo breitgemacht, das auch das Gesundheitswesen fest im Griff hat und dessen Nebenwirkungen Thema dieser Seiten sind. Wenn kommerzieller Tausch sowie marktwirtschaftlicher Wettbewerb zur Norm menschlicher Beziehungen erklärt werden und der „König Kunde" als Konsument die zentrale Stellgröße im wirtschaftlichen Kreislauf ist, dann läuft in dieser Gesellschaft einiges falsch. Der Patient ist mit dieser Entwicklung de facto zu einem „Gesundheitskonsumenten" geworden, der im Idealzustand seine Gesundheit unter Kontrolle hat und sein Wissen aus unterschiedlichen Quellen bezieht. Er ordnet sein Wissen ein, wägt sorgfältig ab und prüft, wie wichtig ihm die Gesundheitsgüter im Verhältnis zu anderen sind. Gemäß seiner Präferenzen soll er entscheiden, wie viel er von seinem Einkommen für das Gut Gesundheit reserviert. Man unterstellt dem Kunden Mündigkeit, nimmt an, er kenne seine Bedürfnisse und würde sich durch manipulative Werbung nicht verunsichern lassen. Doch das Gegenteil ist häufig leider der Fall. Denn selbst wenn der Patient ein gut informierter Kunde wäre, würden ihn falsche Behauptungen der Leistungsanbieter auf eine falsche Fährte führen. Auf der Website kleiner Krankenhäuser steht unter „Leistungsspektrum" dann etwa: „Behandlung multimorbider, mehrfach behinderter Kinder", obwohl fachärztliche Präsenz gar nicht rund um die Uhr vorhanden ist und der Chefarzt eine Stunde braucht, um von zu Hause in der Klinik zu sein (*ZEIT*, 2018, Nr. 46).

> Der ahnungslose und gutgläubige Patient ist zu einem rational denkenden und selbstbewussten *„homo oeconomicus"* geworden.

Um dem Konsumenten die notwendige Kompetenz zu vermitteln, werden ihm heute zehntausende Gesundheitsapplikationen und unzählige ungeprüfte Ratgeber angeboten, deren Seriosität oft zu wünschen übrig lässt. Sie werden von vielen Patienten aber für bare Münze genommen und landen unter Umständen auf dem Schreibtisch des Arztes mit dem Anspruch, danach behandelt werden zu wollen. In der realen Welt am Krankenbett begegnet mir diese Art von Konsumenten eher selten. Ich sehe vielmehr hilflose, bedürftige, ältere und multimorbide Patienten, die mehr oder minder verzweifelt nach Hilfe und Zuspruch, Tröstung und Heilung suchen und die mit der Einladung zum Wettbewerb wenig anfangen können.

Immerhin bemühen sich die Gerichte, ein wenig Ordnung ins Ungewisse zu bringen, und haben immer häufiger klar definierte Grenzen festgelegt, zum Beispiel ab wann sich wer selbst als Experte bezeichnen kann. Nur beschränkt sich die richterliche Definitionsmacht lediglich auf die Profession des Arztes und sanktioniert werden Verstöße gegen die Rechtsprechung nicht. Und ich möchte wohl erleben, dass jemand gegen einen selbst ernannten Experten klagt und Recht bekommt! Aber immerhin, offiziell darf sich ein Arzt erst dann als „international anerkannt" bezeichnen, wenn entsprechende (von den Richtern vorgegebene) Kriterien erfüllt werden. Auch der Begriff „renommiert" kann nicht mehr einfach so in Werbebroschüren verwendet werden, ohne einer Bewertung unterzogen worden zu sein. Gleiches gilt für die Begriffe „Spitzenmediziner", den „Spezialisten" und die vielen „Experten" (*Deutsche Medizinische Wochenschrift*, 2013, Nr. 138, S. 386–388). Immerhin urteilen jetzt auch manche Gerichte: Ärzte dürfen ihren Betrieb nur dann Praxisklinik nennen, wenn es dort auch stationäre Betten gibt. Es hatte in der Vergangenheit tatsächlich Ärzte gegeben, die von sich behaupteten, sie würden eine Praxisklinik leiten, obwohl es dort gar keine Betten gab. Man argumentierte, Verbraucher verstünden das Wort Klinik lediglich in dem Sinne, dass dort Operationen vorgenommen würden (Landgericht Essen, Urteil vom 08.11.2017 – 44 O 21/17). Bei Nichtärzten versagt die Rechtsprechung. Jeder Laie kann sich ungestraft zum Experten befördern und für sich Werbung machen. Trifft er auf einen gutgläubigen Kunden und werden sich die beiden handelseinig, dann ist dagegen nichts zu machen – wie im tragischen Fall unserer Hodgkin-Patientin.

Der andere Aspekt betrifft die Gesetzgebung und die Rahmenbedingungen, unter denen Heilpraktiker ihrer Tätigkeit nachgehen dürfen. Den Delegierten des Deutschen Ärztetages ist das Heilpraktikerwesen schon seit geraumer Zeit ein Dorn im Auge. Sie unterstrichen 2017:

> „Das Heilpraktikerwesen steht ... außerhalb der sonst im Gesundheitswesen geltenden Anforderungen an klar definierte fachliche Qualifikationen auf der Basis fundierter Standards und an eine hohe Qualität und Sicherheit in der Patientenversorgung. Es lässt sich in diese Anforderungen auch nicht integrieren, denn es ist gerade das zentrale Merkmal des Heilpraktiker-Wesens, außerhalb geltender Standards und allgemein anerkannter Wirksamkeitsmechanismen tätig werden zu dürfen" (Beschlussprotokoll des 120. Deutschen Ärztetages, www.bundesärztekammer.de).

Mit seiner Erlaubnis zur „Ausübung der Heilkunde" als Heilpraktiker vermittle der Staat den Bürgern ein falsches Bild. Der Erlaubnisvorbehalt fördere beim Patienten den Eindruck, dass es beim „staatlich geprüften" Heilpraktiker mit rechten Dingen zugehe und die Kompetenz zur Behandlung vorhanden sei. Doch die Prüfung zum Heilpraktiker sei dem Sinn nach gar keine Prüfung zur Feststellung von Qualifikationen, sondern habe lediglich das Ziel der „Gefahrenabwehr". Heilpraktiker müssen tatsächlich keinerlei medizinische Grundkenntnisse nachweisen, um zu praktizieren, und sind außerhalb des (für jeden Bürger geltenden) Strafgesetzbuchs für ihr Tun *nicht* (!) verantwortlich. Denn „Heilpraktiker" ist *kein* (!) Beruf (Landgericht Bonn vom 25.07.1983) und auch *keine* (!) Qualifikationsbezeichnung (Verwaltungsgerichtshof Kassel, 1993). Daraus folgt: Heilpraktiker haben *keine* Berufspflichten, *keine* Garantenpflicht, *keine* Sorgfaltspflicht und *keine* Schutzpflicht. Es besteht noch *nicht* einmal eine Aufklärungspflicht. Was sich wie ein finsterer Plan anhört, ist die Idee der von uns gewählten Politiker: Man kann als Heilpraktiker in Deutschland Patienten behandeln, ohne in der Ausbildung jemals einen gesehen zu haben. Niemand fühlt sich für die 40.000 in Deutschland arbeitenden Heilpraktiker offiziell zuständig. Auch wenn es hier und da kompetente und verantwortungsbewusste Vertreter dieser Branche geben mag, sorgt weder eine berufsständische Organisation für Qualitätssicherungsmaßnahmen, die den Namen verdienen, noch kümmert sich das Gesundheitsministerium wirklich darum. Der Scharlatanerie wird Tür und Tor geöffnet, Kosten und humanitäres Leid werden verursacht.

Es ist also höchste Zeit, Wissenserwerb, Kenntnisprüfung und Berufsausübung zu reformieren. Der aus Ärzten zusammengesetzte „Münsteraner Kreis" schlägt als realistischen Lösungsansatz die Einführung eines Fachheilpraktikers nach bestimmten Kriterien vor. 1939 verzichtete man auf eine Prüfung des Fachwissens, weil man damals den Beruf des Heilpraktikers eigentlich abschaffen wollte. Das Bundesverwaltungsgericht hebelte diesen Beschluss 1957 aber wieder aus und der Bundestag musste das Gesetz außer Kraft setzen. Die meisten Ärzte sind der Überzeugung, gebe es keine Heilpraktiker, müsste deswegen kein Patient sterben.

Der Deutsche Ärztetag stellte 2017 klar, dass eine Reform des Heilpraktikerwesens in Deutschland dringend erforderlich sei. Der Gesetzgeber müsse alle invasiven Maßnahmen sowie die Behandlung von Krebspatienten vom zulässigen Tätigkeitsumfeld ausschließen (*Deutsches Ärzteblatt*, 2017, Nr. 114 [45]: S. C 1732).

Auch die Rechtsprechung muss sich anpassen. Offenbar darf ein Heilpraktiker aus Viersen, der unter dem Verdacht der fahrlässigen Tötung steht, weil in seiner „Alternativen Krebsklinik" einige Menschen zu Tode gekommen sind, weiterhin tätig sein. Das Beste ist vielleicht wirklich die schrittweise Abschaffung dieses Berufs analog zur 1952 getroffenen Regelung zum Auslaufen des damaligen Berufs des Dentisten. Nach diversen Todesfällen und anderen Skandalen, in die Heilpraktiker verwickelt waren, wird die Herstellung verschreibungsfähiger Arzneimittel durch Angehörige nichtärztlicher Heilberufe in Zukunft hoffentlich erlaubnispflichtig, wie es das Bundesministerium für Gesundheit endlich vorgeschlagen hat. Darüber hinaus soll eine gesetzliche Grundlage dafür geschaffen werden, die Herstellung von Frischzellen zur Anwendung am Menschen zu verbieten.

Fazit: Als Krebspatient holt man sich am besten mehrere Meinungen ein und sucht seriöse Anbieter auf, die vom Hausarzt oder dem Krebsinformationsdienst in Heidelberg (Tel.: 08004203040) oder den Landeskrebsberatungsstellen der Deutschen Krebsgesellschaft (www.krebsberatung.de) empfohlen werden.

Einstweilen haben es die Ärzte noch mit vielen Senioren zu tun, die ohne das Netz aufgewachsen sind und die weiterhin großen Wert auf das Arzt-Patienten-Verhältnis legen und ihre ganz eigene Vorstellung von Gesundheit und Krankheit besitzen. Diese höchstpersönliche Beziehung kann nur dann den erwarteten therapeutischen Erfolg zeigen, wenn sie der Individualität beider Parteien gerecht wird und nicht durch von außen in dieses Beziehungsgeflecht hineingetragene Standards und Reglementierungen gestört wird. Doch selbst der mündige und medizinisch aufgeklärte Bürger geht mit seiner Gesundheit nicht rational um. Die meisten unterschätzen, solange sie gesund sind, den Wert ihrer Gesundheit. Zugleich überschätzen sie ihn bei kleinsten Wehwehchen.

Dazu eine Anekdote aus der Antike: Nachdem ein wohlhabender Patient von einem lebensbedrohlichen Insektenstich geheilt worden war, fragte er den behandelnden Arzt nach dessen Honorar. Der erklärt: „Ich bin mit zehn Prozent dessen zufrieden, was Sie mir zu geben bereit waren, als Sie in Lebensgefahr schwebten."

9.2 ... und den Körper nicht als Maschine

Friedrich Bartsch – Überforderung auf der Intensivstation
Friedrich Bartsch wurde wegen einer schweren Gefäßerkrankung innerhalb weniger Tage zweimal operiert. Seine Venen waren schlecht zu punktieren. Er erhielt einen Port. Darüber kann man Flüssigkeiten, Medikamente und Nährstoffe verabreichen. Nach der zweiten Operation kam Herr Bartsch auf die Intensivstation eines kleinen Krankenhauses. Als er aufwachte, bemerkte er seine zerstochenen

Arme, in denen rechts und links jeweils ein Venenzugang lag. Auch im Hals hing ein Plastikschlauch. Den Port hatte man nicht genutzt. Warum, blieb offen. Herr Bartsch stellte dazu keine Frage. Sein Sohn erhielt eine harsche Antwort des Personals. Ein Stationsarzt meinte, mehrere Zugänge dieser Art seien sicherer. Ein anderer Arzt gestand, damit habe man keine Erfahrung. Als der ältere Herr nachts Harndrang verspürte, schellte er. Nach 61 Minuten kam die Schwester. Jetzt gab Herr Bartsch seine Zurückhaltung auf. Er hatte Schmerzen in der Blase und sagte, er würde nicht zum Spaß klingeln. Er könne ja das Bett nicht verlassen und es sei doch Aufgabe der Schwester, sich zu kümmern. Es folgte kein Wort der Entschuldigung und missmutige Blicke gaben ihm das Gefühl, ein unliebsamer, nörgelnder Patient zu sein.

Wir wissen nicht genau, was sich zwischen der Schwester und dem Patienten abgespielt und warum die eine Person die andere, die von ihr abhängig war, so lange vernachlässigt hat. Vielleicht gab es „Wichtigeres" zu tun, möglicherweise gab es etwas „unwichtiges Anderes" zu tun, vielleicht waren es Pflichten der Dokumentation, die der Schwester die Zeit raubten, vielleicht war es eine falsche innere Priorisierung, vielleicht war die Schwester einfach nur faul. Bei strengen Personalvorgaben und hoher Arbeitsdichte kommt es häufig zu Überlastungsreaktionen. Man arbeitet ab, was geht, oder macht sich über die Wertigkeit der Dinge kaum noch Gedanken. Das Beispiel zeigt aber auch die fehlende Menschlichkeit aufseiten der Schwester. Sie hätte wenigstens Verständnis signalisieren, wenigstens um Entschuldigung bitten, sich zumindest in die andere Seite hineinversetzen können. Auch die Frage, warum man den für die Gabe von Flüssigkeiten installierten Port nicht genutzt hatte, sondern stattdessen wiederholt an den Armen des Patienten Körperverletzung begehen musste, entzieht sich unserer Kenntnis. Es ist zu vermuten, dass man den Port einfach übersehen oder die Briefe nicht richtig gelesen hatte. Vielleicht wusste man ihn wirklich nicht zu bedienen oder hatte keine Nadeln vorrätig, um ihn anzustechen. Alles das wäre ein Armutszeugnis. Einen überzeugenden Grund, ihn nicht zu nutzen, gab es jedenfalls nicht, denn zwei Tage später auf der Normalstation war er in Betrieb.

Thomas Koch – Begleitdiagnosen und versagende Organe
Thomas Koch ist 72 Jahre alt. Er hatte Pech. Wegen einer Hüftgelenkarthrose soll-
te er eigentlich ein neues Hüftgelenk erhalten. Er stand unter diversen Schmerz-
mitteln und war es nicht gewohnt, viel zu trinken. Als er sich im Krankenhaus zur
Vorbereitung auf die Operation befand, wurde ihm übel. Die Orthopäden vermu-
teten eine Magenschleimhautentzündung und verordneten ein Magenschutzmit-
tel. Die Laboruntersuchungen zeigten eine Nierenschwäche. Also erhielt Herr
Koch Infusionen, um den Flüssigkeitshaushalt zu verbessern. Leider besserte sich
sein Zustand nicht. Die Operation musste verschoben werden, der Patient wurde
auf die Innere Abteilung verlegt. Dort setzte man die Schmerzmittel um, führte ei-
ne Magenspiegelung durch und diagnostizierte ein Magengeschwür. Wenige Tage
später hatten sich die Nierenwerte gebessert. Dann entließ man den Patienten.
Die Hüftoperation wurde vier Wochen später nachgeholt.

Der Mensch als Maschine?

Bei Herrn Koch war im Rahmen eines stationären Aufenthaltes zur Operation seines kranken Hüftgelenks verschiedene Begleitdiagnosen gestellt und der Reihe nach abgearbeitet worden. Erst der Magen, dann die Nieren, dann die Hüfte. Wahrscheinlich haben die Schmerzmittel (wegen des Hüftleidens verabreicht) sowohl die Magenschleimhaut angegriffen als auch die Nierenfunktion eingeschränkt. Letztlich also waren einige Probleme hausgemacht, also iatrogen verursacht; mit anderen Worten: durch medizinische Maßnahmen bedingt. Man hatte zwei Krankenhausaufenthalte und eine Reihe von Diagnosen generiert und entsprechende Fallpauschalen abrechnen können. Der Fall ist nicht untypisch, und es ging alles gut aus. Trotzdem hätte man den Patienten und seine Trinkgewohnheiten, die Zuverlässigkeit der Medikamenteneinnahme und sein Essverhalten im Zusammenhang analysieren können. Dann hätte man gefunden, dass alles miteinander zusammenhängt, und sich wahrscheinlich einen Krankenhausaufenthalt sparen können.

Den Menschen als Maschine zu betrachten, deren nicht mehr nutzbaren Teile ausgewechselt oder durch Manipulationen korrigiert werden, kann nicht der exklusive Anspruch einer modernen menschenwürdigen Medizin sein. Der reformfreudige Internist Herbert Begemann, Präsident der renommierten Deutschen Gesellschaft für Innere Medizin, meinte bereits in der Wochenzeitung *Der Spiegel* vor über 40 Jahren, fast die Hälfte der Krankenhauspatienten könnte nur unzureichend und mit mäßigem Erfolg behandelt werden, weil die ausschließliche Suche nach organischen Befunden die wahre Krankheitsursache gar nicht aufdecke. Der Patient dürfe nicht *„verdinglicht"* werden. In der Lehre müssten „Psychologie und Soziologie gleichberechtigt neben Anatomie und Physiologie treten". Das erscheint besonders wichtig, wenn es um die Behandlung alter Menschen geht, bei denen Organgrenzen regelhaft überschritten werden. Deswegen reicht eine organ-zentrierte, defizit-orientierte Vorgehensweise schon längst nicht mehr aus, wie sie außerhalb der Reformstudiengänge noch immer regelhaft an deutschen Medizinischen Hochschulen gelehrt wird. Bei der Betreuung vieler Menschen geht es mehr um eine Art Mustererkennung von Cluster-Bildungen schon während der Planung der Diagnostik, erst recht bei der Implementierung der Therapie. Neben die evidenz-basierte Medizin gehört dann ganz ohne Zweifel die relevanz-basierte Medizin.

> Der Mensch mit seiner Persönlichkeit ist ein kompliziertes somatisches, psychisches und soziales Wesen, was seine ureigene Weise, eine Erkrankung zu dulden oder zu erleiden, im Kontext mit den von Ärzten ergriffenen Maßnahmen nur bedingt vorhersehbar in der Reaktion werden lässt.

Ärztliche Überlegungen, Entscheidungen und Handlungen sind immer subjektiver Natur. Das gilt selbst für so banale Dinge wie das Wiegen oder Blutdruckmessen. Vom Arzt wird gefordert individuelle Phänomene, die der Patient mitbringt, zu sortieren, einzuordnen und ein „Gesetz für nichtgesetzmäßige Phänomene zu finden", wie es Ludwik Fleck, ein Vordenker moderner Wissenschaftstheorie, vor gut 85 Jahren formuliert hat. Krankheitsbilder und die Vorstellung einer gelingenden Behandlung stimmten nie in allen Belangen mit denen anderer Patienten überein und beruhten auf verschiedensten objektivierbaren und gefühlten Befunden sowie vom Patienten mitgeteilten Beschwerden, Funktionsstörungen und Vorstellungen. Für eine Behandlung und Einteilung in Krankheitstypen sei demnach ein außerordentliches Maß an Abstraktionsvermögen erforderlich. Hinzu komme eine notwendige „spezifische Intuition" des medizinischen „Forschers", die bestimme, auf welche Weise eine Typeneinteilung vorgenommen würde. Die nächste Schwierigkeit bestehe dann darin, diese Typen auf zugrunde liegende pathologische Veränderungen zurückzuführen. Während es in der Physik möglich sei, durch Analyse komplexe Probleme auf einfache Grundbegriffe wie Kräfte oder Bewegungen zurückzuführen, sei es in der Medizin besonders schwierig, ein solches von allen Krankheiten geteiltes System von Grundbegriffen zu finden.

> *Gerold Delius – Vom Muskelaufbaupräparat auf die Intensivstation.*
> *Contra ungeprüfte Mittel und Doping*
> *Gerold Delius ist kerngesund. Nach dem Abitur liegt das Leben in Eigenverantwortung vor ihm. Nach diversen Verletzungen beim Fußballspielen hat er sich diesem Sport entsagt und geht seit Kurzem ins Fitnessstudio. Dort zirkulieren diverse Nahrungsergänzungsmittel. In dem einen oder anderen Spint befinden sich noch andere Substanzen. Die Neugier ist groß und so gerät Gerold an dubiose Stoffe. Alles sei harmlos, hieß es. Gerold nimmt rasch an Muskelmasse zu. An einem Mittwoch wird ihm schlecht. Seine Beine sind schwer und ihm wird schwindelig. Sein Freund bringt ihn ins Krankenhaus. Stunden später liegt er auf der Intensivstation. Seine Nieren haben versagt. Die Untersuchungen ergeben einen Zusammenhang mit den Tabletten aus dem Fitnessstudio. Ein Sportkamerad bezog sie aus China. Die Inhaltsstoffe sind unklar, die Qualität fragwürdig.*

Ein bekannter Kardiologe, Bernard Lown, beschrieb seine subjektive Sichtweise zur modernen Medizin, nachdem er im Alter von 96 Jahren wegen einer Lungenentzündung selbst in Boston stationär behandelt werden musste. Er meinte mit milder Altersweisheit: "Healing is replaced with treating, caring is surplanted by managing, and the art of listening is taken over by technological procedures" (Der Begriff des Heilens wird ersetzt durch Behandlung, Fürsorge durch Management und die Kunst des Zuhörens verschwindet zugunsten technologischer Prozeduren) (*New York Times*, 27.02.2018). Es scheint auch jenseits des Atlantiks so zu sein, dass Fallpauschalen den Menschen zum Verfahren degenerieren, der gemanagt werden muss. Wenn aber der Homo sapiens so einfach erklärbar wäre, wo bliebe dann der Homo ludens oder gar die Vita contemplativa, die unser Leben erst lebenswert macht? Bei dem Wert der Gesundheit geht es schließlich auch um so etwas, wie eine Art innere Ruhe zu erhalten oder wiederzuerlangen. Erst das Zusammenspiel aller Organe, auch der umgebenden Haut, garantiert unsere Gesundheit und unser subjektiv empfundenes Wohlbefinden. Im Alter wird man kränker, schneller multimorbide und doch fühlen sich zwei von drei Bürgern über 80 Jahre wohl (trotz des hier weiter oben angesprochenen gelegentlichen wackeligen Gefühls) und schätzen ihre Gesundheit als gut bis ausgezeichnet ein. Das chronologische Alter wird zunehmend weniger wichtig. Der betagte Mensch lernt durch Erfahrung und Verknüpfung (plastisch) bis ins hohe Alter, er wird zu einem Experten im Umgang mit Defiziten, er wird zu einem „Homo compensator" und bedient sich leistungsverbessernder Produkte. Das „Kunstwerk Mensch" sprengt jedoch den DRG-Rahmen und die Medizin entlarvt sich als häufig nicht angemessen, diesem „Kunstwerk" gerecht zu werden.

Medizin als Dienstleistungsangebot

Ähnlich ist es bei der „wunscherfüllenden Medizin", die zumeist von den Jüngeren, Gesunden und den nicht wirklich Behinderten in Anspruch genommen wird, wie es auf Herrn Delius zutrifft. Der Begriff beschreibt die neue Orientierung, die Medizin nicht mehr nur als Möglichkeit zu begreifen, im Krankheitsgeschehen regulativ einzuwirken, sondern als Dienstleistungsangebot Methoden zur Erfüllung individueller Wünsche anzubieten. Zentrales Differenzierungskriterium ist nicht mehr die spezifische Anwendung etablierter Mittel, sondern eine offen deklarierte Zielsetzung, zum Teil ohne Not. Sollten sich aus den Wünschen nach Kompensation oder Optimierung subjektive Leidenslinderungen ergeben, würde sich für Ärzte ein „gewisser" Handlungsdruck ergeben. Sollte es vor allem darum gehen, die natürlichen (körperlichen oder kognitiven) Leistungsgrenzen zu erhöhen, um sich im Beruf oder Sport einen Vorteil zu verschaffen, werden Grenzen gesprengt und ethische Fragen aufgeworfen. Jeder dritte Student gab in einer von der Universität Lübeck initiierten Studie an, schon einmal Mittel zur Leistungssteigerung eingenommen zu haben, jeder zehnte, es regelmäßig mindestens einmal die Woche zu tun. Zu den Substanzen wurden in der Umfrage unter Leitung von Thomas Kötter Drogen

wie Speed, verschreibungspflichtige Medikamente wie Ritalin und andere ge-
zählt. Die Versicherung IKK hat festgestellt, dass die Zahl der ausgestellten Rezepte für das Aufputschmittel Ritalin für Erwachsene in den vergangenen Jahren exorbitant gestiegen sind: Zwischen 2010 und 2016 habe sie sich vervierfacht. Die folgenden Fragen dürfen erlaubt sein: Wann besteht vonseiten des
Arztes eine Pflicht zum Handeln? Was kann man als empfundenes Leid aufseiten des Patienten gelten lassen? Wann ist ein Mensch in Not? Bei all diesen Fragen kann man unterschiedliche Auffassungen vertreten.

Wie wir schon gesehen haben, gehören krankhafte Vorstufen und mögliche
Anlagen im Körper, die sich erst viel später zur Krankheit und noch später zum
Leiden im Menschen auswirken, bereits heute zum Auftrag der Medizin und
öffnen das Tor zur Fortschrittsfalle. Zugleich wird der gesunde Mensch zum
Klienten oder Konsumenten definiert und der Arzt zum Dienstleister. So
kommt es immer häufiger vor, dass der Kunde an den Anbieter und Verkäufer
herantritt und Forderungen ausspricht, ohne in objektiver Not zu sein, etwa
wenn er sich von optimierenden Maßnahmen Vorteile erhofft. Dann werden
Produkte angeboten und verkauft, deren Preis und Erstattungswürdigkeit
durch die Solidargemeinschaft weitere Fragen aufwirft, Brustvergrößerungen
etwa, Facelifts, Nasenkorrekturen, Fettabsaugungen, die Beseitigung von
Schlupflidern u. v. a. m.

Die Anwendungsfelder der wunscherfüllenden Medizin umfassen Modifi-
kationen der äußeren Erscheinung sowie Verbesserungen des körperlichen,
geistigen und seelischen Befindens und im Extremfall die menschliche Existenz
als Ganzes. Das wären Manipulationen an den Erbanlagen oder den Keimzellen
oder die Tötung auf Verlangen. Eine weitere Kategorie umfasst jene Maßnahmen, die auf eine partikuläre Präferenz des Einzelnen abheben. Darunter fällt
der Kaiserschnitt auf Wunsch oder Methoden der Kontrazeption, die an sich
nicht medizinisch indiziert sind. Wenn nun aber bei der Stellung der ärztlichen
Indikation die Evaluation der zu erwartenden Risiken vor dem Hintergrund
bestehender Handlungsorientierungen eine Rolle spielen sollte, sind Konflikte
vorauszusehen. Bei der Stellung der Indikation verknüpft der Arzt die Befunde,
Symptome und Standards mit anerkannten (damit aber auch einem zeitlichen
Wandel unterworfenen) Zielsetzungen. Bei der wunscherfüllenden Medizin
wird darauf verzichtet.

Bei der Indikationsstellung sollten die möglichen Auswirkungen in besonderer Weise berücksichtigt werden, denn es sind ja hier die ganz persönlichen

Dinge, die bei der wunscherfüllenden Medizin die Handlungsleitlinie bilden. Das Besondere ist nun aber auch, dass die Differenzierung zwischen notwendig und nicht notwendig bei der wunscherfüllenden Medizin gar nicht mehr nachweisbar ist. Auch das Bindungsverhältnis zwischen Arzt und Patient ist ein anderes, weil die Rahmenbedingungen sich verändert haben. So wird man der pauschalen Bewertung der wunscherfüllenden Medizin nicht gerecht, wenn man sie gegenüber der „legitimen heilenden" Medizin als grundsätzlich problematisch betrachtet. Viele Fragen gehen tiefer. Schon immer haben sich die Geister daran geschieden, was die Aufgaben der Medizin sein können oder sein müssten. Sie könnte ja auch dazu dienen, dem Menschen seine zeit- und kulturspezifischen Ziele erreichen zu lassen.

> Die Medizin ist prinzipiell gut beraten, die Deutungshoheit über das „gute Leben" dem Patienten selbst zu überlassen.

Während die „klassische" Medizin nun also ihre Grenze normalerweise im Krankheitsbegriff findet, kann bei einer Medizin zur Wunscherfüllung keine eindeutige Grenze mehr gezogen werden. Das macht sie anfällig für unbeschränkte Angebote, die sich entsprechend vermarkten lassen. Es droht eine Dynamik, in der die Medizin nicht mehr lediglich auf eine gesellschaftliche Nachfrage reagiert, sondern mit offensivem Marketing eine breite Angebotspalette zu entwickeln beginnt. Wünsche werden geweckt und man befindet sich erneut in der Fortschrittfalle. Offen bleibt auch die Frage, wie es dem einzelnen Arzt, der beides anbietet, überhaupt gelingen kann, die krankheitsgeleitete Indikation *und* die wunscherfüllende Medizin anzubieten, also zugleich interesselose Hilfsbereitschaft *und* privatwirtschaftliche Gewinnabsicht.

> „Der Mensch ist nichts anderes als das, wozu er sich macht." (Jean-Paul Satre)

Folgen von Doping

Auch die Steigerung seiner natürlichen Leistungsfähigkeit gehört zur „wunsch-erfüllenden Medizin" und nennt sich „Enhancement". Doping zu diesem Zweck gab es vermutlich schon immer. Einst wollte man sich nur besserstellen, heute hat man unter Umständen Angst davor benachteiligt zu sein, wenn man nicht dopt. Mit anderen Worten: Aus der Möglichkeit wurde für viele ein Zwang; aus dem Gewinnen-Können eine Benachteiligungs-Vermeidung. Ist eine durch den Körper selbst limitierte Grenze der Leistungsfähigkeit erreicht, kann man durch die Einnahme von Schmerzmitteln, Hormonen, Arzneimitteln und gentechnisch veränderten Stoffen Schutzmechanismen übertreffen. Das geschieht längst nicht mehr nur im Leistungssport, sondern Doping avanciert zum Phänomen in der Breite. Während im professionellen Leistungssport Doping verboten ist, beschränken sich die Risiken im Breitensport auf die individuellen Schäden, die letztlich der Solidargemeinschaft aufgebürdet werden und insofern Kosten verursachen. Herr Delius ist hierfür ein Beispiel.

Während Anti-Doping-Agenturen ihre Mühe haben, dopende Athleten und ihre Entourage in den Trainingsperioden und während der Wettkämpfe aufgrund flächendeckender krimineller Machenschaften zu überführen, fehlen Kontrollen im Amateur- und Breitensport aufgrund des scheinbar opferlosen Deliktes vollkommen. Mit der generellen Ächtung von *„Enhancements"* geht die professionelle Sportwelt allerdings ihren eigenen Weg. Der Rest der Welt sieht in Möglichkeiten der Verbesserung der körperlichen, geistigen oder seelischen Funktion ein willkommenes Potenzial zur Optimierung der menschlichen Leistung im Falle von Krankheiten, oder bei Gesunden, um bei den letzten Prozentpunkten die Leistung zu mobilisieren. Die Grenzen zwischen erlaubt und verboten, natürlich und nicht natürlich sind fließend.

> Folgen des Dopings wie Unfruchtbarkeit und stationäre Aufenthalte betreffen in Deutschland wegen der Akut- und Spätfolgen jährlich Hunderttausende.

Amateursportler sind quantitativ betrachtet die Hauptabnehmer fragwürdiger Pillen, Spritzen und Nahrungsergänzungsmitteln. „Whey" ist solch ein Nahrungsergänzungsmittel. In einer Welt, in der große Muskelpakete eine hervorgehobene Rolle spielen, sind Produkte wie „Whey", „Fat-Burner", „Booster",

Branched Chain Amino Acids („BCAAs", auf Deutsch: verzweigt-kettige Aminosäuren), „Weight-Gainer" und Creatine nicht wegzudenken. Manche dieser Produkte sind einfach nur teuer verpackter Abfall, andere sind schon fast giftig. Weil der Fitness-Lifestyle gefüttert werden will, hat sich die Branche von Nahrungsergänzungsmitteln zu einem Boom-Geschäft entwickelt. „Whey" ist nicht viel mehr als der Abfall aus der Käseproduktion, nämlich Molkeeiweiß. Das wichtigste Produkt in Kennerkreisen ist „Whey" Protein Konzentrat 80. Es hat 1,3 Millionen Fans bei Facebook und über 600.000 bei Instagram (www.zeit.de/fitness). Alle greifen zu, dünne Menschen und dicke, Sportler und Nichtsportler, Junge und Alte, sogar Kinder. Das gilt auch für „Booster". Diese sind gefährlich, denn drei Gramm entfalten bereits die Wirkung von 14 Tassen Kaffee. Andere Stoffe, die in Deutschland nicht verwendet werden dürfen, kann man bequem über das Netz zu sich nach Hause bestellen, Agmatin etwa. Eine Altersbeschränkung gibt es nicht, Kontrollen sind nicht existent. Mit anderen Worten: In Deutschland wächst eine Branche, in der jeder nach Belieben Pulver zusammenrühren und vollkommen hemmungslos an jeden verkaufen kann, der Geld hat und Muskeln aufbauen will. Kontrolliert wird offenbar nur, wenn ein Konkurrenzunternehmen eine Analyse in Auftrag gibt oder ein Produkt bei der Lebensmittelaufsichtsbehörde anschwärzt. Substanzen werden gestreckt, sind teilweise verunreinigt oder enthalten gar nicht den auf der Verpackung angegebenen Wirkstoff. Die Hersteller lassen sich von den Nutzern verteidigen, ähnlich wie Hooligans ihren Fußballverein vor jedweder Fremdeinwirkung schützen.

Jeder zehnte Besucher eines Sportstudios hat angeblich Kontakt zu Anabolika. Ihr Umsatz wird in Deutschland auf weit über hundert Millionen Euro pro Jahr geschätzt. Leistungsdruck und Schönheitsideale verdrängen authentisches und unbefangenes Selbstbewusstsein und Individualität. Jeder zehnte Jugendliche in den USA nimmt Steroide zu sich und Medien verteilen Anleitungen zum Gebrauch gesundheitsgefährdender Stoffe.

Die Frage nach der Maximierung

Neben der Aufklärung über die Gefahren von Doping gehört auch die Warnung vor der gedankenlosen Nachfrage medizinischer Laien von Angeboten aus dem Netz. Man gibt eine körperliche Beschwerde oder eine gewünschte Leistungsverbesserung ein und landet bei Krankenkassen, Vereinen, Pharmaunternehmern, Verlagen, Medizinern und Hobbyratgebern. Es wimmelt von lückenhaftem, veraltetem, widersprüchlichem und fehlerhaftem Material. Medizinische Fachliteratur systematisch zu suchen, auszuwerten und zu bewerten, ist hingegen teuer und erfordert Fachkenntnisse. Viele Anbieter von Ratgeberseiten können und wollen das nicht leisten. Die Behörden sind personell nicht auf Überprüfungen eingestellt und die Konsumenten fallen auf Fehlinformationen herein. Das Gesundheitsministerium empfiehlt Bürgern die Seite des Instituts für Qualität und Wirtschaftlichkeit im Gesundheitswesen (IQWiG) (www.gesundheitsinformationen.de).

Man kann auch über das Aufgabenspektrum von Ärzten streiten und kritisieren, ob Operationen am Mittelfußknochen zum ärztlichen Auftrag gehören, damit junge Frauen stundenlang „High-heels-Absätze" tragen können. Zweifelhafte Vertreter des ärztlichen Berufsstandes tummeln sich in einer unübersichtlichen Branche, ohne dass die Standesorganisation etwas dagegen unternimmt. Am Randbereich der seriösen Medizin umspielt ein gewisser Glanz, die Nähe zu Luxus, Prominenz und vermeintlich ewiger Jugend den Verdacht, dass halbseidene Geschäfte mit den Körpern gesunder Menschen gemacht werden. Immer wieder sind Ärzte ins Rampenlicht fragwürdiger Versuche am Menschen geraten: ob in Zeiten des Nationalsozialismus oder jüngst bei der vermuteten Beteiligung eines saudischen Rechtsmediziners bei der Ermordung des Journalisten Jamal Khashoggi. Während der Hochkultur des Dopings im Westen unserer Republik haben universitäre Lehrkörper aus dem Freiburger Raum eine entscheidende Rolle gespielt. Dass viele Ärzte trotz begangener Straftaten davongekommen sind oder untertauchen konnten, hat nicht nur mit der Duldung durch die jeweils amtierende politische Regierung zu tun, sondern auch mit dem Wegsehen großer Teile der Gesellschaft. Der Rechtsphilosoph Reinhard Merkel aus Hamburg befürchtet, dass der Einsatz leistungserhöhender Mittel weiter zunehmen wird.

„Die Gesellschaft hat die Wissenschaft längst überholt", schreibt Philip Campbell, Chefredakteur von *Nature*, zitiert in der *ZEIT*, 2008, Nr. 52.

Zur Maßlosigkeit in der Medizin gehört der Missbrauch von Substanzen, die Einfluss auf die kognitiven Fähigkeiten oder die Psyche von als gesund geltendenden Menschen nehmen („Neuro-Enhancement"). Psychopharmakologisches Enhancement ist die medizinisch nicht indizierte Verabreichung von Medikamenten, die für Patienten mit psychischen Erkrankungen entwickelt worden sind. Die moderne Medizin steht also in einem Diskurs um die zulässige Libertät in einer freien Gesellschaft.

> Ändert sich die Persönlichkeit eines Menschen aufgrund eines „cognitiven Enhancers", ändert sich der Blick des Menschen auf die Welt. Damit ändert sich die Welt.

Man möchte sich „gut" fühlen, die Examensarbeiten bestehen oder handlungsfähig bleiben. Natürlich kann man auch seine Empfänglichkeit für religiöse oder andere Gefühle und Erfahrungen erhöhen wollen. Das spiegelt den Wunsch wider, gesellschaftlich gewünschte Eigenschaften anzunehmen oder sich in Zustände zu begeben, von denen man annimmt, dass sie einen bereichern oder von Vorteil sind. Nicht selten aber bleibt die Sinnfrage unberührt. Denn nicht nur wirft das um sich greifende Bemühen, immer alles noch schneller oder noch besser zu machen, die Frage auf, in welcher Gesellschaft wir eigentlich leben und was für eine Zeit es ist, in der solche „Werte" Konjunktur haben, sondern auch die persönliche Frage, was man mit der Maximierung von irgendetwas eigentlich anfangen will.

Was will ich mit dem Gewinnen eines Wettbewerbs anfangen, wozu nützt es mir, in Blick worauf? Ist der Mensch nicht angewiesen auf Hürden und Anstrengungen, weil er erst dadurch das Gefühl bekommt, selbst Produzent seiner Leistung gewesen zu sein, und zwar innerhalb seiner Grenzen und Möglichkeiten das erreicht zu haben, was möglich war? Durch Neuro-Enhancement ergeben sich viele weitere Fragen und Konflikte. Die Beeinflussung des Menschenbildes selbst korreliert mit ihrem Gebrauch und hat Auswirkung auf Identität und Individualität eines Menschen. Die Entwicklung einer speziellen Datenbrille durch einen Suchmaschinenanbieter eröffnet heute Möglichkeiten des Cyborg-Enhancement. Für einen kognitiv erweiterten Menschen ergäben sich dann ungeahnte Möglichkeiten in der Schaffung und Durchsetzung von Ideen. Unsere Wahrnehmung auf die Realität könnte sich verändern, sodass sich die Grenzen zwischen Tatsachen und Fiktion verwischen. Am Ende löst sich vielleicht sogar das christlich-kantische Menschenbild auf und damit die Vorstellung, der Mensch sei ontologisch-kategorial in irgendeiner Weise hervorgehoben.

> **Heidi Lilienthal – Ein Hoch auf die Selbstheilungskräfte**
> *Heidi Lilienthal erkrankte im Alter von 45 Jahren an Brustkrebs. Erst wurde sie operiert, dann folgte vor der Bestrahlung eine viermonatige Chemotherapie. Jetzt erhält sie eine antihormonelle Behandlung und ist vollkommen mit ihren Kräften am Ende. Körperlich, weil ihr die Behandlungen zusetzten, geistig, weil Narkose und Chemotherapie ihre Konzentrationsfähigkeit beeinträchtigten, und seelisch, weil sie alles kaum verkraften kann. Eine diffuse Angst, dass die Krankheit wiederkommen würde, breitet sich in ihrem Inneren aus. Man empfiehlt ihr ein Reha-Verfahren. Dort trifft sie auf Gleichgesinnte und die Ärzte bringen Verständnis für die Therapiefolgestörungen auf. In den Vorträgen erfährt sie, was sie für sich tun kann, und lernt, dass ihr eigener Körper Kräfte freisetzen kann. Dadurch kann man sogar die Rückfallquote senken. Körperliche Aktivität, gesunde Ernährung, die Vermeidung von Risikofaktoren und eine ausgeglichene Lebensführung ohne Extreme und mit positiven Gedanken sowie erreichbaren Zielen würden in ihrem Inneren Vorgänge auslösen, die ihre Lebensqualität steigerten.*

Die Selbstheilung ist, wie schon in diesem Kapitel beschrieben, ein wichtiger Bestandteil in der Medizin (*Deutsches Ärzteblatt*, 2015, Nr. 111: S. C 1792–1794). Deswegen wurde unter der Federführung der Bundesärztekammer das „Dialogforum Pluralismus in der Medizin" ins Leben gerufen. Es geht um die Nutzung von Salutogenese, Kohärenz, Hardiness und Resilienz, also um den Gebrauch von inneren Faktoren für den Schutz der eigenen Gesundheit, für mehr Widerstandfähigkeit und für Stressresistenz. Das ist ein weiterer möglicher Weg, um zu einer *„neuen"* Arzt-Patienten-Beziehung beizutragen. Der geschickte Einsatz von Placebo-Medizin kann dabei einen Teil der Gesundung bewirken. Sie nutzt die Selbstheilungskräfte des Patienten durch den kompetenten sowie empathischen Arzt und lässt viele Beschwerden von selbst verschwinden. Auf die Spitze getrieben und im Sinne Voltaires könnte man durch Zuwarten und gutes Zureden vielleicht wirklich fast die Hälfte aller Beschwerden nach kurzer Zeit hinter sich lassen – Laboruntersuchungen, Röntgenbilder oder Ultraschalluntersuchungen wären dadurch in vielen Fällen verzichtbar.

> „Das Geheimnis der Medizin besteht darin, den Patienten abzulenken, während die Natur sich selber hilft." (Voltaire, französischer Philosoph und Schriftsteller, 1694–1778)

Zur Wirkungskraft von Placebos

Was einer der Gründerväter der psychosomatischen Medizin Thure von Uex-küll (1908–2004) formulierte, trifft bis heute auf die wesentlichen Inhalte in der Medizin zu. Die Verbindungen und Schnittstellen zwischen der Selbstheilungs-kraft und den von außen zugeführten Faktoren sind im Wesentlichen unbe-kannt. Vor ihrem Hintergrund ist die mächtige Wirkung von Placebos zu se-hen. Unter dem Placebo-Begriff versteht man die Gabe eines Placebo-Medika-mentes bzw. den Einsatz einer Placebo-Prozedur, den Einfluss des Behand-lungsumfeldes oder die Erwartungen des Patienten sowie des Behandelnden. Es kann auch die gute Arzt-Patienten-Beziehung sein, worin die Biografie und der kulturelle Hintergrund beider einfließt.

> Als reine Placebos werden Scheinmedikamente bezeichnet, die eine pharmako-logisch unwirksame Substanz enthalten.

In die Vene eingebrachte Applikationen ohne Wirkstoff sind effektiver als über den Mund gegebene. Bei der Gabe von Tabletten spielen Größe und Farbe eine Rolle, bei der Scheinakupunktur gibt es unterschiedliche Verfahren, bei Schein-operationen müssen besondere ethische und rechtliche Standards befolgt wer-den und für Studien in der Psychotherapie existieren bestimmte Vorgaben. Vor allem die Art und Weise, wie der Arzt mit seinem Patienten spricht, und das „Setting" der Interaktion sind für den Placebo-Effekt wichtig (*Deutsches Ärzte-blatt*, 2010, Nr. 107: S. 28–29 und 2014, Nr. 111: S. 21 sowie 2009, Nr. 106:

S. 751–755). Es kommt darauf an, die Ängste und Beschwerden des Patienten ernst zu nehmen und zu würdigen. Empathie ist wichtig wie auch die Ausstrahlung des Arztes und seine Kompetenz. Wirkungen eines Placebos weisen eine Variabilität zwischen 7 und 49 Prozent auf. Sie müssen nicht mit der Stärke der Symptome korrelieren. Placebo-Effekte sind im Gehirn messbar und nicht auf ein Epiphänomen zu reduzieren. Assoziative (lerntheoretische) und mentalistische (kognitive) Erklärungen werden diskutiert.

> Hippokrates von Kos (460–370 v. Chr.) soll gesagt haben: „Der Arzt muss nicht nur bereit sein, selber seine Pflicht zu tun, er muss sich auch die Mitwirkung des Kranken, der Gehilfen und der Umstände sichern."

Placebos können wie Medikamente wirken. Sie lindern den Schmerz, hemmen Immunzellen oder drosseln den Puls. Als dem amerikanischen Anästhesisten Henry Beecher im Zweiten Weltkrieg das schmerzlindernde Morphin ausging, spritzte er in seiner Not Kochsalzlösung. Darauf berichteten viele Kranke erleichtert von einer Besserung (H. Beecher, „The Powerful Placebo", *Journal of the American Medical Association*, 1955, Vol. 159, pp. 1602–1606). Selbst Sportler reagieren auf Placebos. Um eine Wettkampfsituation unter Schmerzen zu simulieren, ließ der italienische Neurologe Fabrizio Benedetti seine Versuchspersonen einen Handexpander drücken und schnürte ihnen zugleich die Blutzufuhr ab. Nach 15 Minuten gaben die meisten wegen der Schmerzen auf. In der zweiten Phase gab er ihnen ein starkes Schmerzmittel. Sie schafften 23 Minuten. Eine Woche später erhielten sie Kochsalzlösung. Die Überzeugung, es sei ein Schmerzmittel, ließ die Sportler 20 Minuten überstehen (siehe auch YouTube *Episode 20 – Fabrizio Benedetti and the Placebo Effect*). Eine Komponente der Placebos betrifft die Konditionierung. Hat jemand mehrfach die heilsame Wirkung verspürt, reicht allein die Aussicht darauf, um Veränderungen in Gang zu setzen. Sogar das Immunsystem kann durch eine Zuckerlösung so stark unterdrückt werden, dass ein Spenderherz nicht abgestoßen wird.

> Die These „medicus curat, natura sanat" (der Arzt behandelt, die Natur heilt) sollte man häufiger berücksichtigen.

Neben Konditionierungseffekten trägt die Erwartungshaltung der Patienten entscheidend zum Erfolg bei. Doch interindividuelle Differenzen sind enorm. Manche Leiden, bei denen die Psyche eine größere Rolle spielt, scheinen für die Heilkraft des Glaubens prädestiniert zu sein. Dazu gehören die Schüttellähmung, das Reizdarm-Syndrom oder der chronische Rückenschmerz, wobei mit der Gabe von Placebos auch ethische Aspekte aufgeworfen werden. Zum Schein therapieren dürfen Ärzte nur, wenn die Teilnehmer zumindest prinzipiell zugestimmt haben.

Glaube versetzt Berge, auch in der Medizin, doch er schützt vor Torheit nicht.

Der Glaube an die Homöopathie

Der Philosoph Karl Popper (1902–1994) hatte einst gefordert, dass eine wissenschaftliche Theorie widerlegbar (falsifizierbar) zu sein habe. Sie müsse klare Vorhersagen machen, die eindeutig als richtig oder falsch zu bewerten seien. Das ist der Homöopathie zum Beispiel bislang schwer gefallen. Und doch stoßen die Homöopathen, Akupunkteure und andere Vertreter der Alternativmedizin in die Lücke, die sich zwischen dem Glauben und dem Wissen auftut. Ihre Erfolge beruhen häufig darauf, dass sie im Patienten einen mitunter fatalen Heilungsglauben wecken (*Forum*, 2006, Nr. 4, S. 26–48; *Supportive Care in Cancer*, 2007, Vol. 15, pp. 999–1002). Dass die Heilpraktiker darauf beharren müssen, es seien ihre Verfahren, die wirkten, ist verständlich. Nur wer daran glaubt, kann die notwendige Erwartungshaltung aufbauen (siehe auch Patientenbeispiel Sandra Sawatzki in Kapitel 9.1).

Der Erfolg der Behandlung einer Krankheit reflektiert den gesamten psychosozialen Kontext, unter dem sie stattfindet.

Bereits das Versprechen auf Besserung oder die Suggestion, die von ungeprüften Substanzen und Verfahren ausgeht, spielen eine Rolle. In der Hirnrinde werden die Wahrnehmungen registriert und positiv bewertet. Gleichzeitig taucht das Limbische System die Informationen in eine emotionale Farbe. Für eine Medizin, in der Kosten gesenkt werden sollen, ohne die Menschen schlechter zu versorgen, muss das bedeuten, den Einfluss des Arztes in der Medizin auszubauen. Er muss mehr Zeit für den Einzelnen zur Verfügung haben und in seiner Wahrnehmungs- und Kommunikationskompetenz besser geschult sein, um den Placebo-Effekt kraft seiner Persönlichkeit bestmöglich einzubringen. Das kann beinhalten, die Medizin anhand von Checklisten oder eines Computers, der die Behandlungsalgorithmen für eine Krankheit verkündet, dort nach hinten zu drängen, wo chronische Krankheiten, alte Menschen und mehrere Erkrankungen gleichzeitig vorliegen. Leider hat sich die Zeit, die Ärzte mit ihren Patienten verbringen, trotz elektronischer Patientenakten und EDV-gestützter Technik in den letzten sechs Dekaden nicht verbessert (*The New England Journal of Medicine*, 2016, Vol. 375 [19], pp. 1813–1815; *Journal of the American Medical Association*, 2016, Vol. 315, pp. 2399–2400).

Man kann den Placebo-Effekt auch bei sich selbst zur Anwendung bringen. Wenn Sie das nächste Mal zum Arzt gehen und sich ein neues Medikament verschreiben lassen, drängen Sie darauf, dass der Arzt Ihnen ausführlich den Nutzen der neuen Tablette erläutert. Das wirkt Wunder. Sollten Sie eine Herzoperation vor sich haben: Es lohnt sich, zuversichtlich nach vorne zu blicken! Das Gefühl der Selbstwirksamkeit ist ein machtvolles Instrument, um den Erfolg der Behandlung zu verbessern. Auch Vorgespräche mit Personen, die Mut zusprechen, sind hilfreich.

Unseriösen Anbietern sollte man allerdings entschiedener als bisher entgegentreten. Leider werden sie zunehmend hoffähig und der Medizin von Laien als gleichrangig gegenübergestellt.

Bereits zwei von drei Krankenkassen haben Selektivverträge mit dem Deutschen Zentralverein homöopathischer Ärzte geschlossen. Das ist die Folge davon, dass die Bundesärztekammer zugelassen hat, dass jeder deutsche Arzt die Zusatzbezeichnung für Homöopathie erwerben kann. Es ist empörend! Norbert Schmacke kritisiert die Unsitte in seinem Buch *Der Glaube an die Globuli* (Suhrkamp, 2015). Der Wettbewerb der Kassen untereinander zwingt sie dazu, mit solchen Angeboten im Leistungskatalog auf Kundenfang zu gehen. Kriterien der Wissenschaftlichkeit werden ignoriert und Ärzte, die über die Zusatzbezeichnung „Homöopathie" verfügen, freuen sich über ein Zusatzhonorar, mit dem Hauptargument: Die Patienten verlangten danach. Beweise der Wirksamkeit gibt es nach einer Analyse von mehr als 1.800 Studien durch das australische National Health and Medicine Research Council (2015) nicht. Doch das Thema eignet sich vorzüglich für Grabenkämpfe, ideologische Schaugefechte und den ewigen Streit zwischen Wissenschaft und Faktenwissen gegenüber Glauben und Verschwörung.

In der *Frankfurter Allgemeinen Sonntagszeitung* vom 28. Oktober 2018 sowie den darauf folgenden Leserbriefen lassen sich die Argumente und Scheinargumente wiederfinden. Seit Jahrzehnten geht das schon so und man hat den Eindruck, die Fronten sind verhärtet. Die Konsumenten, Gesunde wie Kranke, schert es alles nichts; sie kaufen immer mehr Kügelchen und andere homöopathische Produkte. Immerhin fordern jetzt zunehmend Kritiker, wie zum Beispiel der genannte Münsteraner Kreis, die ärztliche Zusatzbezeichnung zu kippen, was der Ärztekammerpräsident für Westfalen-Lippe abgelehnt hat. Seine Begründung: Diese Therapierichtung wäre dann nicht mehr in ärztlichen Händen. Ist sie das heute wirklich?

Dennoch mehren sich die Kritiker in Deutschland und haben es fast geschafft, dass die Krankenkassen die Kosten nicht mehr übernehmen dürfen. Der European Academies Science Advisory Council, ein Zusammenschluss der nationalen Wissenschaftsakademien der Europäischen Union, veröffentlichte 2017 ein Statement: Es gebe keine Krankheit, für die belastbar nachgewiesen sei, dass Homöopathie über den Placebo-Effekt hinaus wirke. Zudem könne sie Schaden anrichten, wenn Patienten erst verspätet wissenschaftlich begründete schulmedizinische Behandlung in Anspruch nehmen. Um in Deutschland auf den Markt zu kommen, müssen Homöopathika vom Bundesinstitut für Arzneimittel und Medizinprodukte (BfArM) entweder registriert oder zugelassen werden. Als „besondere Therapierichtung" unterliegen sie dabei deutlich niedrigerer Standards, als es bei der Zulassung üblicher Arzneimittel der Fall ist. Nur wenn auch ein Anwendungsgebiet angegeben ist, muss die Wirksamkeit nachgewiesen werden, erst dann kann die Registrierung als Arzneimittel erfolgen. Dies wurde laut BfArM noch für kein einziges homöopathisches Arzneimittel erreicht, der Wirksamkeitsnachweis erstreckt sich allein auf Literatur. Da Homöopathika wiederum apothekenpflichtig sind und Apotheken der Versorgungspflicht nachkommen müssen, können Kunden dort alle möglichen Präparate erhalten, notfalls müssen sie eben bestellt werden.

Ein im April 2018 veröffentlichter Sonderbericht des Bundesversicherungsamtes kritisiert, dass viele Kassen diese Leistungen nur aufgrund des Drucks im Wettbewerb anbieten würden, obwohl sie selbst der Homöopathie kritisch gegenüberstehen.

Es muss bedenklich stimmen, wenn jeder zweite Bürger unseres Landes bereits Erfahrungen mit homöopathisch wirkenden Stoffen gesammelt hat. Noch bedenklicher erscheint, dass zwei von drei angeben, mit der „Therapie" zufrieden gewesen zu sein. Der Umsatz betrug 2016 nach Angaben des Bundesverbandes der Pharmazeutischen Industrie 622 Millionen Euro. Die Kosten für die Mittel werden von vielen gesetzlichen Krankenkassen in unterschiedlichem Umfang im Rahmen freiwilliger Satzungsleistungen übernommen.

Homöopathie ist nicht wirksamer als Placebo (*Arzneimittelbrief,* 2015, www.nhmrc.gov.au/comlementarymedicines/).

Hermine Vischer – Wenn ich den Beipackzettel schon lese ...
Hermine Vischer, 79 Jahre alt und mit diversen Diagnosen konfrontiert, wollte in der Apotheke ihr Rezept einlösen. Der Apotheker überprüfte das neu verordnete Medikament auf Wechselwirkungen mit den anderen. Zu Hause las sich Frau Vischer den Beipackzettel durch. Auf der zweiten Seite hörte sie damit auf. Ihr war ganz schlecht geworden. Die möglichen unerwünschten Wirkungen hatten sie ganz verwirrt. Wenn das alles passieren konnte/sollte? Sie war zutiefst verunsichert, ob sie die neue Tablette einnehmen sollte.

Frau Vischer ist kein Einzelfall. Millionen hadern mit dem Beipackzettel. Einerseits sind sie eine rechtliche Vorgabe, um Patienten zu informieren, andererseits schrecken sie ab, weil sie mit ihrem juristischen Jargon die Haftungsgrundlage für die Hersteller darstellen. Deswegen sind sie so lang, unverständlich und verwirrend in ihrer Darstellung. Neben gewünschten positiven Effekten durch Placebos gibt es auch unerwünschte Wirkungen durch „Nocebos" (ich werde schaden). Bei dem Anti-Durchfallmittel Loperamid werden „häufig" Koliken, Schwindel, Übelkeit und Erbrechen als unerwünschte Wirkung angegeben. Tatsächlich werden diese Nebenwirkungen häufiger nachgewiesen, wenn man den Beipackzettel zuvor genau studiert hat.

Eine pessimistische Grundeinstellung des Patienten, seine schlechten Erfahrungen mit vorangegangenen Behandlungen und negative Informationen können unerwünschte Wirkungen hervorrufen, ohne dass ein Wirkstoff verantwortlich gemacht werden kann (*Journal of the American Medical Association,* 2012, Vol. 307 [6], pp. 567–568).

Auch wenn der Inhalt eines Beipackzettels juristisch ausgewogen sein mag, werden an sich gut verträgliche Medikamente unnötig in potenziell schlechtes Licht gerückt. Die Formulierungen sind zum Teil lang und so missverständlich, dass selbst Ärzte Schwierigkeiten haben, sie zu verstehen (*Deutsches Ärzteblatt,* 2016, Nr. 113 [3]: S. C 64–66). Häufig ergeben sich Missverständnisse hinsichtlich der Häufigkeit von Nebenwirkungen und ihres kausalen Zusammenhangs zur Medikamentengabe. Nicht immer liegt das am Leser. So wird etwa der Begriff „Nebenwirkung" in den Packungsbeilagen nicht erklärt und die in den Gebrauchsinformationen enthaltenen Angaben sind teilweise inkonsistent und schlecht präsentiert. Das alles fördert eine negative Erwartungshaltung mit den entsprechenden Folgen. Die Wirkung von Medikamenten wird zunichte gemacht, Arzneimittel werden nicht eingenommen, Krankheiten also nicht behandelt und stationäre Einweisungen befördert (*Pharmacology Research Perspectives,* 2016, Vol. 4 [2]: e00208).

Die Bedeutung der Compliance

In den USA hat man das Problem längst erkannt. Dort gibt es eine Art Faktenbox, durch die der Patient alles für ihn Wichtige auf einen Blick erfährt, bevor die obligatorischen Zusatzinformationen gelistet werden. Immerhin muss seit 2005 mit Lesbarkeitstests geprüft werden, ob Testpersonen den Beipackzettel verstehen. Zugleich besteht die zuständige Behörde, das oben erwähnte Bundesinstitut für Arzneimittel und Medizinprodukte (BfArM), darauf, dass der Patient vollumfänglich informiert wird. Man kann sich gut vorstellen, warum es in Deutschland, einem Land, in dem eine Kultur der Angst tief verwurzelt ist, schwerfällt, hier zu einer einvernehmlichen Lösung zu kommen (*Frankfurter Allgemeine Sonntagszeitung*, 2018, Nr. 15). Man nennt das Phänomen des Nichtwollens, des Stehenlassens und Nichtbeachtens des *„du sollst"* (siehe weiter unten) heute schlechte Compliance. Die Folgen sind verheerend. Mangelhafte Kommunikation zwischen Arzt und Patient leistet ihr Vorschub und führt mithin zu miserabler Arzneimitteladhärenz. Selbst wenn das richtige Medikament verordnet worden sein sollte, bedeutet das noch lange nicht, dass sich der Patient an die Anweisungen hält und es ordnungsgemäß zu sich nimmt.

"Drugs don´t work in patients who don't take them" (Medikamente wirken nicht, wenn sie nicht vom Patienten eingenommen werden).

Unerwünschte Wirkungen von Arzneimitteln bzw. Nichteinnahme von Medikamenten sind ein häufiger Grund für die Vorstellung in der Notaufnahme. Jede 16. stationäre Aufnahme (sechs Prozent) kann man darauf zurückführen (*Deutsches Ärzteblatt International*, 2018, Nr. 115 [15]: S. 251–258). Wenn Formulierungen im Beipackzettel dazu verleiten, das Medikament nicht einzunehmen, ist die Folge, dass eine Krankheit auch nicht behandelt wird. Eine Arbeitsgruppe hat die Folgekosten für die USA errechnet: Sage und schreibe 528,4 Milliarden US-Dollar jährlich entstehen durch Therapieversagen, neue gesundheitliche Probleme infolge unerwünschter Wirkungen – oder beides, infolge fehlender Compliance und nicht angepasster Therapiepläne (*Annals of Pharmacotherapy*, 2018, doi: 10.1177/1060028018765159). Das Markforschungsinstitut IMS Health kam bereits 2013 auf unglaubliche 500 Milliarden unnötig ausgegebene US-Dollar, wenn Patienten vergessen oder sich weigern, den Anordnungen des Arztes Folge zu leisten.

In Deutschland werden jährlich deshalb mindestens 13 Milliarden Euro Kosten verursacht, obwohl sich Krankenkassen und Ärzte schon lange bemühen, ihre Patienten mit speziellen Schulungen und Informationen zu größerer

Zuverlässigkeit zu erziehen. So ganz genau lässt sich das nicht überprüfen, weil entsprechende Dokumentationen lückenhaft sind. Die Spirale verläuft jedoch besorgniserregend: Man ist krank und bekommt Medikamente verordnet, die anschließend im Wert von drei Milliarden (bei hoher Dunkelziffer) im Müll landen (erstes Potenzial einer möglichen Kostensenkung). In Folge der Non-Adhärenz bestehen Krankheiten weiter, die eigentlich behandelt werden müssten und nun vielleicht aufwendigeren Prozeduren unterzogen werden (zweites Potenzial). Schließlich: Die unbehandelten Krankheiten breiten sich unbehandelt weiter aus (drittes Potenzial) und treiben durch Produktivitätsausfall und andere nachgeordnete Verfahren (Krankenhausaufenthalte) die Kosten in noch höhere Dimensionen.

> Die Weltgesundheitsorganisation definiert Adhärenz als „das Ausmaß, in dem das Verhalten einer Person – Medikamente einzunehmen, einer Diät zu folgen und/oder den Lebensstil zu ändern – mit den vorgegebenen Empfehlungen eines Gesundheitsdienstleisters übereinstimmt."

In der Verbesserung der Einnahmetreue von Arzneimitteln besteht ein sehr großes Potenzial, um die Krankheitslast und Kosten im Gesundheitswesen zu reduzieren. In einer „Perspective" hat man für die USA bereits 2005 die Folgekosten auf 100 bis 290 Milliarden US-Dollar geschätzt, die durch Fehlverhalten seitens des Patienten (also ganz allgemein formuliert) zustande kommen (*The New England Journal of Medicine*, 2005, Vol. 353, pp. 487–497 und 2013, Vol. 369, pp. 694–695).

> Bald jedes dritte verordnete Medikament wird nicht eingenommen. Bei chronischen Erkrankungen nimmt jeder zweite Patient das verordnete Medikament nicht richtig ein (http://apps.who.int/medicinedocs/en/d/Js3883e).

Die Weltgesundheitsorganisation schätzte bereits 2003, dass etwa die Hälfte aller Patienten vergessen oder sich weigern, ihre Medikamente regelmäßig einzunehmen (*Acta Clinica Belgica*, 2011, Vol. 66 [2], pp. 85–96). Vor allem chronisch Kranke, die über Jahre verschiedene Arzneien schlucken müssen, halten sich nicht an die Verordnungspläne. Die mehr oder weniger vorhandene Arzneimitteladhärenz ist eine der Hauptquellen für die Variabilität der Arzneiwirkungen in der Medizin.

> **Fazit:** Die Folge mangelnder Patientenadhärenz sind unnötige Schlaganfälle durch nicht gut eingestellten Bluthochdruck, Amputationen bei Diabetikern und abgestoßene transplantierte Organe. Durch Steigerungen der Adhärenz ließe sich die Gesundheit des Einzelnen und der Bevölkerung insgesamt deutlich stärken.

Der Nocebo-Effekt

Der angesprochene Nocebo-Effekt erstreckt sich auch auf nichtmedikamentöse Verfahren. Ständige Untersuchungen wie Kernspintomografien zur Abklärung eines Rückenleidens können eine Verschlimmerung nach sich ziehen. Das mag die zwischen 2006 und 2013 auf 740.000 verdoppelten Eingriffe an der Wirbelsäule erklären (laut Barmer Ersatzkasse). Die Zahl der Wirbelsäulenversteifungen nach einer Rückenoperation ist in dieser Zeit sogar um 137 Prozent angestiegen. Insofern mag die Prognose einer Erkrankung negativ mit dem Gewicht von Befunden korrelieren. Wer Schmerzen erwartet, nachdem er seine „kranke" Wirbelsäule gesehen hat, wird eher Schmerzen bekommen. Botenstoffe spielen eine Rolle wie bei den Placebos. Dopamin und endogene Opioide gelten als Mediatoren des Schmerzes. Und erklären Schmerzen durch verbale Suggestionen. Angst steht im Zusammenhang mit dem Neurohormon Cholecystokinin. Hinzu treten Effekte der Konditionierung. Frauen scheinen bei der Verschlimmerung von Übelkeit stärker beeinflussbar zu sein als Männer. Strategien einer Lösung dieses Dilemmas der juristisch notwendigen Aufklärung wäre die Fokussierung auf die Verträglichkeit sowie das durch den Patienten erlaubte Verschweigen unerwünschter Wirkungen im Gespräch mit dem Arzt. Kommunikationstraining hilft, um die „Macht der Worte" einzusetzen und Schaden abzuwenden (Magnus Heier, *Nocebo: Wer's glaubt, wird krank*. Hirzel, 2012).

Empfehlung: Lesen Sie sich den Beipackzettel am besten gar nicht durch. Melden Sie sich stattdessen bei Ihrem Arzt, wenn Sie im Zusammenhang mit der Einnahme eines neuen Arzneimittels etwas Befremdliches bei sich bemerken.

10. DER MÄSSIGENDE ARZT

10.1 Als guter Arzt den Menschen annehmen

Jürgen Gräf – Bluthochdruck lässt sich nicht einstellen wegen mangelnder Einnahmetreue. Für genaue Aufklärung: noch ein Plädoyer gegen den Beipackzettel (Nocebo-Effekt)
Jürgen Gräf leidet seit einigen Jahren an hohem Blutdruck. Es begann mit Kopfschmerzen und Nasenbluten. Dagegen erhielt Herr Gräf eine Tablette. Dann waren auch seine Cholesterin- und Harnsäurewerte erhöht und mit dem Magen bekam er ebenfalls Probleme. Sein Hausarzt verschrieb ihm ein Arzneimittel nach dem anderen. Schließlich waren es sieben verschiedene. Niemand sprach mit ihm über die unerwünschten Wirkungen der Medikamente. Jürgen Gräf las sich stets die Beipackzettel durch und erfuhr, was alles passieren könnte. Weil die Kopfschmerzen und das Nasenbluten nur selten auftraten, blieben zwei von den sieben Medikamenten in der Schublade.

Weil Nocebo-Effekte Patienten nicht nur belasten, sondern auch die Durchführung einer Therapie gefährden, besteht großes Interesse an Gegenmaßnahmen (*Internist*, 2017, Nr. 58 [10], S. 1102–1110). Zur mangelhaften Einnahmetreue von Medikamenten trägt das Verhältnis zwischen dem Patienten und seinem Arzt maßgeblich bei. Der Hausarzt von Herrn Gräf hatte im Vorfeld der Behandlung gar nicht versucht, die möglichen Ursachen des erhöhten Blutdrucks herauszufinden und mit seinem Patienten über die Krankheit und ihre Folgen zu sprechen. Nichtmedikamentöse Möglichkeiten der Blutdrucksenkung wurden auch nicht in Erwägung gezogen. Er hätte seinem Patienten auch mitteilen müssen, dass Blutdrucksenker dem Herzinfarkt, dem Schlaganfall, dem plötzlichen Herztod und der Demenz vorbeugen. Der Hausarzt hatte versäumt, ihm zu raten, den Beipackzettel links liegen zu lassen und sich stattdessen bei ihm zu melden, wenn er das neue Präparat nicht vertragen oder ihm etwas Besonderes auffallen sollte. Und er wies nicht darauf hin, dass mit dem Verschwinden der Kopfschmerzen die Medikamente natürlich weiter eingenommen werden sollten. Versäumnisse dieser Art provozieren die Non-Adhärenz. Nach einem Jahr nimmt nur noch jede zweite Brustkrebspatientin ihre Antihormontablette ein (*Annals of Oncology*, 2013, Vol. 24, pp. 1502–1512). Zwei von drei entscheiden sich bewusst dagegen (*Drug Information Journal*, 2004, Vol. 38, pp. 197–210).

Die Medizin bezieht ihr Selbstverständnis aus dem bislang unumstößlichen Ethos, auf der Seite des Patienten zu stehen und ihm Hilfe anzubieten. Es ist diese Fraglosigkeit des Helfens, die das Vertrauen in die Humanität der Medizin begründet hat, ja, die gesamte Medizin als Garanten der Humanität erscheinen ließ. Heute wird diese Fraglosigkeit des Helfens schrittweise außer Kraft gesetzt und dies geschieht auf eine sehr subtile Weise. Aus diesem Grund müssen Ärztinnen und Ärzte noch viel deutlicher und spürbarer als gegenwärtig signalisieren, dass sie niemals Abschied nehmen werden von ihrer Hauptaufgabe, die darin besteht, Patienten jene unauflösbare Verbindlichkeit zu geben, die sie als Patienten brauchen: dass man sie nicht im Stich lässt. Erst in dem tiefen Bewusstsein, dass die Medizin sich vorbehaltlos auf der Seite des Patienten schlägt, werden Patienten sich gestärkt fühlen, auch etwas für die eigene Gesundheit zu tun.

Die menschliche Natur reagiert verlässlich, wenn es um responsive Verhaltensmuster aufgrund mangelhafter Aufklärung oder fehlender Überzeugung geht. Adhärenz beginnt mit dem Wissen. Erst wenn sich ein Patient verstanden fühlt, nimmt er Empfehlungen an.

Die Bedeutung des Dialogs zwischen Arzt und Patient

Es lohnt sich an dieser Stelle, ein paar grundsätzliche Bemerkungen zum gelingenden Dialog zwischen Arzt und Patient aufzuzeigen – Ansichten und Haltungen, die in vertiefter Form von Wissenschaftlern wie Viktor von Weizsäcker und Klaus Dörner in den Mittelpunkt ihrer Arbeiten gestellt wurden. Von Weizsäcker fasste die fünf Modalverben dürfen, müssen, wollen, sollen und können in seinen späten Schriften in ein „*Pathisches Pentagramm*" zusammen, das die oft heikle Beziehung zwischen Arzt und Patient erleichtern und erklären sollte, „wie ein Mensch mit einem Menschen umzugehen habe". Grundlage einer erfolgreichen Therapie sei nach seiner Auffassung nicht die bloße Verordnung von Arznei und Maßnahme, sondern ein sprachlicher Austausch, der sich dann auch auf den Willensprozess des Patienten auswirke.

> Erst wenn der Patient die Einsicht in das Unabänderliche gewonnen habe, wenn aus dem „*du sollst*" des Arztes ein „*ich will*" oder „*ich muss*" geworden sei, könne man auf Therapietreue bauen – um die es heute schlecht bestellt sei.

Das Verhalten von Patienten hinsichtlich der Einahmetreue zeigt möglicherweise auch eine mangelnde Wertschätzung von Produkten, die aus dem Topf der Solidargemeinschaft finanziert werden. Muss ich nicht selbst für Arzneimittel bezahlen, gehe ich anders mit ihnen um. Das wird man nicht abstellen können und die Versuche, gesetzlich versicherten Patienten wenigstens die Rechnung und damit die Kosten für ihre Behandlung aufzuzeigen, um sie an ihren Wert zu erinnern, sind aufgegeben worden, weil sich – bedauerlicherweise – niemand dafür interessierte.

Was treibt Patienten sonst noch dazu, ihre Medikamente nicht wie vorgeschrieben einzunehmen? Was denken und was fühlen sie und wie kann man motivieren, um die Einahmetreue zu erhöhen? Neben finanziellen Anreizen können psychologische Interventionen der Vergesslichkeit vorbeugen oder die Kontaktaufnahme zum verschreibenden Arzt nach der ersten Einnahme eines Präparates erleichtern. Die individuellen Gründe für eine Non-Adhärenz sollten in jedem Einzelfall möglichst bekannt sein (*The New England Journal of Medicine*, 2015, Vol. 372 [2], pp. 183–186).

Die Weltgesundheitsorganisation hat fünf Einflussfaktoren beschrieben, welche die Einnahmetreue beeinflussen. Sie haben zu tun mit:

1. sozial-ökonomischen
2. systemischen
3. krankheitsbedingten
4. therapiebedingten und

5. patientenbedingten Faktoren
(*Deutsche Medizinische Wochenschrift*, 2011, Nr. 136, S. 1616–1621; www.whq
libdoc.who.int/publications/2003/9241545992.pdf).

Die zunehmende Digitalisierung (digitale Transparenz) könnte im Zusammenhang mit einem modernen „Patientencoaching" einen positiven Einfluss auf
das Verhalten der Patienten haben. Eine weitere Möglichkeit die Patientenadhä-
renz zu verbessern, mag darin bestehen, Patienten eine digitale Pille schlucken
zu lassen, die Daten aus dem Körperinneren nach außen überträgt und Befug-
ten Informationen darüber erteilt, ob bestimmte Arzneimittel eingenommen
worden sind. In den USA ist ein als Tablette verpackter Mikrochip von der amerikanischen Zulassungsbehörde FDA (Food and Drug Administration) 2017
zugelassen worden. Allerdings erstreckt sich die Zulassung lediglich auf das An-
tipsychotikum Abilify des Herstellers Otsuka und es ergeben sich daraus ethische und datenschutzrechtliche Fragen.

> „Realisierbar ist das Wollen nur, wenn man es realisieren kann, und so ist es ge-
> bunden an ein Können. Sein Wert stammt aus dem Dürfen, seine Wirklichkeit
> hängt am Können. Das Dürfen zieht es mit seiner Kraft an, dem Können schleppt
> es sich nach" (Viktor von Weizsäcker, *Pathosophie*. Suhrkamp, 2005, S. 87).

Krankheiten werden von vielen Patienten intuitiv immer auch als Botschaften
verstanden. Aus diesem Grund ist ohne eine Vorstellung von ihrer sprachlichen
Verfasstheit eine Diagnose vieler Krankheiten oder zumindest eine präzise Einschätzung der Beschwerden eines Patienten kaum möglich. Allein das Reden
über die Krankheit kann diese verschlimmern oder lindern, wie wir schon gesehen haben. So sind sich viele Ärzte der Wirkung ihrer Worte (Gesten und Mimik) auf den Patienten zu wenig bewusst. Auch der aufgeklärte Mensch ist in
Teilen noch erfüllt von Magischem und Mystischem, also durchaus einem vielleicht sogar in unsicheren Zeiten wieder anwachsenden Rest an Irrationalem.
Anfang des 20. Jahrhunderts hatten manche Patienten häufig schon nach
Durchführung einer Röntgenaufnahme das Gefühl gesund zu sein („Ich bin ge-
röngt!").

Doch in überfüllten Praxen und Kliniken trifft man zwangsläufig auf ein
hohes Maß an Sprachlosigkeit, ja geradezu Sprachverweigerung. Sie steht in

krassem Gegensatz zu dem, wozu wir Menschen befähigt sind und was wir voneinander auch erwarten können. Menschen haben einen Anspruch auf Kommunikation. Das bedeutet nicht, dass man einem Patienten mit einem Fach-
monolog begegnet, sondern vielmehr dass man ihm zuhört und sich ihm durch
Nachfragen nähert. Abgesehen davon, droht man sich von einem anthropologi-
schen, also auf den Menschen als Subjekt beziehenden Ansatz in der Medizin
immer weiter zu entfernen, wie schon angeklungen ist.

> In Viktor von Weizsäckers Aufsatz *Der kranke Mensch. Eine Einführung in die
> medizinische Anthropologie* (K. F. Koehler Verlag, 1951) heißt es: „Ich ärgere
> mich, wenn ich etwas will, was ich nicht kann, wenn ich etwas soll, was ich nicht
> will, und am meisten, wenn ich etwas wollen soll, was ich nicht kann oder darf.
> Ich ärgere mich über wirkliches oder vermeintliches Unrecht, und dann geht
> der Weg über den Ärger zur Kränkung und von der Kränkung zur Krankheit."

Besonders bei chronisch Kranken, die für lange Zeit durch ihren Arzt unterstützt werden müssen, ist die Kommunikation von großer Bedeutung. Sie sollte
von gegenseitigem Respekt und Menschliebe geprägt sein. Das mögen altherge-
brachte Begriffe sein, doch erweisen sie sich gerade dann wieder als zeitgemäß,
wenn man sich im Leid begegnet. Eine ohne von Respekt und Empathie getra-
gene Arzt-Patienten-Beziehung sollte es eigentlich niemals geben.

So erwarten Patienten von ihrem Hausarzt zu Recht, dass er sich für sie Zeit
nimmt, ihnen zuhört, ihnen nicht medizinische Fachausdrücke an den Kopf
wirft und dass er ihnen auch bei nichtmedizinischen Problemen unter die Arme
greift. Er soll die Lebensumstände seiner Patienten möglichst gut kennen wie
auch das Gesundheitssystem, durch das er sie lotsen können sollte. Der Facharzt
sollte sich auf bestimmte Dinge spezialisieren, mit Hausärzten gut zusammenarbeiten und möglichst Kontakte zum Krankenhaus haben. Der Arzt sollte auf
dem Stand der Wissenschaften sein und sich regelmäßig und unabhängig von ir-
gendwelchen Firmeninteressen fort- und weiterbilden. Er vergibt sich nichts dabei, wenn er seine Patienten zu einem Kollegen schickt, der vielleicht etwas besser macht oder dem Patienten für eine zweite Meinung zur Verfügung steht.

Die von der Bundesregierung ins Leben gerufene unabhängige Patientenberatung durch die Duisburger Firma Sanvartis soll nun auffangen, was einerseits

notwendig erscheint und andererseits durch die Ärzte selbst offenbar nicht geregelt werden kann, und Versicherten in allen Belangen rund um Fragen zur gesetzlichen Krankenversicherung sowie bei Problemen mit den Krankenkassen weiterhelfen. Dass es seitens der Ärzte Zweifel an der Beratungsqualität gibt und Vorwürfe laut werden, Versichertengelder in Millionenhöhe würden verschwendet, verwundert nicht. Man stößt sich unter anderem an Formulierungen zur Vorsorge und Früherkennung sowie zur kritischen Auseinandersetzung mit ihrem Nutzen und Schaden (*Deutsches Ärzteblatt,* 2018, Nr. 115 [42]: S. C 1540–1541). Auch Krankenkassen bieten immer mehr Serviceleistungen an, um Patienten aufzuklären und persönlich zu beraten. Beide Einrichtungen tun das, ohne den Patienten persönlich zu begegnen, geschweige denn ihn zu kennen und seine Krankheit im Kontext mit seinen psycho-sozialen Hintergründen beurteilen zu können. Man kann sich somit schwer vorstellen, dass einem Patienten an diesen Stellen persönliche Behandlungsalternativen vorgestellt werden und er dort dazu befähigt wird, ein *„informiertes Einverständnis"* auszusprechen, um seinem Recht auf Selbstbestimmung zu entsprechen. Denn erst durch das Einbezogen-Sein in die Therapiezielfindung kann der Patient den Nutzen und das Risiko der Therapie bewerten, fühlt er sich verstanden und respektiert. Mit anderen Worten: Nur der Patient kann das Therapieziel autorisieren. Dazu muss ihm das Ziel der Therapie sinnvoll sowie erstrebenswert erscheinen und die Wahrscheinlichkeit seines Eintreffens ausreichend hoch. Ein Arzt darf die unterschiedlichen Therapieziele nicht bewerten, sondern sollte anbieten, das am weitesten reichende Therapieziel anzustreben, was mit vertretbarer Wahrscheinlichkeit erreicht werden kann. Die Erfahrung dabei zeigt, dass Laien besser über die Sinnhaftigkeit von Therapiezielen urteilen können als darüber, ob sie bestimmte Maßnahmen wünschen. Aus diesem Grund hilft es, mögliche Therapieziele gründlich abzuwägen (Überleben trotz geringer Wahrscheinlichkeit anstreben versus Therapiezieländerung und palliativmedizinische Begleitung).

Die Autorin Elske Brault beschreibt ihre Odyssee im *Berliner Tagesspiegel,* Nr. 23.382 vom 12.02.2018: Es begann mit einem Wespenstich und einem geschwollenen Fuß. Blut wurde abgenommen, Diagnosen gestellt, Tabletten verordnet. Ein leichter Eisenmangel wurde dabei festgestellt, auch eine Unterfunktion der Schilddrüse (ohne Beschwerden). Durch weitere Untersuchungen ergaben sich im Ultraschallbild unklare Herde, die Untersuchungen gingen weiter, man fand neue Dinge, die anderen waren plötzlich verschwunden, die diagnostische Maschinerie lief auf Hochtouren.

Frau Brault schildert weiterhin, was ihr damals durch den Kopf ging, wie sie auf die Ergebnisse der Untersuchungen wartete, wie sie plötzlich sogar eine bösartige Tumorerkrankung angedichtet bekam, die sich dann aber relativierte, kurz: wie sie eine emotionale Achterbahnfahrt absolvierte. Ihr Fazit trifft den Kern dieses Buches sehr gut.

„Unser Gesundheitssystem ist eigentlich ein Krankheitssystem, denn alle befinden sich ständig auf der Suche nach Fehlern oder Abweichungen der die Gesundheit definierenden ‚Norm‘ im Körper, jeder mit seinen eigenen Methoden und aus seiner eigenen fachlichen Perspektive."

Gesundheit sei mehr als nur frei zu sein von Krankheit, schreibt sie, es sei der beschwingte, frohe Genuss der Gegenwart ohne Angst und Verdachtsdiagnose. Sie formuliert mit anderen Worten die hier schon wiederholt angesprochene Vitalität von Klaus Dörner und plädiert für weniger Warnungen und weniger (falsche) Aufklärung. Ärzte sollten sich besser absprechen.

Einholen von Zweitmeinungen

Versäumt man es als Arzt, den Patienten mitzunehmen und sich in ihn hineinzuversetzen, fühlt sich der Patient zu Recht alleingelassen und sucht sich andere Ansprechpartner. Bei bestimmten planbaren Eingriffen hat die Regierung ab 2016 für Patienten durchgesetzt, einen gesetzlichen Anspruch auf eine unabhängige ärztliche Zweitmeinung einlösen zu können. Eine medizinische Zweitmeinung kann ein wichtiger Beitrag sein, um die Indikationsstellung zu verbessern und unnötige Behandlungen zu vermeiden. Zugleich kann eine Zweitmeinung auch als Hilfe zur informierten Entscheidung angesehen werden, indem der Patient stärker in den Entscheidungsprozess einbezogen wird (*Zeitschrift für Evi-*

denz, Fortbildung und Qualität im Gesundheitswesen, 2018, Nr. 133, S. 46). Das soll vor allem Krankheitsbilder betreffen, bei denen die Gefahr einer unnötigen Operation besteht, und soll sich später auf weitere Eingriffe ausweiten, um unnötige Belastungen zu verhindern und, natürlich, um Kosten zu senken.

Bei Gaumenmandeloperationen zeigen sich die benannten, rational nicht erklärbaren sehr großen regionalen Unterschiede. Während im thüringischen Sonneberg in jedem Jahr nur 14 von 10.000 Heranwachsenden unter 15 Jahren einer Operation unterzogen werden, sind es im unterfränkischen Schweinfurt 109! Allen Eltern wird erklärt, der Eingriff müsse sein, und sie vertrauen darauf. Das Ziel des Eingriffs: weniger Halsentzündungen, weniger Lymphknotenschwellungen und Fieber sowie bessere Atmung. Neben den typischen Operationskomplikationen wie Nachblutungen tritt möglicherweise Jahre später nach der Operation ein erhöhtes Risiko für Asthma, Grippe und Lungenentzündungen auf (*JAMA Otolaryngology-Head & Neck Surgery,* 07.06.2018, online publication).

Regionale Unterschiede sind für viele Eingriffe nachgewiesen worden, wie wir hier schon öfters sahen. Sie betreffen alle möglichen Operationen inklusive Kaiserschnitt, jedoch auch diagnostische Prozeduren. Der „Faktencheck Gesundheit" von der Bertelsmann Stiftung gibt von Landkreis zu Landkreis an, wo welche Eingriffe wie häufig durchgeführt werden. Man erkennt frappierende Unterschiede in Deutschland (www.faktencheck-gesundheit.de). Medizinische Entscheidungen dürfen aber nicht vom Wohnort abhängen. Der Gemeinsame Bundesausschuss hält das Verfahren der Zweitmeinung bei besonders auffälligen Diskrepanzen für ratsam. Ein fachlich kompetenter Mediziner, der die Behandlung nicht selbst durchführt, sollte dann eingeschaltet werden. Doch leider ist hier auch ein lukratives Geschäftsfeld entstanden, in dem sich wahre und selbsternannte Experten, Medien, Gesundheitsanbieter und Kostenträger tummeln, um mit Rat und Tat und zweiter Meinung bereitzustehen. Deren Interessenlage durchschaut nicht jeder und der Begriff Zweitmeinung wird teilweise willkürlich definiert und zu eigenem Zweck missbraucht. Eine qualifizierte Expertenmeinung ist also auch noch Glückssache. Die überwiegende Mehrzahl der Krebspatienten in Deutschland kann sich nach einer Befragung der Bertelsmann Stiftung 2016 vorstellen, eine zweite Meinung einzuholen. Tatsächlich wendet sich heute aber nur rund jeder dritte Patient an eine medizinische Instanz außerhalb der behandelnden Einrichtung.

Ein Teil der Krankenkassen bietet ihren Versicherten einen Zweitmeinungs-Service über Online-Portale an, andere vermitteln einen Termin bei kooperie-

renden Spezialisten (www.verbraucherzentrale.de/wissen/gesundheit-pflege/
aerzte-und-kliniken/aerztliche-zweitmeinung-was-die-krankenkasse-zahlt-
13493). Woher die Krankenkassen ihre Spezialisten beziehen und nach welchen
Kriterien hier vorgegangen wird, ist allerdings ebenfalls ein Buch mit sieben
Siegeln.

Ist man an Krebs erkrankt, hängt die Behandlungsqualität sehr davon ab,
über wie viel Erfahrung die Ärzte im Behandlungszentrum verfügen. Es ist heute davon abzuraten, sich lediglich bei einem Arzt Rat zur Therapie einzuholen.
Doch auch wenn in zertifizierten Tumorzentren zumeist mehrere Ärzte über
die Behandlung des Patienten im Rahmen einer Tumorkonferenz entscheiden,
so kennen die wenigsten Entscheider den Patienten persönlich und dessen Motive. Sie sehen lediglich die Befunde. Trotzdem ist das gegenwärtig der höchste
Standard, sich durch ein solches Gremium beraten zu lassen. Eines aber sollte
man doch bedenken: Das Ziel einer Therapie mit ihren erwünschten und unerwünschten Wirkungen kann kein anonymes Gremium vorgeben. Das sollte der
Patient vorgeben, in Kenntnis der Wahrscheinlichkeiten im Ansprechen der
Therapie, ihrer unerwünschten Folgen und im Angesicht der vorhandenen Alternativen. Das kann man von einem Tumorboard (einem Zusammenschluss
von Ärzten – zumeist einer Klinik –, die sich über die Befunde eines Krebspatienten austauschen und die aus ihrer Sicht beste geeignete Vorgehensweise bestimmen) nicht erwarten. Streng genommen ist also das, was die Ärzte in einem
Board Krebspatienten vorschlagen, auch keine „Meinung", sondern basiert auf
wissenschaftlichen Studien und Leitlinien in ähnlich gelagerten Fällen.

Doch was ist, wenn der Patient schwere Begleiterkrankungen aufweist, was,
wenn sein Alter über dem Schnitt der Studienpopulation liegt, was, wenn er
schon einmal wegen einer anderen Krebserkrankung behandelt worden ist?
Was, wenn der Patient eigene persönliche Präferenzen hat? Weil all das in die
Entscheidung eines Tumorboards normalerweise nicht einfließt und weil man
mit dem Patienten in der Regel nicht über alle diese Dinge gesprochen hat, ist
die durch die „Tumorkonferenz" vorgeschlagene Therapie nur aus einem
streng wissenschaftlichen und auf die Krankheit selbst bezogenen Blickwinkel
die beste Empfehlung. Zugleich stimmt: „Wenn eine Therapieempfehlung regelhaft interdisziplinär und auf höchstem fachlichen Niveau getroffen werden,
bleiben weniger Zweifel bei den Patienten und Kostenträgern bestehen", wie es
in einem Positionspapier der Deutschen Krebsgesellschaft zur Frage einer
Zweitmeinung aus dem Jahr 2015 heißt.

Möge also ein Arzt, der ein guter Arzt sein will, jeden seiner Patienten so behandeln, wie er selbst behandelt werden möchte - gemäß Immanuel Kants kategorischen Imperativ: „Handle nur nach derjenigen Maxime, durch die du zugleich wollen kannst, dass sie ein allgemeines Gesetz werde."

10.2 Eine neue Medizin einführen

Elmar Möhring – Falsch indizierte adjuvante Chemotherapie.
Für mehr Berücksichtigung des Menschen in der Krebsmedizin
Der 80 Jahre alte Elmar Möhring findet sich in der Sprechstunde ein. Es geht ihm nicht gut. Er hatte wegen einer Lungenkrebserkrankung eine schwere Operation überstanden. Ein Lungenflügel wurde entfernt. Sein Herz geht schnell und der Puls ist unregelmäßig. Vor der Operation hatte er 20 Kilogramm an Gewicht verloren. Viel mehr als 50 Meter kann er langsamen Schrittes und ohne Pause nicht zurücklegen. Es liegen verschiedene Begleiterkrankungen vor. Der Patient nahm am Tag der Aufnahme in eine Reha-Klinik 16 verschiedene Medikamente ein. Er ist verunsichert. Man hatte ihm gesagt, sobald er aus der Reha-Klinik entlassen ist, soll er sich in der Ambulanz seines Krankenhauses melden. Dort soll er eine Chemotherapie erhalten. Sie diene der Sicherheit und sei „Therapiestandard".

Ist diese Chemotherapie sinnvoll? Nach dem Stadium der Erkrankung empfehlen die Leitlinien zur Behandlung des Lungenkrebses nach geglückter Operation unter bestimmten Umständen (Stadium IIa–IIIb) tatsächlich eine Chemotherapie. Man hatte festgestellt, dass das Rückfallrisiko dann um etwa fünf Prozent geringer und die Heilungschancen etwas besser ausfallen. Diese Erkenntnisse sind bei motivierten Menschen unter 70 Jahren gewonnen worden, die keine nennenswerten Begleiterkrankungen aufwiesen und die sich in gutem Allgemeinzustand befanden. In all diesen Belangen weicht unser Patient, Herr Möhring, ab. Er ist 80 Jahre alt, steht einer Chemotherapie skeptisch gegenüber, er leidet an verschiedenen Krankheiten zugleich und es geht ihm nicht gut.

Um die Rückfallquote um fünf Prozent zu senken und einige wenige Patienten mehr zu heilen, müssen alle infrage kommenden Patienten einer solchen „Sicherheits-Chemotherapie" unterzogen werden. Bei keinem der operierten Patienten weiß man ja, ob die Krankheit nicht doch wiederkommt. Wenn aber nur sehr wenige Patienten davon etwas haben, sehr viele jedoch einer für sie selbst letztlich überflüssigen Chemotherapie unterzogen werden, wird dieser großen Gruppe definitiv alles an unerwünschten Wirkungen zugemutet. Der Einsatz ist hoch, die Gewinnerwartung ist gering, könnte man sagen. Die Kosten für diese flächendeckende Chemotherapie sind gewaltig. Es ist eine Chemotherapie auf gut Glück, eine Maßnahme, die bei den meisten keinen Nutzen bringt, weil sie ohnehin geheilt worden sind oder weil sie auch mit der Chemotherapie einen Rückfall erleiden. Mit anderen Worten: Es bleibt ein anspruchsvolles Unterfangen, Empfehlungen für den Einsatz adjuvanter Therapien zu geben. Patienten und Therapeuten entscheiden über die Behandlung einer potenziellen Erkrankung, die der Patient nicht spürt und der Arzt nicht nachweisen kann. Rationale Bezugsgröße ist ausschließlich die Wahrscheinlichkeit. Bei dieser in der Medizin einzigartigen Situation bestehen entsprechend hohe Anforderungen. Das zu erwartende individuelle Rückfallrisiko des Patienten ist gegenüber den mit Sicherheit auftretenden, den möglichen und den seltenen Komplikationen sowie weiteren Belastungen durch die adjuvante Therapie in jedem Einzelfall kritisch abzuwägen. Dabei helfen die Daten nur bedingt, denn was für den einen ein hoher Überlebensvorteil ist, ist es für den anderen noch lange nicht.

Wie sollte man sich Patienten wie Elmar Möhring gegenüber verhalten? Als Arzt bin ich der Meinung, dass mehr Gründe gegen als für eine Chemotherapie bei Herrn Möhring sprechen. Also erwähne ich ihm gegenüber diese Möglichkeit der Behandlung gar nicht. Man belässt es einfach bei der Operation. Stelle ich bei einem jüngeren fitten Patienten die Indikation für eine adjuvante Chemotherapie, muss ich dagegen versuchen, ihm die Zahlen zu verdeutlichen, denn der Patient hat vor ihrem Hintergrund natürlich die Möglichkeit, die Therapie abzulehnen. Bei Herrn Möhring ist ein solches Aufklärungsgespräch seinerzeit unterlassen worden. Ich konnte ihn gerade noch rechtzeitig vor einer Maßnahme bewahren, die seine Lebensqualität im nächsten halben Jahr mit Sicherheit noch weiter reduziert hätte. Darüber hinaus sind dem System Kosten erspart geblieben.

Die adjuvante Chemotherapie rechtfertigt sich in der Theorie für Krebspatienten in einem mittelgradig fortgeschrittenen Stadium. Unklar ist die Situation im Früh-Stadium IB bei Lungenkrebs. Die Patienten haben dann eine etwa 58-prozentige Chance, mit der Chemotherapie fünf Jahre zu überleben, ohne die Therapie weiß man es nicht genau. Die Daten sind nicht für alle Ärzte überzeugend. Sollte es Unterschiede geben, sind sie gering. Ein Vergleich mit der Diskussion um das Prostata- und Mammografie-Screening drängt sich auf. Bei Brustkrebs hat sich in den vergangenen drei Jahrzehnten das relative 5-Jahres-Überleben auch dank der adjuvanten Therapie von etwa 80 auf 93 Prozent verbessert (*Journal of Cancer Research and Clinical Oncology,* 2017, Apr. 20). Hingegen ging bei dieser vorbehandelten Population das sich an ein Versagen der adjuvanten Therapie anschließende Überleben deutlich zurück. Durch eine Sicherheitstherapie behandelte Patienten unterliegen leider dem Risiko, dass sich bei ihnen Metastasen häufiger in Leber und Gehirn zeigen und dass diese dann einen aggressiveren Verlauf aufweisen, was das Überleben wiederum verkürzt. Für dieses Phänomen hat die Gruppe um Kleeberg und Fink das Akronym ATRESS („adjuvant therapy related shortening of survival") vorgeschlagen (*Onkologie,* 2013, Nr. 36 [6], S. 348–356). Meines Erachtens sollten auch diese Erkenntnisse Eingang in die Beratung der Patienten finden.

Fazit: Zusammengefasst kann man die Zahl geheilter oder in einem Fünfjahreszeitraum nicht erkrankter Patienten durch eine adjuvante Therapie um ein paar Prozentpunkte steigern. Zum anderen werden alle Patienten mit Therapiefolgestörungen zu rechnen haben. Die Kosten im System wachsen erheblich. Kommt die Erkrankung wieder, ist unter Umständen das Ansprechen auf Behandlungen geringer und die Lebenszeit kürzer. Eine Aufklärung sollte die Mentalität und Risikobereitschaft des Patienten und seine Lebenssituation in Betracht ziehen. Entweder man setzt alles auf eine Karte und riskiert kürzeres Überleben, falls es schiefgeht, oder man riskiert ein etwas höheres Rückfallrisiko, dafür jedoch ein längeres Überleben, wenn man zuvor keine adjuvante Therapie erhalten hatte. Es gibt kein Richtig oder Falsch. Untersuchungen zur endgültig gewonnenen Lebenszeit in beiden Armen über die Dauer von 10 bis 15 Jahren gibt es leider nicht; auch nicht zu möglichen Kosteneffekten.

Elli Hansen – Übertherapie am Lebensende. Was sind sechs gewonnene Wochen unter Schmerzen? Für mehr Besonnenheit
Elli Hansen wurde vor einem Jahr mit einem fortgeschrittenen Lungenkrebsleiden diagnostiziert. Man operierte, es folgte eine kombinierte Radio- und Chemotherapie. Wenige Wochen später entdeckte man Metastasen in Leber und Nebenniere. Eine weitere Chemotherapie folgte. In dieser Zeit nahm Frau Hansen 15 Kilogramm ungewollt an Gewicht ab. Als die Erkrankung fortschritt und die Patientin kaum noch das Haus verlassen konnte, teilte ihr der Onkologe mit, man habe ihre Zellen genau untersucht und man könne ihr eine Immuntherapie geben. Frau Hansen wollte leben. Sechs Wochen später war sie tot. Sie starb zwei Wochen nach der letzten Behandlung. Über den Nutzen und die Gefahren der Behandlung hatte man sie nicht aufgeklärt. Die Möglichkeit, sich auf das Lebensende einzustellen, wurde ihr verwehrt. Ehemann und Töchter waren über den plötzlichen und „unerwarteten" Tod entsetzt.

Im Fall unserer Patientin stellen sich gleich mehrere Fragen: Wie und worüber hatte man die Patientin und ihre Angehörigen aufgeklärt? Was ließ die Patientin an Aufklärung zu? Hatte man ihren Therapiewunsch berücksichtigt? Waren die Angehörigen über das baldige Lebensende wirklich nicht im Bilde? Eine Immuntherapie oder eine andere Behandlung kann im Einzelfall überaus sinnvoll sein. Doch zugleich sollte man Patienten gegenüber ehrlich sein. Nach dem berühmten Prinzip der Palliativmedizinerin Cicely Saunders – „hoping for the best, preparing for the worst" – ginge es im Gespräch mit Patienten, deren Krankheit unheilbar ist und bald zum Tode führen kann, darum aufzuzeigen, was man therapeutisch zur Verfügung hat. Und dass man darauf hofft, dass der Patient zu denen gehört, die sehr von der Therapie profitieren, doch zugleich darauf zu verweisen, dass die Erkrankung auch nicht gut auf die Behandlung ansprechen kann und man das baldige Ende in Betracht ziehen sollte.

Zwischen Nutzenbewertung in der Medizin und personalisierter Medizin

Frau Hansen ist ein gutes Beispiel dafür, wie sehr heute Prognose und therapeutische Vorgehensweise von biologischen Markern abhängen, die nichts mehr mit der Größe und Lage eines Tumors oder dem Körper der Patienten zu tun haben, geschweige denn mit der Leistungsfähigkeit oder dem seelischen Befinden. Apparateanalytik bestimmt bei Krebserkrankungen immer häufiger, wie zu verfahren ist, und immer seltener der erfahrene Arzt. Die Verfahren sind „maßgeschneidert" oder „personalisiert", als gehörten Zellmarker zur Persönlichkeit eines Menschen. Bald werden womöglich Diagnosen nur noch per Chipanalyse gestellt, ohne dass der Patient bei sich etwas bemerkt hat und er in seinem Leben beeinträchtigt ist, unken Skeptiker. Was wäre das für eine Medizin? Welches Menschenbild läge diesem Vorgehen zugrunde? Man sollte die positiven Aspekte einer „personalisierten" Medizin zunächst durch eine einheitliche Sprachregelung von ihrem falschen Anspruch befreien und sie fortan nur noch als Präzisionsmedizin bezeichnen.

> Ein Vorschlag zur Definition: „Präzisionsmedizin stützt sich auf die persönlichen Bedürfnisse von Patienten und nutzt Behandlungen auf der Basis genetischer, phänotypischer, biologischer oder psychosozialer Merkmale und Eigenschaften, die den einen von dem anderen Patienten unterscheiden, obwohl sich beide mit gleichen klinischen Symptomen und Befunden vorstellen."

Würden molekularbiologische, genomische, transkriptometrische und proteomische Erkenntnisse in Zukunft die Überhand in der Medizin gewinnen, würde sich die Humanmedizin immer weiter vom Humanen entfernen und sich der Veterinärmedizin annähern (mit einem Hund muss ich mich intellektuell auch nicht austauschen). Unter Umständen würden also riesige Datenmengen mit dem gesamten Wissen der Physiologie, Biochemie, Zellbiologie und anderer Fächer dem Wissen und der Erfahrung des Arztes gegenübergestellt werden und in Konkurrenz zu ihm stehen. Am Ende läuft er selbst Gefahr, durch eine Rechenmaschine ersetzt zu werden, die sich der „künstlichen Intelligenz" bedient. Das Riskante dabei betrifft nicht nur die Entmenschlichung der Medizin, sondern auch die Kosten. Moderne Analyseverfahren und darauf basierende biologische Arzneistoffe kosten außerordentlich viel Geld. Ist der Umsatz eines Präparates gering, steigen die Kosten für die Einzelbehandlung umso mehr, denn die Kosten für Forschung und Entwicklung sowie der Zulassung müssen sich rechnen. Sie liegen bei jedem einzelnen Präparat heute bei etwa einer Milliarde Euro. Fällt der Nutzen gering aus, wird das Präparat selten verwendet. Also wird die Herstellungsfirma alles daran setzen, den *Nutzen* der Therapie in bestem Licht erscheinen zu lassen. Oft kann man ihn bei Patienten jedoch erst viel später erkennen. Bis dahin behilft man sich mit der *Wirksamkeit*. Für Krebspatienten bedeutet das, man will wissen, ob der Tumor kleiner wird. Das bedeutet jedoch nicht automatisch, dass der Patient deswegen länger lebt. Es könnte ja auch sein, dass nach anfänglichem guten Ansprechen der Tumor später umso schneller wächst oder wiederkommt und das Leben des Patienten zum gleichen Zeitpunkt endet, als wenn ein älteres Präparat von Anfang an gegeben worden wäre. Immer mehr Medikamente werden in einem beschleunigten Zulassungsverfahren auf den Markt gebracht. Dadurch entfallen Informationen über den längerfristigen Nutzen.

Beispielsweise kamen neue Medikamente gegen erhöhten Blutzucker auf den Markt, zunächst nur deswegen, weil sie einen Laborwert günstig beeinflussten (das HbA1c). Jahre später gab man sich dann damit zufrieden, dass die „Innovationen" im Vergleich zu einem Scheinpräparat kein erhöhtes Risiko für Herz-Kreislauf-Krankheiten mit sich brachten und den alten Präparaten nicht unterlegen waren. Ob die neuen Substanzen Herzinfarkte oder Schlaganfälle reduzierten, worauf es ankommt, war damit aber immer noch nicht gesagt. Man schraubte also die Ansprüche immer weiter zurück, aus der Innovation wurde ein Durchschnittspräparat. Durch eine *„späte Nutzenbewertung"* wollte man im Rahmen des Arzneimittelneuordnungsgesetzes Abhilfe gegenüber diesen Vorkommnissen schaffen.

Das Institut für Qualität und Wirtschaftlichkeit im Gesundheitswesen definiert drei patientenrelevante Zielgrößen der Nutzenbewertung in der Medizin:
1. die Sterblichkeitsrate („Mortalität")
2. die Krankheitslast („Morbidität") und
3. die gesundheitsbezogene Lebensqualität.

Man kann versuchen, diese drei Aspekte miteinander zu verrechnen, und voneinander unabhängige Schwellenwerte fordern. Einer medizinischen Intervention würde dann ein marginales Wirksamkeitspotenzial zugeschrieben, wenn sie weder eine Lebensverlängerung noch eine Verbesserung der Lebensqualität überzeugend erreicht. Derartige Überlegungen, die zu einer vernünftigen Priorisierung führen würden, sind in skandinavischen Ländern Routine. Die Arzneimittelhersteller sollten sich zukünftig also vermehrt auf relevante Endpunkte konzentrieren und eine entsprechende Studiendauer einplanen.

Vorsorge, Diagnostik, Früherkennung und Therapie von Erkrankungen werden durch ihre Fokussierung auf das Erbgut von Begriffen wie Erfahrung und Empirie abgekoppelt. Die Handlung des Wissenschaftlers steht im Mittelpunkt, nicht mehr der erfahrene Arzt. Dabei liegt die Gefahr einmal darin, dass nicht jeder Patient Zugang zu den oft sehr teuren „Präzisionswaffen" erhält, und zum anderen, dass man das Wechselspiel zwischen Genen, Proteinen, RNA (Ribonukleinsäure), inneren Botenstoffen und unbekannten epigenetischen Faktoren unterschätzt. Damit geraten das Gespräch und die individuellen biografischen Besonderheiten des Patienten ohne triftigen Grund in das Hintertreffen. Was bislang auf den Heilungsprozess Einfluss nahm, das vertrauensvolle einfühlsame Gespräch, die Empathie, das Mitleid, die Erfahrung, verliert an Bedeutung und wird immer weniger relevant. Sechs Wochen Überlebenszeitgewinn können dann bei einem 80-Jährigen zu einem Weltwunder hochstilisiert und mit Milliardenaufwand durch die PR-Agenturen vermarktet werden.

> Man läuft heute Gefahr, sich der übertölpelnden Kraft der Zahlen und Daten zu schnell auszuliefern und das nicht Zählbare, das nicht Abbildbare, das nicht Standardisierbare abzuwerten, geringzuschätzen, zu missachten und für irrelevant zu halten. Das würde dem Ziel, auch in Zukunft Kranke als Menschen zu betrachten, zuwiderlaufen.

Kenner der Geschichte der Medizin verweisen auf die „Wellen der Vergangenheit", die „Röntgenwelle", die „Hochdosiswelle", die „Psychoanalysewelle", und haben mit der molekularbiologisch ausgerichteten „Präzisionswelle" eine weitere ausgemacht – die kommt und nach einer gewissen Zeit wieder geht (Deutsche Medizinische Wochenschrift, 2013, Nr. 138, S. 667–669). Sie verweisen auf die komplexen Interaktionen innerhalb des Menschen zwischen Körper, Geist und Seele und darauf, dass diese Interdependenzen keineswegs auch nur annähernd geklärt sind. Sie warnen davor, etwas als Innovation zu bezeichnen, wenn das, worum es geht, noch nicht einmal die Chance hatte, sich zu beweisen und nachhaltig durchzusetzen.

> Noch ein Vorschlag für eine Definition: „Personalisierte Medizin ist patientenzentriert. Sie nimmt den ganzen Menschen ins Visier, seine Lebenswirklichkeit, seine Erkrankung, deren Charakteristika und Auswirkungen in Beruf und Freizeit."

Mit dem Zauberwort *„Systemmedizin"* bezeichnet man theoretische Ansätze, die darauf zielen, die biologischen Mechanismen der Krankheitsentstehung unter Nutzung von Methoden aus *„omics"*-Forschung (Genomics, Proteomics usw.), Systembiologie, Informatik und Netzwerktheorie besser zu verstehen. Zum anderen vermarkten sich mit der Systemmedizin auch *„translationale"* Konzepte. Damit sollen Klinikprozesse unter Nutzung systeminformatischer Werkzeuge nachhaltiger und patientenzentrierter gestaltet oder Behandlungsdaten für die wissenschaftliche Auswertung zugänglich gemacht werden. Es sind Fremdworte, die einem suggerieren, Lösungen für nahezu alle medizinischen Probleme zur Verfügung zu haben. Es wäre ein fataler Irrtum, blind darauf zu vertrauen.

Man darf bei aller Theorie aber eines niemals vergessen: Probleme, die in der „Leonardo-Welt" entstehen, können auch nur dort gelöst werden (Jürgen Mittelstraß, *Das Maß des Fortschritts – Mensch und Wissenschaft in der „Leonardo-Welt"*. Karl Rahner Akademie, Köln, 2003). Mittelstraß hält auf S. 8ff. fest: „Der Fortschritt ist maßlos, d. h. ohne inneres Maß. Grenzen des Fortschritts können daher auch nur selbst gesetzte oder ‚von außen' gesetzte ethische Grenzen sein. Zumindest in seiner ethischen Natur bleibt der Mensch das Maß der Welt."

Das bedeutet, die virtuelle oder artifizielle Welt, in die wir uns heute so gerne hineinbegeben, also auch das blinde Vertrauen in die Technik, kann nur durch die Werkzeuge aus dieser Welt repariert werden. Aber wie soll dann Verständnis für die Sorgen und Nöte des Patienten aufgebracht werden? Bei Präzisions- und Systemmedizin stören Nachfragen von Patienten und Krankenakten mit Angaben zur Person und seiner Anamnese. Man hat keine Zeit mehr für Telefonate und scheut sich, den Kollegen um Rat zu fragen. War früher „Gesundheit" als „statistischer Mittelwert", als Normalität deklariert worden, so sind mit den gleichen Methoden heute vermutlich weniger als ein Prozent der Bevölkerung noch als „gesund" zu bezeichnen. In diesem Spannungsfeld steht der moderne Arzt.

11. PFLEGE IN ZEITEN DER ÜBERMEDIZIN

11.1 Dem Pflegenotstand durch Besonnenheit begegnen

Klara Ingarsson – Getränke, Essen, alles da, nur keine Hilfe: Was man gegen den Pflegenotstand tun kann

Klara Ingarsson hatte ein erfülltes, ja, bewegtes Leben hinter sich gebracht. Sie hatte früh geheiratet und ihren Mann, der beruflich in der ganzen Welt unterwegs war, häufig begleitet. Die Schwangerschaft kam völlig überraschend und Frau Ingarsson wurde Mutter einer Tochter, man würde sie heute als „alte" Mutter bezeichnen. Die Volljährigkeit der Tochter feierte sie mit 60 Jahren. Mit 85 starb ihr Mann. Mit 87 wurde Frau Ingarsson dann dement. Die Tochter wohnte weit weg und so kam die alte Dame in ein Pflegeheim. Dort fühlte sie sich wohl. Als die Kräfte nachließen und sie auf Hilfe angewiesen war, zeigte sich das Desaster der knappen Personalbesetzung. Auf ihrer Station waren noch andere Patienten mit Demenz, einige von ihnen ganz unruhig. Frau Ingarsson kam zu kurz. Die Pflegekräfte hatten alle Hände voll zu tun. Viel Zeit verbrachten sie mit der Dokumentation erbrachter Leistungen. Kaum jemand stattete Frau Ingarsson einen Besuch ab. Sie, die einmal in der ganzen Welt unterwegs gewesen war, war nun in dieser Welt ganz alleine. Als ich sie dort das erste Mal besuchte, nahm sie mich kaum wahr. Draußen waren 30 Grad. Getränke konnte sie nicht mehr selber zu sich nehmen, die Trinkgefäße standen gefüllt da und die Wurstscheiben krümmten sich auf dem Brot.

Ohne das, was das Wesen der Pflege ausmacht, kann eine Gesellschaft keine gute Gesellschaft sein.

Die Pflege gehört in der Medizin zu den originären Manifestationen der Hilfe und Unterstützung. Sie ist keine Hilfsdisziplin, wie man früher annahm, son-

dern ein ganz eigenständiger Bereich mit ihrer eigenen Methodik und Zielsetzung sowie einem ganz besonderen Wert. Sie gibt Antworten auf das Urbedürf-
nis von Menschen, in Zeiten der Schwäche und Hilflosigkeit Unterstützung zu
erhalten, und kennzeichnet sich durch das Ziel der Wiederherstellung der Integrität. Sie setzt auch da an, wo Heilung nicht mehr möglich ist, und versucht, das
Krankhafte oder Beschädigte auf eine neue Ganzheit hin auszurichten. Es geht
bei der Pflege unter anderem darum, innerhalb der durch Krankheit oder
Krankheitsfolgen bestehenden Grenzen eine neue Ganzheit zu ermöglichen, mit
dem Ziel, etwas Harmonisches zwischen Körper, Geist und Seele zu erreichen.
Die Pflege strebt an, den Menschen mit seinen Restfunktionen und Beschränkungen wieder mit seinem Körper vertraut zu machen. Das hat seinen ganz eigenen Wert. Ihn kann man nicht messen, geschweige denn in Geld aufwiegen.

Patienten, die pflegebedürftig werden, haben das Recht auf Leistungen aus
der Pflegeversicherung. Man ist nach dem Sozialgesetzbuch XI pflegebedürftig,
wenn man wegen einer körperlichen, geistigen oder seelischen Krankheit oder
Behinderung für die gewöhnlichen und regelmäßig wiederkehrenden Verrichtungen im Ablauf des täglichen Lebens für mehr als sechs Monate in „erheblichem oder höherem Maße" der Hilfe bedarf. „*Verrichtungen*" sind Körperpflege, Ernährung, Aufstehen, Gehen, An- und Auskleiden sowie die hauswirt-
schaftliche Versorgung. Zu diesem Zweck begutachtet der Medizinische Dienst
der Krankenkasse den Patienten.

2017 wurden in Deutschland drei Millionen Menschen einer der fünf Pfle-
gegrade zugeteilt. 2030 werden es dreieinhalb Millionen sein, 2050 über vier
Millionen. Zwei von drei Pflegebedürftigen werden heute zu Hause versorgt.
Um diese Bedarfe abzufedern, schätzt man die Zahl der dafür notwendigen
Pflegekräfte bis 2035 auf zusätzlich mindestens 150.000. Gegenwärtig befinden
sich über 750.000 Menschen in einer stationären Einrichtung. Bei über 13.000
Pflegediensten und über 13.000 Pflegeheimen in Deutschland sind rund eine
Million Personen beschäftigt. Hinzu kommen über 300.000 Mitarbeiter, die in
den Krankenhäusern arbeiten, um jährlich 19 Millionen Menschen stationär zu
versorgen, von denen 38 Prozent einem operativen Eingriff unterzogen werden
(*Deutsches Ärzteblatt*, 2017, Nr. 114 [44]: S. C 1665). Mehr als 85 Prozent aller
Pflegenden sind Frauen und zwei von drei teilzeitbeschäftigt.

Während in den vergangenen 25 Jahren die Zahl der Krankenhausärzte von
95.200 (1991) auf 158.100 (2016) zugenommen hat, ist die Zahl der Pflegekräfte
trotz einer Steigerung der Patientenzahl von 14,6 auf 19,5 Millionen bei 325.000

sogar gesunken (www.destatis.de). Bei den Koalitionsverhandlungen 2018 zwischen der CDU/CSU und der SPD wurde ein Mangel an Pflegenden festgestellt, den man durch die Einstellung von 8.000 Pflegekräften begegnen wollte. Doch es gibt kaum Nachwuchs. Laut Deutschem Pflegerat fehlen bereits jetzt zehntausende. Die Gewerkschaft ver.di schätzt die Zahl sogar auf 70.000. Über alle Berufsgruppen hinweg fehlen im deutschen Gesundheitswesen 162.000 Kräfte.

Mit dem Pflegestärkungsgesetz 2015 stehen ab 2017 zwar fünf Milliarden Euro jährlich mehr für die Pflege zur Verfügung. De facto jedoch entfallen ab 2016 nur jeweils 330 Millionen pro Jahr auf die 1.748 Krankenhäuser, sofern dafür auch Pflegekräfte eingestellt werden. Das sind rechnerisch für jedes Haus drei Pflegestellen (www.pflegestärkungsgesetz). Auch die vollständige Refinanzierung aller bestehenden Pflegestellen im Krankenhaus dürfte nicht ausreichen, um dem Mangel zu begegnen. Denn der Kampf der Kliniken um Personal wird damit ja nicht abgeschafft. Man kann sich nicht mehr Pflegekräfte aus den Rippen schneiden, wenn es sie nicht gibt. Die Maßnahmen reichen noch nicht einmal aus, um den Personalabbau der Vergangenheit rückgängig zu machen. Ab 1995 sind über 50.000 Pflegestellen abgebaut worden, um Kosten in Höhe von zweieinhalb Milliarden Euro zu senken. Das war sogar vor Einführung der Fallpauschalen und lässt sich durch verschiedene Zwänge erklären. Es gab damals ein Überangebot an Ärzten, jedoch so gut wie keine Interessenvertretung aufseiten der Pflegenden. Patientenzahl und Pflegeintensität in dieser Zeit hatten aber deutlich zugenommen. Nach Einführung der Fallpauschalen hatte sich die Misere verschärft, weil der Wettbewerbsdruck stieg, mithin also der Kostendruck, sodass umso mehr Stellen für Pflegekräfte abgebaut worden sind. Bei hoher Nachfrage kann zwar über das Gehalt der Bedarf geregelt werden, doch es ist ungerecht gegenüber den Institutionen, die nicht über die Kapitalkraft verfügen oder bei denen die finanziellen Träger die Rentenversicherungen sind, wie etwa im Bereich der Rehabilitationskliniken, und es ändert nichts am Grundproblem der Übermedizin. Geld wäre ja auch, wie erläutert, vorhanden. Die Maßnahmen der Bundesregierung mit dem Pflegestellenförderprogramm, der Herausrechnung der Pflegekosten aus den Fallpauschalen sowie die anteilmäßige Vergütung von Pflegeassistenten sind sinnvoll, werden jedoch schnell an ihre Grenzen stoßen.

In Australien dürfen je nach Klinikgröße auch nachts nur acht bis zehn Patienten auf eine Pflegekraft kommen. Würde man das auf Deutschland hochrechnen, fehlten hunderttausende Kräfte. Weil es aber in unserem Land zu viele Krankenhausbetten gibt, kann die Lösung nur in einem behutsamen Bettenabbau liegen, während zugleich der Pflegeberuf aufgewertet wird (siehe auch das folgende Kapitel 12). Gesetzliche Mindeststandards (Personaluntergrenzen, die 2019 eingeführt werden sollen) werden keine Wirkung entfalten, wenn die Anzahl der Betten konstant bleibt und nicht mehr Pflegekräfte auf den Markt kommen. Solange nicht medizinisch und menschlich unnötige medizinische Untersuchungen und Behandlungen entfallen, wird kein Weg daran vorbeiführen, aus dem Ausland Pflegekräfte abzuwerben oder andere Maßnahmen zu ergreifen (Teilzeitkräfte zu motivieren in Vollzeit zu arbeiten, Mitarbeiter aus dem Ruhestand zu holen, Arbeitsabläufe ändern etc.).

Die Arbeitsdichte in den Kliniken und Pflegeheimen ist hoch, der Dokumentationsaufwand enorm, die Personalausstattung auf vielen Stationen gering und die psychische und körperliche Belastung erheblich. Kein Wunder, dass Mitarbeiter der Pflegeberufe überdurchschnittlich oft krank werden und ihren Beruf aufgeben. Bei der Anzahl Patienten pro Pflegekraft ist Deutschland europäisches Schlusslicht. Metallarbeiter haben es durch ihre Interessenvertretung geschafft, den Wert eines metallenen Gegenstandes und seines Reparateurs in der Gesellschaft höher anzusetzen als den Wert eines kranken Menschen und seiner Pflegekraft. Was die Pflege eigentlich auszeichne, sei die leibliche Interaktion, wie Giovanni Maio es in seinem Buch *Mittelpunkt Mensch – Ethik in der Medizin. Ein Lehrbuch* beschreibt (Schattauer, 2017). Maio umreißt die Arbeit der Pflegenden als Arbeit an der Leiblichkeit und stellt dar, die Pflege müsse in Bereiche vordringen, die sonst nahezu jedem verwehrt blieben; man habe es mit Grenzüberschreitungen zwangsläufig zu tun, mit Tabuverletzungen, und arbeite an den Grenzen der Zumutbarkeit, der Scham, des Ekels und der eigenen Betroffenheit. Nähe und Intimität prägten diesen Bereich. Maio schildert die besondere Herausforderung, Nähe und zugleich das notwendige Maß an Distanz wahren zu müssen. Denn bei zu viel Nähe wäre Übergriffigkeit schwer zu vermeiden, gleichzeitig müsse man so viel Nähe zuzulassen, dass man seinen professionellen Aufgaben nachkommen kann. Er spricht von der besonderen Haltung im Pflegeberuf und vom erforderlichen Taktgefühl. Unausgesprochen kommt zum Ausdruck, dass die besonderen und für die Medizin unverzichtbaren Aufgaben der Pflege ohne ein Mindestmaß an Zeit für den Einzelnen gar nicht zu erbringen sind. Zu bestimmten Tätigkeiten (Bettenmachen, Hol-/Bringedienste, Reparaturen von Geräten, Inventarisierung von Arzneimitteln etc.) braucht es keine Pflegefachkraft, trotzdem werden sie in beinahe jeder Klinik dazu herangezogen.

Der Berufsstand der Pflegekräfte (übrigens auch der der Ergotherapeuten, Physiotherapeuten, Hebammen, Logopäden, Ernährungsberatern und anderen medizinischen nichtärztlichen Berufen) muss so aufgewertet werden, dass ihr Wert innerhalb der Gesellschaft besser erkannt wird. Was kann das bedeuten? Pflegekräfte (und die genannten Berufsgruppen) sollten eine noch bessere Ausbildung erhalten und mit mehr Kompetenzen ausgestattet werden. Sie haben häufig zu ertragen, was Patienten aushalten müssen, wenn diese unzureichend aufgeklärt worden sind, und stehen dann im Dilemma, den Patienten zwar aufzuklären zu wollen, doch sie dürfen es nicht, weil es ihnen von den Ärzten durch tradierte Abläufe und durch nichts zurechtfertigende Prinzipien nicht gestattet wird. Es bedeutet auch, dass die Ausbildung für einen Teil der Pflegekräfte akademisiert und die Vergütung für alle deutlich erhöht werden sollte. Für beides hatte sich der Wissenschaftsrat bereits im Jahr 2012 ausgesprochen.

Studiengang Pflege

Zehn bis zwanzig Prozent der jungen Leute, die sich für eine Ausbildung in der Pflege entscheiden, sollten sie nach den Vorstellungen des Wissenschaftsrats in Form eines Hochschulstudiums absolvieren. Ähnliches hatte der Sachverständigenrat zur Begutachtung der Entwicklung im Gesundheitswesens bereits 2007 gefordert wie auch, dass Berufsgruppen im Gesundheitswesen ihre Aufgaben und Verantwortlichkeiten neu verteilten sollten. Geschehen ist auf allen Ebenen nichts! Vorbild können Länder wie die Niederlande, die Schweiz, Dänemark oder Schweden sein. Aufbaustudiengänge in Pflegemanagement oder im Fach Pflegepädagogik für Pflegekräfte, die ihre dreijährige Ausbildung bereits hinter sich gebracht haben und womöglich praktische Erfahrung gesammelt haben, dann jedoch ins Krankenhausmanagement wechseln oder sich in der Ausbildung des Nachwuchses engagieren möchten, gibt es zwar bei uns schon länger, doch in der praktischen Arbeit macht es sich nicht spürbar bemerkbar. Das ist der Unterversorgung auf den Stationen in Krankenhäusern und Pflegeheimen geschuldet.

Deutsche Pionierin in Sachen grundständiger Studiengang war die Evangelische Hochschule Berlin, in der man bis heute gleich nach dem Abitur oder Fachabitur ein Studium zum „Bachelor of Nursing" beginnen und nach Bezahlung der Ausbildung nach vier Jahren mit zwei Abschlüssen beenden kann. An der Charité geht es ab dem Wintersemester 2019/20 los und die Gesamtverantwortung soll bei der Medizinischen Fakultät liegen. Mit dem Studium werden die Auszubildenden an wissenschaftliches Arbeiten herangeführt und mit den Prinzipien der evidenzbasierten Erkenntnisse konfrontiert. Damit werden sie befähigt, eigene Untersuchungen durchzuführen, das eigene Handeln zu hinterfragen und auszuwerten. Doch das Ganze gestaltet sich schwierig. Nicht nur herrscht bei der Ausbildung in Bezug auf Inhalt und Qualität gegenwärtig eine Art Wildwuchs, sondern das Berufsbild wird weiterhin noch hier und da durch Ordensschwestern und Diakonissinnen geprägt, die Pflege eher als einen Akt der christlichen Nächstenliebe definieren.

Mit der generalisierten Ausbildung, bei der in den ersten beiden Jahren alle gemeinsam lernen und sich erst im dritten Jahr angehende Pflegekräfte für Erwachsene, Kinderkranken- und Altenpflege spezialisieren, soll nun eine neue feste Struktur für die Ausbildung entstehen. 2020 wird das Pflegeberufe-Gesetz in Kraft treten. Weil Studiengänge in den Pflegewissenschaften überwiegend an Fachhochschulen angesiedelt sind, echte Akademisierung ohne eigenständige Forschung aber nicht denkbar ist, muss auch hier eine Lösung gefunden werden. Noch besitzen Fachhochschulen kein Promotionsrecht. Ob sie es sollten, ist noch immer umstritten. Untergeordnete Funktion, ungeklärte Kompetenzen und schlechte Bezahlung basieren vielerorts auf tradierten Strukturen. Wer einmal im Ausland tätig war, wundert sich auch darüber, wie wenig Kompetenz Pflegekräften hierzulande unterstellt wird. In Großbritannien werden Pflegekräfte zum Beispiel ganz gezielt für Spezialaufgaben eingesetzt. Jene, die über eine Zusatzausbildung verfügen, arbeiten in einer hausärztlichen Praxis mit (in Deutschland ist das so gut wie nie der Fall) und sind mit der Versorgung chronisch Kranker sowie der Neuaufnahme von Patienten betraut. Nach bestimmten Vorgaben dürfen sie sogar Medikamente verschreiben. In Frankreich führen Krankenschwestern ambulante Chemotherapie- und Dialyse-Verfahren durch oder sie verabreichen Medikamente intravenös. In Skandinavien ersetzen sie Ärzte auf dem Land und arbeiten schon lange auf Anweisung und in den USA leiten sie die Herzkatheter-Labore, nicht die Ärzte. In Deutschland ist das alles nicht gestattet. Da werden noch immer ausgebildete Pflegekräfte in Heimen und Krankenhäusern für einfache Tätigkeiten missbraucht, wie beschrieben, die von nicht ausgebildeten Kräften übernommen werden könnten. Und sie werden durch Ärzte in ihren Möglichkeiten beschränkt. Das demotiviert, verfestigt Hierarchien und ist mit für die hohen Krankenstände und Berufsausstiege verantwortlich. 40 Prozent der Pflegekräfte bewerten laut BKK-Atlas ihre Arbeitsfähigkeit als schlecht oder mäßig, in den Kliniken ein Drittel und im Schnitt fallen 24 Krankheitstage an, in anderen Branchen sind es 16.

Neben einer verbesserten Ausbildung bedarf es einer verbindlichen Bemessung der Mindestpersonalausstattung in besonders pflegeintensiven Bereichen. In keinem anderen Land Europas müssen mehr Patienten von einer Pflegekraft versorgt werden als in unserem Land: In Deutschland sind es 10,3, in Großbritannien und Schweden 7,7, in der Schweiz 5,5, in den Niederlanden 4,9 und in Norwegen lediglich 3,8 Patienten. Gelänge es, mehr Patienten im ambulanten Bereich zu behandeln, wie es in anderen Ländern längst üblich ist, könnte das Kliniken, Ärzte und Pflegende entlasten. Vor dem Hintergrund einer deutlichen Steigerung stationärer „Kurzlieger" (Patienten, die weniger als drei Tage im Krankenhaus verbringen) in den Jahren von 2005 bis 2014 auf 45 Prozent aller stationärer Fälle, ist das auch realistisch. Bei diesen Patienten werden vor allem Untersuchungen durchgeführt, die auch von Niedergelassenen geleistet werden könnten – und wodurch sich wiederum Kosten senken ließen.

Durch den in diesem Buch vorgeschlagenen Paradigmenwechsel im Gesundheitswesen hin zu mehr Menschlichkeit, mehr Zuwendung, mehr Zeit und vor allem weniger Überdiagnosen samt Übertherapie, durch eine bessere Qualität der Indikationsstellung und Behandlung, also durch mehr Besonnenheit, würden Ressourcen freigesetzt, um genügend Pflegekräfte dort arbeiten zu lassen, wo sie wirklich benötigt werden – mit höherem Gehalt, besserer Arbeitszufriedenheit und hoher gesellschaftlicher Akzeptanz. Krankenstand und Burn-out-Rate wären kleiner, die Fluktuation kaum messbar und die Arbeitsatmosphäre auf den Stationen ruhiger und besonnener. Dann würden vielleicht auch nicht Menschen nach einem Schlaganfall wie Albert Faltlhauser zehn Stunden lang von Klinik zu Klinik gefahren, um dann in der letzten zu sterben. Der Fall ging durch die Presse (*ZEIT*, 2018, Nr. 38, S. 65). Der Pflegenotstand und daraus resultierend gesperrte Betten wird als Begründung ins Feld geführt, warum sich so lange niemand fand, der sich um den Patienten kümmern konnte.

Die Pflege – ein freier Markt?

Doch wie soll eine menschenwürdige und patientenzugewandte Medizin jetzt umgesetzt werden, wenn gerade im Bereich der Pflege in den letzten Jahrzehnten unzählige Stellen abgebaut worden sind und zugleich bei höherem Patientenaufkommen sowie kürzeren Taktzeiten in keiner Weise angemessen nachbesetzt wurde? Das lässt sich nicht so schnell rückgängig machen. Jeder, der mit wachen Augen ein normales Pflegeheim oder Krankenhaus betritt, wird feststellen, dass dessen personelle Ausstattung eher knapp als großzügig bemessen ist. Man könnte von systemimmanenter Unzulänglichkeit sprechen. Auch im Bereich der ambulanten Pflege fehlt das Personal und die Taktzeiten, also der Aufenthalt bei den Menschen zu Hause, sind aufgrund der Menge der Arbeit und der bescheidenen Refinanzierung kurz bemessen.

Im Bereich des Pflegesektors versagt die wettbewerbliche Ausrichtung unseres Gesundheitswesens. Zum einen, weil sie die Zahlungsfähigkeit der vielen Senioren und chronisch Kranken überfordert, die kaum Möglichkeiten haben, sich Leistungen hinzuzukaufen. Zum anderen, weil es an genügend geeigneten jungen Frauen und Männern mangelt, die für die Pflegeberufe überhaupt in Frage kommen. Kein Wunder, dass die Aussteiger- oder Krankheitsquote bei den Pflegeberufen dramatisch hoch ist. Das einzige Wettbewerbselement, das hier funktioniert, besteht darin, dass wir in Deutschland Pflegepersonal aus Nationen mit schwächerer Wirtschaft – manchmal aus Spanien, gelegentlich aus Rumänien, häufig aus Polen – abwerben, das dann in den jeweiligen Heimatländern fehlt. Gegenwärtig kümmern sich drei Ressorts des Bundes um den Nachwuchs in der Pflege und erfüllen Forderungen, die der Bundesverband privater Anbieter sozialer Dienste bereits 2001 aufgestellt hat. Es ist dabei unter anderem angedacht, Fachleute aus Vietnam, China, Thailand, Mexiko und Albanien nach Deutschland zu holen, Länder mit geburtenstarken Jahrgängen, die nicht unter dem Wegzug leiden. Zugleich muss man sich eingestehen, dass sowohl die sprachlichen als auch die kulturellen Besonderheiten große Hürden darstellen. In der häuslichen Betreuung ist unser Land schon seit vielen Jahren auf zehntausende polnische Hilfskräfte angewiesen, um alleinlebende Deutsche in der 24-Stunden-Pflege zu unterstützen. Lediglich auf den Philippinen werden mehr Pflegekräfte ausgebildet, als das asiatische Land benötigt. Deswegen lobt ein UN-Bericht die Pflegekooperation zwischen Deutschland und diesem Land als „Best Practice". Auch entspricht sie dem Global Code der Weltgesundheitsorganisation, einem Verhaltenskodex zum Anwerben medizinischer Fachkräfte, was das staatliche „Triple-Win-Project" (ein Projekt der Zentralen Auslands- und Fachvermittlung der Bundesagentur für Arbeit und der Deutschen Gesellschaft für Internationale Zusammenarbeit) und private Anbieter wie

„C&C" (Human Resource Development GmbH) als ethische Legitimation ihres Geschäftsmodells verstehen.

Eigentlich müssten Pflegekräfte von einem einfachen ökonomischen Gesetz profitieren: dem Gesetz zwischen Angebot und Nachfrage. Steigt die Nachfrage, steigt auch der Preis. Einer besonders erfahrenen Pflegekraft müssten die Betreiber von Krankenhäusern, Pflegeheimen oder Sozialstationen eigentlich sehr viel bieten: gute Arbeitsbedingungen und ein hohes Gehalt. Sie tun es aber nicht. Das marktwirtschaftliche Phänomen hier lautet: überdurchschnittlich begehrt – unterdurchschnittlich bezahlt. Was als Wettbewerb von der Politik gewollt ist, funktioniert in vielerlei Hinsicht eben nicht! Die Pflege ist kein freier Markt, das Gesundheitswesen entpuppt sich als zutiefst regulierte Branche. Die Beiträge zur Pflegeversicherung etwa können nicht einfach erhöht werden, wobei die Betreiber deutscher Pflegeeinrichtungen möglichst hohe Renditen erwirtschaften sollen.

Ausländische Investoren wie The Carlyle Group, Chequers Capital oder Oaktree Capital Management stecken Milliardenbeträge in Einrichtungen und suchen in Zeiten niedriger Zinsen nach verlässlichen Geldanlagen. Der Pflegemarkt stellt eine ziemlich sichere Anlage dar. Renditesteigerungen durch mehr Einnahmen sind angesichts der begrenzten finanziellen Ressourcen der älteren Bevölkerung kaum möglich. Pflegesätze und Versicherungsbeiträge sind gedeckelt. Auch der Eigenanteil, den die Bewohner in den Pflegeheimen erbringen müssen, ist nicht beliebig zu erhöhen. Also müssen Kosten gesenkt werden. Somit liegt auf der Hand: Was gut ist für die Investoren, ist schlecht für die Bewohner. Eigentlich sind die Pflegekräfte also in einer sehr guten Verhandlungsposition, wenn es darum geht, die eigenen Interessen durchzusetzen.

Der Film *Die Karawane der Pflegerinnen* und die Dokumentation *Der Pflegeaufstand* wiesen im Fernsehsender *ARTE* im August 2017 auf die Misere hin. Ihr Fazit auch hier: Das Pflegesystem lasse zu, dass mit schlechter Pflege viel Geld verdient wird, und es setze keine wirtschaftlichen Anreize, um Wohlbefinden und Gesundheit hilfsbedürftiger Menschen zu steigern. Trotzdem erhielten und erhalten deutsche Pflegeheime in offiziellen Prüfberichten weiterhin nur Bestnoten. Berichte der Heimbewohner spielten so gut wie keine Rolle, vor allem auf die Dokumentation kam es an. So lag die bundesweite Durchschnittsnote aller Pflegeheime im Oktober 2018 bei 1,2. Pflegeheime wurden und werden bis heute undifferenziert verherrlicht, sodass nett gestaltete Speisepläne gesundheitsgefährdende Pflegemängel ausgleichen können. Diese Art der unlauteren Selbstbestätigung soll sich nun endlich ändern und durch ein neues Beurteilungssystem abgelöst werden, bei dem auch die betroffenen Heimbewohner Gelegenheit haben, sich zu äußern. Man wird mit Spannung abwarten, ob Dinge, die im Argen liegen (Entwässerungen, Druckgeschwüre, Hungerzustände, Ruhigstellungen, Psychopharmaka, keine Unterhaltung), dann beim Namen genannt werden dürfen – und welche Konsequenzen sich daraus ergeben. Es erforderte allerdings erst einen wissenschaftlichen 600-Seiten-Bericht, um die peinliche Blamage des Selbstverwaltungssystem bloßzustellen und festzustellen, wie die Qualität ambulanter und stationärer Anbieter von Pflegeleistungen realistischer als bisher abgebildet werden kann. Jetzt soll es endlich darum gehen, „ob der Bewohner die notwendige und seiner Situation beziehungsweise seinen Bedürfnissen entsprechende Unterstützung erhält", so Experten für Pflegewissenschaften an der Universität Bielefeld sowie des Göttinger Instituts für angewandte Qualitätsförderung und Forschung im Gesundheitswesen.

> Eine grenzübergreifende Evaluation der unverzichtbaren und zugleich systemstabilisierenden Pflegewelt ist überfällig!

Die Rolle des Physician Assistant

Unterdessen hat man aber einen anderen Weg eingeschlagen. Um Ärzte zu entlasten, erweiterte man nicht etwa den Handlungsraum der Pflegekräfte und orientiert sich hier an anderen Ländern, sondern führte einen neuen Beruf ein, den „Physician Assistant" (PA). Er soll die Ärzte entlasten, weil es die Pflegekräfte aufgrund ihrer eigenen (und künstlich beschränkten) Aufgabenbereiche und zugleich ihrer hohen Inanspruchnahme schon längst nicht mehr können. So hat sich der Deutsche Ärztetag 2017 für den PA ausgesprochen, nicht ohne darauf hinzuweisen, dass *„sämtliche"* Delegationen ärztlicher Tätigkeit *„immer"* unter ärztlicher Aufsicht geschehen müssen und man durch diesen neuen Beruf selbstverständlich keine Arztstellen einsparen könne. Delegation statt Substitution heißt es, im Gegensatz zur „Advanced Nurse Practitioner", die angeblich auf den Ersatz des Arztes angelegt sei. Die Anordnungsverantwortung soll immer noch beim Arzt, die Ausführungsverantwortung beim *„hochqualifiziert ausgebildeten"* PA liegen. Man fragt sich zwar, wie „Nichtärzte" ärztliche

Untersuchungen durchführen können, um welche Art medizinischer Befunde (EKG?) es sich handeln kann, die von Nichtärzten analysiert und interpretiert werden, und wie man sich konkret vorzustellen hat, wenn ein Nichtarzt einen ärztlichen Entlassungsbrief formuliert. Nichtärzte sollen sogar Patientengespräche führen, doch auch hier fragt man sich, wie die dabei behandelten Themen und Ergebnisse mit den Ärzten, die ja scheinbar keine Zeit dafür finden, abgeglichen werden sollen. Unter Wahrung des Arztvorbehalts soll der PA Ärzte beim Prozess- und Dokumentationsmanagement entlasten. Beaufsichtige ich als Arzt aber einen PA bei der Blutentnahme, kostet es mich unter Umständen mehr Zeit, als die Blutentnahme selbst durchzuführen. Ärztefunktionäre haben manchmal ein merkwürdiges Bild von der praktischen Tätigkeit eines Arztes. Zwar argumentieren einige Unterstützer, der Arzt würde ja schließlich bestimmen, ob ein PA ihm bei der Operation assistieren soll oder – je nach Qualifikation – bei der einfachen Wundversorgung, aber es steht zu befürchten, dass am Ende doch Ärztestellen reduziert werden und damit die Qualität der Versorgung gefährdet ist. 2017 gab es schon 300 PA (*Westfälisches Ärzteblatt*, 2017, Nr. 11, S. 17–18) und somit auch noch eine neue Hierarchieebene. Die Frage bleibt: Ist der PA nun ein „Ersatzarzt“ und wie grenzt er sich gegenüber akademisch qualifizierten Pflegekräften ab?

Es zeigt sich aber auch in diesem Bereich, dass der Überfluss in der Medizin durch nicht notwendige Untersuchungen und Behandlungen in vielen Fällen lediglich dadurch getragen wird, dass man sich durch letztlich fachfremdes Personal noch mehr Schnittstellenprobleme verschafft und hinter den eigentlichen Ursachen der Misere hinterherläuft. Anstatt nicht notwendige Dinge zu unterlassen und zeitliche sowie finanzielle Ressourcen zu nutzen, den Pflegeberuf aufzuwerten, ihm mehr Kompetenzen zuzugestehen und den Wert der Pflege durch eine andere Haltung zu erhöhen, arbeitet man sich an den falschen Stellen ab.

Die scheinbare Unentbehrlichkeit der Ärzte

In Deutschland wollen Ärzte zu viel selber machen. Ihre Sorge scheint zu sein, man würde ihnen etwas wegnehmen, Kompetenz, Prestige, Zeit oder Geld. Das wäre Missachtung und der Ausdruck mangelhaften Vertrauens in nichtärztliche Berufsgruppen. Ein Blick über den Tellerrand könnte helfen. In anderen Ländern, etwa den USA, besteht im Arzt-Patienten-Kontakt mehr Zeit, es wird wesentlich mehr delegiert, andere Berufsgruppen haben mehr Kompetenz und das Image des Arztes ist hoch. Von einem Ärztemangel ist dort nicht die Rede, allenfalls in schwer zugänglichen Regionen wie dem Süden Kentuckys. Bliebe in Deutschland alles beim Alten und machten sich Ärzte auf die altherkömmliche Weise unentbehrlich, würde das zu dem wachsenden Gefühl des Ärztemangels oder dem Eindruck chronischer Überlastung beitragen. Unzählige Prozesse in der deutschen Medizin sind veraltet und zu sehr auf Ärzte hin ausgerichtet. Alte Menschen werden aus Pflegeheimen ins Krankenhaus transportiert, obwohl eine banale Komplikation aufgetreten ist, die man vor Ort hätte beseitigen können. Der für seine Leistung im Pflegeheim angeblich unterbezahlte, in Wirklichkeit durch Bagatellen überlastete Hausarzt verspürt bis auf sein Berufsethos kaum Motivation, eine verstopfte Sonde zu reinigen, und die Pflegekräfte, die es gibt, dürfen es nicht.

> Pflegekräfte müssen endlich mit mehr Kompetenzen ausgestattet werden!

Dass Fachärzte so gut wie gar nicht in Pflegeheime kommen, macht es für die Pflegekräfte umso schwerer. Sie fühlen sich im Stich gelassen und sind mit ihren Patienten alleine. Denn sie müssen es aushalten, wenn bei einem Patienten das Auge brennt, das Ohr verstopft ist, die Verdauung hapert, das Essen nicht klappen will oder ein Mensch sterben muss. Es ist ein Skandal, dass die haus- und fachärztliche Präsenz gerade dort ungenügend ist, wo viele ältere multimorbide und damit pflegebedürftige Menschen leben und wo folgerichtig auch zu jeder Zeit gestorben wird. Pflegekräften werden Daumenschrauben angelegt, wenn es um die Gabe, ja sogar Bevorratung von Medikamenten geht. Zugleich telefonieren sie sich die Finger wund, um Hilfe zu holen. Wer einmal erlebt hat, was es bedeutet, wenn ein bettlägeriger Patient Zahnschmerzen hat, weiß ein Lied davon zu singen. Schon 2008 sollten die Kassenärztlichen Vereinigungen und Pflegeheime Verträge zur Kooperation abschließen (Pflege-Weiterentwicklungsgesetz). Im Pflege-Neuausrichtungsgesetz aus dem Jahr 2012 wurden die Kassenärztlichen Vereinigungen dann zur Vermittlung eines Kooperationsvertrags nach Antragstellung durch ein Heim verpflichtet. 2014 vereinbarten die Kassenärztliche Bundesvereinigung und der Spitzenverband der gesetzlichen Krankenkassen Details der Verträge zur Versorgung von Heimpatienten – immerhin.

Fachärzte sollten selbstverständlich ebenso für die Versorgung im Pflegeheim verpflichtet werden können. Das Ziel, weniger Klinikeinweisungen von

Heimbewohnern zu erreichen, hat Christel Bienstein von der Universität Witten/Herdecke in den Blick genommen. Durch regelmäßige medizinische und ethische Fallbesprechungen, feste Regelungen von Bezugspersonen, Hintergrunddienste für die Nacht sowie Möglichkeiten für medizinische Untersuchungen (EKG, Ultraschalluntersuchung etc.) im Heim selbst können ebenso die Versorgungsqualität gebessert wie die Kosten gesenkt werden.

> Die Versorgung alter Menschen wird zu einer Kernaufgabe der Gesellschaft. Eine Pflegekammer mit Zwangsmitgliedschaft und Beitragszahlungen, Pflichten zur Fortbildung und anderen Vorgaben würde den Pflegenden mehr Macht geben als der Pilotenvereinigung und der Zugführergewerkschaft zusammen.

Landespflegekammern und die Bundespflegekammer

Die Pflegekräfte müssten sich in den Bundesländern und auf Bundesebene ähnlich wie die Ärzte organisieren. Aber sie bedürfen auch der Unterstützung durch Landes- und Bundespolitik und nicht zuletzt der Ärzte selbst. 2015 nahm die erste deutsche Landespflegekammer in Mainz ihre Arbeit auf. Seither wurden durch die jeweiligen Landtage auch in Schleswig-Holstein und in Niedersachsen die Gründung von Pflegekammern auf den Weg gebracht. In weiteren Bundesländern ist die Einführung von Pflegekammern geplant, Hamburg hatte sich 2014 dagegen ausgesprochen. 2017 nahm der neugewählte Präsident des Deutschen Pflegerates, Franz Wagner, an einer Konferenz teil, wodurch die Gründung einer Bundespflegekammer organisiert werden soll. Natürlich gibt es Widerstände. Private Anbieter von Pflegediensten meutern, weil sie befürchten, ihnen würden durch höhere Tarife die Kosten davonlaufen. Die Gewerkschaft ver.di protestiert, weil sie beargwöhnt, dass sich ein Teil der bei ihr organisierten Arbeitnehmer abspalten und unter Umständen ein eigenes Versorgungswerk gründen oder durch eine eigene Gewerkschaft ihre speziellen Forderungen durchsetzen könnte. Oder sie bezweifelt, dass es der Kammer gelingt, die Interessen der Pflegenden besser zu vertreten. Arbeitgeberverband und Krankenhausgesellschaft teilen die Sorge, in umgelegter Form die Kosten für Aufbau und Erhalt der Kammer tragen zu müssen, und befürchten mehr Bürokratie.

> Die bayrische Caritas-Gemeinschaft, der ehemalige Präsident des Deutschen Pflegerates Andreas Westerfellhaus und die Bayrische Arbeitsgemeinschaft zur Förderung der Pflegeberufe (BAY.ARGE) sehen in der Kammer das „perfekte Instrument zur Selbstverwaltung und berufsständischen Interessenvertretung auf Augenhöhe" und widersprechen der Behauptung, die Kammer sei von der Mehrheit der Pflegenden nicht gewollt.

Tatsächlich hat sich die Hälfte der von TNS Infratest und der Hochschule München befragten Pflegekräfte für eine Pflegekammer ausgesprochen. Nur jede Dritte lehnte sie ab. Je höher der Informationsstand der Befragten, desto höher war die Zustimmungsrate. Neben Niedersachen, Rheinland-Pfalz, Nordrhein-Westfalen und Schleswig-Holstein liegt nun auch mit Bayern ein klares Votum für die Pflegekammer vor.

Die Bertelsmann Stiftung hat ausgerechnet, dass bis 2050 500.000 Vollzeitkräfte in deutschen Pflegeheimen und Krankenhäusern fehlen werden, wenn sich nicht bald etwas Substanzielles verändert. Anlässlich des Deutschen Pflegetages 2017 hat man auf die Chancen verwiesen, die sich für Flüchtlinge in Deutschland ergeben könnten, sollten sie den Beruf des Pflegers ergreifen. Eine Reihe von Initiativen hilft dabei, die ersten Hürden zu überwinden. Nicht nur die Kommunikation kann dabei der entscheidende Schlüssel zum Erfolg sein. Sprachliche Fähigkeiten stellen nur einen Teil der Kommunikation dar. Man muss auch zwischen den Zeilen lesen, Mimik und Gestik des Gegenübers interpretieren können und bereit sein, sich auf die Leiblichkeit des anderen mit seiner ganzen Person und Persönlichkeit einzulassen. Interkulturelle Pflegedienste und Tageseinrichtungen haben sich hier und da bestens bewährt wie im Fall von Migranten, die Migranten pflegen. In Berlin gibt es zwei Dutzend ambulante türkische Pflegedienste.

Die Palliativmedizin von morgen

Von den 900.000 Menschen, die in Deutschland jährlich sterben, erhalten gegenwärtig etwa 90.000 eine stationäre oder ambulante palliativmedizinische Versorgung. Nicht jeder Mensch, der stirbt, benötigt sie. Man schätzt den Bedarf auf etwa die Hälfte, also auf 400.000 bis 500.000 Menschen pro Jahr. Eine auch nur annähernd akzeptable Palliativmedizin für fünfmal so viele Menschen in der Zukunft bedeutet an fünf Stellschrauben zu drehen. Ansonsten kann man dem Bedarf nicht gerecht werden.

Aufgaben der Palliativmedizin von morgen:
1. Übermedizin vermeiden helfen
2. Angebote erweitern
3. Strukturen schaffen
4. Leiden neu begegnen und
5. Haltung zeigen.

Durch eine Vermeidung von Übermedizin – wie schon dargestellt – werden Ressourcen freigesetzt, die einer quantitativ ausgebauten und qualitativ verbesserten palliativmedizinischen Versorgung zugutekäme. Das bedeutet vor allem, dass palliativmedizinisches Denken in die Köpfe aller Berufe Eingang finden muss, die sich um Menschen mit fortgeschrittenen, weiter fortschreitenden und zum Tode führenden Leiden kümmern. Entscheidend hierbei ist der Begriff der Therapiezieländerung, also die ärztliche Indikation im Lichte dessen, was sinnvoll ist und ihm Nutzen bringt, beim einzelnen Patienten kritisch zu stellen und unter Umständen die ursächlich zum Tode führende Krankheit nicht mehr zu behandeln. Dazu bedarf es neuer anderer Strukturen, also Stationen oder Häuser, die sich dieser Aufgabe annehmen. In Deutschland fehlen zum Beispiel Pflegeheime für besonders pflegebedürftige Personen. Dort wären dann weniger Gerätschaften für Untersuchungen und Behandlungen vorhanden, dafür umso mehr Personal. Gegenwärtig befinden sich vor allem Krebspatienten unter den Palliativpatienten. Das offenbart ein Ungleichgewicht gegenüber den vielen anderen Menschen mit fortgeschrittenem Herz-, Lungen-, Nerven- und Leberleiden und denjenigen, die durch eine Demenz auch palliativmedizinisch versorgt werden müssten.

Dem Leiden neu zu begegnen, bedeutet den oben beschriebenen hermeneutischen Ansatz auszubauen. Weil Symptome nun mal subjektiv vom Patienten wahrgenommen und auf ihre ganz eigene Art dem Gegenüber, etwa dem Arzt, zum Ausdruck gebracht werden und weil Leiden für Menschen ganz Unterschiedliches bedeutet, muss es mehr Menschen geben, die sich für die Hintergründe des Leidens interessieren, anstatt checkbuchartig eine Symptomliste durchzugehen und der Reihe nach das eine und das andere abzuarbeiten. Der schwer kranke und sterbende Mensch benötigt Zuwendung, Einlassung, persönliche Anteilnahme und Trost, neben optimaler Symptomkontrolle und innovativen Ansätzen zur Verbesserung funktioneller (körperlicher, mentaler und psychischer) Störungen. Das erfordert eine besondere Haltung derjenigen, die sich mit diesen Personen professionell beschäftigen. Eine solche Haltung bezieht eindeutig Stellung bei Fragen der sogenannten und so vielschichtigen Debatte um die verschiedenen Formen der „Sterbehilfe", aber auch gegenüber jenen Skeptikern, die noch immer glauben, die gewonnene Lebenslänge um sechs Wochen bei einem 80-Jährigen unter Inkaufnahme unerwünschter Wirkungen der neuen Therapie sei das Nonplusultra in der Medizin.

Der Pflegedienst ist für eine ambulante (und stationäre) Palliativmedizin unverzichtbar. Durch eine mangelhafte personelle Verfügbarkeit von Ärzten an den Wochenenden, Feiertagen und Nächten ist der gesamte Bereich der Palliativmedizin in großer Gefahr. Die Hälfte aller deutschen Hausärzte ist über 50 Jahre alt. Ein Drittel geht in den kommenden zehn Jahren in den Ruhestand und es wird immer schwerer, die Praxissitze neu zu vergeben. Wir sprechen in Deutschland schnell von Notständen. Der Begriff wird damit entwertet. Von einem Pflegenotstand zu sprechen, ist dagegen nicht übertrieben. Wenn zutreffen sollte, dass ohne Pflege eine Gesellschaft keine gute Gesellschaft darstellen kann, dann hätte der Notstand eine gesellschaftspolitische Dimension erreicht. Damit zählt dieser Problembereich nicht mehr zu den lästigen Wahlkampfthemen, sondern zu den Kernaufgaben der Politik!

Fazit: Die im internationalen Durchschnitt besonders vielen Patienten in Deutschland mit ihren vielen Diagnosen lösen einen hohen Pflegebedarf aus. Wenn besonders viele operative Eingriffe erbracht werden, dann müssen genau diese Patienten auf die Operation vorbereitet werden. Sie müssen nach der Narkose von Pflegekräften umsorgt und mobilisiert werden. Bei geringem Personalschlüssel wird umso schneller gearbeitet, worunter die Qualität leidet. Krankenhausinfektionen durch Hygienemängel sowie verminderte Heilungschancen nehmen zu und kennzeichnen das System, kriminelle Machenschaften werden leichter ermöglicht.

12. Ursachen von zu viel Medizin

12.1 Den Spagat zwischen Qualität und Quantität auflösen

Elisabeth Kästner – Brustkrebs im Endstadium. Zu viele Köche verderben eine gute Betreuung. Für mehr Absprachen
Die 82-jährige Elisabeth Kästner beklagt das Symptom Luftnot. Sie leidet unter fortgeschrittenem Brustkrebs. Man entdeckt Flüssigkeit mit Krebszellen zwischen Lungenfell und Rippenfell. Eine Drainage wird gelegt, um Entlastung zu schaffen. Die Einstichstelle entzündet sich. Antibiotika und Nachoperationen in der thorax-chirurgischen Abteilung folgen. Zugleich ist die Patientin seit 20 Jahren herzkrank. Ihre Unterschenkel werden dick. Sie erhält deswegen schon lange Entwässerungstabletten. Ein konsultierter Herzspezialist meint, das käme von der Narkose. Die ältere Dame wird von ihm nicht nach der Krankheitsgeschichte gefragt, sondern lässt sie nur ihre Beschwerden schildern. So entgehen dem Kardiologen das alte Herzleiden und die Medikamente.

Die 82-jährige Patientin ist von ihrem Kardiologen allem Anschein nach nicht richtig befragt und somit falsch behandelt worden. Die Entwässerungstabletten hatte man der Patientin offenbar in der Klinik nicht verabreicht. Unter Zeitdruck wird man oberflächlich, hat nicht die Zeit, sich einzuarbeiten und belässt es bei ersten Eindrücken. Die Qualität der Arbeit lässt nach. Nun gibt es Bestrebungen, die Qualität in der Medizin zu messen. Sie können sich naturgemäß nur auf Ebenen beziehen, die messbar sind, und entziehen sich damit der individuellen Arzt-Patienten-Beziehung. Medizinische Qualität kann höchstens ein Kollege beurteilen, dem genau die gleichen Informationen vorliegen, er müsste dem behandelnden Arzt also quasi über die Schulter gucken, um mit ihm dann in einen kollegialen Austausch zu treten. So etwas kommt vor, ist aber eine ex-

trem seltene Ausnahme. Dass es einer Diskussion bedarf, was man eigentlich
unter Qualität im Gesundheitswesen versteht, zeigt die Zwickmühle, in die man
sich begeben hat. Wie lassen sich theoretische Standards bei einem Menschen
mit seinen Besonderheiten anwenden? Man müsste also wenigstens Behandlungsstandards entwickeln, die den gesamten Menschen in den Blick nehmen,
nicht nur seine Krankheit, sondern auch das Zusammenspiel mit anderen Faktoren. Erst dann gelangt man zu einer guten Indikationsstellung. An ihrer Qualität können ebenfalls nur die Ärzte arbeiten. Die in Kapitel 1 angesprochene
amerikanische Initiative „choosing wisely" ist ein guter Anfang, um sorgfältiger
nach dem zu fahnden, womit dem Patienten am besten gedient ist.

Es gibt neben der zu stellenden Indikation aber mindestens noch zwei weitere Qualitätsindikatoren, auf die es ankommt, wenn gute Medizin betrieben
werden soll: die Qualität der durchgeführten Untersuchung (nach gestellter Indikation) und die Qualität der durchgeführten Behandlung. Beide folgen der
Indikation, denn sie legt ja nur das Was fest und vielleicht das Ob, nicht aber
das Wie. Beides wird durch Institutionen oder Kollegen bislang nur unzureichend und weder systematisch, noch in strukturierter Form stichprobenartig
überprüft.

Qualitätsberichte und Leitlinien

Stattdessen werden Berichte erstellt, zum Beispiel von der Bundesgeschäftsstel-
le für Qualitätssicherung. Sie geben allerdings nur sehr grob Auskunft über
Komplikationsraten, Operationsqualität und den Erfolg einer Therapie. Unter
www.g-qb.de stellen sechs Krankenkassen ihre Qualitätsberichte zur Verfügung. Bereits vor etlichen Jahren hatte sich gezeigt, dass die Wahl der richtigen
Klinik – wie schon erwähnt – von großer Bedeutung ist (*Krankenhaus-Um-
schau*, 2003, Nr. 4; *Stroke*, 2007, Vol. 38, pp. 1380–1383; *Im Focus Onkologie*,
2007, Nr. 7, S. 70–72).

Die Qualität einer medizinischen Maßnahme ist immer dann besonders
schwer zu bestimmen, wenn mehrere Krankheiten zugleich vorliegen und parallel behandelt werden müssen. Da steht die Behandlung der einen Krankheit
mitunter der Therapie der anderen im Weg. Leitlinien zeigen zumeist auf, wie
eine einzige Krankheit am besten zu untersuchen und zu behandeln ist, geben
also in der Theorie den besten Standard vor, nicht jedoch, wenn mehrere

Krankheiten zugleich bestehen – was in der Praxis sehr häufig vorkommt. Darüber hinaus musste man feststellen, dass sogar die Anwendung vorhandener Leitlinien bei Patienten mit einer einzigen definierten Erkrankung und ohne komplexe Begleitdiagnosen zu wünschen übrig lässt. Sie werden im klinischen Alltagsbetrieb aus verschiedenen Gründen außer Acht gelassen, etwa weil sie oft nicht praktikabel sind und Dokumente darstellen, die nicht einfach kurz studiert und unkompliziert zur Anwendung gebracht werden können.

Leitlinien sind ohnehin im täglichen Routinebetrieb schlecht gelitten und oft fehl am Platz, wenn Gewinnerwartungen ausgesprochen werden oder wo der sogenannte Behandlungsdruck besonders hoch ist. Das ist zum Beispiel bei Kindern der Fall deren Genitalien nicht der Norm entsprechen. Hierzu gibt es zwar Leitlinien, wodurch die Zahl der kosmetischen Eingriffe deutlich reglementiert und letztlich gesenkt werden könnte. Trotzdem geht die Zahl der Eingriffe immer noch nicht zurück. Appelle von Ethikrat und Bundesärztekammer verpuffen! Ein Verstoß gegen Behandlungsstandards hat, wie so häufig, keine Konsequenzen (www.ethikrat.org/dateien/pdf/anhoerung-08-06-2011-truffer; www.ethikrat.org/dateien/pdf/stellungnahme-intersexualität; www.awmf.org/ .../szleitlinien/174001l_S2k_Geschlechtsentwicklung-Variante n_2016).

Die Anwendung von Leitlinien sollte durch Fachleute in Kliniken und Praxen stichprobenartig überprüft werden, um zu einer Verbesserung des Standards zu gelangen.

Das hohe Gut der Freiheit

Sicherlich ist es auch ein zweifelhaftes Zeichen dieser Zeit zu glauben, alles bewerten und beurteilen zu können, ohne anzuerkennen, dass sich bestimmte Bereiche im Menschen einer Bewertung von außen entziehen. Etwas Komplexes wie die Heilkunst ist grundsätzlich schwer zu messen. Sterblichkeitsdaten nach Operationen und Komplikationen kann man statistisch erfassen und bewerten, bei der Qualität intimer Beziehungen, wie es sie bei jedem Arzt-Patienten-Dialog gibt, dürfte das schwierig sein. Manches entzieht sich einfach einer Beurteilung Dritter. Diejenigen, die so tun, als sei es anders, verstehen das Wesen der Medizin nicht. Wie wollte man auch verschiedene Ebenen ärztlichen Handelns, die miteinander verknüpft werden wollen, durch ein einziges Messinstrument erfassen? Wissen und Vernunft werden in der Heilkunst mit dem Gefühl, der Intuition und der Empathie verbunden. Dieser Prozess kann in der Praxis nur gelingen, wenn der Arzt den Kopf frei hat. Er darf in diesem Sinn niemals ein gewinnorientierter Leistungserbringer sein. Seine hohe Verantwortung benötigt die Freiheit (gegenüber gewinnstrebenden Interessen und gängelndem Bürokratismus) dringender denn je. Stattdessen wird sie dem Arzt immer weiter genommen. In der Annahme, mit dem Patienten einen gleichberechtigten Partner vor sich zu haben, wird von ihm auch noch erwartet, nach Leitlinie und unter Berücksichtigung von Maßnahmen zur Qualitätssicherung, Hygienevorgaben, Management-Programmen, Arzneimittel-Richtlinien, Rabattverträgen und allen möglichen weiteren Auflagen zu handeln. Auf diese Weise gerät der frustrierte Arzt an den ebenfalls frustrierten Patienten.

Vielleicht hätte man unsere 82-jährige Patientin in einem anderen Land ganz anders behandelt. Man hätte sie in einem ambulanten Palliativnetz wahrscheinlich zu Hause punktiert und eine entzündete Stelle vor Ort gut desinfiziert und verbunden, vielleicht antibiotisch behandelt. Möglicherweise hätte der Hausarzt seine Hand bei der stationär aufgenommenen Patientin im Spiel gehabt und die Herzschwäche wäre korrekt mit der Entwässerungstablette weiterbehandelt worden. Sicherlich kann man einen Drainageschlauch legen, doch das muss nicht sein. Weniger invasive Maßnahmen tun es auch, gerade am Lebensende. Aber wenn es nun so viele Kliniken in unserem Land gibt (Schweden 2,6 Betten pro 1.000 Einwohner; Großbritannien 2,8; Schweiz 4,7; Frankreich 6,3; Deutschland 8,3), dann müssen natürlich auch Patienten aufgenommen werden (*Deutsches Ärzteblatt*, 2015, Nr. 46: S. C 1539 und Nr. 49: S. C 1659; *Health at a Glance*, 2015 der OECD). In anderen Ländern werden wesentlich mehr Dinge in der Praxis oder zu Hause erledigt, wie wir schon gesehen haben, ohne dass die Patienten das Nachsehen haben.

Abbau von Betten

Mitte der 90er-Jahre hat es in Deutschland 45 Prozent mehr Krankenhausbetten gegeben als im Durchschnitt aller EU-Länder. Doch weil dort in den vergangenen 20 Jahren noch mehr Betten abgebaut worden sind als in Deutschland, hat sich die Schere auf 60 Prozent erweitert! Auf 59.000 Einwohner und 260 qkm entfällt ein Akutkrankenhaus. Dadurch ergibt sich ein Radius für die Einzugsgebiete von sieben Kilometern. Entsprechend mehr Patienten wurden über die Jahre stationär behandelt, die Personalknappheit wuchs (*Deutsches Ärzteblatt*, 2018, Nr. 115 [14]: S. C 545–546). Sich von Krankenhäusern zu trennen, ist aber ein großes Problem. Im Kliniksimulator der gesetzlichen Krankenversicherung (GKV) kann man virtuell eine Klinik schließen und verfolgen, welche Auswirkungen das auf die Versorgungssicherheit in der eigenen Region haben würde.

Fast die Hälfte deutscher Kliniken schreibt rote Zahlen (Rheinisch-Westfälisches Institut für Wirtschaftsforschung, Stand 10/2017), jedes zehnte Haus steht unmittelbar vor der Pleite. Sie hätten so viele strukturelle Mängel, dass sie geschlossen werden müssten (laut Boris Augurzky, Gesundheitsökonom für Wirtschaftsforschung, Essen). Um rote Zahlen zu vermeiden, wird in vielen Fällen mehr operiert und intensivmedizinisch behandelt als notwendig.

Beispiel: Operationen an der Wirbelsäule

Die Wirksamkeit rückenmarksnaher Injektionen und Katheter oder operativer Eingriffe bei einem nicht spezifischen Rückenschmerz ist nicht belegt (Nationale Versorgungsleitlinie Kreuzschmerz, 2017, siehe auch Kapital 9.2). Das Institut für das Entgeltsystem im Krankenhaus (InEK) hatte einen erheblichen Zuwachs solcher Eingriffe festgestellt. Radiologen hätten nicht selten falsche Vorstellungen von den Ursachen von Rückenschmerzen, meinten Kollegen in der *ZEIT* und die Erwartung an den Erfolg der Operationen sei zu hoch. Aufgrund ihrer Ansprüche, sich operieren zu lassen, müsse man Patienten mit ins Boot nehmen und sie besser über die Ursachen und Zusammenhänge aufklären (*ZEIT DOCTOR*, März 2016). Eingeschränkte Personalbesetzung erhöht die Sterblichkeit im Krankenhaus, eine bessere Qualifikation sowie Ausstattung mit Pflegepersonal führen dagegen zu höheren Überlebenschancen (*Deutsches Ärzteblatt*, 2018, Nr. 115 [11]: S. C 409–411). Deutsche Krankenhäuser weisen europaweit eine der niedrigsten Quoten von Pflegekräften pro Bett auf (OECD-Studie *Gesundheit auf einen Blick*, November 2017).

Deutsche, so ein Chirurg, seien „extrem chirurgiegläubig". Es hinge mit „Kriegs-krankenanstalten zusammen, wo die großen Chirurgen die Menschen wieder zusammengeflickt" hätten, und mit einer „extremen Erwartung an die Ge-schwindigkeit der Therapie". Gerade Versteifungsoperationen hätten stark zu-genommen und Patienten nähmen an, „das ist ein massiver Eingriff, der macht massiv den Schmerz weg, aber die Gleichung stimmt nicht" ... Man müsse sie aufklären: „Du bist hinterher nicht völlig schmerzfrei, du musst auch trainieren, dann sei clever, und mach es vorher, dann schaffen wir's vielleicht ohne Opera-tion. Dann hast du auch kein Risiko durch die Narkose oder für Blutungen und Infektionen" (*ZEIT DOCTOR*, März 2016).

Künstlicher Ärztemangel und Migrationshintergrund

Seit 1999 ermittelt der US-amerikanische „Commonwealth Fund" die Sicht-weisen von Primärärzten in verschiedenen Ländern zu Aspekten ihrer täglichen Arbeit. Danach sehen vier von fünf deutschen Hausärzten grundlegenden Än-derungsbedarf und drei von vier eine Verschlechterung der medizinischen Ver-sorgung durch veränderte Rahmenbedingungen über die letzten Jahre. Obwohl Deutschland mit über 350.000 berufstätigen Ärzten und zweieinhalb Millionen Gesundheitsfachkräften (www.destatis.de) im internationalen Vergleich an sich sehr gut bestückt ist (4,1 statt 3,3 Ärzte und 13 gegenüber 9,1 Pflegekräften im OECD-Durchschnitt auf 1.000 Einwohner), gibt es insgesamt gesehen zu weni-ge Hausärzte (*Deutsches Ärzteblatt*, 2011, Nr. 108 [15], S. 255–261). In Deutsch-land kommen zugleich mit Abstand die meisten Arztkontakte zustande und je-der dritte deutsche Arzt meint, das System als Ganzes müsse komplett refor-miert werden. In keinem anderen Land sonst war die Unzufriedenheit so hoch.

Eine der Folgen eines künstlich verursachten, in Wirklichkeit aber nicht vor-handenen Ärztemangels ist die Einstellung ausländischer Ärzte. Sie verfügen über unterschiedliche Sprachkenntnisse, haben verschiedene Ausbildungen durchlaufen und besitzen eine variable Erfahrung in der praktisch-klinischen Tätigkeit. Die Frage, was dies für Auswirkungen auf die persönlich-menschli-che Bindung hat, wenn bereits heute jeder zwölfte Arzt in Deutschland (jeder vierte Klinikarzt in Nordrhein-Westfalen) keinen deutschen Pass besitzt, kann und soll hier nicht eingehend diskutiert werden. Jede Einrichtung hat für sich selbst zu entscheiden, wie viel ausländisches Personal eingestellt wird, denn der Betrieb muss ja laufen. So praktizieren gegenwärtig mehr als 41.000 ausländische Ärzte in Deutschland, elf Prozent aller Ärzte hierzulande besitzen eine andere Staatsangehörigkeit als die deutsche. Viele von ihnen sind vor Krieg und Unterdrückung geflohen. Jetzt überlegt man endlich, wie in den USA seit Jahrzehnten etabliert, ausländischen Ärzten das deutsche Staatsexamen aufzuerlegen, um den Standard hochzuhalten und die in den Ländern unterschiedlich geregelten Ausbildungsnachweise nicht mehr zu berücksichtigen (*Deutsches Ärzteblatt*, 2018, Nr. 115 [3]: C 51). Das stößt in der Politik leider auf Widerstand.

Unter den Pflegekräften hat jeder siebte und bei den Altenpflegern sogar jeder vierte Mitarbeiter einen Migrationshintergrund (Rainer Woratschka, *Tagesspiegel*, 2015, Nr. 22.620). Kommunikationsprobleme und kulturell unterschiedliche Auffassungen von Gesundheit und Krankheit (ein Beispiel: Jahrhundertelang begriffen Japaner ihre Stimmungsschwankungen als besonderes Zeichen von Empfindsamkeit, heute lassen sie sich von westlichen Sitten immer mehr beeinflussen und gegen eine Depression medikamentös behandeln) oder auch vom Rollenverständnis zwischen Behandler und Patient, sind in anderen Branchen leichter zu verschmerzen. In der Medizin aber, in aller Regel einem Metier, in dem gesprochen, gehört und zwischen den Zeilen gelesen werden muss, sind Kommunikationsprobleme potenziell gefährlich. Hinzu kommt bei der Arbeitsüberlastung ein Mangel an Zeit für die menschlichen Dinge, für Aufklärung und Zuwendung, Verständnis und Trost.

Das Wohlergehen von Kindern

Auch in Kinderkliniken mangelt es an Zeit. Den Besonderheiten mit ihren besonders empfindlichen Patienten wird mittlerweile nur noch unzureichend Rechnung getragen. Die Verletzlichkeit von Kindern verlangt ein besonderes Maß an Fürsorge und eine frühe, umfassende und nachhaltige Gesundheitsförderung. Die Chancen, die in diesem einzigartigen und prägenden Zeitfenster liegen, lassen sich aber nur dann effektiv und nachhaltig nutzen, wenn die Familie nach aktuellen und wissenschaftlich fundierten Qualitätsstandards eingebunden wird. Allen sollte die Gesundheit und das Wohlergehen von Kindern eine Herzensangelegenheit sein. Daran müssen sich die ordnungspolitischen Rahmenbedingungen anpassen. Das auf Fallpauschalen basierende System sollte daher überarbeitet oder für die Kinderheilkunde ganz abgeschafft werden. In Deutschland werden Ausnahmen von der Finanzierung nach Fallpauschalen praktisch nicht zugelassen, wohingegen in anderen Ländern diverse Mischformen bestehen. In Norwegen fließen etwa 60 Prozent als festes Budget in die Kliniken und nur 40 Prozent durch Fallpauschalen. Auch in Deutschland könnte dies Schule machen. Gegenwärtig diskutiert man eine Kombination von Fallpauschalen und Pflegekostenvergütung.

Keime und Infektionen

In nahezu allen Krankenhausabteilungen mangelt es an Zeit bei der Einhaltung von Hygienevorschriften. Das wird besonders dort problematisch, wo Keime, die nicht mehr auf Antibiotika ansprechen, auf abwehrgeschwächte Patienten treffen. Antibiotika sind potenziell lebensrettende Arzneimittel, die gezielt eingesetzt werden sollten. Dieser Forderung wird sowohl im ambulanten als auch im stationären Bereich aus verschiedenen Gründen noch immer unbefriedigend nachgekommen. Die Folge sind schlechte Behandlungsergebnisse, vermeidbare Komplikationen und unerwünschte Wirkungen, unter Umständen mehr Behandlungsfälle. Menschen sterben, die Kosten steigen. Von einer halben Million im Krankenhaus erworbenen Infektionen in Deutschland sterben 10.000 bis 15.000 Menschen an der Infektion mit multiresistenten Keimen (*Deutsches Ärzteblatt,* 2016, Nr. 113 [14]: S. C 546–547). Man vermutet, dass nur bei 25 Prozent aller Antibiotikatherapien eine strenge und gezielte Indikation vorliegt (*Arzneimittelbrief,* 2016, Nr. 50 [2], S. 9–11). Etwa jeder zweite stationäre Patient erhält mindestens ein Antibiotikum (*Journal of the American Medical Association,* 2014, Vol. 312, p. 1438). Bei jedem Vierten besteht laut diesen Publikationen keine Indikation (*Archives of Internal Medicine,* 2003, Vol. 163, p. 972; *Internal Medicine Journal,* 2012, Vol. 42, p. 719).

An dieser Stelle machen sich wieder die strukturellen Unterschiede der Gesundheitssysteme bemerkbar. In den Niederlanden haben Ärzte viel seltener Probleme mit multiresistenten Keimen. In deutschen Kliniken gibt es bis zu 20 Mal mehr Methicillin-, Vancomycin- oder Carbapenem-resistente Keime als dort. Dabei unterscheiden sich die Richtlinien kaum. Das Problem ist systembedingt, scheitert also an strukturellen und ökonomischen Faktoren. Die flächendeckende Umsetzung der Vorgaben wird in Deutschland unmöglich gemacht. Intensivstationen sind in den Niederlanden praktisch geschlossene Abteilungen. Der Personalschlüssel ist so gut, dass die Pflegekräfte nur sehr selten das Patientenzimmer verlassen müssen. Sobald eine Pflegekraft mehrere Patienten betreut, ist das Übertragungsrisiko von Keimen exponentiell erhöht. Sie muss in ihrer Schicht 60–70 Mal ihre Hände desinfizieren. Das alleine dauert fast eine Stunde. In den Niederlanden gibt es um die sieben Betten auf 100.000 Einwohner, in Deutschland sind es etwa 30. Mit anderen Worten: Es gibt zu wenige Hände für zu viele Patienten. Manche sagen, in Deutschland bekommt jeder sofort einen Volkswagen, in den Niederlanden nach einer gewissen Wartezeit einen BMW. Man kann durch eine vorgeschaltete Prähabilitation die Zeit vor der Operation sinnvoll gestalten und die Aufenthalte verkürzen („better in, better out").

In den ärmeren Ländern werden inzwischen zweieinhalbmal so viele Antibiotika konsumiert wie in den wohlhabenden Nationen. Sollte sich diese Entwicklung ungehindert fortsetzen, so schreiben Forscher vom Center for Disease Dynamics, Economics and Policy im Fachblatt *Proceedings of the National Academy of Science 2018* (Vol. 115 [15], p. E3463–E3470) könne sich der weltweite Antibiotikaverbrauch bis 2020 verdreifachen. Die Folgen wären unvorhersehbar. Hoher Antibiotikakonsum führt neben Resistenzbildung zu allergischen Reaktionen, toxischen Organschäden, neurologischen Symptomen und Clostridium-difficile-assoziierten Erkrankungen (*BioMedical Central Infectious Diseases,* 2014, Vol. 14, p. 13; *Arzneimittelbrief,* 2017, Nr. 51 [11]: 88DB02). Durch bessere Hygiene ließe sich vermutlich jeder vierte Todesfall vermeiden (Deutsche Antibiotika-Resistenzstrategie 2020).

Weil im Gesundheitswesen viele Akteure mit zum Teil gegenläufigen Interessen im Spiel sind, hat das oben erwähnte Institut für Qualität und Transparenz im Gesundheitswesen (IQTiG) die Aufgabe, Qualitätsvorgaben für Krankenhäuser zu erarbeiten. Das Institut für Qualität und Wirtschaftlichkeit im Gesundheitswesen (IQWiG) soll den Nutzen von Maßnahmen vor dem Hintergrund der Kosten evaluieren.

> Qualität setzt Verlässlichkeit, Verhältnismäßigkeit, Verbindlichkeit, Validität und Verantwortlichkeit voraus.

Vorausgesetzt, man wüsste, was Qualität ist und wie man sie erfasst, wie soll man dann schlechte „Qualität" in einem Krankenhaus beispielsweise bestrafen? In den USA hatte man die Bezahlungen von Krankenhausleistungen vor ein paar Jahren reduziert, wenn man dort besonders häufig bestimmte Infektionen nachweisen konnte („pay for performance", *Journal of the American Medical Association*, 2015, Vol. 314, pp. 375–383). Das Ergebnis war, dass zertifizierte Einrichtungen, Lehrkrankenhäuser und Hospitäler der Maximalversorgung schlechter abschnitten und sich in Zukunft schwer kranke Patienten vom Halse hielten. Es hatte sich für sie gerächt, komplexe Krankheitsbilder zu behandeln. Patienten mit mehreren Diagnosen, komplizierten Verläufen und ausgeprägten Störungen erfahren häufiger Komplikationen als jene mit einfachen Gesundheitsstörungen.

Auch andere Prozesskennzahlen spiegeln das Behandlungsergebnis oft nicht zuverlässig wider (so Thomas Mansky, Professor für Strukturentwicklung und Qualitätsmanagement im Gesundheitswesen an der Technischen Universität Berlin).

> „Eine flächendeckende Kontrolle, ob Komplikationen eventuell verschwiegen wurden, ist kaum möglich", befand der Experte Mansky.

Rolf Döbler – Schlechte Lebensqualität durch Leitlinien.
Für eine patientenzentrierte Medizin
Rolf Döbler leidet schon seit ein paar Jahren an hohem Blutdruck. Der 65-Jährige hatte von seinem Arzt verschiedene Präparate verordnet bekommen, sodass sein Zielblutdruckwert nach Ansicht seines Arztes akzeptabel war. Herr Döbler nahm die Medikamente regelmäßig ein und stellte sich dem Hausarzt regelmäßig vor. Dann änderten sich die Leitlinien zur Behandlung des arteriellen Hypertonus (Bluthochdruck). Der Blutdruck war plötzlich zu hoch. Die Dosis der Medikamente wurde entsprechend hochgesetzt. Nun begann Herr Döbler unter Beschwerden zu leiden, die ihm fremd waren. Ihm war immer wieder schwindelig, er fühlte sich „flau" im Kopf, er war müde und konnte sich nicht mehr konzentrieren. Die Symptome hingen mit dem niedrigen Blutdruck zusammen. Der Hausarzt kehrte zur ursprünglichen Dosierung zurück.

Schon immer fanden sich in guten medizinischen Lehrbüchern Leitlinien, auch wenn man sie früher nicht als solche bezeichnete. Selbst wenn man davon ausgeht, es sei früher alles anders gewesen und heute seien die Menschen besonders kritisch, so wurde Wissen von klugen Köpfen zu allen Zeiten hinterfragt. Dieses Vorgehen bildete seit jeher die Basis für den Fortschritt. Heutzutage werden Leitlinien zu leicht und von zu vielen als vorgeprüfte Handlungsanweisung verstanden, die auch diejenigen anwenden, die gar nicht über Kenntnisse im Zentrum des jeweiligen Problems verfügen. Damit zeigt sich ihre Limitierung. Denn derjenige, der das klinische Problem nicht kompetent beurteilen kann, kann die Leitlinien folglich auch nicht sinnbringend anwenden. Das ist gefährlich, weil wichtige klinische Probleme übersehen werden. Hierzu ein Beispiel, das auf den Krankheitsverlauf von Herrn Döbler zurückgreift:

In der SPRINT-Studie (Systolic blood pressure intervention trial) mit über 9.000 älteren Patienten mit erhöhtem Risiko für Herz-Kreislauf-Erkrankungen ergab sich bei intensiver Blutdrucksenkung eine Senkung der Sterblichkeit im Vergleich zu einer nicht so deutlichen Blutdrucksenkung (*Clinical Trials*, 2014, Vol. 11 [5], pp. 532–546; *The New England Journal of Medicine*, 2015, Vol. 373, pp. 2103–2116). Auf ihren Ergebnissen basieren die angesprochenen neuen Normwerte. Zugleich fanden sich bei intensiver Blutdrucksenkung deutlich häufiger unerwünschte Wirkungen der Arzneimittel wie Schwindel, Müdigkeit, Sturzgefahr und Nierenversagen.

Die ACCORD-Studie (Action to Control Cardiovacular Risk in Diabetes, www.accordtrial.org/) warnt nun davor, Blutzucker- und Blutdruckwerte zu tief einzustellen, und die „Choosing wisely"-Arbeitsgruppe der amerikanischen geriatrischen Fachgesellschaft hat damit begonnen, je nach Alter und Begleiterkrankungen sehr differenzierte Blutzucker- und Blutdruckempfehlungen herauszugeben (*Arzneimittelbrief*, 2018, Nr. 52 [3], S. 23). Künftige Studien und Leitlinien zur Behandlung des erhöhten Blutdrucks sollten also mehr als bisher individuelle Ko-Faktoren berücksichtigen, wie das Alter, die begleitenden Erkrankungen, die Gebrechlichkeit, die anderen Arzneimittel sowie die jeweilige Präferenz (*Arzneimittelbrief*, 2015, Nr. 49, S. 89–91 und 2016, Nr. 50, S. 4–6). Dabei ist es noch gar nicht so lange her, dass die Lockerung der Zielwerte für besondere Patientengruppen als großer Fortschritt gefeiert wurde. Die Haltbarkeitsdauer von Leitlinien ist also mitunter recht kurz. Das fördert Fragen zu ihrer Sinnhaftigkeit. Solange in der Leitlinienliteratur nur Momentaufnahmen Berücksichtigung finden, die sich jederzeit ändern können, und nicht größere übergeordnete Zusammenhänge, entwerten sich die Leitlinien selbst.

> Ein Weg, Leitlinien zu verstetigen, könnte darin bestehen, in einzelnen Bereichen allgemeinere Empfehlungen auszusprechen, als die Ergebnisse kürzlich veröffentlichter Studien hergeben.

Brauchbare Handlungsanweisen in der Praxis einzuführen, sollte das vornehmliche Ziel der Entwicklung und Erstellung von Leitlinien sein und weniger das punktgenaue Abbild der Studien zu einem gegebenem Zeitpunkt (*MMW Fortschritte der Medizin*, 2017, 159 [5], S. 38 und [4], S. 31). Unbestritten ist, dass man durch Leitlinien einen Zuwachs an Klarheit oder ein besseres Bewusstwerden für ein klinisches Problems erreichen kann und dass durch sie ein „standardisiertes" Vorgehen in bestimmten Situationen erleichtert wird. Das funktioniert allerdings nur in relativ wenigen Bereichen zuverlässig. Nicht dort, wo Fragestellungen komplex und verschiedene Krankheiten gemeinsam vorliegen oder es bestimmte Patientenwünsche oder -vorstellungen gibt. Hier benötigen Ärzte Algorithmen, die den Umgang mit Krankheitskombinationen oder anderen Variablen erleichtern. Somit taugt die „evidence-based medicine" kaum als Goldstandard medizinischer Entscheidungen bei Patienten mit komplexen gesundheitlichen Problemen.

Leitlinien, evidenzbasierte Medizin und Multimorbidität

Jeder vierte Deutsche leidet an mehreren Krankheiten zugleich und zwei von drei Personen über 65 an drei oder mehr chronischen Krankheiten (*Deutsches Ärzteblatt*, 2017, Nr. 114 [20]: S. C 812–813). Weder in der Aus- und Weiterbildung noch in der Vergütung nach Fallpauschalen wird diesem Umstand Rechnung getragen. In anderen Ländern hat man hingegen begonnen, sich dem Thema der Multimorbidität zu widmen. In Großbritannien untersuchten Ärzte die einschlägigen Empfehlungen des „National Institute for Health and Care Excellence" im Kontext mit elf Leitlinien und konnten Risiken der Interaktion finden, die in der jeweiligen Indexleitlinie übersehen worden waren. So eine Initiative wäre für Deutschland ein wichtiger erster Schritt, um jedem einzelnen Patienten gerecht zu werden.

> Leitlinien sind Behandlungskorridore, von denen man in begründbaren Fällen abweichen kann. Sie entfalten keine unmittelbare rechtliche Wirksamkeit und stellen kein unmittelbar wirkendes rechtsnormierendes Normengefüge dar (*Deutsches Ärzteblatt*, 2001, Nr. 98 [6]: S. B 247–248).

Die Alltagstauglichkeit von Leitlinien wurde in den vergangenen Jahren immer wieder kritisch beäugt (*Deutsches Ärzteblatt*, 2015, Nr. 112 [50]: S. C 1712). Für den Hausarzt ist es praktisch unmöglich, zu jedem relevanten Thema Leitlinien zu studieren, die für sich genommen – wie zu Beginn dieses Kapitels erwähnt – bereits den Umfang eines Kurzlehrbuches besitzen, geschweige denn zur Anwendung zu bringen.

> Unter evidenzbasierter Medizin ist zu verstehen: „… der gewissenhafte, ausdrückliche und vernünftige Gebrauch der gegenwärtig besten externen, wissenschaftlichen Evidenz für Entscheidungen in der medizinischen Versorgung individueller Patienten" (*Deutsches Ärzteblatt,* 2015, Nr. 112 [51–52]: S. A 2190–2192).

Die „evidence-based medicine" bildet die Grundlage von Leitlinien. Man versteht darunter „gesichertes Wissen". Im englischen Sprachraum ist damit eine besondere Methode des Wissenserwerbs gemeint. Leitlinien, die auf dieser Art der Medizin fußen, waren nicht erst in den letzten Jahren umstritten (*Deutsches Ärzteblatt*, 1998, Nr. 95 [36]: S. 2056–2058). Bei bestimmten Fragestellungen hat aber durchaus die evidenzbasierte Medizin ihren Sinn und verhindert eine beliebige Medizin, die ungeprüft zur Anwendung kommt. Die englische „Cochrane Collaboration" wertet seit 40 Jahren Studien zur „evidence-based medicine" aus. Archie Cochrane, Begründer der evidenzbasierten Medizin, forderte damals den Aufbau eines Registers für systematische Reviews, in denen die Studienlage nach strengen und transparenten Kriterien bewertet wird. Danach sind viele Studien kaum das Papier wert, auf dem sie gedruckt wurden.

Welchen Stellenwert hat also in Zukunft das auf Erfahrung beruhende, individuelle Urteil? Für die Behandlung älterer Menschen mit mehreren chronischen Krankheiten muss man sich auch weiterhin auf die Erfahrung der Ärzte verlassen. Man schätzt, dass insgesamt nicht mehr als 10 bis 15 Prozent all dessen, was in der Medizin geschieht, durch evidenzbasierte Studien gestützt wird. Die bestmögliche und auf einen Patienten angewandte Medizin stellt somit eine Schnittmenge der Patientenerwartungen, der klinischen Expertise des Arztes und der durch wissenschaftliche Forschung gewonnenen Evidenz dar. Der Einsatz randomisierter kontrollierter Studien begünstigt dabei bestimmte häufig vorkommende Krankheitsbilder und Behandlungen. Seltene Krankheiten werden ignoriert, denn hier ist eine Durchführung von Studien schwierig, wenn überhaupt möglich und ihre Ergebnisse sind nur eingeschränkt auf die Praxis übertragbar. Studien benötigen eine gesicherte Finanzierung, akademische Bedingungen, eine bestimmte Patientenzahl, Neutralität, Gleichheit der Studienbedingungen und ein einfach einzuhaltendes Protokoll. Sie werden heute vornehmlich mit dem Ziel konzipiert, teure Behandlungen mithilfe einer finanztüchtigen Lobby auf den Markt zu bringen, die auf Massenerkrankungen zielen. Man formt sich den „marktgerechten Patienten" (siehe Dokumentation von Leslie Franke und Herdolor Lorenz unter www.der-marktgerechte-patient.org).

> *Ulrich Bachmann – Mit 85 Jahren 17 Tabletten am Tag*
> *Herr Bachmann war 85 Jahre alt und wurde vor drei Jahren mit einer Prostatakrebserkrankung diagnostiziert. Nach der Operation schritt seine Erkrankung fort, Chemotherapie und antihormonelle Behandlungen kamen hinzu. Neue Arzneistoffe sollten das Fortschreiten aufhalten. Ulrich Bachmann litt zugleich an anderen Krankheiten, hatte in letzter Zeit erheblich an Gewicht verloren und war nur noch ein Schatten seiner selbst. Nach seiner letzten Therapie kam er zu mir. Der Patient war Opfer einer Übertherapie geworden. Die zahllosen Medikamente wurden zu lange verabreicht und brachten Herrn Bachmann keinen Nutzen. Man hätte sie frühzeitiger beenden müssen. Wenige Tage später starb Ulrich Bachmann*

Eine öffentliche Diskussion über die Frage, unter welchen Umständen Behandlungen zu welchen Preisen und mit welchem Ziel durchgeführt werden dürfen, können und sollten, findet in Deutschland nur zögerlich statt. Es geht um die herausfordernde Frage, unter welchen Umständen der hohe Preis eines Arzneimittels im Einzelfall zu rechtfertigen ist. Bei unserem Patienten weiß man nicht, ob er ohne die letzte Therapie länger hätte leben können. Der Maßstab für die Beantwortung solcher Fragen kann aus meiner Sicht nur der Patient selbst sein, sein Gefühl, seine Wünsche, seine Vorstellungen. Will er seine Zeit zu Hause mit Freunden bei akzeptablem Wohlbefinden verbringen oder bevorzugt er es, die gewonnene Lebenszeit mit Beschwerden durch die Therapie alleine im Krankenhaus zu verbringen? Patienten sollten häufiger vor eine solche Wahl gestellt werden! In anderen Ländern werden solche Debatten über den individuellen Nutzen und die Kosten eines gewonnenen Lebensjahres weniger tabubehaftet und öffentlich geführt.

Kriterien für die Gerechtigkeit in der Medizin unter ethischen Gesichtspunkten sind die Verfügbarkeit („utility") der Maßnahmen, die Gleichheit („equality") im Zugang zu diesen Maßnahmen sowie die Einräumung einer Priorität für diejenigen, denen es am schlechtesten geht („priority for the worst off").

Arzneimittelkosten

Die meisten Ethiker favorisieren die Gabe von Medikamenten an möglichst vielen Patienten und nicht die Gabe teurer Medikamente an wenigen. Übertragen auf Deutschland hieße das, die Entscheidung kostenintensiver Arzneimittel für wenige Patienten zumindest im Grundsatz zu überdenken, wenn freiwerdende Ressourcen für andere dezidiert benannte Zwecke im Gesundheitswesen vielen dadurch zugutekämen.

> Die Weltgesundheitsorganisation argumentiert, bei einem globalen Bruttoinlandsprodukt von 78 Billionen Euro jährlich seien genügend Ressourcen übrig, um allen Menschen dieser Welt eine angemessene Gesundheitsversorgung zukommen zu lassen (www.WHO.int/whr/1999/en/whr99_dgmessage_en.pdf). Dieses Statement muss man auf sich wirken lassen!

Amerikanische Forscher eines Krebsforschungsinstituts haben hinsichtlich der Arzneimittelpreise wichtige Fragen gestellt und sind zu verblüffenden Antworten gekommen (*Journal of the American Medical Association, Intern. Med.*, 2017, Vol. 177 [11], pp. 1569–1575):

1. Korrelieren die exorbitant hohen Verkaufspreise wirklich mit hohen Forschungs- und Entwicklungskosten? Die Antwort lautet: eindeutig nein. Diese seien zwar meist intransparent, doch die Antwort sei eindeutig.
2. Korrelieren die Kosten mit den Aufwendungen für die Herstellung? Klare Antwort: nein.
3. Korrelieren die hohen Herstellerpreise mit dem Grad der Innovation und dem klinischen Nutzen, also eines besonderen Wirkmechanismus und den Vorteilen einer Behandlung? Eindeutige Antwort: nein.

Die gegenwärtig praktizierte Weise der Arzneimittelentwicklung und -zulassung sowie deren Finanzierung begünstigt einfach durchzuführende lukrative Therapien für häufig vorkommende Krankheiten. Benachteiligt werden seltene Erkrankungen sowie wenig kostenintensive und nicht pharmakologische Behandlungen. Eine moderne Studie mit pharmakologischem Hintergrund inklusive Zulassungsverfahren verschlingt heute über eine Milliarde Euro. Demgegenüber stehen chirurgische Behandlungsstudien, deren Kosten einen Bruchteil ausmachen. Nicht zuletzt durch Bemühungen von Lobbyisten kommt es zu einer Verzerrung des Bildes in der Medizin zugunsten des Einsatzes von Medikamenten. Ergebnisse methodisch perfekt durchgeführter Untersuchungen erweisen sich häufig als gefärbt, weil abhängig von der Finanzquelle. Neben Verzerrungen, Nivellierungen, Unter- und Überschätzungen verbleibt die Kluft zwischen Studie und klinischem Alltag. Sie entsteht durch die Auswahl von Studienpatienten, die normale Kranke nur selten widerspiegeln. Krebsmedikamente sind zwischen 2005 und 2013 weltweit um das 35-Fache gestiegen (*The Lancet Oncology*, 2013, Vol. 15, p. 1165). Gemäß Daten des Institute for Human Data Science (IQVIA) sind die Ausgaben einschließlich Begleitmedikamenten zur Beherrschung unerwünschter Wirkungen von 96 Milliarden US-Dollar im Jahr 2013 auf 133 Milliarden im Jahr 2017 gestiegen. Für 2022 werden 200 Milliarden erwartet (*Global Oncology Trends 2018, Innovati-*

on, Expansion and Disruption, Institute Report, May 24, 2018). Die Arzneimittel verursachen in Deutschland 13 Prozent der Gesamtkosten aller Arzneimittel (*Deutsches Arzneibuch,* 2016, Nr. 50, S. 1–4). Von den 42 Milliarden Euro Arzneimittelausgaben der gesetzlichen Krankenversicherung im Jahr 2016 entfielen 5,35 Milliarden auf onkologische Präparate (IGES-Institut, *Arzneimittelatlas 2017.* Berlin: Medizinisch Wissenschaftliche Verlagsgesellschaft).

Menschen in Ländern, die ihre Kosten für teure Medikamente am Lebensende selber zahlen müssen, entscheiden sich bei genauer Aufklärung zumeist gegen eine solche Behandlung. Das ist umso mehr der Fall, wenn man vorher nicht weiß, ob die Therapie auch sicher hilft oder wie man sie verträgt. Bevor man sein Vermögen verliert, um zwei Monate länger zu leben, verzichtet man auf eine solche Behandlung. In einem Solidarwesen wie in der Bundesrepublik interessiert den einzelnen Patienten nicht, was seine Behandlung kostet. Die Frage kann aber gestellt werden, ob das so sein muss. In den USA hat man 2013 durch Onkologen eine Skala entwickelt, worüber Patienten über die Kosten ihrer Behandlung in Kenntnis gesetzt werden.

> „Die höchste Stufe ist: Ich verkaufe mein Haus, um die Kosten für mein Medikament zu bezahlen, lebe etwas länger, bin aber bankrott", sagt der Onkologe Wolf-Dieter Ludwig.

Der Familie nicht schaden zu wollen, ist natürlich ein viel stärkeres Motiv, als der Gesellschaft nicht schaden zu wollen. Letztlich sollte ein Diskussionsprozess angestoßen werden, um vorausschauend eine Debatte über gerechte Verteilungskriterien für knappe Mittel zu führen, wie es 2011 bereits der deutsche Ethikrat einforderte.

Gefälschte und illegale Arzneimittel

Arzneimittelfälschungen ergänzen die kriminellen Machenschaften in Teilen der Branche, in denen besonders hohe Umsätze erzielt werden. Zuletzt waren es Panschereien eines Apothekers aus Bottrop – wie schon zu Beginn des Buches erwähnt –, denen mehr als 14.000 Patienten anheimgefallen sind. Jetzt wird vorgeschlagen, die gesamte Herstellung von Krebsmedikamenten in die Hände von Krankenhausapothekern zu legen und das System der Schwerpunktapotheken abzuschaffen. Der Bundestagsabgeordnete und Arzt Karl Lauterbach geht noch einen Schritt weiter und will die niedergelassenen Krebsärzte an die Krankenhäuser binden oder gleich ganz abschaffen. Die finanziellen Anreize für einen privaten Geschäftsmann seien einfach andere als für einen angestellten Apotheker oder Arzt, meint er (*ZEIT*, 2017, Nr. 46).

2018 gab es in dem Zusammenhang mit onkologischen Medikamenten noch einen weiteren Skandal. Das Unternehmen Lunapharm organisierte den Vertrieb von Arzneimitteln aus einem Einfamilienhaus im brandenburgischen Mahlow heraus und war damit vermutlich seit 2013 Teil eines internationalen kriminellen Netzwerkes. Es steht im Verdacht, in Deutschland mit gestohlenen Krebsmedikamenten aus Griechenland, Zypern und möglicherweise Italien gehandelt zu haben. Die Gesundheitsministerin des Landes kostete der Skandal ihr Amt. Die zuständige Aufsichtsbehörde, das Landesamt für Arbeitsschutz, Verbraucherschutz und Gesundheit, und die Fachaufsicht im Ministerium haben versagt. Aufmerksamen Journalisten ist es zu verdanken, dass der Fall überhaupt aufgedeckt wurde. 4.651 gestohlene Arzneimittelpackungen sollen allein zwischen 2015 und 2017 im Wert von 11 bis 20 Millionen Euro bezogen worden sein. 231 Patienten sind davon betroffen, unter Umständen Arzneimittel erhalten zu haben, deren Wirksamkeit durch den Transport, die Lagerungsbedingungen oder sonstige Einflussfaktoren eingeschränkt gewesen ist. So etwas lässt sich erfahrungsgemäß schlecht nachweisen. Auch das bereits erwähnte Buch von Oliver Schröm und Niklas Schenck *Die Krebsmafia – Kriminelle Milliardengeschäfte und das skrupellose Spiel mit dem Leben von Patienten* und die Internetseiten www.krebsmafia.de sowie www.panorama.de liefern wertvolle Informationen zu illegalem Umgang mit Arzneimitteln.

Es lohnt sich also auch aus anderen Gründen nur dann Medikamente einzunehmen, wenn man sie auch wirklich benötigt. So viel wie nötig und so wenig und so kurz wie möglich, lautet die Devise. Es gelangen nämlich immer wieder gefälschte und illegale Arzneimittel in den Verkehr. Krankheiten werden dann nicht richtig behandelt oder man erkrankt sogar durch Präparate, deren Dosis von den Vorgaben abweicht und deren Wirkstoffe nicht bekannt, nicht geprüft oder nicht unter pharmazeutischen Bedingungen verarbeitet werden, die deutschen Standards entsprechen. 2015 sind gefälschte Medikamente im Wert von 3,9 Millionen Euro sichergestellt worden. Als amtierender Weltmeister im Datenschutz sind die Deutschen bei Bestellungen aus dem Internet zugleich besonders risikofreudig. Mehr als jeder Dritte ist angeblich bereit, die oft risikobehafteten Produkte zu bestellen. Oft werde nicht einmal das Impressum der Firmen gelesen.

Wie gutgläubig, arglos oder auch naiv Patienten manchmal sind, zeigt sich an folgendem Beispiel: Bei einer von Ermittlern eingerichteten Fake-Adresse einer Internet-Apotheke seien 1.400 Bestellungen eingegangen – obwohl im Impressum explizit der Hinweis gegeben wurde, Anbieter würden nur darauf aus sein, die Kunden zu „belügen und zu betrügen". Verbraucher sollten sich also vorsichtig verhalten, wenn sie bei Internethändlern rezeptpflichtige Arzneimittel ohne Rezept oder nach Ausfüllen eines Online-Fragebogens bestellen. Das ist nämlich illegal.

Um die Anzahl sinnvoller und in ihrer Wirksamkeit bewiesener und wissenschaftlich erprobter Arzneimittel auf ein vernünftiges Maß zu senken und damit der Übersichtlichkeit Genüge zu tun, sollte eine Positivliste erarbeitet werden, in der die wichtigsten Arzneimittel für die Behandlung von Krankheiten aufgeführt sind.

Diese Initiative, die schon 1992 im Gesundheitsstrukturgesetz geplant und 2003 erneut zurückgestellt wurde (*Arzneiverordnungs-Report,* 2003, Nr. 2), sollte man dringend wiederbeleben. Zaghafte Versuche, wenigstens die wichtigsten Hundert zu beschreiben, sind gerade vor wenigen Jahren veröffentlicht worden (Martin Smollich & Martin Scheel, *Arzneistoffe – die TOP 100.* Schattauer, 2015). Für die Behandlung aller Krankheiten sind nicht mehr als 500, maximal 1000 verschiedene Arzneistoffe notwendig. Deutschland stehen aber über 100.000 (!) verschiedene Medikamente zur Verfügung. Eine von der Arzneimittelkommission der Deutschen Ärztekammer verabschiedete Positivliste mit den in Wirkung und Nutzen gesicherten Medikamenten wird von den meisten Herstellern, Fachgesellschaften und Politikern abgelehnt. Man befürchtet, eine Positivliste würde Arbeitsplätze kosten. Die meisten europäischen Länder verfügen über eine solche Liste von Stoffen, die zulasten der Krankenkasse verordnet werden. Immerhin erstellt das Bundesinstitut für Arzneimittel und Medizinprodukte zurzeit im Abgleich mit der WHO-Liste der essenziellen Arzneimittel eine solche Liste. Sie kann als Grundlage dienen, angesichts der zunehmenden Lieferengpässe verschärfte Bevorratungsregelungen durchzusetzen (*Deutsches Ärzteblatt*, 2017, Nr. 114 [11]: S. C 434).

Eine Positivliste würde Übersichtlichkeit schaffen, unnötige Vielfalt reduzieren, Kosten senken und eine gezieltere Arzneimitteltherapie beim Patienten bewirken.

Annemarie Reichelt – Arzneimittel und Informationen im digitalen Zeitalter.
Gegen mangelhaften Informationsfluss
Annemarie Reichelt konsultiert mehrere Fachärzte gleichzeitig. Ihr bleibt keine andere Wahl, viele verschiedene Beschwerden traten auf. Es ging mit dem Zahnarzt los und mit dem Augenarzt weiter. Es gibt eine Frauenärztin, den Hausarzt natürlich und immer wieder muss sie zu einem Nervenspezialisten und einem Orthopäden. Neulich hatte sie ein Problem an der Haut und ein niedergelassener Dermatologe wurde in Anspruch genommen. Jeder Arzt verordnete Arzneimittel, doch keiner weiß von dem anderen. Frau Reichelt hatte der Frauenärztin nichts von ihrem Orthopäden und dem Orthopäden nichts von dem Neurologen mitgeteilt. Zwar laufen beim Hausarzt einige (nicht alle) Mitteilungen über die Diagnosen und medikamentösen Empfehlungen ein, doch die Notizen stehen auf dem Papier und ein einzelnes Dokument mit allen Diagnosen und Medikamenten gibt es nicht.

In Zeiten globalen Internets mutet es sonderbar an, wenn man sich in Deutschland weiterhin auf seitenlange Arztbriefe aus Papier, altmodische Rezeptblöcke und zerfledderte Impfpässe verlässt. Seit 2014 können Ärzte in Belgien bereits elektronische Rezepte ausstellen und Finnland verzichtet schon lange vollständig auf Rezepte in Papierform. Zufallsbefunde in der handgeschriebenen Krankenakte und Arztbriefe, die ihren Adressaten mal erreichen, mal aber auch nicht, führen zu unnötigen Ausgaben im System. Sie behindern Ärzte, die nach Aufnahme ins Krankenhaus auf mühsame Weise Medikamente und Diagnosen in Erfahrung bringen müssen. Nur jeder fünfte Patient, der täglich mehrere

Arzneimittel einnimmt, kennt seine Medikamente. Arztbriefe aus anderen Kliniken müssen angefordert und lädierte Datenträger mit Röntgenbefunden eingelesen werden. Das 2018 zur Umsetzung gekommene Europäische Datenschutzgesetz erschwert eher die telefonische Übermittlung von Informationen über Patienten, E-Mails sind nicht sicher genug und so verzögert sich der Datenaustausch erstmal weiter. Die Konsequenz: Man führt Labor- oder Röntgenuntersuchungen noch einmal durch und unterzieht den Patienten überflüssige Doppeluntersuchungen. Dass wichtige Vorbefunde unter den Tisch fallen, erklärt sich von selbst. Die Datenübertragung per Post, Fax oder Telefon kann sich über Tage hinziehen und verlängert unzählige Krankenhausaufenthalte. Vor allem aber werden unzählige Patienten falsch behandelt, kommen zu Schaden oder sterben sogar infolge falsch eingenommener oder rezeptierter Arzneimittel oder weil Diagnosen nicht bekannt sind. Zeit und Geld im System sind ja anscheinend vorhanden, unendliche Geduld ebenso.

E-Health

Nach Vorbereitungen, die 2003 ihren Anfang nahmen, hatte der Deutsche Bundestag 2015 endlich das E-Health-Gesetz („Gesetz für sichere digitale Kommunikation und Anwendung im Gesundheitswesen") verabschiedet. Über eine Milliarde hat das Unterfangen bislang gekostet. Viel herausgekommen ist dabei nicht. Seit 2014 wird immerhin im Rahmen der Arzneimittelinitiative in Sachsen-Thüringen ein Konzept zur besseren Versorgung mit Arzneimitteln erprobt. Herzstück ist das *„Management der Medikation"*, bei dem Apotheker dem Arzt einen Medikationsplan auf seinem Server zur Verfügung stellt, auf dem er sich etwa über Arzneimittelwechselwirkungen sachkundig machen kann. Es scheint gut zu funktionieren, findet aber bis heute nicht den Weg in die allgemeine Regelversorgung in Deutschland (*Deutsches Ärzteblatt*, 2016, Nr. 113 [27–28]: S. C 1076–1077).

Auf der bis 100 reichenden Digitalisierungsskala erzielte das Gesundheitswesen in Deutschland gerade einmal 37 Punkte und befand sich 2017 europaweit auf dem letzten Platz! Bis 2022 wird sich der Wert nach Schätzungen des Zentrums für Europäische Wirtschaftsforschung auf lediglich 39 Punkte erhöhen (TNS Infratest, 2017). Die fünf größten Blockaden sind allgemein bekannt:

1. starre gesetzliche Regelungen, wie das viel zu lange zementierte Fernbe-
   handlungsverbot (erste Aufweichung erfolgte 2018 in Baden-Württemberg), die allgemeine Praxispflicht sowie unnötige Reglementierungen für
   digitale Start-up-Firmen
2. überholte Strukturen bei den Krankenkassen (hinderlich hier die Daten-
   schutzproblematik sowie haftungsrechtliche Ansprüche und fehlende Qua-
   litätsnachweise/Nutzenbewertungen)
3. die gegenläufigen Interessen der einzelnen Akteure (Selbstverwaltungsorga-
   ne wollen eher den Status quo erhalten und Partikularinteressen schützen)
4. das Dickicht aus komplexen und unübersichtlichen datenschutzrechtlichen
   Regelungen, das Unternehmen bei der Entwicklung digitaler Angebote
   hemmt, und
5. die nicht ausreichenden Informationen und Chancen über die Möglichkeiten der Digitalisierung bei Verbrauchern und Ärzten.

Nachdem in Österreich die elektronische Gesundheitskarte bereits 2005 eingeführt worden ist und die man in unserem Land hätte übernehmen können,
sollte sie in Deutschland endlich 2016 zur Pflicht werden. Doch im Herbst 2017
prangerte der Bund der Steuerzahler in seinem Schwarzbuch die elektronische
Gesundheitskarte als milliardenschwere Fehlinvestition an. 1,7 Milliarden Euro
seien an Kosten aufgelaufen und weitere 1,5 Milliarden bereits verplant. Viele
Jahre nach dem Start des ambitionierten Projekts bringe die Karte (sie enthält
lediglich biografische Informationen) noch immer keinerlei Zusatznutzen.
Jetzt müsse man feststellen, dass sogar die Technik veraltet sei.

Dabei hatte man große Erwartungen an die Karte geknüpft. Das Management von Versicherten-Stammdaten sollte modernisiert und Notfalldaten,
ein Medikationsplan sowie die Patientenakte auf den Weg gebracht werden.
Leistungsbringer (Apotheker, Praxisinhaber, Klinikärzte etc.) sollten direkt
Zugriff auf die Patientendaten haben. Doppeluntersuchungen wollte man
vermeiden, Polypharmazie reduzieren und die Abstimmung untereinander
verbessern. Ende 2017 war davon noch nichts erkennbar. Ab 2018 sollten wenigstens Notfalldaten auf Wunsch des Patienten gespeichert werden können
und gegen Ende des Jahres in allen Praxen und Krankenhäusern die notwendige Telematik-Infrastruktur vorhanden sein. Im Verlauf der Konzeption und
Erstellung dieses Buches musste ich feststellen, dass auch diese Ambitionen
mit der Zeit an der Realität vorbeigegangen sind. Die elektronische Patienten-

akte wird dann wohl irgendwann in oder ab 2019 als freiwilliges Angebot kommen.

Telemedizin

Eine langfristig angelegte nationale E-Health-Strategie stand lange aus (*Deutsches Ärzteblatt,* 2015, Nr. 112 [50]: S. C 1697–1698), sodass einige Kassen begannen, mit eigenen Lösungen ins digitale Zeitalter zu starten. Nichts im Netz ist so wertvoll wie viele Nutzer. Mit der Möglichkeit der Videotelefonie mit einer eigenen Gebührenordnungsposition hat das E-Health-Gesetz 2017 endlich die Voraussetzungen geschaffen. In der Uckermark und in anderen wenig bevölkerten Regionen des Landes ist die Telemedizin mittlerweile erprobte Realität. Immerhin kann man so zusätzlich zur reinen Telefonie zu den akustischen Eindrücken auch die Körpersprache interpretieren und die Gesichtsfarbe und -mimik beurteilen. Der Arzt auf dem Land spart wertvolle Zeit, die er sonst im Auto verbringt. Jetzt gibt es schon Studien aus anderen Ländern, die zeigen, dass bei gesunden Kindern, die zu Routine-Checks beim Kinderarzt waren, in den darauffolgenden zwei Wochen gehäuft grippeähnliche Symptome auftraten (*Journal of Infection Control and Hospital Epidemiology,* 2015, Vol. 36, p. 5). Dass man im Wartezimmer krank werden kann, ist keine Überraschung, jetzt weiß man es schwarz auf weiß und kann sich noch besser vorstellen, wie wichtig es ist, infektiöse Patienten (oder sehr schwache und alte) lieber zu Hause zu lassen, um als Arzt per Videotelefonie aus der Ferne Ratschläge zu geben und Verordnungen zu treffen. In der Schweiz ist das Konzept zu einer tragenden Säule des Gesundheitswesens geworden. Auch wenn die Videotechnik die persönliche Zuwendung des Arztes nicht ersetzen kann, behandelt man auf diese Weise täglich zwischen 2.000 und 5.000 Patienten. Metaanalysen konnten zeigen, dass mittels Blutdruck-Telemonitoring sogar eine bessere Blutdruckeinstellung im Vergleich zur Selbstmessung ohne Teletransmission der Blutdruckwerte aus dem Alltag und im Vergleich mit der konventionellen Behandlung gelingen kann.

Kluge Köpfe haben schon ein potenzielles „Einsparpotenzial" in Höhe von 39 Milliarden Euro errechnet, wenn die Digitalisierung im Gesundheitswesen flächendeckend zum Einsatz käme (*Deutsches Ärzteblatt,* 2017, Nr. 114 [18]: S. C 720). Während es uns andere Länder vormachen, etwa Finnland, wo bereits seit

2007 für knapp neun Millionen Menschen 300 Millionen Datensätze über Behandlungen, Laborwerte, Krankenhausaufenthalte und Verschreibungen im System „Kanta" festgehalten werden, oder Österreich, wo Mitarbeiter des österreichischen Gesundheitsministeriums den Deutschen anboten, doch einfach ihr System zu übernehmen, sperrte sich nicht nur die Bundesärztekammer lange vehement gegen das Risiko der Datenspeicherung. Spätestens seit dem „Cyberattack" auf das britische Gesundheitswesen im Mai 2017, bei denen der Virus „WannaCry" unzählige Rechner lahmgelegt und Schäden in Millionenhöhe angerichtet hatte, steht fest, dass es einer übergeordneten Strategie bedarf, um neueste Technologie, modernen Datenaustausch (durch mobile Datenträger mitunter auch als mHealth bezeichnet) und Sicherheit im Netz unter einen Hut zu bringen (*The New England Journal of Medicine*, 2017, Vol. 377 [5], pp. 409–411).

Die elektronische Gesundheitskarte indes hat viele Vorteile. Denken wir an unsere Patientin Frau Reichelt. Sie hilft dem Arzt zu erfahren, wie der Kollege seinen Patienten behandelt hat. So reduziert man Doppel- und Dreifachuntersuchungen. Auch Vertretungen des Praxisinhabers erleichtert man die Arbeit und Arzneimittelwechselwirkungen kann man besser auf die Spur kommen. Das Bundesgesundheitsministerium schätzt, dass jährlich über 250.000 Klinikeinweisungen auf das Konto von Medikationsfehler gehen und dass fast zwei von drei pflegebedürftigen Patienten an den Folgen einer Übermedikation leiden. Das sind über 1,7 Millionen! Der *Gesundheitsreport* 2017 belegt, dass „Polypharmazie" das Sturzrisiko bei Heimbewohnern, die fünf oder mehr Medikamente einnehmen, um das Vierfache erhöhen. Bei der Einnahme von zehn oder mehr Arzneistoffen sogar um das Sechsfache. Mittlerweile existieren verschiedene Werkzeuge zur Verbesserung der Pharmakotherapie bei älteren Patienten. Aufgrund der Tatsache, dass ältere und multimorbide Menschen nicht in Studien aufgenommen werden, auf denen die Leitlinien basieren, ist die Evidenz für viele pharmako-therapeutische Behandlungen für diese Population nicht gegeben. Somit entwickelt sich eine Grauzone, innerhalb derer abgewogen werden muss, ob bestimmte Medikamente sinnvoll sind. Das gezielte Absetzen von Arzneimitteln erfordert eine Individualisierung von Leitlinien sowie Gespräche zwischen Ärzten und Patienten (und Angehörigen) sowie eine engmaschige Überwachung (*Arzneimitteltherapie*, 2018, Nr. 36, S. 294–301; *Journal of the American Medical Association, Intern. Med.*, 2015, Vol. 175, pp. 827–834).

Weil eine medizinisch nicht indizierte Verschreibung von Medikamenten leider häufig vorkommt (siehe AOK-Pflegereport, 2017) und als Behandlungsfehler eingestuft werden muss, sollte die Ausbildung von Ärzten diesbezüglich natürlich verbessert werden. Über elektronisch erfasste Arzneimittellisten kann man Wechselwirkungen schnell erkennen. Darüber hinaus können Listen, die von Ärzten für Ärzte entwickelt worden sind, die Arzneimittelsicherheit im Alltag erhöhen (Listen wie Beers, STOPP/START, PRISCUS, FORTA; *American Medical Technologies* [AMT], 2018, Vol. 36 [4], pp. 117–118). Sie berücksichtigen die Besonderheiten der Arzneimitteltherapie bei älteren Menschen und die Indikation, Dosis, Interaktion, Umsetzbarkeit, das Therapie-Monitoring sowie das Infragestellen der Indikation (sogenannte IDIUTI-Parameter; *Medizinische Monatsschrift für Pharmazeuten*, 2016, Nr. 39, S. 403).

> Etwa jede zehnte Krankenhauseinweisung ist auf unerwünschte Medikamentenwirkungen zurückzuführen und jedes Jahr sterben etliche tausend Menschen in Deutschland an den Arzneimittelinteraktionen (*Deutsches Ärzteblatt*, 2012, Nr. 109: S. 33–34).

Vermutlich lassen sich durch die Datenverknüpfung auch die Ausgaben prüfen und die Kosten um bis zu 20 Prozent senken (*Frankfurter Allgemeine Sonntagszeitung*, 2015, Nr. 42). Aus Gründen der Besitzstandswahrung und aus Bequemlichkeit kommt man aber nicht weiter. Datenschutzrechtliche Vorgaben werden allzu gerne als Einwand vorgeschoben. Behaupte niemand, die Vorteile für Gesundheit und Budget würden nicht die Gefahren von Datenmissbrauch überwiegen! Verlogen auch die Befürchtung, am Ende des Prozesses stünde der gläserne Patient. Diese Sichtweise entmündigt Bürger, die bereits heute ihre Krankheitsgeschichte freiwillig im Netz ausbreiten. Und wer weiß denn als Patient, was bereits heute alles in seiner Karteikarte steht? Auch hier hätte bereits einiges für die Mündigkeit der Patienten getan werden können. Datenschutz ist wichtig. Er gewährleistet die Privatsphäre des Patienten und sein Recht auf informationelle Selbstbestimmung. Nur wer Daten schützt, kann verhindern, dass sie missbraucht werden. In anderen Ländern gehört die Verknüpfung anonymisierter Patienten- und Krankenhausdaten längst zum Standard. Dadurch gestaltet man Vergütungsanreize für Ärzte und Krankenhäuser transparenter. Das sieht das Krankenhausreformgesetz der Regierung immerhin im Grundsatz vor. Gegenwärtig werden skrupellose Ärzte und Krankenhäuser dafür belohnt, wenn sie unsinnige Leistungen erbringen.

Wie schon erwähnt, liegt Deutschland im internationalen Vergleich bei der Digitalisierung im Gesundheitswesen auf einer Skala von 0 bis 7 hinter Dänemark (5,3), den Niederlanden (4,5) und sogar Spanien (3,6) mit 2,2 ganz hinten. Dabei beansprucht Deutschland im Bereich Digitalisierung in anderen Branchen einen Spitzenplatz. Jeder Schraubenfabrikant hat heute seine Produktion digitalisiert. Der mangelhafte Digitalisierungsgrad korreliert mit der im Vergleich hohen Bettendichte und Anzahl von Krankenhäusern. Wahrscheinlich hat beides miteinander zu tun. Die Folgen nicht vorhandener oder nicht abgeglichener Datenbanken liegen auch jenseits des unmittelbaren Nutzens für den Patienten auf der Hand: Niemand überprüft gegenwärtig, ob teure Krebsmedikamente für Patienten überhaupt einen Zusatznutzen erbringen. Es gibt auch keine Instanz, die erfasst, ob die Arzneimittel, die man verschreibt, vom Patienten besorgt und eingenommen werden.

Institute zur Qualitätssicherung im Gesundheitswesen führen über ihre Datenbanken bereits heute Informationen über einzelne Patienten zusammen. Dort erfasst man, ob ein Patient innerhalb von 30 Tagen nach Entlassung aus einem Krankenhaus stirbt. Das Institut für das Entgeltsystem im Krankenhaus (InEK) wiederum führt in einer anderen Datenbank zusammen, wie die Behandlung dieser Patienten vergütet wird. Um zu verstehen, wie falsche Anreize bei der Vergütung entstehen und ob sie die Sterblichkeitsrate beeinflussen, müsste man beide Datenbanken eigentlich zusammenbringen. Das ist in Deutschland aber leider verboten. Das Datenzentrum des Statistischen Bundesamtes müsste die Abrechnungsdaten von Patienten für die gesundheitsökonomische Forschung zugängig machen, anonymisiert und unter Auflagen. Das geschieht offenbar aus Prinzip nicht! Ich bin sicher: Durch bessere Erforschung der Anreizstrukturen in der Finanzierung und durch entsprechende Anpassungen könnten Menschenleben gerettet werden.

Auch innerhalb der Krankenkassen funktioniert die interne Plausibilisierung offenbar nicht gut genug. Wie konnte es passieren, dass ein multimorbider Patient, der viele Leistungen in Anspruch genommen hatte, plötzlich nach seinem letzten Arztbesuch am 7. November 2006 nie mehr ein Lebenszeichen von sich gab, die Beiträge zur Krankenversicherung jedoch immer weiter flossen? Erst im Januar 2017 fiel auf, dass der Rentner von einem Nachbarn ermordet, zerteilt und in einer Gefriertruhe aufbewahrt worden war, während er selbst die Rente des Verstorbenen bezog. Niemand seitens der Krankenkasse war das aufgefallen (*ZEIT,* 2018, Nr. 6).

12.2 Medizinische Leistungen priorisieren

> *Norbert Keller – Mit Blaulicht zur 3. Intensivstation. Fehlende Priorisierung medizinischer Leistungen schadet*
> *Norbert Keller hatte Glück im Unglück. Er wird bei einem Verkehrsunfall schwer verletzt, doch das deutsche Notfallrettungssystem funktioniert weltweit einmalig gut und der Rettungswagen trifft schnell ein. Doch dann beginnt eine Odyssee. Die nächstgelegene Klinik hat kein freies Bett auf der Intensivstation, die zweite auch nicht. Erst die 40 km entfernte dritte Klinik erklärt sich zur Aufnahme bereit. Was wäre passiert, wenn noch mehr Zeit mit Herumfahren verloren gegangen wäre? Braucht das Land mehr Intensivbetten? Was braucht man überhaupt an Medizin? Wonach entscheidet man, wer wohin gehört?*

2014 wurde Ärzten im Rahmen eines Workshops ein Patient mit hohem Blutdruck, Fettleibigkeit und entgleistem Stoffwechsel vorgestellt, wie man ihn millionenfach antrifft. Wie behandelt man einen solchen Allerweltspatienten? Es ging um die Frage der Priorisierung von Behandlungsempfehlungen. Der Patient war Sachbearbeiter in der Verwaltung und verbrachte seine Freizeit mit Fernsehen. Es wurden Laborwerte ausgebreitet und dann sollten die Teilnehmer 16 Behandlungsoptionen auf einer Skala („muss", „soll", „kann", „nicht tun") bewerten. Das Ergebnis: Fast nirgendwo kam es zu einem einheitlichen Meinungsbild. Es zeigten sich lediglich Präferenzen für einige Optionen. Selbst bei standardisierten und vergleichsweise einfachen Patienten scheint ein strukturiertes Vorgehen in der Praxis schwierig zu sein und unterstreicht die Wichtigkeit des Themas der Priorisierung (*Deutsches Ärzteblatt,* 2014, Nr. 111: S. A-1893, S. B-1619, S. C-1551).

Unter Priorisierung versteht man die Vorrangigkeit von vorab definierten Untersuchungs- und Behandlungsmethoden vor anderen. Während Rationierung die Vorenthaltung nützlicher Maßnahmen bedeuten kann, bietet die Priorisierung transparente Kriterien für eine vernünftige Mittelverteilung.

Priorisierung basiert auf der unterschiedlichen Wichtigkeit und Dringlichkeit medizinischer Leistungen bei definierten Krankheitszuständen. Sie räumt den wichtigsten und dringlichsten Verbindungen zwischen klinischen Zuständen und medizinischen Leistungen den höchsten Rang ein. Priorisierung ordnet die Medizin und stellt eine Rangfolge medizinisch relevanter Indikationsregeln auf der Basis bestimmter Werte und Kriterien auf. Priorisierung kann als Mittel gegen eine Unterversorgung, etwa im Bereich der Palliativmedizin und pflegerischen Versorgung, verstanden werden.

Priorisierung ist immer sinnvoll, selbst wenn in der Medizin die Ressourcen zunehmen oder gleich bleiben sollten. Sie dient der Tugend der Mäßigung und begegnet der Verschwendung.

Priorisierung am Beispiel Nordeuropa

Die Gesundheitssysteme in Nordeuropa haben auf die Frage einer gerechten Verteilung vorhandener Ressourcen bereits vor 30 Jahren nach einer Antwort gesucht. Man etablierte durch überparteiliche Expertengremien und entlang bioethischer Prinzipien eine Priorisierungsordnung, wodurch man eine Grundlage für die konkrete Arbeit auf verschiedenen Ebenen gewann. So entstanden in Schweden gleichrangige Gruppen einer Priorisierung mit hohem (zum Beispiel der Versorgung lebensbedrohlicher akuter Krankheiten) und weniger hohem Stellenwert. Daran orientierte sich die Verteilung öffentlicher Gelder. Weniger gab es für die Sterilisation von Mann und Frau ohne medizinische Indikation, für die Behandlung gutartiger Tumoren, chronischer Rückenschmerzen, von Krampfadern als kosmetisches Problem wie auch für den Kaiserschnitt ohne medizinische Indikation. In Finnland etablierte man ein Behandlungsschema für den Hüftgelenksverschleiß, je nachdem, wie stark die Schmerzen, wie lang die Gehstrecke und andere funktionelle Einschränkungen waren. Man versuchte also nicht, jede kaputte Hüfte zu operieren, sondern orientierte sich nach dem Grad der Behinderung (*Deutsches Ärzteblatt*, 2007, Nr. 104 [14]: S. A 930–936 und 2009, Nr. 106 [31]: S. A 1562–1564).

Die in Schweden praktizierte Priorisierung ist eine Absage gegen den gewöhnlichen Utilitarismus, nach dem die Wahl einer medizinischen Maßnahme auf das fallen muss, was den größten Nutzen für die größte Zahl der Menschen mit sich bringt. Noch immer bleibt der einzelne Patient im Blickpunkt und auch hier geht es um seine persönlichen Behandlungsziele (Final Report by the Swedish Parliamentary Priorities Commission. SOU 1995: 5). Auch die Kosteneffizienz ist dem Bedarfs- und Solidaritätsprinzip ausdrücklich nachgeordnet, obwohl ihr im Gegensatz zu Deutschland durchaus Beachtung geschenkt wird.

Der Gesundheitsexperte Heiner Raspe plädierte schon 2013 für eine Priorisierung nach schwedischem Vorbild. Man hatte in Deutschland immer wieder Versuche unternommen, bestimmte Kriterien zu entwickeln, nach denen medizinische Leistungen vergeben werden können. Einige von ihnen sind hochumstritten und werden kaum mehr öffentlich zur Sprache gebracht. Dazu gehört etwa das Lebensalter. So logisch es erscheint, Unterschiede zwischen einem Menschen zu machen, der sein Leben noch vor sich hat, gegenüber demjenigen, der sein Leben mehr oder weniger gelebt hat, so schwierig ist die Entscheidung im Einzelfall, etwa wenn der gebrechliche 70-Jährige noch eine Herztransplantation erhalten soll, wohingegen dem fitten 85-Jährigen unter Umständen eine neue Hüfte verweigert wird, weil er als zu alt gilt. Auch das Thema der Leistungsgerechtigkeit als Kriterium verfängt nicht. Die Idee: Jeder solle in etwa so viel aus der Krankenversicherung herausbekommen, wie er eingezahlt hat. Im Zusammenhang mit dem Alter gibt es noch eine weitere Idee: Wenn die meisten Bürger nicht übermäßig viel in die Krankenversicherung einbezahlen wollen, dann sei es wohl nur gerecht, teure Versicherungsleistungen jenseits der Palliativmedizin auf ein bestimmtes Alter zu begrenzen. Dies bedeute dann angeblich auch keine Altersdiskriminierung, weil ja „im Alter die gleichen Regeln für alle gelten" (*Herder Korrespondenz*, 2002, Nr. 56, S. 605–610). Auch andere Überlegungen halten der Diskussion kaum stand, etwa die nach der ausgleichenden Gerechtigkeit: Wer im Laufe seines Lebens schon viele Krankheiten erlitten hat, soll im Zweifel den Vorzug erhalten (*Angewandte Ethik und Medizin*, 1999, S. 49–64).

Diese und andere nichtmedizinische Kriterien können nur jenen (medizinischen) nachgeordnet sein, die sich durchgesetzt haben. Sie lassen immerhin eine gewisse, klarere Strategie erkennen, etwa wonach sich die Priorisierung am Kosten-Nutzen-Verhältnis ausrichtet. Nutzen können dann die durch eine medizinische Behandlung gewonnenen guten Lebensjahre bedeuten. Nur auf den ersten Blick hat die Priorisierung von Gesundheitsleistungen nach dem Kosten-Nutzen-Prinzip den Nachteil eines utilitaristischen Ansatzes (nach dem es um den größtmöglichen Gesamtnutzen geht). Sinnvolle Therapien sollen im Einzelnen gegeneinander abgewogen werden, Wellnessangebote, Schönheitsoperationen und Ähnliches gehören dann nicht in den Katalog. Es geht also mehr um Nützlichkeitserwägungen.

> Heiner Raspe meint, man müsse und könne „der Ökonomisierung und dem Ausgreifen der Gesundheitsindustrie antagonistisch etwas entgegensetzen: nämlich was man international als ‚Medical Professionalism' diskutiert und 2002 in einer Charta zusammengefasst hat" (*The Lancet*, 2002, Vol. 359, pp. 520–522).

Diese Charta konstatiert Grundprinzipien, Tugenden und Pflichten klinischen Handelns. Ihr Ziel ist es, den ungeschriebenen Vertrag zwischen Gesellschaft und Medizin zu bekräftigen. Priorisierung könnte eine Stütze dieses Vertrags sein, eine Konkretisierung der so gefassten Professionalität und ein (jedenfalls in Schweden) erfolgreiches Modell des Austausches zwischen Politik, Zivilgesellschaft und Medizin. Priorisierung berate die Gesellschaft bei der Versorgungsplanung (*Deutsche Medizinische Wochenschrift*, 2013, Nr. 138, S. 1606–1611; *Deutsches Ärzteblatt*, 2013, Nr. 110 [22]: S. C 944–949). Ein von der Deutschen Gesellschaft für Innere Medizin entwickelter Klinik-Codex soll Ärztinnen und Ärzten dabei helfen, die Auswirkung von Ökonomie kritisch in ihrem persönlichen Arbeitsgebiet zu reflektieren und im Arbeitsalltag ihre ärztlichen Entscheidungen für die sich ihnen anvertrauenden Patienten zu treffen. Mit der Formulierung nimmt sie ihre ethische, soziale und fachgesellschaftliche Verpflichtung wahr, um ihren Beitrag für eine am Kranken orientierte Versorgung einzubringen.

Sollte die Grenze der Finanzierbarkeit für unser solidarisches Gesundheitssystem bald erreicht sein (*The New England Journal of Medicine*, 2017, Vol. 376 [6], pp. 505–507; www.unsgaccessmeds.org/final-report), wäre eine zielgerich-

tete Medizin für den Patienten unter Berücksichtigung vernünftiger Prioritäten auch kostensenkend. In Schweden kann jeder Bürger bereits seit 20 Jahren nachlesen, welche drei Gesundheitsleistungen dort Priorität genießen:
1. Lebensrettung
2. Prävention und
3. die Linderung der Folgen chronischer Krankheiten.

Sie entsprechen dem Tenor dieses Buches. Das Geld soll dieser Liste entsprechend verteilt werden und die Kosten würden langfristig sinken. In Deutschland verhallen Äußerungen zu hohen Arzneimittelpreisen im Echo der Werbekampagnen. Das führt dazu, dass für manche Medikamente sehr hohe Preise gezahlt werden, unabhängig von einer Priorisierung. Sollte ein Arzneimittel hohe Kosten verursachen und zugleich wichtig sein, läuft man ohne die Priorisierung Gefahr, Ressourcen an anderer Stelle nicht zur Verfügung zu haben.

> Priorisierung bedeutet nicht Rationierung. Es geht darum zu entscheiden, was angesichts begrenzter therapeutischer Möglichkeiten in welchem Grad wichtig ist. Priorisierung hat mit einer Wertedebatte zu tun. Es gibt sie bereits heute. Das Konzept muss erweitert und seine Akzeptanz erhöht werden.

Maßnahmen und Maßstäbe

Ärzte entscheiden schon jetzt, Schwerkranke oder -verletzte vor den leichteren Fällen zu behandeln oder den Einzelnen mit einem Infekt allein durch Schonung und Inhalation. Erst wenn das nicht hilft, werden die Maßnahmen eskaliert. Man fühlt und tastet, bevor geröntgt wird. Priorisierung ist im Alltag notwendig und nach dem Gebot der Vernunft erforderlich. Schwieriger sind Fragen, bei denen es um Leben und Tod geht, oder wenn Gewinne erwirtschaftet werden müssen. Wie relevant ist eine weitere Chemotherapie bei kurzer Lebenserwartung? Hier stehen die Indikation des Arztes und die Ansicht des Patienten, aber auch Lebenszeit und Lebensqualität in einem ungleichen Wettbewerb. Kosten dürfen im Grundsatz keinen Einfluss auf die Durchführung einer

Behandlung haben. Und doch ist es eine gesellschaftliche Frage, ob gewonnene sechs Wochen bei mäßiger Lebensqualität Aufwand und 50.000 Euro wert sind. Kosten für solche Behandlungen am Lebensende belaufen sich in den USA auf eine halbe Milliarde Dollar. Es wäre an der Zeit, dass die Onkologen sich einigten, was wirklich dem Patienten nützt, also auch in diesem Sinne eine Priorisierung vornähmen. Die Daten liegen vor: 661 Patienten mit fortgeschrittenem Krebsleiden und einer voraussichtlichen Lebenszeit im Bereich von Monaten oder Wochen profitieren nicht von einer Chemotherapie – diese schadet hinsichtlich der Lebensqualität mehr, als dass sie hilft. Die Lebenszeit wurde dadurch nicht verlängert (*Journal of the American Medical Association*, 2015, Vol. 1, pp. 778–784).

Auf der anderen Seite dürfen Patienten nicht die Angst haben, sie bekämen etwas nicht oder man würde ihnen etwas Wichtiges vorenthalten, was anderen zuteilwird. Gefährlich ist insbesondere eine stille Rationierung.

Die Arbeitsgruppe „Priorisierung im Gesundheitswesen" der Bundesärztekammer sieht die Lage so: „Eine stille Rationierung, wie wir sie ... vorfinden, kann als Dauerzustand nicht akzeptiert werden." Es ist also anzunehmen, dass „eine Auswahl getroffen werden muss, auf welche medizinische Maßnahmen für welche Patienten in Zukunft innerhalb des Solidarsystems verzichtet werden muss, bzw. was in die Eigenfinanzierung der Betroffenen verlagert wird" (www.ethikrat.org/publikationen/stellungnahmen/nutzen-und-kosten-im-gesundheitswesen).

Wollte man sich der Debatte der Priorisierung also wirklich stellen, hieße es, medizinisch mögliche Leistungen nach ihrer Wichtigkeit zu ordnen. Nicht alles, was die Medizin leisten kann, ist wichtig und schon gar nicht dringlich. Und schließlich kann das, was im Grundsatz zwar wichtig ist, dennoch nur bei wenigen Wirkung zeigen. Medizinische Maßnahmen müssen daher nicht nur begrifflich differenziert werden, sondern sollten auch in ihrer individuellen und finanziellen Bedeutung erfasst werden. Gibt es Behandlungen, deren Nutzen nur bei einer geringen Anzahl von Patienten eintritt, und hat demnach der einzelne Patient nur eine geringe Chance, zu den Profiteuren zu gehören, wäre auch das zu berücksichtigen. Daraufhin müsste unser Gesundheitssystem überprüft werden.

Die Wirksamkeit einer Maßnahme bedeutet noch nicht, dass Patienten von dem Nutzen dieser Maßnahme profitieren. So kann der Blutdruck durch eine Tablette gesenkt werden, doch wenn weder Folgeerkrankungen verhindert noch Lebensqualität durch die Therapie verbessert werden, bleibt der Nutzen fraglich.

Katharina Lorenz – Zu viele Arzneimittel. Noch ein Plädoyer für eine Positivliste, individuelle Packungsgrößen und mehr Transparenz auf dem Markt
Als Katharina Lorenz zu uns kam, war sie schwer krank. Sie litt an verschiedenen chronischen Krankheiten und wurde in den vergangenen Jahren unzählige Male bei ihren Ärzten vorstellig. Darunter waren Lungen- und Nervenärzte, ein Orthopäde und diverse Herzspezialisten. Dazu kamen der Frauenarzt, der Ohrenarzt und natürlich ihr Hausarzt. Jeder kümmerte sich auf seine Weise und verschrieb Frau Lorenz Medikamente. Die Anzahl von 28 verschiedenen Arzneien (und die entsprechenden Einnahmemodalitäten) sprengten allerdings alle Dimensionen und überwältigten meine Mitarbeiter und mich. Lebensbedrohliche Wechselwirkungen gefährdeten das Leben der Patientin.

Frau Lorenz ist nicht die einzige Patientin mit vielen Medikamenten. Im Durchschnitt sind es bei den Patienten in meiner Klinik acht unterschiedliche Arzneistoffe, die von den Krebspatienten nach ihrer Behandlung laut Medikamentenplan eingenommen werden sollen. Nicht jeder tut es, die meisten wissen nicht warum und wie lange und einige haben die Arzneien trotz Rezept gar nicht erst aus der Apotheke geholt. Im Allgemeinen nehmen alte Menschen mehr Medikamente ein als junge und vertragen sie schlechter. Viele Arzneimittel können regelrecht krank machen. Patienten fühlen sich dann nicht wohl, werden schwach, stürzen plötzlich oder sind verwirrt. Das erklärt die vielen Krankenhauseinweisungen. Die Angst vor Arzneimittelwechselwirkungen lässt sich gut begründen. Medikamente konkurrieren im Körper um Bindungsstellen und Abbauwege. Das kann dazu führen, dass die Wirkung einzelner Stoffe durch die anderen verstärkt oder abgeschwächt wird, was unerwünschte bis hin zu tödlichen Auswirkungen hat (*Deutsches Ärzteblatt,* 2016, Nr. 113 [6]: S. C 183).

Immer mehr Menschen auf der Welt erhalten Zugang zu Arzneimitteln, insbesondere in den Schwellenländern und dort vor allem zu Generika. Das ist gut, denn dort gibt es einen Nachholbedarf. In Westeuropa hingegen stagniert der Arzneimittelabsatz. Hier nehmen die Ausgaben dennoch zu. Das liegt an den teuren neu zugelassenen Spezialpräparaten, insbesondere aus den Bereichen Onkologie, Rheumatologie und Infektiologie. Bei Gesamtumsätzen von weit über einer Billion US-Dollar pro Jahr ist die Pharmabranche für Investoren besonders lukrativ. Rücksichtnahme auf unser solidarisch finanziertes Gesundheitssystem ist von ihnen sicher nicht zu erwarten. Bereits heute gehört Deutschland mit 57 Milliarden US-Dollar zu dem mit Abstand führenden Arzneimittelmarkt in Europa (*Arzneimittelbrief*, 2015, Nr. 49: 40DB01 und 96DB01). Umso wichtiger ist es, dass Ärzte Medikamente nur dann verordnen, wenn gewährleistet ist, dass Patienten sie auch einnehmen, dass sie sie vertragen und dass sie ihnen helfen.

In Deutschland werden insgesamt zu viele Arzneimittel verordnet, die Gründe dafür sind vielfältig und moderne Leitlinien führen eher zu mehr Empfehlungen als zu weniger. Es fällt Ärzten schwer, einmal verordnete Präparate bei ihren Patienten wieder abzusetzen (*Arzneimittelbrief*, 2018, Nr. 52 [3], S. 23). Im Konsum blutdrucksenkender Medikamente nimmt Deutschland im Vergleich mit allen anderen Ländern der OECD einen Spitzenplatz ein (*Health at a Glance*, 2015). Die Barmer Ersatzkasse fand heraus, dass auf 100 weibliche Versicherte im Jahr 2014 insgesamt 963 Packungen von Arzneimitteln fielen. Das entspricht bei jedem Bürger (nicht jedem Kranken) zehn Packungen mit mindestens zehn Tabletten, Zäpfchen oder Dragees. Weil aber natürlich nicht jeder Mensch immer krank ist, entfallen auf die Kranken umso mehr Arzneistoffe. Bestimmte Magenschutzmittel wie Protonenpumpen-Hemmer stehen auf der Liste der Verordnungen ganz oben (in Westfalen-Lippe an zweiter Stelle). Umgerechnet auf alle gesetzlich Versicherten könnte dort jeder Erwachsene (ob gesund oder krank) zwei Monate im Jahr mit diesen Präparaten behandelt werden (Zentralinstitut Berlin, AVD-Portal; AVD = Arzneiverordnungsdaten). 2015 sah sich die Kassenärztliche Vereinigung dazu gezwungen, noch einmal auf die strenge Indikationsstellung zu verweisen. Aber das ist nur die Spitze des Eisberges.

Zulassungen von Arzneimitteln

Der deutsche Arzneimittelmarkt ist einzigartig unorganisiert. In keinem anderen Land der Welt sind so viele Arzneimittel offiziell behördlich zugelassen, 103.000 nach Angaben des Bundesinstituts für Arzneimittel und Medizinprodukte, 40 Prozent davon sind für Kinder freigegeben worden, die meisten, ohne bei Kindern jemals systematisch getestet worden zu sein. Niemand hat mehr den Überblick. Die „Zulassung" ist Voraussetzung dafür, als Arzt ein Mittel verschreiben zu können. Durch sie stellt der Hersteller die Wirksamkeit eines Präparates (beispielsweise senkt es erhöhten Blutdruck), seine Verträglichkeit und die pharmazeutische Reinheit unter Beweis. Eine Zulassung ist heutzutage nur dann zu erhalten, wenn hunderte, manchmal tausende von Patienten und Probanden in einem abgestuften Prozess Studien durchlaufen. In der Summe dauert der Entwicklungs- und Zulassungsprozess eines einzigen Medikamentes oft über zehn Jahre und verschlingt über eine Milliarde Euro. Dadurch erhalten Patienten und Ärzte Sicherheit. In Deutschland erreichten aber auch Arzneistoffe eine Zulassung, die ihre Wirksamkeit nicht unter Beweis gestellt haben. Nicht immer war die Zulassungsbehörde auf der Basis des Arzneimittelgesetzes und den Regeln von „Good Clinical Practice" so streng wie heute.

Bis zur Katastrophe in den 60er-Jahren mit dem Schlafmittel Thalidomid („Contergan") erfolgte die Prüfung eines neuen Medikamentes nur nach wenigen einfachen Kriterien. Erst mit den furchtbaren Folgen an den Gliedmaßen neugeborener Kinder, deren Mütter das als harmlos geltende Schlafmittel Thalidomid eingenommen hatten, kam es zu verschärften Anforderungen bei der Zulassung. Dieser Schritt wurde jedoch nicht plötzlich vollzogen, sondern entwickelte sich über Jahrzehnte. In der Zwischenzeit sind viele tausend Präparate zugelassen worden, ohne den Nachweis der Wirksamkeit erbracht zu haben und Verträglichkeitsstandards von heute zu genügen. Unzählige ältere Präparate sind bis heute verordnungsfähig.

Von manchen in Deutschland zugelassenen Arzneimitteln wissen wir, dass sie halten, was sie versprechen. Von vielen zugelassenen Arzneistoffen wissen wir das weniger. Von den meisten wissen wir weder, ob sie wirken, noch, wie sie vertragen werden. Über die Solidargemeinschaft sollten nur die in einer Positivliste aufgeführten Arzneimittel mit zweifelsfrei nachgewiesener Wirkung und Nutzen finanziert werden.

Man überlegt sich als Hersteller genau, welchen Stoff man in der heutigen Zeit zur Zulassung bringen möchte. Die Kosten sind hoch und das Verfahren komplex. Über die letzten Jahrzehnte haben deswegen immer weniger Firmen Ideen, Mut und Kapital aufgebracht, sich den bürokratischen, rechtlichen und ethischen Voraussetzungen zu stellen. Das gegenwärtige Zulassungsverfahren können sich nur noch global operierende, große pharmazeutische Unternehmen leisten, die in ihrem Forschungs- und Entwicklungsprogramm nach vielversprechenden Arzneimitteln suchen. Das Präparat muss dann wenigstens die Forschungs- und Entwicklungskosten einspielen. Wahrer Fortschritt sieht anders aus.

Studien zu Arzneimitteln

Selbst die Qualität der Zulassungsstudien für Medikamente, die ihre Zulassung erhalten, gibt manchmal Rätsel auf. Kanadische Forscher um Joel Lexchin prüften 30 wichtige Zulassungsstudien aus den Jahren 1966 bis 2002. Die von der pharmazeutischen Industrie bezahlten kamen hierbei dreimal häufiger zu positiven Ergebnissen wie die aus anderen Quellen finanzierten. Daraus schlossen die Autoren eine interessengeleitete Verzerrung von Forschungsergebnissen (*British Medical Journal*, 2009, Vol. 326, p. 1167). Die wissenschaftliche Basis des Gesundheitswesens sei in einer Schieflage, hieß es. Kosten würden in die Höhe getrieben, zugleich träten Mängel bei der Zulassung zutage, welche die Übertragbarkeit vieler Ergebnisse auf die Behandlung von Patienten unter Alltagsbedingungen erschwerten oder limitierten (*InFo Onkologie*, 2018, Nr. 2, S. 3–5).

Die Ein- und Ausschlusskriterien für die Studien sind oft sehr eng gefasst, Surrogat-Parameter oder kombinierte Endpunkte dienen als Ziel und die gesundheitsbezogene Lebensqualität der Patienten findet nur unzureichende Berücksichtigung. Das ist in den vergangenen Jahren wiederholt kritisiert worden; doch die Experten, der Staat insgesamt und die Betroffenen sind offenbar zu schwach, um sich gegen die Industrie und die wirtschaftlich ambitionierten Akteure im Gesundheitswesen mit ihrem Ansinnen nach mehr unabhängiger akademischer Forschung durchzusetzen und nach Zulassung eines Präparates die Spreu vom Weizen zu trennen. So verwundert nicht, dass 2017 die britischen Autoren um Courtney Davis zu dem vernichtenden Urteil kamen, wie schlecht die Evidenzlage für alle durch die europäische Zulassungsbehörde freigegebenen onkologischen Präparate tatsächlich ist. Zwischen 2009 und 2013 sind 48 Präparate in 68 Indikationen zugelassen worden. In 12 Prozent der Fälle beruhte die Zulassung auf lediglich einer einzigen einarmigen Untersuchung. Bei nur 35 Prozent war zum Zeitpunkt des Vermarktungsstarts überhaupt nur eine signifikante Lebensverlängerung nachgewiesen worden. Die Verlängerung des Gesamtüberlebens betrug im Median 2,7 Monate. Eine Verbesserung der Lebensqualität zeigte sich nur in jedem zehnten Fall (*British Medical Journal*, 2017, Vol. 359: j4530; *TumorDiagnostik & Therapie*, 2018, Vol. 39, S. 80–82).

> Ärzte, Patienten und Politiker würden dazu verführt, die neuesten und teuersten Mittel und Methoden unkritisch auszuprobieren (Ray Moynihan & Alan Cassels, *Selling Sickness. How Drug Companies Are Turning Us All Into Patients.* Allen and Unwin, 2005).

Kenntnisse von gefährlichen Arzneimittelwirkungen würden nur mit Verzögerung veröffentlicht, wenn überhaupt, und der überschätzte therapeutische Nutzen würde dann in die Leitlinien zur Behandlung von Krankheiten einfließen.

> Insgesamt könne „die verzerrte Wahrnehmung der Wirksamkeit und Unbedenklichkeit eines Arzneimittels zu fehlerhaften Empfehlungen führen" (Arzneimittelkommission der Bundesärztekammer).

Um Manipulationen und fraglichen Interpretationen vorzubeugen, wird seit vielen Jahren gefordert, klinische Studien von der ersten Phase an zu registrieren. Pioniere sind das amerikanische und britische Register, die sich für alle Studien weltweit geöffnet haben (http://ClinicalTrials.gov). Interessenkonflikte von Ärzten und Wissenschaftlern gibt es im Gesundheitswesen (www.aerzteblatt.de/lit2715) an verschiedenen Stellen. Wenn sie einmal veröffentlicht werden, hat es in Deutschland keine Konsequenzen. Beim Deutschen Krebskongress 2018 haben etliche Vortragende ihre Interessenkonflikte offengelegt. Niemand nahm daran Anstoß. Es reicht also nicht aus, sie anzuzeigen, sondern sie sollten auch reguliert werden; ansonsten droht der medizinischen Wissenschaft ein Vertrauensverlust. Aus diesem Grund hat die Arbeitsgemeinschaft der Medizinischen Fachgesellschaften bereits 2010 dezidierte Empfehlungen für einen geregelten Umgang mit Interessenkonflikten ausgesprochen, die 2017 (More-Trials 2018, www.moretrials.net) aktualisiert wurden. Doch wer hält die Hand darüber und wer sanktioniert? Das Dickicht aus Geld- und Sachspenden, Sponsoring, Honoraren bis hin zu Drittmitteleinwerbung gleicht einem Dschungel. Zugleich kann heute die medizinische Forschung ohne Unterstützung der Industrie kaum überleben.

Ein bekannter Brustkrebsspezialist aus den USA hat Zahlungen in Höhe von mehreren Millionen US-Dollar durch die pharmazeutische Industrie erhalten und sie in zahlreichen Publikationen in internationalen Fachzeitschriften nicht angegeben. Auch die Daten einer systematischen Untersuchung weisen darauf hin, dass die Regeln der Fachzeitschriften und Fachgesellschaften zur Deklaration von Interessenkonflikten nachlässig gehandhabt und nicht durchgesetzt werden. In Europa sind Angaben zu Interessenkonflikten noch schwerer zu überprüfen, weil es im Gegensatz zu den USA kein Gesetz gibt, das pharmazeutische Unternehmer dazu verpflichtet, ihre Zahlungen an Ärzte namentlich zu veröffentlichen (*Arzneimittelbrief,* 2018, Nr. 52 [10], S. 79).

Kosten von Arzneimitteln

Schließlich ist die Preisgestaltung der Medikamente den Kassen ein Dorn im Auge. Letztlich aber bezahlen wir Beitragszahler die Zeche. Die Arzneimittelpreise treiben die Kosten im Gesundheitswesen immer weiter nach oben. Es versteht sich von selbst, dass Forschungs- und Entwicklungskosten durch den Verkaufserlös getragen werden müssen und die Firmen Renditen erwirtschaften dürfen, niemand täte die Arbeit ja sonst, doch die Frage ist, zu welchem Preis. Die Arzneimittelausgaben der gesetzlichen Krankenversicherung sind 2014 gegenüber dem Vorjahr um fast zehn Prozent auf über 35 Milliarden Euro gestiegen, während die Ausgaben insgesamt lediglich um 5,6 Prozent anstiegen (*Arzneimittelbrief,* 2015, Nr. 10: 80DB01). Wie in den Vorjahren ergeben sich anhand internationaler Preisvergleiche erhebliche Einsparpotenziale sowohl bei Patentarzneimitteln wie auch bei Generika (*Arzneiverordnungs-Report,* 2015. Springer). Besonders für neue und patentgeschützte Arzneimittel hat sich der Preis nach der Zulassung in den vergangenen Jahren deutlich erhöht und lag 2016 bei 4.007 Euro – eine Steigerung um 46 Prozent seit 2014 (aktueller

Preisindex des Wissenschaftlichen Instituts der AOK). Bis zum Ablauf des ersten Jahres sind die Hersteller neuer Arzneimittel frei in ihrer Preisgestaltung, danach orientiert sich der Preis am Zusatznutzen des Medikaments gegenüber bereits länger auf dem Markt befindlichen Präparaten. Und weil die Hersteller wissen, dass der Preis ihrer Produkte nach Ablauf eines Jahres gedrückt werden kann, langen sie vorher noch einmal kräftig zu. Das sollte nach Wünschen des Bundesministers für Gesundheit der letzten Legislaturperiode, Hermann Gröhe, ein Ende haben. Im internationalen Vergleich sind die Preise beispielsweise von Krebsmedikamenten in Deutschland besonders hoch (*The Lancet Oncology*, doi: 10.1016/S1470-2045(15)00449-0 und 2016, Vol. 17 [1], pp. 39–47). Zwar sorgen eine wachsende Zahl sogenannter Biosimilars und Generika für zunehmenden Wettbewerb mit preissenkenden Folgen, doch insgesamt schlägt das nicht besonders zu Buche.

Eine systematische Untersuchung von onkologischen Wirkstoffen, die zwischen 2009 und 2013 von der Europäischen Arzneimittel-Agentur zugelassen wurden, verdeutlicht, dass zum Zeitpunkt der Marktzulassung bei der Mehrzahl der Arzneimittel eine Verlängerung des Überlebens oder eine Verbesserung der Lebensqualität nicht gut belegt ist. Die wenigen Arzneimittel mit nachgewiesenem Nutzen erreichen häufig nur marginale Verbesserungen. Auch in Studien nach der Marktzulassung wurde ein patientenrelevanter Nutzen nur selten gezeigt. Die Preise für Arzneimittel in Deutschland stiegen von 2014 bis 2016 um 6,3 Milliarden Euro, Arzneimittel gegen Krebs in den letzten sechs Jahren um 41 Prozent (*Arzneimittelreport*, 2017). Für die Entwicklung sind (entgegen der Behauptungen) weniger die hohen Forschungs- und Entwicklungskosten verantwortlich als andere Faktoren, wie Marketingausgaben und Gewinnerwartungen (*Arzneimittelbrief*, 2017, 51 [10]: 80DB01; *Journal of the American Medical Association*, 2017, doi:10.1001/jamainternmed.2017.3601; *Arzneimittelbrief*, 2014, Nr. 48 und Nr. 59 sowie 2015, Nr. 49 [2] und Nr. 68.

Fazit: „Wenn teure Arzneimittel ohne belegten klinischen Nutzen zugelassen und im Rahmen der solidarisch finanzierten Gesundheitssysteme erstattet werden, kann dies individuellen Patienten schaden, wichtige Ressourcen verschwenden und die Verabreichung notwendiger und erschwinglicher medikamentöser Behandlungen unterminieren" (*Arzneimittelbrief*, 2017, Nr. 51, S. 86–87; *British Medical Journal*, 2017, Vol. 359: j4530).

Kritikpunkt Zulassungsverfahren

Auch das Zulassungsverfahren selbst gehört auf den Prüfstand. Sie sind den heutigen Entwicklungen nicht mehr gewachsen. Es wäre zum Beispiel besser, wenn man Arzneimittel vorläufig zulassen würde. In einem fortlaufenden Prozess müssten dann die Dosis, vielleicht auch die Qualität der Zubereitung angepasst oder bei fehlendem Nutzen die Zulassung entzogen werden. Das allgemeine Wissen würde schneller zunehmen und man würde früher erkennen, wem die Medikamente helfen und wem nicht. Im Zulassungsverfahren geht es um die Sicherheit und die Wirkung. Ob das Medikament im Alltag etwas taugt, stellt sich oft erst viel später heraus. Gegenwärtig geraten hochpreisige Arzneimittel auf den Markt, generieren hohe Kosten und bringen Anwender und Bezahler in Abhängigkeit vom Hersteller.

Mängel in Studien sind bekannt: Daten werden zumeist von den Unternehmen gesponsert, konzipiert, ausgewertet und mithilfe von kommerziellen Schreibagenturen publiziert. Der Eigenanteil akademisch denkender Wissenschaftler aus den Hochschulen ist mager. Darüber hinaus werden in Studien vorwiegend jüngere und gesündere Patienten eingeschlossen, Studien vorzeitig abgebrochen oder die Zeiträume der Nachbeobachtung kurz gewählt (*Onkologe*, 2015, Nr. 21, S. 708–716). Die Bewertung des medizinischen Nutzens liegt in den Händen der Selbstverwaltung, dem Gemeinsamen Bundesausschuss. Das Verfahren ist formalisiert und effektiv. Problematisch ist, dass das dem Verfahren zugrunde liegende Dossier in der Mehrzahl der Fälle dem Unternehmen entstammt und auf nur einer einzigen klinischen Studie basiert. Die Zahl der in Deutschland im Rahmen von Zulassungsstudien behandelten Patienten ist fast ausnahmslos sehr gering. Schließlich werden relevante Studienendpunkte, wie das Gesamtüberleben und die Verträglichkeit von Krebsmedikamenten, oft nicht in den Blick genommen (*InFo Onkologie*, 2017, Nr. 8, S. 3–5). In den 100 mit einer Festlegung abgeschlossenen Verfahren zu Krebsmedikamenten wurde vom Gemeinsamen Bundesausschuss nur ein einziges Mal das Evidenzlevel „Beleg" attestiert. Zumeist wird die Aussagesicherheit als geringer eingeschätzt, etwa durch Kategorien „Hinweis", „Anhaltspunkt" oder „Fehlen einer Aussage". Eine späte Nutzenbewertung ist nach Meinung der Deutschen Gesellschaft für Hämatologie und Onkologie sinnvoll. Man könnte auf ein repräsentativeres Patientenkollektiv zurückgreifen, die Verträglichkeit besser erfassen und die Behandlungsrealität genauer abbilden (*Deutsches Ärzteblatt*, 2016, 113 [12]: S. C 449 und [22–23]: S. C 885–887).

„Im Internet-Apothekenmarkt entstehen wunderliche Bezugsströme für Arzneien aus billigen Quellen, die bis in den hintersten Vogelberg sprudeln. Und der Wettbewerb um Generika-Rabattverträge mit den Kassen zwingt zum Einkauf von Billigware aus Bangladesch, Indien und Vietnam. Viele überlebensnotwendige generische Wirkstoffe gegen häufige chronische Krankheiten werden fast ausschließlich in Asien hergestellt. ... Der Rabattwettbewerb hat die ehemalige ‚Apotheke der Welt‘ in Lieferabhängigkeiten von weit entfernten Weltregionen gebracht. Eine Konsequenz, die wie so viele Folgen der wettbewerblichen Umstrukturierung des Gesundheitswesens bezüglich klinisch relevanten Nutzens nicht systematisch untersucht wird,“ Gudrun Schaich-Walch, Staatssekretärin a. D. (http://frankfurterforum-diskurse.de/wp-content/uploads/2015/11/Heft_12_Editorial.pdf).

Kritikpunkt gesundheitliche Risiken

Wo Arzneimittel eigentlich herkommen, erschließt sich oft noch nicht einmal auf den zweiten Blick. Es bleibt verborgen, wer die Komponenten der Arzneistoffe, die häufig von europäischen Unternehmen vermarktet werden, eigentlich herstellt. Das zeigt der Fall von valsartan-haltigen Medikamenten, die mit krebsauslösendem N-Nitrosodimethylamin verunreinigt waren. Europaweit wurden Chargen zurückgerufen, die aus Kostengründen vom Unternehmen Zhejiang Huahai Pharmaceutical in China produziert wurden. Valsartan ist einer der am häufigsten eingesetzten Wirkstoffe zur Behandlung des Bluthochdrucks. 2017 sind in Deutschland neun Millionen Packungen valsartan-haltiger Arzneimittel verordnet worden, 900.000 Patienten waren betroffen. Das ohnehin nicht besonders große Vertrauen in die pharmazeutische Industrie und die entsprechenden Arzneimittelkontrollbehörden hat durch diese Affäre einen weiteren Tiefschlag erlitten. Dies wird sich auf die Bereitschaft des Patienten, Arzneimittel nach ärztlicher Verordnung einzunehmen, voraussichtlich negativ auswirken (*Arzneimitteltherapie*, 2018, Jahrgang 36, Nr. 12: S. 432–435).

Es ist ein weiteres Beispiel dafür, dass im Bereich der Arzneimitteltherapie Herstellungs- und Fertigungsteile ausgelagert werden und Probleme in diesem einen Bereich Auswirkungen auf die Patientenversorgung weltweit haben können. Lieferengpässe bei Herstellungsunterbrechungen in Fabriken weit weg von Europa sind ein weiteres Problem. Die Rückverlagerung der Produktion von Arzneimitteln nach Deutschland oder in die EU wäre zwar wünschenswert, ist mangels Ressourcen und unter dem Druck billig produzieren zu wollen oder zu müssen, unrealistisch. Auch die Krankenkassen tragen zum Kostendruck bei, etwa durch Rabattverträge, mit denen sie versuchen, immer weniger für verordnete Arzneimittel zu bezahlen. Versagt haben auch die europäischen und nationalen Prüfverfahren, die Fehlverhalten und Unzulänglichkeiten bei Billiglohnherstellern und bei hiesigen Herstellern auffangen sollen, allen voran das Europäische Direktorat für die Qualität von Arzneimitteln (EDQM) in Straßburg. Es trägt besondere Verantwortung für die Qualitätssicherung von Wirkstoffen aus Drittländern, da es den Lohnherstellern Zertifikate ausstellt. Diese bestätigen, dass ein von der Firma produzierter Wirkstoff den Regularien der EU entspricht und gemäß vorgegebener Standards überprüft werden kann. Es vereinfacht Lohnherstellern, Wirkstoffe in der gesamten EU zu vermarkten. Zugleich wird ein Teil der für die Überprüfung erforderlichen Details als Betriebsgeheimnis behandelt und entzieht sich somit der Überprüfung ganz grundsätzlich. Schließlich reihen sich auch die deutschen Überwachungsbehörden in das Multisystemversagen ein: Wenn sich 37 Überwachungsbehörden in 16 Bundesländern mit den übrigen Beteiligten (Bundesoberbehörde, europäische Behörde, Firmen) abstimmen sollen, sind Zuständigkeitswirrwarr und wenig effektive Kommunikation keine Überraschung.

Vier Fünftel der in Deutschland eingesetzten Wirkstoffe beziehen wir aus Billiglohnländern. Man sollte sich überlegen, ob man nicht wie in den USA durch die amerikanische Arzneimittelzulassungs- und überwachungsagentur (FDA) innerhalb der Europäischen Union (wenn nicht, dann in Deutschland) Arzneimittelüberprüfungen durchführt. Aber es fehlen ausgebildete Inspektoren und die Kosten gründlicher Kontrollen wären immens. Gäbe es eine Positivliste mit einer überschaubaren Anzahl lebenswichtiger Medikamente, wäre der Aufwand wenigstens überschaubar und vielleicht umsetzbar. Zumindest sollte in Deutschland bei der Überprüfung von Generika ein einheitlicher Maßstab gelten und das, was gegenwärtig jedem einzelnen Bundesland überlassen bleibt (Landesbehörden sind sehr unterschiedlich ausgestattet), eine Nationale (Bundes-)Angelegenheit werden. Jetzt will das Ministerium dafür sorgen, dass Krankenkassen pharmazeutische Unternehmen bei Produktmängeln in Regress nehmen können, sodass diese ein wirtschaftliches Interesse haben, ihre

Arzneimittelproduktion, Lieferketten und Zulieferer strenger zu überwachen. Bundesbehörden sollen künftig über geplante Inspektionen bei Herstellern in Drittstaaten informiert werden und an diesen teilnehmen können. Lieferengpässen will man beikommen, indem eine unterbrechungsfreie und bedarfsgerechte Lieferfähigkeit von den Herstellern garantiert wird.

Um Kosten zu senken, Regularien zu umgehen und aus anderen Gründen mehr werden immer häufiger auch Zulassungsstudien ausgelagert. Indien scheint besonders begehrt zu sein. Dort sprechen viele Menschen Englisch und nehmen in Kauf, für ein paar Rupien ihre Gesundheit aufs Spiel zu setzen. Der *Indian Times* zufolge starben 668 Menschen im Rahmen pharmakologischer Untersuchungen im Jahr 2010. Fast alle global operierenden Konzerne sind in Indien mit dabei. Einer Studie der Universität Hongkong zufolge haben amerikanische Pharmakonzerne in Indien mehrere hundert klinische Studien registriert. Für jede Einzelne muss man Dutzende bis Hunderte Patienten gewinnen. Man kann sich schlecht vorstellen, dass die Behörden in solchen Ländern effektiver arbeiten als anderswo und Ungereimtheiten auf den Grund gehen. Vorkommnisse wie Anfang des Jahres 2016 in Frankreich, bei denen sechs Teilnehmer einer Phase-1-Studie zu schwerem Schaden gekommen sind, lassen sich außerhalb Europas besser kaschieren.

Der Ethik- und Menschenrechtsexperte Amar Jesani vom „Centre for Studies in Ethics and Rights" bezweifelt, dass es in Indien wirksame Kontrollen, Transparenz oder Anlaufstellen für Geschädigte oder deren Angehörige gibt.

Hinzu komme, führt er aus, eine so unübersichtliche Lage, dass nicht einmal bekannt sei, wie viele Patienten an den Tests insgesamt teilnehmen. Die Arzneimittelkommissionen im Land seien hochgradig ineffizient. Gleiches gelte für Ethik-Kommissionen, die vor Ort die Arzneimittelkommission überwachen sollten. Obwohl es internationale Vorgehensweisen für Studien mit Medikamenten gibt und in der Helsinki-Deklaration des Weltärztebundes die ethischen Grundsätze für medizinische Forschung am Menschen festgelegt worden sind und anerkannte Regeln des „Good-Clinical-Practice" Anwendung finden müssen, gestaltet sich die Überprüfung der Einhaltung dieser Regeln in den BRIC-Staaten (Brasilien, Russland, Indien und China) als nahezu unmöglich.

2015 wurden schwere Mängel bei der Durchführung von Bioäquivalenzstudien
bekannt, die von indischen Subunternehmen durchgeführt wurden. Das deutsche Bundesinstitut für Arzneimittel und Medizinprodukte hatte daher das Ru-
hen von 176 Medikamentenzulassungen von 28 Unternehmen angeordnet
(*Deutsches Ärzteblatt,* 2015, Nr. 111: S. C 1787).

> Bei der Durchführung von Arzneimittelstudien im nichteuropäischen Ausland
> müssen die gleichen Standards eingehalten werden wie in Europa. Bevor solche
> Medikamente in Deutschland zum Einsatz kommen, sollten sie durch eine un-
> abhängige staatliche Institution wie das bereits erwähnte Institut für Qualität
> und Wirtschaftlichkeit im Gesundheitswesen (IQWiG) geprüft werden.

Zeigt eine klinische Studie nicht die erhofften Ergebnisse, fallen diese Daten bei
der Präsentation gelegentlich unter den Tisch oder werden geschönt. Es werden
dann Arzneimittel von den Kassen bezahlt, die in Wirklichkeit nicht wirksam
oder sogar schädlich sind. Man nimmt damit in Kauf, dass Menschen schlechter behandelt werden und dass sie dauerhaft unter den Folgen leiden oder sie
im Einzelfall sogar zu Tode kommen. Das geschah bei Kindern und Jugendlichen, deren Suizidrate nach Zulassung des Antidepressivum Paroxetin deutlich
anstieg. Erst durch massiven Druck eines amerikanischen Gerichts wurde das
Pharmaunternehmen GlaxoSmithKline dazu aufgefordert, künftig alle seine
klinischen Versuche mit allen relevanten Daten (auch den negativen Ergebnissen) öffentlich darzulegen.

Gerade Psychopharmaka sind gut dazu geeignet, dass man die von der Gesellschaft gesteckten Ziele, schneller, höher und weiter laufen, springen, werfen oder
auch denken zu können, erreicht. Der Übergang zur „seelischen Gesundheitschi-
rurgie" ist fließend geworden. Der amerikanische Psychiater Peter D. Kramer
empfahl schon in den 90er-Jahren, auch Gesunden das Antidepressivum Prozac
zu verabreichen, um sich „better than well" – also besser als (nur) gut – zu fühlen.
Der Ende 2018 verstorbene amerikanische Präsident George H. W. Bush war einer der Konsumenten, die für das Präparat warben. Die Frage, die dabei im
Raum steht, ist eine grundsätzliche: Worunter leiden die Menschen eigentlich
wirklich und was muss oder sollte man ernst nehmen? Ist es die anhaltende
schlechte Stimmung oder die dauerhafte Konzentrationsschwäche, die einer Per-

son Schaden zufügt? Oder leidet jemand mehr darunter, dass andere schlauer, reicher, erfolgreicher sind als er selbst? Diese Fragen zeigen Grenzbereiche der Medizin auf, die von der Industrie zu ihren Gunsten ausgelegt werden.

> Neun Jahre nach Studienabschluss werden nur knapp die Hälfte aller auf Kongressen in Kurzform (Abstract) vorgestellten Untersuchungen an Arzneimitteln veröffentlicht. Ärzte sollten sich besser über Fachliteratur weiterzubilden statt über Medien der Industrie.

Kritikpunkt Finanzierung

Nach Angaben des Gesundheitsökonomen Gerd Glaeske gibt die pharmazeutische Industrie im Vergleich zur Forschung doppelt so viel für ihre Marketingaktivitäten aus. Der vorhin schon erwähnte Politiker Karl Lauterbach meint, die von der Industrie angesetzten Preise würden vor allem einer Gewinnmaximierung dienen (*Die Krebs-Industrie: Wie eine Krankheit Deutschland erobert.* Rowohlt, 2015). Untersuchungen aus Österreich belegen: Sponsoring von Ärztefortbildungen, Patienteninitiativen und Anwendungsbeobachtungen finden vor allem in den Bereichen der wachsenden und teuren Medizin statt. Sponsoring wird unzureichend gemeldet und von öffentlichen Stellen (Bundesärztekammer, Bundesamt für Sicherheit im Gesundheitswesen) nicht wirklich kontrolliert. Das verstärkt den Verdacht, dass durch finanzielle Beziehungen zwischen Industrie, Ärzteschaft und Patientenverbänden eine objektive, evidenzbasierte und am Patientenwohl orientierte medizinische Praxis unterminiert wird (*Arzneimittelbrief*, 2016, Nr. 50 [3], S. 17–19). Schätzungen zufolge beläuft sich der Schaden durch Korruption (aber auch durch Falschabrechnungen) für die gesetzliche Krankenversicherung auf bis zu 18 Milliarden Euro im Jahr.

> Schon 400 vor Christus hieß es im Eid des Hippokrates von Kos: „Die Verordnungen werde ich treffen zum Nutzen der Kranken nach meinem Vermögen und Urteil, mich davon fernhalten, Verordnungen zu treffen zu verderblichem Schaden und Unrecht."

Packungsgrößen als Kostenfaktor

Die Verordnung von Packungsgrößen, die nicht auf die individuellen Bedürfnisse von Patienten angepasst sind, ist, wie ich finde, ein weiterer Skandal. Es
sollte zur Pflicht werden, Einzelabgaben durch den Apotheker tagesgenau aus-
zuhändigen. Millionenfach werden Arzneimittel weggeworfen, weil die Packungsgröße nicht mit dem Behandlungsbedarf übereinstimmt. Benötigt ein
Patient für die Dauer von sieben Tagen eine Tablette am Tag, sollten ihm sieben
Tabletten ausgehändigt werden und keine mehr. Die kleinste Packungsgröße
liegt in Deutschland üblicherweise bei zehn Tabletten. Millionen Tabletten bleiben übrig. Offiziell darf sie niemand anderes erhalten, niemand weiß ja, wie
mit ihnen in der Zwischenzeit umgegangen worden ist. Sogar ordnungsgemäß
gelagerte Medikamente aus dem Vorrat verstorbener Patienten dürfen nicht
mehr für andere genutzt werden. Hospize müssen die Mittel vernichten. Hunderte von Euro von nur einem Patienten landen auf diese Weise manchmal im
Müll. In Deutschland gibt es über 300 Hospize. Man schätzt allein in diesen
Einrichtungen die Summe im Abfall landender Medikamente auf über vier
Millionen Euro. Hinzu kommen die Pflegeheime, in denen ordnungsgemäß gelagerte und nicht eingenommene Arzneimittel aus gleichen Gründen im Müll
landen. Es mehren sich Stimmen, die das nicht mehr hinnehmen wollen.

> In den zwölf Einrichtungen der Caritas im Erzbistum Köln werden Arzneimit-
> tel im Wert von über 150.000 Euro pro Jahr vernichtet (Frank Johannes Hensel,
> Diözesan-Caritasdirektor, Domradio.de, 12.08.2015).

Das Apothekermonopol zu durchbrechen, erweist sich als schwierig. In Deutschland sorgen Gesetze dafür, dass nur Apotheker Medikamente lagern und aushän-
digen dürfen. Diese sind dann für die Abgabe der Ware verantwortlich.

> Es ist sinnvoll, unverbrauchte und ungeöffnete Arzneimittel sowie Medizinpro-
> dukte in einen nicht personengebundenen Vorrat aufzunehmen und ordnungs-
> gemäß zu lagern, aus dem der Arzt andere Bewohner von Einrichtungen versor-
> gen kann.

13. Finanzierungsfragen

13.1 Zeitmangel nicht als Ausrede missbrauchen

> *Max Meyer – Einsamkeit im Pflegeheim*
> *Sonntagnachmittag, ein Pflegeheim in Thüringen: Herr Meyer, 77 Jahre alt, liegt im Bett. Sein Blasenkatheter ist verstopft. Er hört und sieht schlecht und seine Gedächtnisleistung hat nachgelassen. Ich sehe einen Mann mit zehn Diagnosen und elf Medikamenten. Es riecht nach Urin. Herr Meyer ist ansprechbar, doch sehr verlangsamt. Die Pflegekraft teilt mir mit, er habe schon seit Tagen nichts mehr zu sich genommen. Angehörige habe er keine. Sie sei für weitere 30 Patienten in der Spätschicht zuständig und könne sich nicht um ihn kümmern.*

Kostenreduktion im Gesundheitswesen führt vor allem deswegen zu einem Personalabbau, weil aufgrund der hohen Personalkostenquote dort die größten Potenziale liegen. Ich wiederhole mich: Das geht damit vor allem zulasten der Patientenversorgung, denn in den Verwaltungen ist man aufgrund der vielen gesetzlichen Vorgaben und aus Eigeninteressen dazu weniger bereit. Zu wenige Patienten und Angehörige haben in den letzten Jahren gegen die Missstände protestiert. Warum? Sie befanden sich in einer schlechten Verhandlungsposition und waren nicht gut organisiert. Jedenfalls hat man ihren Bedürfnissen nicht entsprochen. Im letzten Wahlkampf flammte das Thema Pflegenotstand zwar kurz, aber lebhaft auf, die Kanzlerin besuchte daraufhin einige Pflegeheime und betonte die Wichtigkeit dieses Berufes. Die Grundlagen des Systems und die Wurzeln des Übels wurden nicht thematisiert.

Die Rolle der Krankenkassen

Mit der Bismarck'schen Sozialgesetzgebung wurde in Deutschland 1883 die Krankenversicherung eingeführt. Sie stellt bis heute die Basis in der Finanzierung unseres Gesundheitssystems dar und steht für neun von zehn Bundesbürgern ein. Sie fußt auf dem Prinzip der Solidargemeinschaft und der geteilten Beiträge durch Arbeitgeber und Arbeitnehmer. 80 Prozent der Gesundheitsleistungen werden von 20 Prozent der Versicherten in Anspruch genommen. Gesunde tragen die Lasten für die Kranken, die Jungen für die Alten. Nichtarbeitende Lebenspartner und Kinder werden in der gesetzlichen Krankenversicherung ohne Beitragszahlungen mit versorgt. Die Beiträge der in der gesetzlichen Krankenkasse Vollversicherten stiegen zwischen 2008 und 2018 um 3,28 Prozent, die der privat Vollversicherten um 3,05 Prozent. Dass Privatversicherte besonders durch Beitragssteigerungen zu leiden hätten, ist, entgegen anderslautender Behauptungen, nicht nachweisbar (Bundesgesundheitsministerium und Wissenschaftliches Institut der Privaten Krankenversicherung, Oktober 2017). Über 95 Prozent der möglichen diagnostischen und therapeutischen Leistungen sind den Krankenversicherern gesetzlich vorgeschrieben. Nur auf wenigen Gebieten können die etwas über hundert Krankenkassen miteinander konkurrieren, der Gesetzgeber sieht das so vor. Der Unterschied zwischen „armen" und „reichen" Kassen wird immer größer, weil der krankheitsorientierte Finanzausgleich und die Wettbewerbsbedingungen in der Praxis nicht funktionieren (Christoph Straub, Vorstandsvorsitzender der Barmer Ersatzkasse, *Tagesspiegel*, 2017, Nr. 23.286).

Solidarität bedeutet, dass man keine Beiträge für sich zahlt. Viele Versicherte wissen das nicht und leiten aus ihren Beitragszahlungen einen persönlichen Anspruch ab („habe so lange einbezahlt, jetzt bin ich dran"). Die Alterung der Gesellschaft, die Entwicklung der Medizin und die gehobenen Ansprüche der Beitragszahler stellen unser Gesundheitswesen nicht erst heute vor finanziellen Herausforderungen. Viele Krankenkassen mussten zu Beginn des Jahres 2018 ihre Beiträge erhöhen, zugleich forderte Gesundheitsminister Spahn Rücklagen auszuzahlen. Was viele nicht wissen: Die relativ großen Beitragsunterschiede zwischen den Kassen sind vor allem der Verteilung der Arztsitze zuzuschreiben. Denn Kassen, deren Versicherte in Ballungszentren leben, also dort, wo es mehr Ärzte und mehr Krankenhausbetten gibt, die ihre eigene Nachfrage produzieren, zahlen drauf. Weil die Arztsitze aber schlecht verteilt sind und es in etlichen

Regionen zu viele Krankenhäuser gibt, sollte eine zukünftige und hoffentlich möglichst bald umgesetzte Neustrukturierung dieser Bereiche direkte Auswirkungen auf die Beitragshöhe haben. Kosten könnten gesenkt werden, würden überversorgte Gebiete bereinigt. Im Entwurf zum Terminservice- und Versorgungsgesetz sollen die Sicherstellungszuschläge für Ärzte in unterversorgten Gebieten von einer Kann- zu einer Mussregelung ausgestaltet werden.

> Die Beitragshöhe basiert auch auf Faktoren, die weder von den Kassen noch von den Beitragszahlern zu beeinflussen sind.

Die Ausgaben der Krankenkassen steigen pro Jahr im Schnitt um 4,5 Prozent. Die Tendenz dieser Ausgabendynamik sei nach Ansicht des Kieler Instituts für Weltwirtschaft „anhaltend höher als die Dynamik der Einnahmen, und dies trotz der derzeitig günstigen Arbeitsmarktlage" (www.ifw-kiel.de/.../Zusatzbeiträge vom 11.12.2015).

Lebenserwartung in Abhängigkeit der sozialen Lage

Krankheiten, die noch vor wenigen Generationen das Todesurteil bedeuteten, haben durch die moderne Medizin teilweise ihren Schrecken verloren. Haben 1980 nur 38 Prozent der Männer nach einer Krebsdiagnose noch fünf Jahre gelebt, sind es heute mehr als die Hälfte. Zwischen 2000 und 2013 ist die durchschnittliche Lebenserwartung der Deutschen von 78 auf 81 Jahre gestiegen, wie bereits erwähnt. Diese Erfolge sind aber nur teilweise auf kostenintensive Diagnostik und Behandlungen zurückzuführen. Es hat auch mit den gesunkenen Zahlen von Verkehrstoten zu tun und anderen tödlichen Unglücksfällen, mit besserer Hygiene und Ernährung.

> Unter den 15 EU-Gründungsmitgliedern liegt Deutschland bei Lebenserwartung und „Health Adjusted Life Expectancy" 2010 lediglich auf Rang sieben (*Deutsches Ärzteblatt International*, 2014, 111 [38], S. 629–638).

Erschreckend sind die Unterschiede innerhalb Deutschlands. Während Frauen und Männer in wohlhabenden Landkreisen (Breisgau, Tübingen, München, Starnberg, Böblingen) 85 bzw. 81 Jahre alt werden, erreichen Menschen in Pirmasens, Emden und Eisenach lediglich 77 bzw. 73 Jahre. Die Lebenserwartung hat also etwas mit dem Geschlecht und der sozialen Lage zu tun, was somit ein Armutszeugnis für die politisch Verantwortlichen der letzten Jahrzehnte darstellt. Die Gründe für die kürzere Lebenserwartung ärmerer Menschen sind natürlich von Region zu Region, von Regierung zu Regierung und von Land zu Land unterschiedlich (*Journal of the American Medical Association*, 2017, Vol. 317 [4], pp. 388–406; *International Journal of Cancer*, 2014, Vol. 134 [12], pp. 2951–2960). Einige individuell geprägte und mittelbare Erklärungen sind bekannt: Lebensstil und die Lebensumstände ärmerer und schlechter ausgebildeter Menschen begünstigen zum Beispiel Tumorerkrankungen, führen zu späterem Erkennen und somit zu schlechteren Behandlungsergebnissen. Aber auch unabhängig vom Tumorstadium sind die Behandlungsergebnisse bei Menschen niedriger sozio-ökonomischer Schichten schlechter. Sie erhalten weniger Therapieangebote, werden also seltener operiert, und weniger häufig eine Chemotherapie (*PloS Medicine*, 2013, Vol. 10 [2]: e1001376). Menschen mit niedrigem Einkommen berichten auch viel häufiger, dass ihr Gesundheitszustand weniger gut oder schlecht sei (30 Prozent bei Menschen mit weniger als 60 Prozent des mittleren Einkommens, zwischen 10 und 17 Prozent in den anderen Einkommensgruppen). Menschen mit niedrigem Einkommen und geringerer Bildung lassen sich leider auch schlechter fort- und weiterbilden, trotz vorhandener Angebote.

> Immer mehr Angebote zu Gesundheitsinformationen und ausführlichere kleingedruckte Informationen über Lebensmittel werden so lange ihren Zweck nicht erfüllen, wie Menschen aus prekären Verhältnissen nicht den inneren Willen verspüren, sich ihnen auszusetzen und Empfehlungen zu Veränderungen ihres Lebensstils umzusetzen.

Eine Studie zur weltweiten Krankheitslast gibt Auskunft darüber, an welcher Stelle in welchem Land Ungleichgewichte bestehen. Wie schon ganz oben erwähnt, schneiden die Deutschen ziemlich schlecht ab, wie die britische Fachzeitschrift *The Lancet* 2018 veröffentlichte. Für deren Untersuchung wurden alle weltweit verfügbaren Daten zur Sterberate zusammengetragen und mehr als 8.200 Daten aus 195 Ländern ausgewertet. Das oben geschilderte Phänomen trifft auch auf Finnen zu, die in sozioökonomisch benachteiligten Stadtteilen wohnen.

Deutschland liegt mit einem „Healthcare Access and Quality-Index" mit 86 von 100 Punkten nur auf Platz 20, die USA liegen bei 81 Punkten auf Platz 35 (*The Lancet*, 2017, Vol. 390 [10091], pp. 231–266). In Ländern wie England wird (zentral gesteuert) sehr viel mehr Geld in den Gebieten ausgegeben, in denen die Menschen besonders krank (und ungebildet) sind (*Frankfurter Allgemeine Sonntagszeitung*, 2018, Nr. 36). Gesundheitskioske, wie sie in Hamburg Billstedt-Horn, einem besonders einkommensschwachen und daher auch ärztearmen Bezirk, dezentral entstehen, sind eine Möglichkeit, Abhilfe zu schaffen und aktiv auf die Menschen zuzugehen.

Die Lebenserwartung steht in Beziehung zum Einkommen (siehe Robert-Koch-Institut und Bundesinstitut für Bau-, Stadt- und Raumforschung, *Gesundheitsberichterstattung – GBE – Kompakt*, 2016 und *Süddeutsche Zeitung* vom 06.09.2017). Der Zusammenhang von Krankheit und sozialem Status sei erwiesen, Prävention im Vorschul- und Schulalter daher wichtig und zu verstärken.

Kosten im Gesundheitswesen

Ein gutes Drittel aller Ausgaben im Gesundheitswesen wird für die Krankenhausbehandlung, 17 Prozent für die Behandlung beim niedergelassenen Arzt oder Psychotherapeuten, sieben Prozent für Zahnarzt und Zahnersatzleistungen sowie sechs Prozent für Heil- und Hilfsmittel und vier weitere Prozent für Krankengeld aufgebracht (laut Statistik des Spitzenverbandes der gesetzlichen Krankenversicherungen, www.gkv-spitzenverband.de). Wie begegnet man steigenden Kosten im Gesundheitswesen und wo kann man am besten ansetzen? An dieser Frage haben sich schon viele Funktionäre und Politiker abgearbeitet. Sie ist damit noch lange nicht abgegriffen. Das Dilemma: Praktisch alle Beteiligten im Bereich der Leistungserbringung stellen ihren Bereich als unterfinanziert dar. In Wirklichkeit sind systemimmanente Probleme anzuschuldigen, die zu stetigen Kostensteigerungen führen und damit über der Inflationsrate liegen. Die naheliegenden und dringend erforderlichen Lösungen sind unbequem und widersprechen auf den ersten Blick dem erklärten Wettbewerbsgedanken.

> Im internationalen Vergleich werden in Deutschland insgesamt zu viele medizinische Leistungen erbracht. Es gibt zu viele Krankenhäuser, die Vergütung der Ärzte ist in Teilen zu hoch und untereinander ungerecht. Zu viele Akteure mischen mit, die mit der Arbeit am Patienten nichts zu tun haben.

Das freigesetzte Geld kann innerhalb des Gesundheitswesens dazu eingesetzt werden, Hausärzten attraktivere Rahmenbedingungen zu bieten und zum Beispiel Pflegekräften ansprechende Arbeitsbedingungen zu verschaffen. In Pflegeheimen und ambulanten Pflegediensten kann man natürlich keine Pflegekräfte abbauen. Eine Untersuchung der Dienstleistungsgewerkschaft ver.di in 225 Krankenhäusern ergab, dass in über der Hälfte der Kliniken eine Pflegekraft alleine 25 Patienten betreuen muss (ver.di, „Das Soll ist voll", *Datenblatt Belastungscheck,* Juni 2018). Jeder elfte Befragte erklärte, nachts sogar für 100 Bewohner zuständig zu sein. Zwei von drei beklagten, keine Zeit für Sterbende zu haben, jede Dritte, dass an sich erforderliche Tätigkeiten wegen des Zeitdrucks nicht erledigt werden können. Der Pflegekraft verblieben rein rechnerisch zwölf Minuten für jeden Patienten pro Nacht für Inkontinenzversorgung, Lagerung oder Verabreichung von Medikamenten. Den empfohlenen Schlüssel auf Intensivstationen (eine Pflegekraft für zwei Patienten) erfüllte lediglich jede zwölfte Klinik. Ver.di hat in Krankenhäusern den bundesweit ersten Tarifvertrag durchgesetzt, in dem ein Schlüssel festgelegt wurde. Das ist ein wichtiges Signal, darf jedoch nicht auf bestimmte Abteilungen in bestimmten Kliniken beschränkt bleiben. Auch wenn die Not groß ist und Personaluntergrenzen eine gute Idee, so sind Quoten durchaus problematisch. Kliniken haben, wie schon angesprochen, nämlich oft unterschiedliche Schwerpunkte und Einzugsgebiete sowie unterschiedliche Gebäudestrukturen. Auch die Aufgabenverteilung zwischen den Pflegekräften und den Ärzten ist nicht überall gleich. Das alles erschwert pauschale Quotenregelungen. Vielleicht hilft der Begriff Mindestvorgabe für Krankenhausabteilungen und Pflegeheime; meine Erfahrungen zeigen auch, dass eine Mindestvorgabe oder Personaluntergrenze häufig als Standard definiert wird, dabei sind Untergrenzen lediglich Mindestvorgaben und nicht immer sind Minimalvorgaben ein guter Standard, geschweige denn ein überdurchschnittlicher oder exzellenter. Drei Pflegekräfte müssten für 60 Bewohner in einem Pflegeheim mindestens zuständig sein, fordern Wissenschaftler. Das ist wahrlich kein besonders guter Standard.

Chronisch Kranke schlagen bei den Kosten im Gesundheitswesen besonders zu Buche. Als chronisch krank gelten Patienten, die durch dieselbe Erkrankung ein Jahr und länger das System „in Anspruch nehmen". Beinahe jeder dritte Bundesbürger ist chronisch krank. Viele leben mit bedrohlichen (und das Leben verkürzenden) Krankheiten immer länger, wie etwa Krebs oder Demenz – was den medizinischen Fortschritt zeigt. 60 Prozent der Ausgaben (374 Milliarden Euro, laut Statistisches Bundesamt, 2018) entfallen auf chronisch Kranke. Sie stehen letztlich im Brennpunkt des Geschehens. Bei dieser großen Gruppe von Betroffenen, bei denen häufig mehrere Erkrankungen parallel vorhanden sind, gilt es dem Einzelnen gerecht zu werden und das individuell beste Behandlungskonzept zukommen zu lassen. Das abgegriffene Motto „Mehr Medizin gleich mehr Gesundheit" ist irreführend.

Vielmehr besagen die günstigsten Schätzungen, dass die Leistungen der Medizin mit nicht viel mehr als zehn Prozent in die Indizes eingehen, mit denen „Gesundheit" gemeinhin gemessen wird: zum Beispiel an der Kindersterblichkeit, der Lebensqualität (gemessen in Krankheitstagen) sowie der Lebenserwartung (Mortalität). Die übrigen 90 Prozent betreffen Faktoren wie individuellen Lebensstil (Lebenszufriedenheit, Ernährungsgewohnheiten, Rauchen, Bewegungsverhalten), soziale Bedingungen (Ausbildung, Einkommen, Arbeitsbelastung), Umweltbedingungen (Luft- und Wasserqualität) und die genetische Ausstattung des Einzelnen.

Mit anderen Worten: Der weitaus größte Teil der Gesundheitsdeterminanten liegt folglich jenseits des Zugriffs der klassischen Medizin, jedoch im Bereich gesellschaftspolitischer Gestaltungsmöglichkeiten. Diese weiterhin nicht auszuschöpfen, hieße substanzielle Elemente der Gesundheit des Einzelnen wie der

Gesellschaft zu missachten. Alles der Medizin aufzubürden, ist nicht nur unfair, sondern unerfüllbar. Und doch kann sie einen wichtigen Beitrag liefern, wenn chronische Krankheiten behandelt werden müssen oder Behandlungsergebnisse besser werden sollen, damit die Folgekosten reduziert werden können.

Ein wichtiger Ansatz etwa, bessere Behandlungsergebnisse zu erhalten und Folgekosten zu reduzieren, liegt in besserer Therapiedisziplin.

Wenn Patienten zu Hause nicht den Empfehlungen der Ärzte gewachsen sind, kostet das dem Gesundheitswesen mindestens 20 Milliarden Euro. Warum können nicht gut ausgebildete und besser bezahlte Pflegekräfte oder Arzthelfer zu ihnen geschickt werden, wie es in anderen Ländern der Fall ist? Diese Investition würde sich doppelt lohnen. Den Patienten ginge es besser und die Folgekosten könnten sinken. Wer kümmert sich heute um die Therapietreue? Es gibt dafür keine Instanz.

Die Vergütung von Ärzten

Vieles von dem, was in unserem Gesundheitssystem geschieht, hat mit der Art der Vergütung der Ärzte selbst zu tun. Das faktisch existierende System der Vergütung stellt sich bei den niedergelassenen Ärzten alles andere als transparent, einfach und logisch dar. Gesetzlich Versicherte werden anders vergütet als privat Versicherte. Die vertraglichen Grundlagen zur Berechnung des Honorars im Rahmen der gesetzlichen Krankenversicherung ändern sich häufig und neue Rahmenbedingungen mit Möglichkeiten zur Bildung von Kooperationen verkomplizieren die Lage. Die Berechnung der Honorarvolumina und der Inhalt des einheitlichen Bewertungsmaßstabes sind eine Wissenschaft für sich. Das bindet enorme Ressourcen, verteuert das System und führt weder zu einer in sich gerechten Verteilung des Honorarvolumens noch zu einer Belohnung für klugerweise nicht erbrachte invasive Leistungen, vernünftigerweise geführte Aufklärungsgespräche oder erbrachte Dokumentationen, um den Erfolg beispielsweise bei Zuckerkranken oder Bluthochdruckpatienten zu sichern.

Es gibt stattdessen pauschal für Niedergelassene pro Quartal ein festes, jedoch recht niedriges Honorar von 20 bis 40 Euro pro Patient, je nach Praxissitz, Bundesland und Fachrichtung. Dieses Honorar ist unabhängig davon, wie häufig der Patient den Arzt aufsucht und wie intensiv er ihn in Anspruch nimmt. Manche Patienten kommen in drei Monaten nur einmal, um sich ein Rezept abzuholen, andere erscheinen zehn Mal und müssen jedes Mal untersucht werden. Patienten selbst schätzen den Erlös für eine solche einzelne Konsultation oder die gesetzte Spritze übrigens ungleich höher ein als das, was der Arzt tatsächlich pro Besuch erlöst. Viele Leistungen des Niedergelassenen werden zusätzlich vergütet. Dadurch steigt im Bundesdurchschnitt das Honorar pro Patient im Quartal auf 66,36 Euro (Mitteilung der Kassenärztlichen Bundesvereinigung, 2013, siehe www.kbv.de/html/honorarbericht und www.medical-tribune.de/.../200.000-euro-umsatz...). Der Praxisumsatz in einer durchschnittlichen Hausarztpraxis beläuft sich im Bereich Westfalen-Lippe, wo ich arbeite, auf etwa 300.000 Euro im Jahr (ATLAS MEDICUS Regionalanalyse, Stand 12/2016).

Es ist nach meiner Einschätzung daher unseriös, sich darüber zu beschweren, Hausbesuche würden zu gering vergütet. Hausärzte drohten Anfang 2019 damit, Patienten nicht mehr zu Hause zu besuchen, weil sie angeblich nur 25 Euro erhielten. Das stimmt erstens nicht und darf zweitens schon gar nicht mit den Kosten eines Handwerkers verglichen werden, der kein Grundeinkommen hat wie jeder Hausarzt. Die Diskussion führt aber im Kontext mit der Behauptung von Karl Lauterbach, gelegentlich würden Ärzte am Mittwochnachmittag auf dem Golfplatz anzutreffen sein, zu einer Neiddebatte. Sie führt im Umkehrschluss meines Erachtens dazu, seitens der Patienten eben auch besonders großzügig von den Leistungen der Ärzte Gebrauch zu machen, wenn es denen doch so gut geht. Dann wirkt auch der Aufschrei der Ärzte, die vorgeschlagene Erhöhung der Sprechstundenzeiten beleidige von seinem Ansatz her die Würde eines ganzen Berufsstandes und missachte auf ehrverletzende Weise die tägliche Arbeitsleistung der Ärzte und Psychotherapeuten, eher weniger (*Deutsches Ärzteblatt,* 2018, Nr. 115 [50]: S. C 1888–1889).

Für Fachärzte in Brandenburg betrug das Honorar im Schnitt nur 53 Euro pro Patient, in Bayern dagegen 73 Euro. Ein Kardiologe kam in Bremen auf 129 Euro pro Fall, sein Kollege in Thüringen auf 43 Euro. Das ist ungerecht und zu rechtfertigen. Die Vergütung der Ärzte sollte unabhängig davon sein, wo sie praktizieren.

Die regionalen Honorarunterschiede begründen sich „historisch" und werden von den 17 Kassenärztlichen Vereinigungen jeweils dezentral ausgehandelt. Das wiederum hat mit der Finanzkraft der Kassen zu tun, führt aber dazu, dass die gleiche Leistung von Ärzten eben ganz unterschiedlich vergütet wird. Auch unabhängig von der finanziellen Ausstattung entstehen Unterschiede, die man nicht gut erklären kann und die in Stein gemeißelt zu sein scheinen. Neben den Erlösen aus den Honoraren aus dem Topf der Kassenärztlichen Vereinigung (Zusammenschluss der Niedergelassenen) verdienen Ärzte an Privatleistungen. Das macht nach Berechnungen des Statistischen Bundesamtes gerade bei Orthopäden einen großen Teil ihres Umsatzes aus. Derlei Mischkalkulationen gelten für fast alle niedergelassenen Ärzte. Die Höhe der Privateinnahmen kann dabei ganz unterschiedlich sein, je nachdem, ob sich die Praxis in Berlin-Marzahn oder in Starnberg befindet.

> Die Honorarverteilung sei „nahezu irreal komplex", sagt Klaus Reinhardt, Vorsitzender des Hartmannbundes. „Wie ein Honorar zustande kommt, ist für die meisten Ärzte nicht mehr durchschaubar" (www.deutsche-apotheker-zeitung.de/.../verdienen-arzte-das-was-sie-verdienen).

Ökonomischer Druck oder eine gefühlte Ungerechtigkeit in der Honorierung innerhalb der Ärzteschaft, aber auch falsch gesetzte Anreize erhöhen die Wahrscheinlichkeit, dass Ärzte ihren Patienten Leistungen nahelegen, die unnötig sind oder sogar schaden können. Dazu gehören die IGeL-Leistungen.

> Das Einkommen des Arztes darf *aber* nicht primär davon abhängig sein, wie viele Untersuchungen/Behandlungen er durchführt. Die Überlebensfähigkeit einer Klinik darf nicht nur davon abhängig sein, wie viele Fälle in kurzer Zeit versorgt werden.

Im Krankenhaus sieht das Dilemma nicht viel anders aus. Die Abteilung, in der viel operiert wird, steht folglich besser da. Chefarztverträge enthalten Klauseln, die erbrachte Leistungsmengen direkt an das Gehalt des Arztes koppeln. Das System steht und fällt mit den Ärzten. Das sollte auch nicht anders sein, aber die Gefahr des überziehenden Missbrauchs ist groß. Für ein gerechtes Vergütungssystem gibt es keine perfekte Lösung. Aber die Grundprinzipien sind relativ einfach: Vergütet man dem niedergelassenen Arzt jede einzelne Leistung oder knüpft das Chefarztgehalt an die Zahl der erbrachten DRG-relevanten Leistungen, so wird Ausweitung dieser Leistungen die Konsequenz sein. Bei einem Festgehalt würde die Motivation, möglichst viele Patienten besonders gut zu behandeln, ambulant und stationär abnehmen. Für beides gibt es in anderen Ländern Beispiele. Der Wirtschaftswissenschaftler Ernst Fehr fand heraus, dass Stundenlöhne aber auch nicht automatisch zu weniger Leistung führen müssen (*Nature*, 2003, Vol. 425, pp. 785–791; www.fit-for-sales.biz/.../hoehere-loehne-koennen-die-arbeitsleistung, und www.researchgate.net/profile/Ernst_Fehr).

Einen direkten Zugang zum Facharzt („secondary care") haben Patienten im Vereinigten Königreich übrigens nicht. Das Verhältnis von 90 Prozent Spezialisten zu zehn Prozent Allgemeinmedizinern im Deutschland nannte der ehemalige Bundesgesundheitsminister Hermann Gröhe nicht ohne Grund „problematisch" (*Deutsches Ärzteblatt*, 2016, Nr. 113 [11]: S. C 396). Es widerspricht dem Versorgungsbedarf und untergräbt die Autorität der Hausärzte. Und es ist ein eklatanter Bruch mit dem NEIN-Prinzip Harald Kamps, nach dem der weitaus größte Teil aller medizinischen Probleme durch einen selbst, die Gemeindeschwester oder den Hausarzt erledigt werden können (siehe Kapitel 13.2).

> Es gibt keinen überzeugenden Grund dafür, dass Kinder- und Hausärzte in Deutschland im Durchschnitt deutlich wesentlich weniger verdienen als Radiologen und Labormediziner.

Labormediziner sind heute teilweise in Großunternehmen bis hin zu Aktiengesellschaften organisiert und versprechen ihren Anteilseignern hohe Renditen. Es ist Geld, das Sie und ich in die Krankenversicherung einzahlen. Mit welchem Recht geschieht dies? Labormediziner behaupten auch, zwei von drei klinischen Diagnosen beruhten auf Laborwerten (http://bit.ly/dki-labordia gnostik). Das wird zwar von Klinikern bezweifelt, doch es gelang den Laborärzten, sich innerhalb der Ärzteschaft einen Ruf der unbedingten Unverzichtbarkeit zu verschaffen.

Die Möglichkeit zu besonders hohen Einkünften einzelner Arztgruppen haben aber Ärztevertreter zu verantworten, nicht die Kassen und nicht die Politiker.

Wenn gefordert wird, Gespräche besser zu honorieren, dann würde das für die Ärztevertreter bedeuten, dass die Vergütung der Ärzte insgesamt steigen muss. Es passiert ohnehin nicht. Auf den Gedanken, innerhalb des Verteilungsvolumens Umschichtungen vorzunehmen (weg von den teilweise luxuriös vergüteten Labor- oder Röntgenleistungen hin zu ordentlich bezahlten Gesprächen zwischen Arzt und Patient), kommt niemand oder man will es doch nicht umsetzen. Zukünftige Änderungen an der Vergütungssystematik von Laborleistungen sollen in erster Linie das Mengenwachstum bremsen und den Streit um dessen Finanzierung zwischen Haus- und Fachärzten beilegen. Bis 2020 (!) soll dann endlich einmal die Mengensteuerung stärker an den medizinischen Erfordernissen ausgerichtet werden (*Deutsches Ärzteblatt*, 2018, Nr. 115 [23]: S. C 926–927).

Ärztevertretern ist es über Jahrzehnte hinweg nicht geglückt, innerhalb der Ärzteschaft ein Gefühl der Solidarität zu erzeugen. So sind Hausärzte und Fachärzte zerstritten und auch innerhalb der Facharztgruppen gibt es unterschiedliche Auffassungen über die eigene Wichtigkeit und damit den Anspruch in Vergütungsfragen. Bei der Frage der Ausgestaltung einer neuen Gebührenordnung wurde das Hauen und Stechen offenkundig. Theodor Windhorst, Vorstand der Bundesärztekammer, blieb 2016 nach jahrelangen Verhandlungen nichts anderes übrig, als das Handtuch zu werfen. Er sah die Chancen für einen fairen Lastenausgleich unter den damaligen Bedingungen nicht als gegeben an. Dies läge auch an der großen Einflussnahme von außen und der „großen Zerrissenheit der Verhandlungsebenen" (*Deutsches Ärzteblatt*, 2016, Nr. 113 [12]: S. C 438).

Entweder es gelingt der Kassenärztlichen Bundesvereinigung, für mehr Gerechtigkeit bei der Vergütung innerhalb der Ärzteschaft zu sorgen, oder die Bundesärztekammer nimmt sich dieses Problems an. Schaffen es beide Ärzteorganisationen nicht, bleiben nur noch die Kassen oder die Politik als Regulator.

Die Kassenärztliche Bundesvereinigung (KBV) hat sich allerdings nicht nur, als es um sie selbst ging, als ein Kartell entlarvt. Bekanntlich hatten sich ihre Vorstände in der jüngeren Vergangenheit selbst üppige Honorare zugesteckt, die der Berliner Gesundheitssenator schließlich zur Anklage brachte (mehrere Vorstände hatten hunderttausende Euro an Übergangsgeld kassiert, obwohl sie weiter im Amt blieben) und was schließlich in das GKV-Selbstverwaltungsstärkungsgesetz mündete (*Deutsches Ärzteblatt*, 2017, Nr. 114 [3]: S. C 53). 2015 hatte die Vertreterversammlung der KBV dann auch noch eine paritätische Stimmengewichtung bei Haus- und Fachärzten abgelehnt, obwohl sie im Versorgungsstärkungsgesetz eigentlich festgeschrieben steht (*Deutsches Ärzteblatt*, 2015, Nr. 112 [50]: S. C 1693, und 2016, Nr. 113 [10]: S. C 345). Jetzt klagt man gegen das Ministerium. Ein Gefühl der innerkollegialen Scheinsolidarität erkauft man sich seitens der Funktionäre, indem man sich *dann* gemeinsam gegen die Krankenkassen oder die Politik positioniert, von denen man regelmäßig eine deutlich höhere Vergütung fordert. Ein Beispiel für Klagen auf hohem Niveau las ich neulich in der *Praxis-Depesche* 6, 2018. Innerhalb des Budgets stehen durchaus genügend Spielräume zur Verfügung. Hausärzte und Pädiater haben jedoch gegenüber den „Gerätemedizinern" weiterhin schlechte Karten. Durch hohe Fallzahlen, viele Interventionen, Optimierungen bei der Abrechnung und überzogene Rechnungen bei Privatpatienten gelingt es einzelnen Praxen, viele hunderttausend Euro zu erwirtschaften.

Nicht die Politik und schon gar nicht die Krankenkassen verteilen das Geld innerhalb der Ärzteschaft. Die Ungerechtigkeit geht allein auf Kosten der Standesvertreter. Funktionäre unterstützen also in Wahrheit die Medizin der Apparate und vernachlässigen eine menschenwürdige Medizin.

Arztbesuche rund um die Uhr?

Bei Patienten wird die ärztliche Leistung in anderen Ländern als etwas Besonderes betrachtet, das man sich etwas kosten lässt und was man mit anderen Serviceleistungen nicht vergleichen kann. Vermutlich hat die freie und vermeintlich kostenlose Berechtigung, in unserem Land jederzeit einen Arzt aufsuchen oder sich nach Hause bestellen zu können, auch etwas mit der weltweit einmalig hohen Inanspruchnahme zu tun. Es sind nicht nur die Ausreißer, die sich nach durchzechter Nacht morgens um drei Uhr den Notarzt ins Haus bestellen, sondern viele andere Details tragen dazu bei, dass die Zahl der Arztbesuche immer weiter in die Höhe getrieben wird. Das geht zulasten derjenigen, die wirklich Hilfe benötigen und auf Kosten der wertvollen Zeit des Arztes.

> Um die Konsultationszeit für Patienten zu erhöhen, den allgemeinen Stress in den Arztpraxen abzubauen und somit dem Einzelnen mehr Qualität anzubieten, sollte eine Kontaktgebühr eingeführt werden, die der Patient selbst entrichtet.

Unter diesen Umständen würden sich nicht bis zu elf Millionen Bürger an jedem ersten Montag im Quartal in die Praxen drängen, weil sie einbestellt worden sind, es mal wieder an der Zeit ist, den Arzt aufzusuchen, sie sich für das neue Quartal Überweisungen holen, Rezepte immer wieder ausstellen lassen oder irgendetwas anderes auf dem Herzen haben, was nicht direkt mit einer medizinischen Problematik zu tun hat. Im Sommer 2018 schlugen Sachverständige zur Begutachtung der Entwicklung im Gesundheitswesen vor, eine „Kontaktgebühr" wenigstens zu prüfen, wenn Patienten ohne Überweisung zum Facharzt gehen. Die Höhe müsse die Politik klären.

Die regulatorische Maßnahme sollte man durch konsequente, jedoch in ihrer Wirksamkeit geprüfte Aufklärungskampagnen flankieren, um die Bürger mündiger und sicherer zu machen, was den Körper und seine Kapriolen betrifft. Eltern sollten am besten mehr ihrem Instinkt vertrauen, sich nicht zu sehr auf das Netz verlassen oder auf den Rat selbsternannter Heiler setzen und nicht ihre Kinder bei jeder Kleinigkeit zum Arzt schleppen. Dann entständen weniger Ängstlichkeit und mehr Zutrauen zu sich selbst und Patienten erschienen nicht mit Bagatellen in der Praxis oder in der Notaufnahme. Eine digitale Sprechstunde könnte Beratungen, Krankschreibungen und andere Konsultationen aus der Praxis heraus ermöglichen. Man kann nämlich aus der Ferne durchaus Wunden inspizieren, dem Patienten in die Augen gucken und viele andere Dinge erfassen, ohne den Patienten physisch vor sich zu haben (www.telnet.de, www.ntx360grad.de). Dazu müsste das 125-Jahre-alte Verbot der Fernbehandlung in § 7 der Musterberufsordnung für Ärzte aufgeweicht oder aufgehoben werden, wozu beim Ärztetag 2018 in Erfurt die ersten Anfänge gemacht worden sind. Wenn der Weg zum Arzt erspart bliebe, könnte man Berufstätige besser begleiten, die im Büro unabkömmlich sind, Landbewohner versorgen, die sich wegen Bagatelluntersuchungen oft auf lange Reisen begeben, und erkältete Patienten vom Wartezimmer fernhalten. Jeder Vierte hätte nichts gegen einen Video-Chat und jeder Zweite ist davon überzeugt, sich auf diese Weise besser mit Ärzten austauschen zu können (Forsa-Studie der Techniker Krankenkasse, 2017).

Was die schwarzen Schafe betrifft

Wer den politischen Mut aufbringt, Menschen mit überzogener Anspruchshaltung zu erklären, eine hundertprozentige Rund-um-die-Uhr-Versorgung für jede kleinste Befindlichkeitsstörung gehöre der Vergangenheit an, muss Widerstand befürchten. Offen zu erklären, dass die Solidargemeinschaft nicht länger bereit sein kann, die Spirale mitzutragen, ziemt sich nicht. Aber solange kein Leitstellendisponent seinem Anrufer sagen darf, dass für diesen am Telefon kein Rettungswagen auf den Weg geschickt wird, und solange ein Dienstarzt heute den Patienten behandeln muss und nicht sofort an die Luft setzen darf, der mit wochenlangem Druck in der Leistenbeuge nachts auf dem Weg von der Disco einen Abstecher in die Krankenhausambulanz macht, weil man tagsüber beim Arzt so lange warten muss, wird sich nicht viel an der Misere ändern. Ich halte es für einen sehr idealistischen Gedanken und damit für unrealistisch davon auszugehen, dass über freiwillige Selbstverpflichtung oder durch mehr Informationsangebote irgendeine Steuerung der Patienten möglich ist.

Notfallversorgung

Die weitaus meisten Krankheiten entstehen nicht plötzlich und sind schon gar nicht dringend zu behandeln. Patienten haben also Zeit und können in aller Regel am nächsten oder übernächsten Tag den Arzt aufsuchen. Lebensbedrohliche und zugleich plötzlich auftretende, also wirkliche Notfälle gibt es sehr selten. Doch solange sogar im *Deutschen Ärzteblatt* der diensthabende Arzt der

Kassenärztlichen Vereinigung abends und nachts (irrtümlich) als Notarzt bezeichnet wird, der er nicht ist, wird indirekt dem Patienten gegenüber suggeriert, er sei auch einen Notfall und könne in eine Notfallambulanz gehen, wenn es ihm beliebt – wie in Kapital 3 schon erwähnt wurde. Letztlich ist vielen Patienten und Akteuren nicht klar, was eigentlich ein medizinischer Notfall ist und wer das zu entscheiden hat. Abends und am Wochenende erwartet der Beitragszahler heute trotz angespannter Personalsituation dann umgehend einen Service und akzeptiert keine endlose Warteschleife über die Nummer des Kassenärztlichen „Notfalldienstes" 116117, wobei lediglich jeder Dritte von 6.000 Befragten diese Nummer überhaupt kennt und die Abgrenzung zur anderen Notfallrufnummer 112 verwirrend ist. Viele rufen deswegen viel lieber gleich die Nummer 112 an, unter der man sofort bedient wird und wo es präklinische Medizin, Transport und klinische Medizin umfassend, kostenfrei und ohne Einweisungsformular gibt. In Deutschland fanden 2017 über 19 Millionen sogenannte Notbehandlungsfälle statt. Das betrifft demnach also jeden vierten Bundesbürger im Schnitt. Mehr als die Hälfte davon wurde in Krankenhäusern versorgt statt in den Bereitschaftspraxen der Ärzte (*Ärztezeitung*, 14.11.2018).

> In Ostwestfalen-Lippe vernetzt man jetzt in einem Pilotprojekt die beiden Nummern und versucht über eine Triagierung die richtigen Patienten in die richtigen Einrichtungen zu steuern.

In seinem Gutachten macht der Sachverständigenrat daher vier Vorschläge (*Deutsches Ärzteblatt*, 2018, Nr. 115 [37]: S. C 1324–1326):

1. Gatekeeping, bei dem der Hausarzt den Patienten durch den Dschungel Gesundheitswesen lotsen soll. Leider ist das für ihn aber nicht lukrativ, und solange der Patient seinen Facharzt oder Notarzt selber aufsuchen kann, dürfte sich nicht allzu viel daran ändern. Das soll nach Ansicht des Sachverständigenrates beibehalten werden, ich bin da anderer Meinung.
2. Finanzielle Beteiligung der Versicherten im Sinne einer Kontaktgebühr. Rückerstattungen von Beiträgen, wenn Leistungen nicht in Anspruch genommen werden, wie bei den privaten Krankenversicherern üblich, bestimmte Wahltarife werden ebenfalls vorgeschlagen.

3. Das Entlassmanagement als Steuerungsmöglichkeit, um für den Patienten den Übergang vom Krankenhaus nach Hause zu erleichtern. Studien müssten allerdings noch zeigen, ob hier tatsächlich ein Versorgungsdefizit vorliegt. „Wichtiger scheint die Organisationsstruktur sowie das Vorhandensein standardisierter Prozesse zu sein."

4. Patienteninformation bedeutet mehr als nur „googeln". Das Gutachten listet 39 verschiedene Möglichkeiten zur Recherche auf, sie sind jedoch von unterschiedlicher Qualität. Ein nationales Gesundheitsprotal als zentrale Anlaufstelle für alle Bürger sei daher zu empfehlen.

Der 1. Vorsitzende der KV-Westfalen Gerhard Nordmann: „Leider nehmen viele Bürger die medizinische Notfallversorgung immer noch nach ihrem eigenen Gutdünken in Anspruch. Entweder wissen sie es nicht besser – oder sie hoffen, so eine schnellere Behandlung zu erhalten."

Auch die standardisierte Ersteinschätzung kann ein wichtiger Schlüssel zu einer effizienten Ressourcennutzung in der Notfallversorgung sein. Im Projekt DEMAND unter Leitung des aQua-Instituts für angewandte Qualitätsförderung und Forschung im Gesundheitswesen wird dies ab 2018 getestet (www.aQua-institut.de). Um Notfallambulanzen der Kliniken zu entlasten, fungiert der ärztliche Bereitschaftsdienst der Kassenärztlichen Vereinigung immer häufiger als eine Art Portalpraxis, in der akute Notfälle unmittelbar ins Krankenhaus weitergeleitet werden, während niedergelassene Ärzte außerhalb der regulären Praxisöffnungszeiten Patienten mit nicht lebensbedrohlichen Beschwerden in der Notfallpraxis behandeln.

Konsultationszeiten und Praxisgebühren

Ein Beitrag in der Zeitschrift *chrismon* beschreibt die Erfahrungen von Patienten und stellt die Ergebnisse einer großen Befragung von Kranken vor. Daraus ergibt sich, dass bei hohem Zeitdruck aufseiten der Ärzte (durch hohe Inanspruchnahme und damit kurzer Kontaktzeit zum Einzelnen) die Mehrheit der Patienten keineswegs über Behandlungsalternativen aufgeklärt wird und fast die Hälfte äußert, das Ziel der Therapie werde ihnen selten oder nie erklärt (*chrismon*, 01.2018). Die Kontaktzeit zu einem niedergelassenen Arzt liegt in Deutschland bei unter acht Minuten. In England liegt sie bei 11 und in den USA sogar bei 19 Minuten. Durch längere Konsultationen in den Praxen könnte man vermutlich auch die Zahl verordneter Arzneimittel reduzieren. 60 Prozent der Praxisbesuche münden nämlich in ein Rezept – auch das im internationalen Vergleich überdurchschnittlich. Für längere Gespräche gibt es angeblich kein Geld, dabei ist es eine Frage der Priorisierung innerhalb des Budgets. Mit der neuen Regelung einer Praxis- oder Kontaktgebühr wäre das anders.

> Die durchschnittliche Konsultationszeit in einer deutschen Arztpraxis ist im internationalen Vergleich sehr kurz, die Inanspruchnahme von Ärzten weltweit unübertroffen hoch.

In Frankreich zahlt jeder Patient pro Praxisbesuch pauschal 20 Euro (Allgemeinarzt) oder 30 Euro für einen Spezialisten, wovon er 75 Prozent bei seiner Kasse reklamiert. Für das restliche Viertel kann eine Zusatzversicherung („mutuelle") abgeschlossen werden. Auch bei Rezepten in der Apotheke herrscht das Prinzip der Vorkasse. Der Patient ist damit in der Verantwortung. Kaum jemand aus Frankreich hat die Aufregung um die Praxisgebühren in Deutschland seinerzeit verstanden. Patienten wünschen sich mehr Aufklärung, geringere Wartezeiten und Aufmerksamkeit für ihre Belange. Eine Folge der kurzen Arztkontakte vieler Patienten ist der hohe Zulauf zu Heilpraktikern und Akupunkteuren, Chiropraktikern oder anderen Leistungsanbietern, die eher durch niederschwellige Angebote denn durch wissenschaftlich basierte Medizin überzeugen (wie in Kapitel 9 beschrieben).

In einem neuen System auf der Basis eines Festgehaltes und Punktesystems überlegt sich der Magen-Darm-Spezialist zweimal, ob eine Spiegelung sinnvoll ist. Der Onkologe entscheidet sich am Lebensende seines Patienten eher gegen als für eine Chemotherapie. Diese Art der Medizin käme dem Wunsch nach mehr Zeit und mehr Empathie entgegen. Das System wäre hinsichtlich der planbaren Ausgaben durch festgeschriebene jährliche Erhöhungen politisch besser planbar und die Kassenärztlichen Vereinigungen hätten wesentlich mehr Spielraum für die Sicherstellung der Qualität, als sich um komplizierte Berechnungen der Vergütung je nach Facharztgruppe, Leistungsvolumen, Krankheitsschwere und Bezirk zu kümmern.

Die Vergütung nichtärztlicher Therapeuten

Physiotherapeuten, Pflegekräfte, Apotheker und pharmazeutische Unternehmen sind abhängig vom Verordnungs-, Untersuchungs-, Einweisungs- und Therapieverhalten der Ärzte. Das wird in anderen Ländern anders gelöst. In Schweden, Norwegen oder den Niederlanden übernehmen die Heilmittelerbringer die Verantwortung für die Verordnung. Ohne vorherigen Arztkontakt können sich Patienten dort von Therapeuten behandeln lassen. In Deutschland wehren sich die Ärzte dagegen. Man könnte es durch einen Pilotversuch einmal testen. Immerhin haben die Heilmittelverbände (drei aus dem Bereich Physiotherapie, einer aus dem Bereich Ergotherapie sowie die Podologen) jetzt eine höhere Vergütung durchgesetzt und können wohl bald die Anzahl und konkrete Auswahl der Einzeltherapien sowie die Behandlungsdauer bei einem Patienten selbst bestimmen. Bei dem Direktzugang konnten sie sich nicht durchsetzen.

13.2 Finanzielle Ressourcen richtig einsetzen

Volker von Rönne – Das Wartezimmer ist übervoll
Es ist der erste Montag im neuen Quartal. Herr von Rönne wartet schon seit anderthalb Stunden. Das Wartezimmer in einer Berliner Hausarztpraxis quillt über. Seine Nachbarn husten und niesen. Hoffentlich steckt er sich nicht an. Man findet mittlerweile keinen Sitzplatz mehr. Der aufmerksame Beobachter notiert, dass ein größerer Teil der durch die Tür kommenden Patienten an der Theke lediglich einen Überweisungsschein benötigt. Andere wollen nur ein neu ausgestelltes Rezept. Sie erhalten es, ohne vom Arzt gesehen zu werden. Die Konsultationszeit eines Patienten mit dem Arzt liegt an diesem Morgen bei fünf Minuten; gegen 12 Uhr lichten sich die Reihen.

Nicht jeder Kranke geht zum Arzt. Es gibt Menschen, die vermeiden es, Ärzte zu konsultieren. Sie sind eine Ausnahme. Deutsche suchen ihren Doktor bis zu viermal häufiger auf als Norweger. Norwegen ist dünner besiedelt als Deutschland und die Ärzte sind weiter verstreut, doch ist das für die Norweger zum Nachteil? Die Deutschen sind nicht gesünder oder leben länger. Vermutlich entfernt sich der Norweger seinen Splitter im Finger eher selber. Möglicherweise lässt er sich auch nicht durch Ratgeber verunsichern und wittert hinter jeder Ecke eine tödliche Krankheit. Oder er vertraut darauf, dass seine Pfeifgeräusche im Ohr nach ein paar Tagen wieder von sich aus verschwinden. Menschen in Deutschland wissen trotz vieler Angebote in den Medien zu gesundheitlichen Fragen offenbar in der konkreten Situation nicht mehr recht, was zu tun ist, selbst wenn erkennbar nichts Gefährliches vorliegt. So veranlassen einfache und harmlose Erkältungsbeschwerden Erwachsene, Eltern und Kinder dazu, eine Arztpraxis aufzusuchen, obwohl sie mit ihren Symptomen besser zu Hause blieben. Gerade Kinder werden häufiger krank, was gang und gäbe ist und sogar zur normalen Entwicklung dazugehört. Doch wer lehrt Eltern das Gefühl, ihre Kinder mit der Zeit einzuschätzen und zu entscheiden, wann sie selbst zurechtkommen und wann ein Kinderarzt aufgesucht werden sollte?

> „Viele dieser Menschen haben bloß nicht gelernt, alltägliche Stresssymptome richtig zu deuten", sagt Jana Jünger, Internistin und Expertin für Arzt-Patienten-Kommunikation an der Universität Heidelberg. Für die meisten Beschwerden ließen sich keine Erklärungen finden.

Das „NEIN"-Prinzip

In den skandinavischen Ländern und anderswo hat ein Prinzip die Gesellschaften durchdrungen, das sich als *„Nächstes effektives Interventionsniveau"*, abgekürzt *„NEIN"*, bezeichnet. Der thematische Gedankenanstoß zu diesem vernünftigen Prinzip der Subsidiarität in Deutschland (das Problem wird auf der niedrigsten möglichen Stufe gelöst) ist dem Arzt Harald Kamps zu verdanken, der im *Deutschen Ärzteblatt* vor über zehn Jahren viel Zustimmung, aber auch empörende Ablehnung erfahren hatte. Sein Prinzip lautet:

> „Was die Oma erledigen kann, das soll keine Gemeindeschwester erledigen, und was die kann, muss nicht der Hausarzt erledigen. Was der nicht kann, das darf dann der Facharzt in die Hand nehmen" (*Deutsches Ärzteblatt*, 2007, Nr. 104: S. A 105–108).

Seit ebenfalls zehn Jahren können sich Versicherte der AOK Baden-Württemberg in ein (seit 2004 im SGB V verankertes) HZV-Programm (hausarztzentrierte Versorgung) eintragen, sich also für mindestens zwölf Monate verpflichten, zu einem von ihnen gewählten Hausarzt zu gehen. Er dient als Lotse im System: Bestimmte Fachärzte können die Teilnahme nur auf seine Überweisung hin zu Rate ziehen. Ausnahmen sind Gynäkologen, Augenärzte und Notfallmediziner. Das ist für die Hausärzte finanziell attraktiv und für die Patienten eine gute Sache. Es werden zum Beispiel Abendsprechstunden angeboten und Termine beim notwendigen Facharzt vermittelt. Evaluationen des Versorgungskonzeptes zeigen, dass sich Patienten häufiger gegen Grippe impfen lassen und deutlich weniger „potenziell inadäquate" Medikamente verschrieben bekamen. Sie mussten seltener ins Krankenhaus und konnten schneller entlassen werden. Es deutet sich sogar an, dass in einem definierten Zeitraum weniger eingeschriebene Patienten sterben als nicht eingeschriebene. Leider hat sich diese hausarztzentrierte Versorgung noch nicht überall durchgesetzt.

Eine vernünftige sozialmedizinische Faustregel lautet auch, dass von 1.000 medizinischen Problemen bei 1.000 Menschen 900 vom Patienten selbst gelöst werden können. Voraussetzung ist, dass jeder über Wissen über den eigenen Körper verfügen und einschätzen können sollte, was man bei bestimmten Störungen selber tun und lassen sollte. Hier hinein spielt das von Aaron Antonovsky vor einem halben Jahrhundert entwickelte und weiter oben im Zusammenhang mit der Placebo-Medizin gestreifte Konzept der Salutogenese (A. Antonovsky, *Salutogenese. Zur Entmystifizierung der Gesundheit.* dgvt-Verlag, 1997). Es basiert auf den inneren Kräften des Menschen zur Selbstheilung. Man darf ja nicht vergessen, was der Arzt durch seine Behandlung bewirkt. Er schafft kein „eigenes Werk", dessen Herstellungsprozess einer einfachen Standardisierung und Evaluierung unterzogen werden kann, sondern er greift in einen lebenden Organismus ein, um dort etwas Bestehendes zu verändern oder zu unterstützen. Ein guter Arzt weiß, dass der Körper zur Bewältigung einer Krankheit seinen Beitrag leisten kann. Er weiß etwas, was nicht im Lehrbuch steht, und verfügt über die Erfahrung, aus dem theoretischen Wissen eine individuelle Behandlung abzuleiten.

> Starre Vorgaben widersprechen der Identität der Medizin als praktischer Wissenschaft, die nur mit Hilfe der ärztlichen Kunst verwirklicht werden kann.

Der Wert der Behutsamkeit

Die Situation, auf die der Arzt bei einem Patienten stößt, ist eine einmalige und unverwechselbare Situation, die in dieser Konkretheit in keinem Lehrbuch beschrieben werden kann und in keiner Leitlinie zu finden ist. Wäre die medizinische Leistung lediglich eine Produktion, so könnte ja der Arzt einfach nach Gebrauchsanweisung vorgehen und sich selbst am Ende überflüssig machen. Doch es geht auch um Fingerspitzengefühl, Erfahrung und Vertrauen, um das behutsame Herausfinden dessen, was dem Kranken dient. Es geht um Intuition; Giovanni Maio nennt es den Wert der Behutsamkeit (*Deutsche Medizinische Wochenschrift*, 2015, Nr. 140, S. 1014–1018). So obliegt es der Macht der erfahrenen und entsprechend ausgebildeten Hausärzte, von den verbliebenen 100 medizinischen Problemen, die einen Menschen in das Gesundheitssystem führen, 90 zu lösen. Dass in Deutschland viele Patienten direkt einem Facharzt zugeteilt werden, hat auch mit der Industrialisierung des Medizinbetriebs zu tun und ist eine Unsitte.

> Die Leistung des Arztes wird im Zuge der Ökonomisierung immer weiter auf Eingriffe reduziert, die sich dokumentieren lassen. Das Ergebnis ist, dass der vorausgehende Prozess der informellen Gespräche, des Zusammenführens von Informationen, Anamnese, Diagnostik und Nachdenkens an Bedeutung verliert.

Patienten finden im Arzt immer weniger jemanden, der ihnen zuhört und zu ihnen ein vertrauensvolles Verhältnis aufbaut. Denn der Kranke wünscht sich ja nichts sehnlicher, als ernst genommen zu werden und jemanden an seiner Seite zu haben, der ihn versteht und ihm sagt, wie es weitergeht. In dieser Situation der Angst und Sorge kann eine aufwendige Diagnostik beim Facharzt beruhigen. Man nimmt sich unter Umständen einer Bagatelle mit allen technischen Möglichkeiten zur Brust. Das weist auf die Falle hin, in die man sich begeben hat. Die pauschale Forderung, einfach weniger zu tun, wird vor diesem Hintergrund niemals aufgehen können. Vertrauen und Kümmern können sich aber durchaus darauf beschränken, den Patienten zu beruhigen, gemeinsam abzuwarten und dann schrittweise Maßnahmen zu eskalieren, wenn sich die Beschwerden nicht bessern. Von den verbliebenen zehn Patienten aus den 100 Fällen des Hausarztes müssten nach obiger Rechnung nur neun zum Facharzt und einer ins Krankenhaus. Der Mehraufwand für körperbezogene Pflegemaßnahmen und medizinische Behandlungspflege wird in einem Krankenhaus dann allerdings zumeist weder erfüllt noch vergütet (*Deutsche Medizinische Wochenschrift*, 2015, Nr. 140, S. 1605).

Auch junge Ärzte haben aufgrund der Arbeitsverdichtung im Stationsbetrieb das Nachsehen. Sie durch erfahrene Kollegen behutsam anzulernen und von deren Erfahrung profitieren zu lassen, kostet Zeit und gilt in einem durchorganisierten, auf Gewinn getrimmten Krankenhausbetrieb als unrentabel. Das Ergebnis wird ein qualitativer Verlust sein. Auf diese Weise werden am falschen Ende Kosten reduziert. Für den Klinikbetreiber mag es erträglich sein, für die Menschen und das Fach Medizin, das von der Weitergabe von klinischer Erfahrung beruht, ist es von Nachteil. Früher dienten die Visiten jungen Kollegen dazu, von ihren Peers zu lernen, und den erfahrenen Kollegen von den frischen Überlegungen der Jüngeren zu profitieren. Dazu bedarf es neben einer offenen Diskussionskultur auch der Zeit und der Anlässe. Selbst in großen universitären Abteilungen, in denen sich häufig komplexe und schwierige Fälle finden, ist immer weniger Raum, um sich regelmäßig am Krankenbett auszutauschen und Meinungen und Sichtweisen zusammenzuführen. Stattdessen hat sich die durchschnittliche Visitezeit auf drei Minuten gesenkt und man lässt junge Ärzte alleine.

Tiefes Denken nehmen Computeralgorithmen einem auch nicht ab. Zugleich werden medizinische Entscheidungen zunehmend komplexer, sodass der menschliche Geist unmöglich alles im Kopf haben kann, auch mehrere Köpfe nicht (*The New England Journal of Medicine*, 2017, Vol. 377 [13], pp. 1209–1211). Um die Wirkweise des menschlichen Gehirns und die zunehmend komplexer werdenden Ansprüche der Medizin zu koordinieren, nutzt man verstärkt die Fähigkeit der künstlichen Intelligenz. Moderne bildgebende Verfahren etwa liefern Ärzten immer mehr Informationen, mit deren Auswertung sie allerdings oft überfordert sind. Die Folge sind verwirrte Patienten.

„Manche Ärzte sind so stolz auf ihre Erkenntnisse, dass sie Laborwerte oder Bilddaten, die der Interpretation bedürfen, ungefiltert an den Patienten weitergeben. Oder sie sind nicht auf dem Stand der Wissenschaften, verstehen die komplexen Befunde selber nicht genau und erklären sie dann falsch", klagte Detlef Ganten, ehemaliger Vorstandsvorsitzender der Charité und Leiter des World Health Summit.

Vorteil der künstlichen Intelligenz ist, dass menschliche Faktoren entfallen wie Müdigkeit oder nachlassende Konzentration, wie man es in der Röntgenbefundung durch das Phänomen „satisfaction of search" beschrieben hat, die Befriedigung des Findens. Wer am Wochenende das Opfer eines Verkehrsunfalls auf Knochenbrüche hin untersucht, übersieht vielleicht den Lungentumor. Dem Computer sind solche Gefühle fremd. Digital gestützte Algorithmen und menschliche klinische Erfahrung gemeinsam müssen also in Zukunft versuchen, eine bestmögliche Medizin zustande zu bringen.

Ein besonnener Umgang mit Diagnostik und Therapie bedingt eine gute Ausbildung am Krankenbett. Ein Grundsatz hierbei lautet: Man muss als Arzt viel wissen, um wenig zu tun. Weil ärztliches Handeln immer über die rein naturwissenschaftliche Perspektive hinausgeht und letztlich philosophisch begründbar sein muss, empfiehlt es sich, wie in Würzburg praktiziert, ein Philosophikum an der Medizinischen Fakultät anzubieten, das über die medizinische Ethik hinausreicht und eine systematische Analyse der Theorie in der Medizin beinhaltet – auch im Kontext anderer Wissenschaften, der Erkenntnistheorie, Anthropologie und Hermeneutik (*Deutsche Medizinische Wochenschrift*, 2018, Nr. 143: S. 1272–1275).

Verneint der Patient mit seiner schmerzhaften Schulter die Frage, ob er sich operieren lassen würde, benötigt man auch keine aufwendigen Untersuchungen und belässt es bei konservativen Verfahren. Dazu bedarf es neben dem Mut der Erfahrung. Die sollten die älteren Kollegen den jüngeren weitergeben können. Ist man unsicher, dreht man an der diagnostischen Mühle und schleust den Patienten durch die Untersuchungsmaschinerie. Je mehr Sorgfalt in die Erstanamnese gesteckt wird, desto gezielter folgen weitere Maßnahmen. An flächendeckender Rasterfahndung verdient ansonsten die Medizinindustrie, an flächendeckender Dokumentation die Zertifizierungsunternehmen.

> Im deutschen Gesundheitswesen fehlt die fachliche Instanz, die gesunde Menschen vor den Gefahren des Systems schützt und kranken Menschen den einfachsten Weg zur Besserung aufzeigt.

In skandinavischen Ländern verschreiben Schulkrankenschwestern und Hausärzte die Antibabypille auf einem Rezept, das zwei Jahre lang gültig ist. Junge Mädchen und Frauen hier in Deutschland müssen es sich jedes Quartal vom Arzt abholen. Das gewöhnt sie gewissermaßen an den regelmäßigen Gang zum Arzt. Muss das sein? Die Zahl praktizierender Hausärzte ist in den letzten Jahren von über 50 Prozent auf 40 Prozent zurückgegangen, Tendenz fallend. 42 Prozent sind über 55 Jahre alt (OECD-Durchschnitt liegt bei 33 Prozent). Die Primärversorgung in Deutschland müsste also dringend gestärkt und der Beruf aufgewertet, von Bürokratie befreit und wie der eines Facharztes vergütet werden. Es mag regelkonform sein, doch es ist auch ein Zeichen der besonderen Art, wenn ein schwerkranker Patient mit Leukämie heutzutage 56 Seiten Aufklärungspapiere durcharbeiten muss, damit er am Ende seine Einwilligung erteilt. Er könnte sich auch dem verantwortungsvollen und ethisch handelnden Arzt einfach anvertrauen.

Die Medizinerausbildung in diese Richtung sollte man verbessern. Kosten würden langfristig gesenkt, denn der Hausarzt ist die Instanz, die am besten dazu geeignet wäre, das Vertrauen seines Patienten zu gewinnen, im Dialog die Beschwerden zu klären und gemeinsam mit ihm die verbliebene Unsicherheit auszuhalten, die auch extensiv durchgeführte Untersuchungen zumeist nicht beseitigen können.

> Es erfordert Mut zum Maßhalten, Mut, sich gegen den Patienten durchzusetzen, und Mut, sich selbst zu zügeln und nicht von den vielen verfügbaren diagnostischen oder therapeutischen Verfahren Gebrauch zu machen.

Erfahrene Kollegen beherrschen die Kunst der Unterlassung. Doch sie sehen sich oft Patienten ausgesetzt, die durch Werbung und Propaganda verunsichert sind. Gesundheits- oder Krankheitsrisiken werden in den Medien verhandelt, die sich im geringen Prozentbereich bewegen, aber Ängste schüren. Der Zusatznutzen bestimmter Untersuchungen und Behandlungen wird in vielen Fällen deutlich überschätzt.

Die meisten Krankenhäuser sind vor allem deswegen unterfinanziert, weil es in Deutschland, verglichen mit anderen Ländern, zu viele davon gibt – wie schon mehrfach angesprochen. Weil dennoch verdient werden soll, werden zwangsläufig zu viele Leistungen erbracht. Leider hat man mit Beginn der Abrechnung nach Fallpauschalen die technischen Eingriffe gegenüber den konservativen Prozeduren finanziell deutlich bessergestellt. Mit ihrer Einführung (1.200 Fallpauschalen decken etwa 8.000 Krankheitsarten mit unterschiedlichstem Pflegeaufwand ab) wollte man die Vergütung der jeweiligen klinischen Situation angemessen abbilden. Prinzipiell funktioniert das System. Doch wenn es zu viele Krankenhäuser gibt und jedes ums Überleben kämpft, dann hat man als Träger eines Hospitals wenige Möglichkeiten der Steuerung.

Der Abbau von Krankenhausbetten

Während die meisten Gesundheitspolitiker darin übereinstimmen, dass in Deutschland die Anzahl der Krankenhäuser zu hoch ist, tun sich Landespolitiker schwer damit, einzelne Häuser zu schließen. Für die Bevölkerung ist ein wohnortnahes Krankenhaus ein hohes Gut und Proteste gegen die Schließung wären programmiert. Der Sachverständigenrat hat in seinem aktuellen Gutachten zur bedarfsgerechten Steuerung der Gesundheitsversorgung vorgeschlagen, stationäre Überkapazitäten abzubauen, die Konzentration des Leistungsangebots auf weniger Standorte und die Umwandlung von Krankenhäusern in nicht akutstationäre Versorgungseinrichtungen in überversorgten Gebieten voranzutreiben. Dazu sei der Strukturfond der Krankenkassen mit Beteiligung des

Bundes aus Steuermitteln gut geeignet. Als Gegenleistung soll der Bund die Krankenhausplanung mitgestalten dürfen (*Deutsches Ärzteblatt*, 2018, Nr. 29–30: S. C 1150–1151).

> „Die bundesweite Diskrepanz der Bettendichten, die sich zum Teil aus verschiedenen Planungsmethoden ergibt, weist auf die Notwendigkeit einer Vereinheitlichung der Krankenhauspläne hin", schreiben die Sachverständigen zur Erklärung des notwendigen Bettenabbaus.

Mittlerweile hat man eingesehen, dass das DRG-System wenigstens wegen der Misere im Pflegebereich umgebaut werden muss. In der Krankenpflege ist die Herausnahme der Pflegekosten aus dem System der Fallpauschalen vorgesehen, denn sie hat zu dem Abbau von Pflegekräften geführt.

Die Krankenhausplanung selbst reklamieren die Bundesländer weiterhin für sich: Sie legen die Standorte und ihr jeweiliges Angebot fest. Im Gegenzug sind sie zumindest theoretisch für die Finanzierung von Investitionen zuständig. In der Praxis haben sie sich aus dieser Pflicht längst verabschiedet. Sie kommen ihr nur noch maximal bis zu 50 Prozent nach; den Rest müssen die Krankenhäuser selbst aufbringen. Der Zuschuss liegt lediglich bei 3,5 Prozent des Budgets der Kliniken. 1993 betrug die Investitionsförderquote bei zehn Prozent. Die Kosten in Höhe von etlichen Milliarden tragen also in Wirklichkeit die Krankenversicherungen (man nennt das schleichende „Monistik"). Alternativ dazu verkommen die Einrichtungen und bauen Investitionsrückstände auf. Für das Land Nordrhein-Westfalen beziffert sie die Krankenhausgesellschaft auf über 15 Milliarden Euro. Der Sachverständigenrat im Gesundheitswesen schlägt vor, die Investitionskosten zukünftig den Krankenkassen aufzubürden. Sie sollen jedoch nicht über fallbezogene Investitionszuschläge verteilt werden, sondern im Rahmen selektiver Einzelversorgungsverträge. Weil der alltägliche Betrieb durch Städte oder Landkreise, freigemeinnützige Träger oder private Klinikbetreiber gewährleistet wird, besteht für die Lokal-, Kommunal- und Landespolitiker kaum ein Interesse daran, ein Krankenhaus zu schließen oder nennenswert etwas an der Misere zu verändern. Eine Ausweitung der Leistung in den Einrichtungen wird damit befördert. Die Beschränkung der Leistung auf das Notwendige kann so aber nicht funktionieren.

> Wohnortnahe Krankenhäuser sind aufgrund der gestiegenen medizinischen Anforderungen kaum mehr zu rechtfertigen und angesichts der verbesserten Mobilität auch nicht mehr erforderlich.

Im Positionspapier „*Qualitätsorientierte Krankenhausplanung*" fordert die Bundesärztekammer die Bundesländer auf, verstärkt Mindestanforderungen zur Strukturqualität im Rahmen ihrer Krankenhausplanung zur Sicherung einer hochwertigen Versorgung vorzugeben. Dabei seien die Bereiche Kompetenz, Verfügbarkeit, Komplementarität und Kooperation, Ausstattung und Weiterbildung zu berücksichtigen. Während der Gemeinsame Bundesausschuss bereits mehrfach auf das Einhalten von Mindestmengen für bestimmte Kliniken hingewiesen hat, waren diese Regelungen bislang nicht sanktionsbewährt, hatten also wieder einmal keine Konsequenzen (*Deutsches Ärzteblatt*, 2018, Nr. 114 [6]: S. C 196)! Dass Fallzahl und Krankenhaussterblichkeit und Komplikationsmanagement in einem direkten Zusammenhang stehen, wird durch immer mehr Untersuchungen deutlich.

> Die Ergebnisse einer deutschlandweiten Analyse von Eingriffen an der Speiseröhre bei 22.700 Behandlungsfällen deuten darauf hin, dass sich die Versorgungsqualität verbessern ließe, wenn mehr Patienten in Krankenhäusern mit hohen Fallzahlen behandelt würden. Der beobachtete Mengen-Ergebnis-Zusammenhang sei ganz wesentlich mit dem Komplikationsmanagement assoziiert (*Deutsches Ärzteblatt International*, 2018, Nr. 115: S. 793–800).

Ärzte lehnen den Einfluss der Krankenkassen auf die Zuweisung ihrer Versicherten in bestimmte Krankenhäuser ab, weil das dem Grundgedanken des im Kern freien Gesundheitswesens und damit die Therapiefreiheit gefährden würde. Doch gerade unter diesem Grundgedanken haben sich ja auch die Probleme ergeben, auf die in diesem Buch hingewiesen wird. Vermutlich muss man bei diesem Konflikt einen Mittelweg einschlagen.

Bei der Krankenhausplanung und der entsprechenden Regelung der Mindestmengen sollten Krankenkassen, Ärzte und Landespolitiker meiner Meinung nach ohne Ressentiments und wesentlich besser zusammenarbeiten. In

Nordrhein-Westfalen hat man nun den Anfang gemacht (www.aerzteblatt.de /n76668).

> Beispiel Bauchspeicheldrüsenoperationen, bei denen es häufiger zu Komplikationen kommt. In kleineren Häusern mit wenigen Fällen sterben 37 Prozent der Patienten, 12 Prozent mehr als in Kliniken, wo diese Operationen häufiger durchgeführt werden. „Nur etwa die Hälfte der Krankenhäuser, die komplexe Eingriffe am Pankreas vornehmen, kann die Mindestmenge von zehn Operationen überhaupt erreichen", darauf weist der Geschäftsführer des Wissenschaftlichen Instituts der AOK hin (*Deutsches Ärzteblatt*, 2018, Nr. 115 [6]: S. C 196).

Die Idee, über niedrig angesetzte Fallpauschalen Überkapazitäten abzubauen, indem man die einzelnen Leistungen unterfinanziert, hat nicht funktioniert. Selbst schlecht funktionierende Einrichtungen erhöhten ihre Fallzahlen und widersetzten sich somit der Insolvenz. An einer besseren Planung der Krankenhausbetten über Ländergrenzen hinweg und einer einklagbaren Investitionskostenfinanzierung durch die Länder führt eigentlich kein Weg vorbei. Zugleich leiden die universitären Einrichtungen unter der gegenwärtigen Vergütungsregelung, weil sie durch die Abrechnung nach Fallpauschalen schwierige Fälle nicht kostendeckend abrechnen können. Bald jedes dritte Krankenhaus in Deutschland erwirtschaftet Verluste (*Deutsches Ärzteblatt*, 2016, Nr. 113 [25]: S. C 985). Vor allem sind es Häuser mit weniger als 200 Betten. Die Evidenz für die Wirksamkeit von Mindestmengen für die Durchsetzung hoher Qualitätsstandards ist hoch. Im aktuellen Krankenhausreport 2017 des Wissenschaftlichen Instituts der AOK sind einige Zahlen dazu zusammengefasst.

> Ein Beispiel: In dem Fünftel der Krankenhäuser, in denen die wenigsten Schilddrüsenoperationen vorgenommen werden, haben die Patienten ein 110 Prozent höheres Risiko, eine Stimmbandlähmung zu erleiden, als in dem Fünftel der Häuser, wo die meisten Schilddrüsenoperationen durchführt werden.

Einer Analyse der Krankenhausabrechnungsdaten für den Qualitätsmonitor 2018 zufolge, den das Wissenschaftliche Institut der AOK mit dem Verein Gesundheit und der Initiative Qualitätsmedizin vorgestellt hat, würde sich die Zahl der Todesfälle infolge von Lungenkrebsoperationen bei einer Mindestmenge von 108 Eingriffen pro Jahr um etwa ein Fünftel senken. Weniger als 20 Prozent aller Kliniken erfüllen die Voraussetzung, mindestens 75 Eingriffe pro Jahr vorzunehmen. Bei anderen Krebsindikationen errechneten die Autoren andere Mindestmengen (*Deutsches Ärzteblatt*, 2017, Nr. 114 [48]: S. C 1847). Diese Erkenntnisse entfalten bis heute keine Wirkung! Krankenhäuser, die ihre Mindestmengen nicht einhalten, werden nicht sanktioniert. Das sollte sich über das Krankenhaus-Strukturgesetz vielleicht ändern. Trotzdem regt sich weiter Widerstand und Vertreter der anderen Fraktion zweifeln an den Daten oder behaupten, die Versorgungsqualität sei in kleineren Einrichtungen besser. Sie argumentieren etwa, die Patienten fühlten sich dort wohler, weil es dort persönlicher zuginge. Ausnahmetatbestände sollen nun durch den Gemeinsamen Bundesausschuss definiert werden, „um unbillige Härten insbesondere bei nachgewiesener, hoher Qualität unterhalb der festgelegten Mindestmenge zu vermeiden" (www.g-ba.de/institution/presse/pressemitteilungen/715/ vom 17.11.2017).

Ab 2018 wird der Katalog für planbare Leistungen mit Mindestmengenvorgabe weiterentwickelt und die Voraussetzungen zu ihrer Umsetzung verschärft, nachdem 2012 höchstrichterliche Entscheidungen vorausgegangen waren und 2016 überarbeitete Mindestmengenregelungen beschlossen wurden. Die Deutsche Krankenhausgesellschaft ist damit zufrieden und der Präsident der Bundesärztekammer ätzt, es wäre hilfreich gewesen, wenn die Krankenkassen auch etwas zur personellen Mindestausstattung gesagt hätten (*Deutsches Ärzteblatt*, 2017, Nr. 114 [12]: C 477–478). So redet man aneinander vorbei.

Um die flächendeckende medizinische Versorgung zu gewährleisten, hält Thomas Mansky von der TU Berlin den Abbau von rund einem Drittel der 800 Krankenhäuser in Deutschland mit weniger als 200 Betten und ohne erkennbare Spezialisierung für erforderlich. Seine Berechnungen zeigen auch, dass 500 von 1.151 Krankenhäusern der Grundversorgung (mit einer chirurgischen und einer internistischen Abteilung) geschlossen werden könnten. Sie sind in den 70er-Jahren gebaut worden, um dem steigenden Versorgungsbedarf gerecht zu werden. Damals betrugen die Liegezeiten von Patienten nach einem Herzinfarkt oder einer Hüftoperation etwa zwei Wochen. Nach einer Entbindung ließ man die Mütter eine Woche lang im Bett liegen. Doch der medizinische Standard hat sich geändert, die Liegezeiten haben sich verkürzt, trotzdem müssen die Betten aus wirtschaftlichen Gründen belegt sein. Vielen dieser kleineren Kliniken mangelt es nach den Recherchen von Thomas Mansky an technischer Ausrüstung (über 450 besitzen zum Beispiel keinen Computertomografen). Auf Spezialfälle seien sie nicht vorbereitet, nicht selten würden sich die Ärzte dort überschätzen und Fälle behandeln, für die sie nicht die entsprechende Erfahrung vorweisen können. Die kleineren Einrichtungen lägen auch gar nicht auf dem Land, wie häufig vermutet, sondern inmitten von Großstädten wie Berlin, Hamburg, Kiel und vor allem München. Gäbe es weniger von diesen kleinen Krankenhäusern, gäbe es weniger Komplikationen und weniger Sterbefälle, vielleicht ein paar Hundert, möglicherweise ein paar Tausend weniger.

Reinhard Busse, Professor für Management im Gesundheitswesen sagt: Zwar seien Deutschlands Kliniken zu 80 Prozent ausgelastet, doch würden eben auch besonders viele Patienten stationär versorgt (anderthalb mal so viel wie im europäischen Durchschnitt). In Dänemark stürben gerade einmal halb so viele Patienten nach einem Herzinfarkt wie im Vergleich zu Deutschland (*Gesundheit und Gesellschaft*, 2017, 20. Jahrgang, Band 1, S. 39–41; *Ärzte Zeitung online*, 19.03.2018).

Busse fordert statt 1.152 Krankenhäuser der Grundversorgung nur noch 330, die dafür am richtigen Platz. Dann wären die Patienten durchschnittlich zwar 40 statt 20 Minuten unterwegs, doch würden sie dann sofort und vor allem richtig behandelt. Die Ausgaben aller knapp 2.000 deutscher Krankenhäuser betrugen 87,8 Milliarden Euro im Jahr 2016, von denen über 700 privat getragen werden (Tendenz steigend). Während in Deutschland 806 Krankenhausbetten für 100.000 Menschen zur Verfügung stehen, sind es in Frankreich 578 und in Spanien 299. Das zeigt die Diskrepanz.

Bei Darmkrebsoperationen etwa liegt das Risiko bereits während des Krankenhausaufenthaltes zu sterben in Nicht-Zentren um 21 Prozent höher als in Zentren, die von der deutschen Krebsgesellschaft zertifiziert sind. Bei chirurgischen Eingriffen aufgrund eines Enddarmkrebses sind es sogar 65 Prozent Unterschied. Ähnliches gilt für die Endoprothetik (https://aok-bv.de/imperia/md /aokbv/presse/pressemitteilungen/archiv/2018/06_folien_pk_khr_2018.pdf). In Kliniken, in denen der Hüftgelenksersatz weniger als 50-mal im Jahr durchgeführt wird, liegt das Risiko einer Revisionsoperation um 82 Prozent höher als dort, wo mindestens 200 Operationen im Jahr stattfinden (laut AOK-Bundesverband in *Deutsches Ärzteblatt*, 2018, Nr. 115 [14]: S. C 545–547).

> Zugespitzt stellt Thomas Mansky die Frage: „Wir müssen uns aber fragen, was wir wollen. Wollen wir künftig medizinische Leistungen finanzieren oder alte Krankenhäuser, die keiner mehr braucht?"

Einige große private Klinikbetreiber schaffen es, positive Deckungsbeiträge zu erwirtschaften. Sie nutzen ihre Marktposition, können sich fein austarierte Ablaufprozeduren leisten und optimieren das System durch Budgetverantwortliche, die nahezu sämtliche Abläufe im Krankenhaus unter dem Gesichtspunkt der Kostenreduktion betrachten. Die Vorgabe der Anteilseigner nach hoher Rendite widerspricht aber dem Ansinnen im Grundsatz, Kranke menschenwürdig und individuell zu behandeln, wie wir gesehen haben. Das wird von ihnen natürlich bestritten. Je mehr Diagnosen, desto lukrativer die Erlöse.

Skandale der letzten Jahre lassen einen daran zweifeln, dass mit den Fallpauschalen der Weisheit letzter Schluss gefunden wurde. Dass man als Krankenhausträger gut beraten ist, Behandlungen besonders lukrativ vergüteter Erkrankungen anzubieten, kann man einem Krankenhausträger kaum verübeln. Wenn das aber alle tun, gibt es in bestimmten Bereichen in beide Richtungen eine unerklärliche Mengenentwicklung, die bar jeder Vernunft ist und weit jenseits ärztlich indizierter Rechtfertigung. Die durch das Institut für das Entgeltsystem im Krankenhaus (InEK) indizierte Gegensteuerung ist träge und nicht ausreichend. Das Ziel mag im Einzelfall sein, die Kosten zu senken, um „Einsparpotenziale" zu generieren, doch wenn die Menge ausgeweitet wird, kommt es am Ende zu einer Überkompensation. Bei einer insgesamt geringeren Anzahl stationärer Einrichtungen oder Abteilungen könnten die für Instandhaltung und Investitionen erforderlichen Landesmittel großzügiger und zielgenauer eingesetzt werden. Es ständen genügend Mitarbeiter zur Verfügung, weil die vorhandenen auf weniger Betriebsstätten sich verteilen würden. Gelänge es, unsinnige diagnostische und therapeutische Verfahren zurückzufahren, könnten sich ihnen ausreichend viele Ärzte zuwenden.

Fazit: In Deutschland gibt es bei Lichte betrachtet weder einen Pflegenotstand noch einen Ärztemangel.

Die hausärztliche Versorgungslage

Die meisten Studenten beginnen ihre Ausbildung mit dem Wunsch, für kranke Menschen später umfänglich da zu sein. Doch von Semester zu Semester wächst die Liebe zum Spezialistentum und nach der Approbation wird der Facharzttitel immer begehrter. Dabei haben 90 Prozent der Deutschen regelmäßig Kontakt zu ihrem Hausarzt. Nur einer von 200 besucht regelmäßig eine universitäre Abteilung auf. Die Deutsche Gesellschaft für Allgemeinmedizin und Familienmedizin schlägt daher vor, Landärzten 50 Prozent mehr Honorar zu geben (es beträfe vier Prozent aller Ärzte) und die Ausbildung zum Allgemeinmediziner attraktiver zu gestalten. Gleichzeitig müsse man die angehenden Ärzte „entängstigen". Diese fürchteten sich immer mehr vor der Selbstständigkeit und den Folgen ausufernder Bürokratie. Hinzu kommen Regressdrohungen und unüberschaubare Leitlinien oder Arzneimittelrichtlinien als Schreckgespenst. Um Hoffnung zu geben und Ängste zu nehmen, bedürfe es nach Ansicht ihres Vorsitzenden Ferdinand Gerlach Mentoren und besserer Zusammenschlüsse von Hausärzten, medizinischen Fachangestellten sowie Fachärzten. Zugleich müssten Bürgertaxis subventioniert werden, damit die Patienten problemlos zu den Arztpraxen gelangen.

Ändert sich nichts, wird die Zahl der Allgemeinmediziner immer weiter sinken. Die Zahlen sind bedrohlich: Von 2015 auf 2016 sank die Zahl der als Hausarzt praktizierenden Allgemeinmediziner um 0,4 Prozent und erreichte mit 51.765 einen Tiefstand. Es waren damit 1.170 weniger als noch im Jahr 2009. Ihr Durchschnittsalter lag bundesweit bei gut 54 Jahren. Fast 15.000 ambulant tätige Ärzte sind älter als 65 Jahre (*Deutsches Ärzteblatt*, 2015, Nr. 112 [16]: S. A 703/B-597/C-577).

Fehlentwicklungen der letzten Jahrzehnte bei der Bedarfsplanung in der ambulanten Versorgung gehen aufs Konto der Kassenärztlichen Vereinigung. Heute gibt es große Überangebote vor allem von Fachärzten in Ballungszentren, in denen man mehr verdient, neben großen Versorgungslücken von Hausärzten in Gebieten niedriger Einkünfte oder auf dem Lande. Deswegen soll der Gemeinsame Bundesausschuss bis zum 30. Juni 2019 die Bedarfsplanung reformieren und dabei die Sozial- und Morbiditätsstruktur der Bevölkerung berücksichtigen. Um mehr Ärzte in unterversorgte Regionen zu bringen, sollen Arztsitze endlich in überversorgten Regionen abgebaut werden. Doch das dürfte sich schwierig gestalten, weil viele Ärzte sich in attraktiven Stadtteilen von überversorgten Großstädten niedergelassen haben, die ihren Sitz teuer weiterverkaufen oder -vererben wollen.

Aus diesem Grund ist die verpflichtende Abstimmung der ambulanten Bedarfsplanung mit der Krankenhausbedarfsplanung der Bundesländer dringend erforderlich (*Deutsches Ärzteblatt*, 2017, Nr. 114 [47]: S. C 1793–1795). Doppelbelastungen des Systems könnten auf diese Weise vermieden werden. 2017 hat der Gemeinsame Bundesausschuss wenigstens einer Teilreform der Bedarfsplanung im „Sondergebiet" Ruhrgebiet zugestimmt. Weil dort die Städte ineinander übergehen, fiel es bereits vor 25 Jahren schwer, die sonst üblichen Effekte der Mitversorgung der Bevölkerung im Umland durch Praxen in der Stadt zu bewerten (*Deutsches Ärzteblatt*, 2017, Nr. 114 [47]: S. C 1793–1797). Soziale Belange, demografische Faktoren sowie die Morbidität sollen bei der Planung zukünftig besser berücksichtigt werden. Es ist ein umkämpftes Themengebiet, in dem Sonderregelungen mit und ohne Anpassung neben Regelversorgungslösungen existieren und kaum jemand Abstriche bei der Überversorgung hinnehmen möchte. Vermutlich werden sogar noch mehr Niederlassungsmöglichkeiten geschaffen, ohne Ärzte zur Verfügung zu haben. Mit einer vielschichtigen Mischung aus Vorschlägen haben mehrere Universitäten nun ein Gutachten zur Bedarfsplanung vorgelegt. So sollen künftig 99 Prozent der Bevölkerung ihren Hausarzt innerhalb von 15 Minuten erreichen können, einen Facharzt innerhalb von 30 Minuten. Eine Ausnahme bilden Frauen- und Kinderärzte (*Deutsches Ärzteblatt*, 2018, Nr. 115 [19]: S. C 764). Neben der Planung geht es um die Verbesserung der Attraktivität der hausärztlichen Versorgung. Die richtigen Stellschrauben sind:

1. neben einer besonnenen und priorisierten Leistungsbegrenzung/-bemessung in Ballungszentren und

2. Möglichkeiten für eine noch viel bessere Versorgung von Patienten in den letzten Lebensjahren

3. ein Bürokratieabbau (die Kassenärztliche Vereinigung könnte mit gutem Beispiel vorangehen)

4. eine konsentierte Definition von Zumutbarkeit (welche Entfernung ist zumutbar, um einen Hausarzt oder Facharzt aufzusuchen?)

5. eine Ausweitung digitaler Angebote (durch Telemedizin, elektronische Gesundheitskarte)

6. eine verbesserte Trennung von haus- und fachärztlichen Leistungen (die man nicht auf dem Land anbieten muss)

7. mobile Praxen

8. Kommunen, die sich vereinigen

9. Gesundheitszentren mit geregelten Arbeitszeiten sowie

10. delegierten Leistungen an Arzthelferinnen und Pflegekräfte (praktiziert man andernorts bereits).

Hingegen steht eine politische Gesamtstrategie für die Gesundheitsversorgung im ländlichen Raum weiterhin aus. Sie müsste eingebunden werden in weitere Bemühungen, der Landflucht ganz allgemein zu begegnen, und andere gesellschaftlichen Bereiche etwa der Infrastruktur umfassen. Ohne eine gute Energieversorgung, ohne Kitas und Grundschulen und ohne schnelles Internet wird sich keine junge Arztfamilie heute für ein Leben auf dem Land entscheiden. Die zur Zeit geschaffenen neuen Studienplätze führen meines Erachtens erst sehr spät zu einer Entlastung und die frühe Entscheidung durch eine Art Landarztquote, die junge Menschen dazu verpflichtet, aufs Land zu gehen und dort zu praktizieren, erscheint realitätsfremd. Geht man dann nicht aufs Land, wäre eine Konventionalstrafe fällig (man spricht von 250.000 Euro), die im Umkehrschluss aussagt, dass der Studienplatz käuflich wäre. Selbstverständlich ergibt es Sinn, die regionale Gesundheitsversorgung mit innovativen Mobilitätskonzepten, regionaler Wirtschaftsförderung und dem sozialen Engagement der Bürger zu verknüpfen.

Das Krankenhaus der Zukunft

Das Krankenhaus der Zukunft ist dabei mittelständisch und steht für regionale Wertschöpfung, sichert gut bezahlte Arbeit und ein hohes Ansehen in der Bevölkerung. Die Klinik der Zukunft versteht sich auch als Partner in der Region vor Ort und der Menschen, die dort leben und arbeiten. Es sollte dabei um mehr Nähe und mehr Beteiligung gehen. Insgesamt jedoch, so der Tenor, der sich durch dieses Buch zieht, begegnet man der zunehmenden Unlust, Hausarzt zu werden und/oder auf dem Land zu praktizieren, durch eine Veränderung der Medizin, wie wir sie in unserem Land praktizieren.

Mehr Menschlichkeit ist zu fordern, mehr sprechende Medizin, weniger apparative Untersuchung und weniger Facharztangebote im Zusammenhang mit einer geringeren Inanspruchnahme durch besser informierte und kompetente Patienten.

> Dem Ärztemangel auf dem Land könnte man auch durch eine zeitlich begrenzte Pflicht zur Niederlassung begegnen.

Die zeitlich begrenzte Verpflichtung junger Ärzte nach dem Studium in Regionen, wo kaum jemand hin will, wird in anderen Ländern schon länger praktiziert. Warum ist in Deutschland noch keiner auf diese Idee gekommen? Im Rahmen einer bundesweiten Studie des IGES-Instituts haben Experten im Auftrag der Bertelsmann Stiftung festgestellt, dass in einigen Regionen Deutschlands Arztdichten zu erwarten sind, die deutlich unter dem relevanten Versorgungsbedarf liegen, und dass leider die Facharztverteilung regional unterschiedlich zementiert bleibt. Rund ein Drittel aller Kinder-, Frauen- und Augenärzte arbeitet in Großstädten, obwohl dort lediglich ein Viertel der Bevölkerung lebt. Zugleich verschärfen sich die Ungleichgewichte zwischen den neuen und den alten Bundesländern.

Abbau von Bürokratie erscheint in allen Bereichen der Medizin sinnvoll. Kaum eine Branche ist so stark reglementiert wie das Gesundheitswesen. Es scheint dem Zeitgeist zu entsprechen, auf der einen Seite die Anforderungen in der Arbeitswelt ständig zu erhöhen (Gründe findet man immer) und auf der anderen Seite zu vergessen, dass Menschen das auch alles bewältigen müssen.

Der kleinteilige Regulierungswille führt dazu, dass den eigentlichen Aufgaben nicht mehr entsprochen werden kann (*Deutsches Ärzteblatt*, 2014, Nr. 111 [31–32]: S. C 115).

Ein Beispiel: Das neue Gewebegesetz und die neuen Einfuhrbestimmungen von Fremdspendermaterial für Transplantatempfänger (Patienten mit Knochenmarkkrebs) sehen vor, dass man einen Teil der Spende für spätere Gaben (falls die Krankheit wiederkommt) nicht mehr einfrieren darf. Das ist medizinischer Unsinn und zum konkreten Nachteil des Patienten. Verstößt man dagegen, droht eine Gefängnisstrafe.

Alle zwei Jahre befragt der Marburger Bund („MB") seine Mitglieder (MB-Monitor, 2017). Allein von 2015 bis 2017 sei der Anteil der Ärzte, die täglich zwei bis drei Stunden für bürokratische Arbeiten aufwenden müssen, von 20 auf 29 Prozent gestiegen und bei denen, wo der Aufwand drei Stunden pro Tag überschreitet, von 13 auf 26 Prozent. Im *Kompendium Personalwirtschaft und Personalcontrolling* (Gütersloher Organisationberatung [GOB], 2016) sind für die stationäre Versorgung pro Patient und Tag insgesamt 12 Minuten vorgesehen. Man fragt sich, wohin das führen soll (*Deutsches Ärzteblatt*, 2017, Nr. 114 [27–28]: S. C 117). Ein paar Lösungsansätze finden sich unter www.gesund heitswirtschaft-rhein-main.de (*Management & Krankenhaus*, 2018, Nr. 5, S. 3).

14. Schlusswort

Das Gesundheitswesen im Ganzen anpassen – Vorschläge

Auf dem Weg zu einer Gesellschaft, in der die Menschen selbstvergessen gesund leben und ihre Kräfte auch der Bewältigung gemeinsamer Herausforderungen (Klimawandel, Migration, Probleme der Urbanisierung u. v. a.) widmen, müsste „gesund leben" heute nicht mehr nur wie früher die einseitige Befreiung von Lasten bedeuten (also etwa die Vereinfachung anstrengender Arbeitsabläufe), sondern vielmehr die ständige Ausbalancierung zwischen Entlastung und Belastung. Der Mensch an sich kann ohne Belastung nicht leben. Wo die Arbeitswelt keine körperlichen Strapazen mehr bedeutet, unterwerfen sich die Menschen freiwillig sportlichen Aktivitäten. Dieser Spannungszustand zwischen Selbstgenuss und selbstvergessenem Weggegebensein nach Gadamer kennzeichnet den Idealzustand. Grenzenlose Entlastung (in der Arbeitswelt und im Leben) hieße den Organismus zu unterfordern. In Wirklichkeit geht es bei der Gesunderhaltung also um Optimierung, physisch wie auch psychisch und sozial-moralisch.

Heute steht die Medizin vor einem Paradigmenwechsel. Vor mehr als hundert Jahren gelangte man zu der Erkenntnis, dass die Physik Isaac Newtons nicht ganz zutreffend war, nachdem man mit der Quantenphysik ganz neue und zuvor unbekannte Grundlagen unserer Existenz kennengelernt hatte. Dennoch hatten wir es uns in Newtons Welt gemütlich eingerichtet. Sie half uns in vielen Bereichen aber auch nicht weiter. Unsere Wirklichkeit ist sehr viel bunter, mehrdimensionaler und damit komplexer, als man zuvor angenommen hatte. Und dies lässt sich durch die moderne Physik wesentlich besser darstellen. Keine Handyortung ist möglich ohne Einsteins Relativitätstheorie. Klaus Dörner benutzt für die Darstellung dessen, was die Natur anstrebt und vorgibt (die Homöostase), das Bild eines Fesselballons, der ohne einen gewissen Ballast keine freie Fahrt aufnehmen kann (*Deutsches Ärzteblatt*, 2002, Nr. 99 [38]: S. B 2104–2108); gerade im Interesse der Befreiung von der Natur sei die Verankerung in der Natur von Bedeutung.

Er meint damit, wenn durch Entlastungshilfen der Medizin, der Technik und der Industrie eingeschränkte körperliche Bewegungen zum krankhaften Muskelabbau und zur Fettsucht führten, mit allen Folgeschäden, müsste man die Grenzen, innerhalb derer man sich von der Last körperlicher Tätigkeit nicht entlasten möchte, verteidigen oder wieder hinausschieben. Selbst an Bahnhöfen gingen heute Menschen freiwillig die Treppen hoch und ließen die Rolltreppen links liegen. Die Verteidigung oder Hinausschiebung der Grenzen der eigenen Verfügbarkeit und damit der Freiheit gegenüber helfend-entlastenden Zugriffen beträfe nach Klaus Dörner auch einen Grundbestand von Schmerzen und anderen körperlichen oder geistigen Beschränkungen sowie Bereiche der Angst und anderer Gemeinsinne. Jeder Mensch habe das Recht auf Krisen, Grenzsituationen und andere Lasten wie Behinderung, Krankheit, Altern und Tod als ihm zugehörig zu sichern, sollte das Leben wirklich erfahren werden, sollte Gesundheit Vitalität sein und sollten Widrigkeiten biografisch genutzt werden.

Vor diesem Hintergrund hat die Medizin mehr Aufgaben, als nur Krankheiten zu erkennen und zu behandeln. Sie ist eine Disziplin, bei der Krankheitsverhütung, Gesundheitsbildung, neben Diagnostik und Therapie, weit in die Lebenswelt der Menschen hineinreicht. Sie hat Bedeutung für das Wohlergehen einer Gesellschaft und ist damit von politischer Relevanz. Auf dem Weg zu einem umfassenden, besonnenen und menschlichen Umgang mit der Medizin und ihren Möglichkeiten finden Sie noch einmal zusammengefasst meine Vorschläge zur Anpassung unseres Gesundheitswesens.

Für eine menschenwürdige bessere Medizin

1. Die Möglichkeiten der Prävention im Kindes- und Jugendalter sollten maximal ausgeschöpft werden. Hierzu sind neben der Bereitwilligkeit erhebliche Investitionen in Personal, Strukturen und andere Ressourcen unabdingbar. Ein längeres und aktiveres Leben mit der verbesserten Möglichkeit der Teilhabe und Selbstentfaltung wäre machbar.
2. Gesamtgesellschaftlich relevante Aspekte der Gesundheit sollten staatlich besser reglementiert werden. Eine Impfpflicht gehört eingeführt, der Alkohol- und Drogenmissbrauch gesellschaftlich mehr geahndet und härter bestraft, Lebensmittel eindeutig gekennzeichnet, eine Zucker-, Salz- und Alko-

holsteuer sowie ein Tempolimit von 130 km/h auf Bundesautobahnen durchgesetzt.

3. Bürokratie sollte man auf allen Ebenen abbauen, Abläufe auf ihre Effektivität hin überprüfen, Dokumentationen auf das absolut notwendige Maß begrenzen und die Aufklärung eines Patienten (etwa über unerwünschte Wirkungen von Arzneimitteln) nicht übertreiben. Handelnde, insbesondere Ärzte in freier Praxis, sollten im Grundsatz mehr Gestaltungsmöglichkeiten erhalten. Zugleich ist die stichprobenartige Kontrolle der Qualität von Indikation, Untersuchung und Behandlung sinnvoll.

4. Die Zusammenarbeit von Gesundheitsberufen kann man wesentlich verbessern. Ärzte und Therapeuten, die ohnehin nur die zweitbeste Ersatzlösung bieten können (die erstbeste kommt aus einem selbst), hätten sich auf Ausnahmen von der Regel (dem Recht auf Krisen, das Aushalten gewisser Schmerzen) zu beschränken. Sektoren würden aufgehoben und Barrieren abgebaut. Die Digitalisierung im Gesundheitswesen ist dringend voranzutreiben. Jetzt geht es darum, endlich (eine oder mehrere) Gesundheitskarten zuzulassen, es zu gestatten, Datensätze zwischen Institutionen zu übertragen, Akteure besser miteinander zu vernetzen und all die vielen anderen Dinge umzusetzen, die man durch digitale Techniken verbessern kann.

5. Die Qualität bei der Indikationsstellung muss sich verbessern. Sie ist das Kerngeschäft jedes Arztes. Mit ihr steht und fällt das System. Das umfasst inhaltliche Diskussionen, jedoch auch eine Überprüfung der praktischen Umsetzung vorhandenen Wissens in Klinik und Praxis durch Peers. Es gäbe für Kliniker und Praktiker einen Katalog einfacher Leitlinien für bestimmte Erkrankungen. Sparsamkeit und Besonnenheit sollten sich finanziell rechnen. Haus- und Kinderärzte würden (zulasten anderer Facharztgruppen) gerechter entlohnt. Großverdiener und Unternehmer unter den Ärzten muss es nicht geben. Der Freiheit, es sein zu können, steht die Ethik, es bei der Versorgung kranker Menschen nicht sein zu dürfen, entgegen.

6. Patienten sollten für jeden Ambulanz- oder Praxisbesuch einen (geringen) Beitrag entrichten. Das würde ihre Eigenverantwortung stärken, die Wartezeiten verringern und die Konsultationszeit der Ärzte erhöhen. Das ärztliche Gespräch wäre aufgewertet, weniger Rezepte könnten ausgestellt, die mangelhafte Therapieadhärenz und ungenügende Leitlinienadhärenz durch bessere Aufklärung sowie Erinnerungshilfen (via E-Health) erhöht und der Zulauf zu Nichtärzten reduziert werden.

7. Den Krankenschein kann man abschaffen, mitsamt dem zugehörigen Sachleistungssystem. Mündige Bürger können Rechnungen lesen und bewerten. Abrechnungsschwindeleien würden unterdrückt, denn es wäre nur zu bezahlen, was auch gemacht worden ist. Die Kontrolle der Nachfrage landete wieder dort, wo sie hingehört: beim Patienten, der die Rechnung bei seiner Kasse einreicht. Ärzte wären entlastet. Bis zu einer Grenze (ein Prozent ihres Einkommens) könnte man Patienten an den Krankheitskosten beteiligen. Die Begehrlichkeit der Nachfrager und das Übertölpelungspotenzial der Anbieter wären gedämpft. Die Beiträge könnten sinken, die Nettobelastung der Kranken wäre nicht höher.

8. Die Pauschalhonorierung von Ärzten für den einzelnen Patienten sollte ausgebaut werden. Die Vergütung von Einzelleistungen ist ein einziger Appell zum Analysieren und Experimentieren. Der Auslastungsgrad der Praxis (und damit das Ausweichen in die Menge) darf nicht der Maßstab für die ärztliche Tätigkeit sein. Fallpauschalen sind nicht vor Manipulationen geschützt. Der Patient sollte die Möglichkeit haben, den Hausarzt zu wechseln. In anderen Ländern funktioniert das. Wenn die „sprechende Medizin" gefördert werden soll, müssen die apparativen Leistungen geringer vergütet werden. Dass Ärzte dieses Vorgehen untereinander nicht regeln, hat sich gezeigt und gehört daher auf den Prüfstand.

9. Einige hundert Krankenhäuser müssten geschlossen werden, in denen die medizinische Qualität (Sterblichkeit, Wiederaufnahme bei Komplikationen, erhöhte Rückfallquote bei Krebs etc.) im Vergleich zu anderen Häusern nachweisbar schlechter ist. Das Institut für Qualitätssicherung und Transparenz im Gesundheitswesen sollte über mehr Macht verfügen und sich gegenüber Landesregierungen durchsetzen können. Die durch die geschlossenen Krankenhäuser verfügbar werdenden Pflegekräfte und Ärzte werden auf den Stationen und in den Einrichtungen dringend benötigt, in denen gute Arbeit verrichtet wird. Es gäbe keinen Pflegenotstand und Ärztemangel mehr. Patienten würden in den richtigen Krankenhäusern besser versorgt, andere kann man ambulant versorgen – wie in anderen Ländern üblich.

10. Pflegekräfte und die anderen Erbringer nichtärztlicher patientennaher Leistungen sollten sich besser organisieren. Die Einführung einer Bundespflegekammer ist dringend geboten. Der Inhalt der Ausbildung und das Aufgabenspektrum der Pflegenden müssen modernisiert werden.

11. Um die vielen Fachärzte zu reduzieren, dafür jedoch die Zahl der Hausärzte zu erhöhen, bedarf es struktureller Anpassungen. Fachärzte sollten an Krankenhäusern angesiedelt und die verpflichtende Überweisung durch den Hausarzt an sie eine Selbstverständlichkeit sein. Kein Patient darf einen Facharzt von sich aus aufsuchen können (Ausnahme: Kinder- und Frauenärzte). Fachärzte sollten von Bagatellen befreit werden und sich nicht um hausärztliche Belange kümmern müssen.

12. Niedergelassene Psychologen (ob psychologische oder ärztliche Therapeuten) sind wie Fachärzte einzustufen und daher durch einen Hausarzt zu indizieren. Unter Umständen müssen Hausärzte über Grundlagen für die Indikationsstellung und die Behandlungsmöglichkeiten der heutigen Psychotherapie nachgeschult werden, doch der hohe Bedarf und die langen Wartezeiten für psychisch Kranke können so nicht bestehen bleiben. Selbstverständlich braucht das Land mehr gut ausgebildete Psychotherapeuten.

13. Der Sitz von Arztpraxen muss sich endlich an die demografischen und sozialen Verhältnisse der Regionen anpassen. Lukrative Praxen in Ballungszentren mit hohem Anteil von Privatpatienten müssen geschlossen und die Niederlassung in finanziell unattraktiven Bezirken erleichtert werden. Weil auch an dieser Stelle die Ärztefunktionäre versagt haben, sollte eine andere Institution dafür Verantwortung tragen. In Berlin hat die Gesundheitssenatorin Dilek Kolat das Zepter in die Hand genommen und verfügt, dass man nur noch in den ärmsten Kiezen eine neue Praxis eröffnen darf. Das Institut für Qualitätssicherung und Transparenz im Gesundheitswesen könnte die Bedarfsplanung übernehmen, doch müssten dessen Kompetenzen ausgeweitet werden. Die ersten zwei Jahre nach dem Ende des Medizinstudiums sollten die Ärzte per Anweisung dort praktizieren, wo sie gebraucht werden. Das schließt ländliche Strukturen und dünn besiedelte Gebiete ein. Dort könnten telemedizinische Angebote eine Bereicherung sein.

14. Pharmakonzerne sollten vor der Zulassung eines Arzneimittels über den Preis verhandeln, der sich nach dem erwarteten Nutzen und den erzielten Umsätzen ausrichtet, Scheininnovationen würden kritisch beäugt. Es gäbe unabhängige Informationen zu Arzneimitteln und der Einfluss von Herstellerfirmen auf die medizinische Praxis würde beschränkt. Es gäbe eine Positivliste mit 500 bis 1000 Medikamenten, die eine verlässliche Grundlage für die Arzneimitteltherapie darstellen. Lagerung, Aushändigung und Portionierung von Arzneimitteln gehören auf den Prüfstand. Durch die

Einführung eines Beauftragten der Bundesregierung für Korruption und Lobbyarbeit sollte das Signal ausgehen, dass beides im Gesundheitswesen nichts zu suchen hat. Die Verflechtung von Herstellern von Medizinprodukten und Arzneimitteln mit Ärzten und Entscheidungsträgern geht oft zulasten von Patienten und führt zu Kosten, die besser direkt in die Patientenversorgung fließen sollten. Probepackungen und Geschenke für Ärzte wären verboten und Lobbyisten müssten sich bei einem Transparenzgremium melden und deren Intention angeben. Auch die Zulassungsverfahren selbst sollten unter die Lupe genommen werden.

15. Die Debatte der Priorisierung von Gesundheitsleistungen sollte vorangetrieben werden. Es müssen Entscheidungen getroffen werden, denn um medizinischen Fortschritt finanzieren und eine patientengerechte Medizin betreiben zu können, muss man sich auch von Leistungen verabschieden, die nicht konsentiert oder nicht bedeutsam sind. Wie wichtig ist ein Rettungshubschrauber an jeder Autobahnraststätte, wie wichtig sind Hebammen, das öffentliche Gesundheitswesen oder die Rechtsmedizin?

16. Die Maximaltherapie am Lebensende muss ein Ende haben. Voraussetzung ist die Fähigkeit der Ärzte, die verbleibende Lebenszeit eines Menschen gut abzuschätzen sowie die Fähigkeit zur professionellen Kommunikation. Viele ältere Menschen erwarten keine Maximaltherapie, wenn ihnen nur noch wenige Wochen oder Monate beschieden sind. Das bedeutet, das Prinzip der Therapiezieländerung auf die Intensiv-, Herz- und Lungenstationen, aber auch auf die onkologischen Abteilungen zu übertragen und die Mitarbeiter in den Ansätzen der Palliativmedizin zu schulen.

17. Eine Debatte könnte sich dem Wert des Gesundbleiben-Wollens gegenüber dem „Genießenkönnen-Sollen" (Genießen als Lebensstil) widmen. Sich nur auf die Hochleistungsmedizin zu verlassen, die schon richtet, was man hätte vermeiden können, ist zu kurz gedacht. Der Diskurs müsste in einer freien und pluralen Gesellschaft geführt werden dürfen, vor allem jedoch: in den Leitungsebenen der Hersteller von Lebensmitteln, der Medien und der politischen Parteien, die ihren Auftrag heute eher so verstehen, den Konsumenten, Lesern, Hörern oder Wählern nach dem Mund zu reden, als vernünftige Entscheidungen vorzubereiten, gut zu begründen und die Mehrheit der Menschen von ihrem Sinn zu überzeugen.

Der Maßlosigkeit einen Riegel vorschieben

Giovanni Maio hat in seinem inspirierenden Buch *Medizin ohne Maß? Vom Diktat des Machbaren zu einer Ethik der Besonnenheit* (TRIAS, 2014) die Diagnose richtig gestellt. Er schreibt, eine Medizin ohne Maß könne nur innerhalb einer Gesellschaft aufkommen, die das Maß selbst verloren hat (siehe auch Kapitel 3). Er verweist auf das Wesen von uns Menschen, indem er sagt, der Mensch sei das einzige lebende Wesen, das sein Maß selber finden muss. Zu sehr ließen wir uns verführen und verleiten durch Versprechungen und eine „konsumistische" Steigerungslogik. Jetzt müsse es um das Finden einer Grenze gehen, ab der ein weiteres Übersteigen dann nicht mehr im Einklang mit der Natur des Menschen stehe.

Auf den vorangegangenen Seiten habe ich Ihnen meine Sichtweise zu einigen Bereichen der Medizin in Deutschland dargelegt. Wir werden meiner Meinung nach dem Auftrag, den einzelnen Menschen wie auch die Gesellschaft als Ganzes gesund zu erhalten oder die Folgen von Krankheit zu lindern, immer weniger gerecht. Wir setzen zu selten dort an, wo konkreter Handlungsbedarf besteht. Wie mühevoll es ist, von einem eingeschlagenen Weg abzukommen, zeigt sich bei der seit Jahrzehnten etablierten ungebremsten Möglichkeit, sich als Heilpraktiker zu betätigen. Obwohl viel Unfug getrieben und Schaden angerichtet wird, Qualitätssicherungsmaßnahmen nicht existieren und die Grenze dessen, was erlaubt ist, schrankenlos zu sein scheint, tun sich Behörden und Ministerien schwer damit, die Tätigkeit zu reglementieren oder den „Beruf" abzuschaffen. Aber auch in der sehr standardisierten und reglementierten Medizin scheint man immer häufiger den Sinn dessen, was man tut, bezogen auf den Einzelnen, außer Acht zu lassen. Man behandelt Menschen, ohne die Konsequenzen in dessen Lebenskonzept zu berücksichtigen. Es fehlt an Kommunikation: Medikamente werden verordnet, aber nicht eingenommen, oder sie werden von mehreren Ärzten verordnet, ohne dass diese von den Medikamenten der anderen wissen.

Die Fortschrittsfalle zeigt auch dann ihre Zähne, wenn zu viele Operationen durchgeführt werden, die beispielsweise in anderen Ländern vielleicht doch sorgfältiger indiziert werden. Nicht ohne Grund erhalten Patienten in England ein neues Hüftgelenk erst dann, wenn das Übergewicht nicht zu hoch ist. Patienten sollten damit auch Verantwortung zu ihrem eigenen Schutz übernehmen. Etwas dem Fortschritt verdanken zu können, bedeutet noch lange nicht, es unreflektiert bei jeder Gelegenheit einzusetzen. Das, was durch den Fortschritt möglich ist, sollte gestaffelt, nach Wichtigkeit, zum Einsatz kommen. In Schweden ist die Priorisierungsdebatte viel weiter fortgeschritten als in Deutschland, ohne dass die Deutschen besser oder die Schweden schlechter fahren. Jede Operation, die nicht indiziert ist, bedeutet eine Verletzung der körperlichen und seelischen Unversehrtheit und riskiert Komplikationen, lange Verläufe, Reha-Aufenthalte sowie dauerhafte Behinderungen. Man kann die höhere Vergütung für einen Kaiserschnitt im Prinzip rechtfertigen, denn der Eingriff ist komplexer als eine normale Entbindung. Doch wenn in einer Einrichtung regelmäßig wesentlich mehr Kaiserschnitte vorgenommen werden, als sich medizinisch rechtfertigen lassen, sollte das für diesen Krankenhausträger Konsequenzen haben. Um das nachzuweisen, fehlen in Deutschland die Instrumente. Datensätze werden nicht zusammengeführt und für Qualitätssicherungsmaßnahmen, wie etwa Visitationen durch Kollegen, findet sich keine Zeit. Dafür gibt es nämlich kein Budget und angesichts der übermäßigen Prozeduren in der deutschen Medizin auch nicht die zeitlichen Ressourcen. Wäre es anders, könnte man inhaltlich dem Phänomen etwas entgegensetzen, dass seit Erhöhung der Tarife für ungeplante Kaiserschnitte deren Zahl in die Höhe geschnellt ist (Angaben der Techniker Krankenkasse, 2016, siehe auch Kapitel 1).

Ich habe Bereiche der Medizin beschrieben, bei denen man ansetzen kann, um Patienten in Zukunft würdig, zielgenau und modern zu versorgen. Modern – und ganz im Sinne des Fortschritts – bedeutet präzise (wie zum Beispiel durch molekulare Marker und spezielle minimalinvasive Eingriffe) und menschlich zugleich, also angepasst an die jeweilige Person (seinen Charakter, sein Wissen, sein Können, sein Wollen und seine Compliance), seine Biografie (den Beruf, die religiöse Bindung, seine Herkunft) sowie seine Lebensbedingungen (die Familie, Wohnsituation, Wünsche und Ziele). Ob und inwieweit wettbewerbliche und marktwirtschaftliche Elemente in einem öffentlichen Versorgungssystem eine Rolle spielen sollten, ist auch eine Frage der pragmatischen Klugheit. Meiner Meinung nach hat im Gesundheitswesen der Wettbewerb wenig zu suchen. Sicherlich, Ärzte haben sich schon jahrhundertelang ihrem ganz eigenen, dem Mammon verschriebenen Konkurrenzkampf ausgesetzt und Institutionen haben einander schon immer bekämpft (siehe Klaus Bergdolt, „Ärzte und Wettbewerb", *Westfälisches Ärzteblatt*, 2007, Nr. 12, S. 46–50).

Effizienzressourcen hat man im Wesentlichen ausgeschöpft. Weitere Kostenreduktionen werden gegenwärtig vor allem auf dem Rücken der Mitarbeiter

ausgetragen. Kosten- und Zeitdruck dominieren, der Team- oder Belegschafts-
gedanke wird torpediert und Teilbereiche werden zulasten des Gemeinsamen
ausgelagert. Sogenannte Qualitätsmaßstäbe sind bislang lediglich selektiv verstanden worden. Wettbewerb ergibt überhaupt nur dann Sinn, wenn die Bedingungen fair geregelt sind. Das ist gegenwärtig aber nicht der Fall, wie ich im Kapitel 11 am Beispiel der Pflege deutlich zu machen versucht habe. Weder sind
die Markt- noch die Arbeitsbedingungen gleich, schon gar nicht werden soziale und ökologische Mindeststandards definiert.

In Deutschland werden immer häufiger sehr teure Arzneimittel verabreicht,
die das Leben der Patienten vielleicht um wenige Wochen verlängern. Zugleich
ist ihre Verträglichkeit oft schlecht. Das ergibt sehr niedrige Werte für gewonnene Lebensjahre bei guter Lebensqualität. Durch ihre Berücksichtigung versucht
man in anderen Ländern, den Nutzen medizinischer Eingriffe zu maximieren,
also mit den vorhandenen Geldern möglichst viel Lebenszeit zu ermöglichen
und das Verfahren für alle nachvollziehbar zu gestalten. Man muss das nicht
ausschließlich verstehen, aber man kann es auch nicht ganz außer Acht lassen
wie in Deutschland.

Das Kapitel 5 zur Ethik beleuchtet die unterschiedlichen Ansätze bei der Ver-
teilung der Mittel. In keinem System der Welt werden ohne Rücksicht auf die
Rahmenbedingungen maximale Ressourcen nur für wenige Patienten eingesetzt.
Zugleich können Gelder nicht ohne Rücksicht auf den Einzelnen lediglich mit
Bezugnahme auf den Maximalnutzen in einer Gesellschaft verteilt werden. In jeder Gesellschaft sollten diese Fragen diskutiert und möglichst konsentiert werden. Die Debatte um eine Priorisierung kann dabei einen großen Dienst leisten.
Gegenwärtig findet eine stille Rationierung statt, die sich der Transparenz entzieht, etwa wenn einzelne Ärzte die Kosten bei der Indikationsstellung berücksichtigen und mal so und mal so entscheiden. Ich finde, man sollte beginnen, of-
fener darüber zu sprechen. Gesundheitsfragen mit einem Preisschild zu versehen, bietet immer Angriffsflächen und schürt Konfrontationen. Auf der anderen
Seite geht für unsinnige Behandlungen eingesetztes Geld dort verloren, wo es
besser aufgehoben ist, zum Beispiel im Bereich der Prävention und der Pflege, im
öffentlichen Gesundheitswesen und bei der hausärztlichen Versorgung. Mit Blick
auf die Versorgungslage in anderen Ländern wäre es nur fair, die Gelder, die unserem Land reichlich zur Verfügung stehen, nicht ins Blaue hinein zu verteilen.

Etablierte Verhaltensweisen bei Erwachsenen zu verändern ist, wie in den
Kapiteln 6 und 7 zur Prävention und Vorsorge zum Ausdruck kam, immer

schwierig. Das schließt die ärztliche Tätigkeit explizit mit ein. So stellt sich konkret die Frage, wie man den oft sinnlosen Einsatz von Antibiotika einschränken kann. Mögliche Faktoren, wie Druck vonseiten der Patienten, die Anwesenheit Auszubildender, sogar die Tageszeit sind als hilfreich identifiziert worden. Formales Training jedenfalls reicht nicht aus, denn im Grunde weiß es ja jeder Arzt. Doch die Handhabung, wie ein Rezept herausgegeben wird, hängt sehr vom jeweiligen Setting in der Praxis oder Klinik ab. Soziale Normen, erwartetes Verhalten und die erwähnte Nudge-Technik können eine Hilfe sein (*Journal of the American Medical Association,* 2016, Vol. 315 [6], pp. 558–559).

Die starre Trennung des ambulanten vom stationären Sektors im Gesundheitswesen seit 1955 mit unterschiedlichen Spielregeln auf beiden Seiten führt zu verschiedenen Standards bei der Arzneimittelversorgung, der Pflege, der Qualitätssicherung oder der Zulassung neuer Verfahren in Diagnostik und Therapie. Die Bedingungen, unter denen gearbeitet wird, und die Vergütungen sind ganz verschieden geregelt. Somit ist ein Qualitätswettbewerb zwischen den einzelnen Sektoren kaum möglich. Die Anreize zu kooperieren, halten sich in Grenzen, die Motivation zu konkurrieren, ist ungebrochen hoch. Durch das in den USA etablierte Modell „Accountable Care" soll jetzt auch in Deutschland versucht werden, Potenziale zur besseren patientenzentrierten, sektorenübergreifenden Versorgung zu nutzen. Das Projekt, das durch den Innovationsfond des Gemeinsamen Bundesausschusses finanziert wird, soll die Behandlungspfade bei einem Patienten aufeinander abstimmen, zum Beispiel mit dem Ziel, Doppeluntersuchungen zu vermeiden und die Arzneimitteltherapie abzugleichen.

Krankenhäuser bedienen sich angeblich am Topf der Niedergelassenen, heißt es gelegentlich (*Deutsches Ärzteblatt,* 2016, Nr. 113 [8]: S. C 265 und [10]: S. C 347). Auch umgekehrt könnte man argumentieren. In Deutschland galten die Mauern zwischen der ambulanten und stationären Versorgung lange Zeit als unüberwindbar. Noch immer kommen vergleichsweise wenige Patienten für eine Behandlung ins Krankenhaus, ohne dort über Nacht zu verbleiben. Der Anteil der Kliniken an der ambulanten Versorgung liegt bei knapp drei Prozent. In Portugal sind es fast 40, in Finnland etwa 36 Prozent. Die flächendeckende ambulante fachärztliche Ausstattung in Deutschland sucht weltweit ihresgleichen. Theoretisch könnte man bei mehr ambulanten Leistungen in Krankenhäusern Kosten reduzieren. Macht man aber im ambulanten Bereich keine Abstriche, geht die Rechnung nicht auf.

Nur an einem Ende zu reformieren und Strukturen abzubauen, fällt immer schwer. Ein Lichtblick ist hier die Initiative der Hamburger Gesundheitssenatorin Cornelia Prüfer-Storcks, die es sich zur Aufgabe gemacht hat, das Gesundheitswesen in Richtung eines sektorenübergreifenden Systems zu verändern. In dem Positionspapier „Patient First" unterteilen die Experten ihre Pläne in vier Bereiche: Voraussetzungen für eine sektorenübergreifende Versorgung, einheitliche Planung, Honorierung und bessere Koordination (*Deutsches Ärzteblatt,* 2017, Nr. 114 [15]: S. C 600–601). Jetzt sollen das bereits erwähnte Institut für das Entgeltsystem im Krankenhaus (InEK) und das Institut des Bewertungsausschusses (InBA) eine gemeinsame Klassifikation der Krankheiten entwickeln.

Schon jetzt lässt sich beobachten, dass durch Reformen in den letzten Jahren – das ambulante Operieren im Krankenhaus, die Etablierung von Notfallambulanzen und eine Ausweitung spezialärztlicher Fachambulanzen neben den vorhandenen ambulanten Strukturen – die Grenzen zwischen ambulantem und stationärem Sektor aufgebrochen werden können. Doch die Spielregeln fehlen noch oft und Deutschland hinkt in manchen Vergleichen hoffnungslos hinterher. Während die Quote ambulanter Operationen in Deutschland bei 37 Prozent liegt, sind es in den USA und England vier von fünf Operationen, also 80 Prozent, bei denen der Patient nicht ins Krankenhaus aufgenommen werden muss. Es fehlt ein ordnungspolitischer Rahmen. Wissenschaftliche Einrichtungen wie das Robert-Koch-Institut legen fest, was ambulant operiert werden darf und wann jemand stationär liegen soll. Die Ärztevertreter sind überfordert und ausgeweitete Doppelstrukturen verschlingen Gelder, die woanders nicht zur Verfügung stehen. Hinzu kommen Verteilungskämpfe. Niedergelassene Ärzte fürchten um ihre Einnahmen und Krankenhäuser wollen – oder besser müssen – Kosten senken. So werden immer mehr teure Krebsbehandlungen in den Bereich der Niedergelassenen ausgelagert. Deren Einnahmen sollen jedoch möglichst den Kliniken zugutekommen. Also stellt man als Krankenhausbetreiber Onkologen an, lässt sie ein Medizinisches Versorgungszentrum betreiben, vergütet die Kollegen im Vergleich zu den Niedergelassenen bescheiden und profitiert von den hohen Erlösen.

Neben Pflegeeinrichtungen haben sich in den letzten Jahren zunehmend die Medizinischen Versorgungszentren in Zeiten von Niedrigzinsen als attraktive Anlagemodelle entpuppt. Der wenig konjunkturanfällige „Markt" zieht daher zunehmend Investoren an, die mit medizinischer Versorgung ansonsten nichts zu tun haben. 2016 gab es 2.490 dieser Versorgungseinrichtungen, die Tendenz ist steigend (*Deutsches Ärzteblatt*, 2018, Nr. 115 [39]: S. C 1408–1411). Jetzt befinden sich sogar internationale Investoren auf Einkaufstour: Private-Equity-Gesellschaften und andere Heuschrecken, die ihr Engagement in der ambulanten Versorgung als reine Geldanlage betrachten. Besonders die technischen und kapitalintensiven Facharztdisziplinen sind gefragt, wie die Labormedizin, Dialyseeinrichtungen, Radiologie- und Zahnarztpraxen. Natürlich ist das nicht unumstritten und Vorschläge gegen solches Gebaren liegen in den Schubläden (Obergrenzen für die Anstellung von Ärzten, die Verpflichtung, das gesamte Spektrum des Fachs abzudecken). Auch wird man Möglichkeiten prüfen, die Kaufpreise für Arztpraxen zu begrenzen. Für manche Anbieter kommen solche Ideen allerdings zu spät. Sie beschäftigen bereits hunderte Mitarbeiter an Dutzenden Standorten im Land.

Laut *AOK-Krankenhaus-Report* 2016 wären im Jahr 2012 3,7 Millionen der bundesweit 19,4 Millionen Krankenhausfälle (mit anderen Worten: Jeder vierte Bundesbürger ging einmal im Jahr ins Krankenhaus) vermeidbar gewesen, hätte der ambulante Bereich den Patienten mit chronischen oder Akuterkrankungen eine *„hochwertige"* Behandlung ermöglicht. Durch eine Bindung an einen Branchentarifvertrag, der für alle Einrichtungen des Gesundheitswesens gilt und durch eine staatliche Verbindlichkeitserklärung abgesichert wird, ließe sich der Konkurrenzkampf der Krankenhäuser und Praxen entschärfen.

Auf der anderen Seite leiden im System die vorausschauenden und vordergründig nicht lukrativen Bereiche wie die Prävention und das öffentliche Gesundheitswesen. Sogar die Palliativmedizin, in der es um Patienten geht, die nicht mehr von ihrer Krankheit zu heilen sind, ist Bestandteil eines Systems, in dem Gewinne erwirtschaftet werden sollen. Man kann und darf mit sterbenskranken Menschen aber keine Gewinne erwirtschaften wollen. Deutschland liegt in der Qualität seiner Gesundheitsversorgung von 16 Hocheinkommensländern schon seit Jahren etwa an zehnter Stelle, hinter Frankreich und Australien, aber vor den Niederlanden und deutlich vor Großbritannien und den abgeschlagenen USA. Die „Zufriedenheit" der Bürger mit ihrem Gesundheitssystem ist eine ganz andere Frage. Hier rangiert Deutschland anscheinend weit oben, je nach Fragestellung. 86 Prozent sind „zufrieden", der EU-Durchschnitt liegt bei 70 Prozent. Auf der anderen Seite sind viele mit ihrer Behandlung auch wieder nicht zufrieden und beklagen, Ärzte hätten zu wenig Zeit. Und wie soll man es interpretieren, wenn über die Hälfte der Befragten an der Behandlungsqualität der Ärzte zweifelt? Oder wenn 73 Prozent der Befragten äußern, also drei von vier, im Fall einer schweren Erkrankung den Arzt wechseln zu wollen (*Deutsches Ärzteblatt*, 2017, Nr. 114 [12]: S. C 474)? Hier widerspricht sich manches und man hat auch hier den Eindruck, die Antworten vom Bürger auf der Straße seien Gefälligkeitsantworten, fallen also ganz so aus, wie der Fragesteller sie nahelegt oder gerne hätte.

Diejenigen, die vor wenigen Jahren die Initiative *„Preventing overdiagnosis"* oder *„Choosing wisely"* zustande brachten, haben es schwer, sich auf Dauer durchzusetzen. Gegner oder Skeptiker befürchten, ohne die Hintergründe des Anliegens genau zu kennen, stände am Ende doch eine stille Rationierung – etwa in der Therapie von Krebspatienten – bevor. Sie befürchten, Ärzte würden die Lebenserwartung ihres Patienten falsch einschätzen und ihnen deswegen wichtige Behandlungen vorenthalten. Aber das sind aus meiner Sicht vorgeschobene Einwürfe, als Argumente kann man sie nicht bezeichnen.

Weg vom funktional-technischen Denken

Auch der Anspruch der Patienten driftet manchmal ins Unrealistische. Er ist Ausfluss einer Medizin, die vorgibt, alles Mögliche behandeln zu können. Doch wer gibt schon ehrlich zu, dass es natürliche Grenzen des Machbaren gibt, wenn Wettbewerbsdruck herrscht? Die Erwartungshaltung steigt und komplexe Probleme sollen möglichst zu jeder Zeit, schnell, unkompliziert und kostenlos gelöst werden. Sie ist Ausdruck einer Zeit, in der es offenbar statthaft und möglich ist und schließlich auch eingefordert wird, für wenig Geld weit weg in den Urlaub zu verreisen und sich nach „deutschem Standard" rundum versorgen zu lassen. Eine solche Erwartungshaltung betrifft also nicht nur den Gesundheitsbereich.

Es sollte – alles in allem zusammengefasst – einen Systemwechsel im deutschen Gesundheitswesen geben. Mit den hier aufgeführten „Stellschrauben" hoffe ich dazu beitragen zu können, dass eine neue Sichtweise auf die Medizin und mit ihr auf die Patienten entsteht. Vielleicht ginge es dann gerechter zu, nicht nur innerhalb der Ärzteschaft und zugunsten von mehr Pflegepersonal, sondern auch innerhalb der Gesellschaft. Am schlechtesten weg kommen gegenwärtig die Kinder aus sozial prekären Verhältnissen, weil ihnen die notwendigen Startmöglichkeiten verwehrt werden. Aber auch bei den Spezialisten in der dem Patienten zugewandten Gesundheitsbranche ist der blinde Fleck gegenüber den

Mitarbeitern in den unteren und mittleren Lohngruppen groß geworden. Die sich vertiefende Spaltung in der Belegschaft in hegemoniale Ärzteteams, in extern und intern entwertetes Pflege- und therapeutisches Personal sowie in Kollegen, die in ausgelagerten Firmen mit abweichender Entlohnung beschäftigt sind, wirkt sich negativ auf das Betriebsklima insgesamt und auf den sozialen Frieden aus und damit letztlich auch auf die Patienten, die in den Einrichtungen auf Zuwendung hoffen. Darunter leiden insbesondere die älteren und stark hilfsbedürftigen Patienten. Auf ihrem Rücken ist die „Wertschöpfung" in den letzten Jahren ausgetragen worden. Das ist demotivierend und ungerecht.

Die Dienste des Vorbeugens, Heilens, Helfens, Pflegens und Begleitens setzen nicht in erster Linie eine funktional-technisch getaktete Kooperation voraus. Sie gelingen nur, wenn es zu einer wechselseitigen Verständigung und einer gleichzeitigen Beteiligung sowie gegenseitigen Achtung von Patienten, Pflegekräften, Ärzten und Therapeuten kommt. Auch sind Gesundheits- und Pflegedienste keine homogenen Güter, ihre Adressaten nicht austauschbar und die Risiken sowie die Zeitdauer der Begleitung bei schwer kranken Menschen oder bei Patienten mit psychischen Störungen nicht exakt kalkulierbar.

Qualitätskriterien der medizinischen, pflegerischen und therapeutischen personennahen Dienste sollten in Zukunft entschlossen vom Merkmal technisch-industrieller Produktion befreit werden. Das betrifft sowohl die Struktur- als auch die Prozess- und sogar die Ergebnisqualität. Behandlungserfolg, und nur darum darf es gehen, definiert sich in ganz bestimmter Weise und immer mit dem Blick auf den einzelnen Patienten gerichtet. Die Betroffenen sollten den angestoßenen quasi industriellen „Qualitätsprozess" wenigstens mitgestalten, heißt es, sollten ihm zustimmen und mittragen können. Doch können das kranke und schwache Menschen?

Das Ergebnis einer komplexen Behandlung kann doch erst dann wirklich beurteilt werden, wenn etwa nach längerer Krankheit das eigenständige Leben endgültig bewertet wird. Was, wenn der Patient aufgrund der Behandlung mit einer bleibenden Behinderung zurechtkommen muss und im Pflegeheim landet? Durch ungeeignete Erfolgsmerkmale in der Medizin wird zugleich zum Ausdruck gebracht, dass die fachliche personale und kommunikative Kompetenz von Gesundheitsprofis nicht von diagnosebezogenen Pauschalautomatismen außer Kraft gesetzt werden dürfen, wenn diese nahezu ausschließlich einer betriebswirtschaftlichen Rationalität folgen. Qualifiziertes Arbeitsvermögen muss kultiviert und veredelt werden. Sonst wird es entwertet.

Eine gesündere Gesellschaft als Ziel

Die Kunst in demokratischen Systemen muss nun darin bestehen, Mehrheiten von der Richtigkeit der Sache zu überzeugen und Entscheidungsträger bei der Umsetzung von Verbesserungen zu unterstützen. Damit eine Gesellschaft insgesamt „gesünder" wird, braucht es verschiedene engagierte und entschlossene Akteure. Ärzten diese Aufgabe allein aufzubürden, würde der Komplexität einer Gesellschaft nicht gerecht. Eine „gesunde Gesellschaft" ist beileibe nicht nur eine, in der es weniger Krankheiten gibt. Es geht auch um eine Philosophie des „Gesund-bleiben-Wollens". Wo viele unvollkommene Menschen aufeinandertreffen, fragt man sich natürlich zwangsläufig, ob es überhaupt so etwas wie eine „gesunde Gesellschaft" geben kann. Eine solche Gesellschaft muss jedoch ein Ziel bleiben. In ihr kann man frei sein und sein Leben gestalten, wie es einem beliebt, sofern man die Rechte anderer nicht berührt.

Für die wirtschaftliche Kraft eines Landes zieht man das Bruttoinlandsprodukt als Parameter heran. Nach meiner Auffassung wird seine Relevanz deutlich überschätzt. Würde man das Wohlergehen der Bürger eines Landes weiter fassen, käme deren Gesundheit bei der Betrachtung eines Landes und seiner humanitären Leistungen mit hinzu. Und zwar nicht nur die Gesundheit der einzelnen Mitglieder der Gesellschaft, sondern die der Gesellschaft insgesamt. Hier müsste man ansetzen. Denn auf eine vergleichbare Weise, wie die Entwicklung des Menschen im Mutterleib (Ontogenese) die Entwicklungsgeschichte der Menschheit (Phylogenese) rekapituliert (biogenetisches Grundgesetz), spiegelt das gesundheitliche Schicksal eines Menschen seine sozialen Bedingungen in der Gesellschaft wider.

Fünf besondere Qualitäten für eine gesündere Gesellschaft

Es bedarf insofern im Grundsatz mindestens fünf besonderer Qualitäten, um die Voraussetzungen für eine „gesündere Gesellschaft" zu schaffen. Sie stehen losgelöst und übergeordnet zu den weiter oben skizzierten konkreten Maßnahmen zur Neuausrichtung unseres Gesundheitswesens:

1. Eine fundierte Wissensbasis. Ohne Wissen und Kenntnis zu einer gesunden Lebensführung und zum Verhalten im Fall einer Erkrankung wird es kaum zu einer „gesunden Gesellschaft" kommen können. Durch akademische Wissenschaft und industrielle Forschung sollte das allgemeine Wissen stetig vermehrt und umgesetzt werden. Weil das Vertrauen in die Wissenschaft leider gesunken ist, auch weil sie ihren Teil dazu beigetragen hat, gilt es diese Probleme parallel anzupacken und das Vertrauen wiederherzustellen. Es sollte nicht so sein, dass wissenschaftliche Erkenntnisse infrage gestellt und glaubensbasierten Behauptungen gleichberechtigt gegenübergestellt werden. Negative Ergebnisse sollten veröffentlicht und Betrügereien aufgedeckt werden. Dazu bedarf es entsprechender Ressourcen. Gutachter für hochrangige Zeitschriften müssen für ihre Tätigkeit entlohnt werden, denn ein angemessenes Review-Verfahren ist aus Gründen der guten wissenschaftlichen Praxis unerlässlich. Eine verpflichtende Schulung des wissenschaftlichen Nachwuchses sollte selbstverständlich werden. Das Gleiche gilt für stichprobenhafte Prüfungen der statistischen Aussagekraft wissenschaftlicher Veröffentlichungen sowie die Einführung fälschungssicherer Protokolle und Laborbücher. Darüber hinaus hat die Wissenschaft die Pflicht, sich der Gesellschaft verständlich und wertfrei zu erklären, einschließlich ihrer Grenzen. Wo sonst soll das notwendige Orientierungswissen herkommen?

2. Die Fähigkeit zum Überblick. Ohne über den eigenen Tellerrand zu blicken und von den positiven Erfahrungen in anderen Ländern oder Kulturen zu profitieren, würde das Potenzial für eine „gesunde Gesellschaft" in jedem Land geschmälert. Dazu gehört der verbindende Blick quer über alle Natur-, Geistes-, Ingenieur- und Sozialwissenschaften. Menschen müssen motiviert werden, quer zu denken, viel wissen und gesund leben zu wollen. Hinzu kommt, dass man von den Wissenschaften auch nicht zu viel erwarten darf. Sie schaffen nicht die „Wahrheit", sondern tragen durch neue Erkenntnisse „lediglich" dazu bei, subjektiv aufgekommene Fragen zu beantworten oder technische Lösungen für Probleme zu finden, die sich in der Jetztzeit für einen bestimmten (zumeist kleinen) Teil der Menschheit ergeben. Nur durch guten Überblick gelingt es, die Grenzen der Wissenschaft und ihre Relativität zu werten. Das kann bedeuten, ihr mit Demut zu begegnen. Einem verarmten Kind aus einem Stadt- oder Erdteil dieser Welt ist mit der neuesten Smartphone-Technologie nicht geholfen.

---

3. Die Bewahrung der Neugierde. Es geht nicht immer nur darum, Probleme zu lösen. Indem die richtigen Fragen aufgeworfen werden, können überhaupt erst Lösungen entstehen. Alles entwickelt sich weiter. Auf den Kontext dieses Buches bezogen mag der neugierige Blick, der freie und unverstellte, derjenige, der jenseits der finanziellen Interessen liegt, vielleicht der Frage nachgehen, ob es nicht gelingen kann, mit weniger Medizin eine bessere Medizin zu betreiben. Neugierde bedeutet, es darauf ankommen zu lassen, wenigstens in Pilotprojekten das ein oder andere auszuprobieren, anstatt nach festgeschriebenen Vorgaben alles immer nur weiterzumachen. Offen zu sein für überraschende Ergebnisse hat einen Wert an sich und ist zugleich Voraussetzung dafür, Ungereimtheiten in unserem Gesundheitswesen anzugehen.

4. Es bedarf des Mutes, sich auf so lohnenswerte wie zugleich ungewöhnliche Konzepte einzulassen, wie es das Ziel einer „gesunden Gesellschaft" fraglos ist. Das ließe sich mit Leichtigkeit in verschiedene Handlungsfelder aufspalten. Sie Stück für Stück voranzubringen und interdisziplinär mit Inhalten zu füllen, erfordert neben dem Mut die Kraft und nicht zuletzt eine Vision, etwas besser zu machen. Es geht damit los, diejenigen von der Richtigkeit des Konzeptes zu überzeugen, die glauben, darauf verzichten zu können.

5. Zu den genannten Voraussetzungen gehört die Bereitschaft und Durchsetzungsfähigkeit, neue Wege zu gehen, unangenehme Fragen zu stellen, anzuecken, Hindernisse zu überwinden und alte Zöpfe abzuschneiden. Akademische Freiheit in Forschung und Wissenschaften sowie Klarheit und Ernsthaftigkeit sind obligatorisch.

Keine Gesellschaft kann eine „gesunde Gesellschaft" sein, wenn ihr reichstes Fünftel im Luxus schwelgt, während ihr ärmstes um das Überleben kämpft. Daher schließt dieses Buch analog zu den Worten Rudolf Virchows „Politik ist Medizin im Großen" damit, dass man sicher auch sagen kann: „Medizin ist Politik im Großen." Die Frage ist nicht, ob die moderne Medizin etwas Gutes oder etwas Schlechtes ist, sondern ob jeder Mensch von ihr das bekommt, was er verdient. Die Frage ist weiterhin nicht, ob wir Kosten senken wollen um der Kostensenkung willen, sondern zu fragen, ob die Medizin, die wir betreiben, so gut ist, dass wir dafür andere Bedürfnisse zurückstellen wollen. Wir haben die Wahl zwischen einem längeren und besseren Leben oder einem Leben, in dem ge-

sundheitliche Störungen die Umsetzung eigener Lebensziele verhindern. Wir
haben die Wahl, ob eine moderne teure Medizin nach dem Gießkannenprinzip
verteilt wird oder nur denjenigen zugutekommen soll, die auch von ihr profitieren. Wenn das keine gesellschaftspolitisch relevanten Entscheidungen sind,
müsste sich Rudolf Virchow geirrt haben. Das wiederum glaube ich nicht.

> **Fazit:** „Ich bin überzeugt, dass es in dem Streit um medizinische Verschwen-
> dung und Übermaß eine richtige Seite gibt. Auf dieser Seite möchte ich stehen.
> Die Fundamente einer soliden medizinischen Versorgung – dem Patienten zu-
> hören, Entscheidungen gemeinsam treffen und Literatur kritisch lesen – sind
> kostengünstig, angemessen und bringen sehr wahrscheinlich bessere Ergebnisse.
> Mehr und mehr brauchen wir Verteidiger dieser einfachen Grundlagen. Ich wer-
> de weiterhin ein stolzer ‚Weniger-ist-mehr‘-Verfechter sein. Gegen Verschwen-
> dung von Ressourcen an falscher Stelle, Überfluss medizinischer Maßnahmen
> und Gefährdung dadurch von Patienten zu sein, heißt nicht, gegen individuelle
> Entscheidung und therapeutischen Fortschritt zu sein" (*The New England Jour-
> nal of Medicine*, 2017, Vol. 377, pp. 2392–2397). Dieser Meinung des amerikani-
> schen Arztes John Mandrola kann man sich nur anschließen.